AF464500

DE LA

RÉUNION EN CHIRURGIE

OUVRAGES DE M. JOBERT (DE LAMBALLE)

Traité de chirurgie plastique. Paris, 1849, 2 vol. in-8, et atlas de 18 pl. in-fol., gravées et coloriées d'après nature. 50 fr.

Ouvrage couronné par l'Institut de France.

Les sujets traités sont : Des cas qui réclament l'autoplastie, des préparations auxquelles il convient de soumettre les parties intéressées dans l'opération. — Des parties qui doivent entrer dans la composition du lambeau et des tissus propres à le former. — Des méthodes autoplastiques. Application pratique, autoplastie crânienne, faciale et de l'appareil de la vision. — De la rhinoplastie ou réparation du nez, de la réparation des joues, de la bouche (stomatoplastie). De la trachéoplastie, de la thoracoplastie. — Autoplastie des membres supérieurs. Autoplastie du canal intestinal et des hernies. Autoplastie des organes génitaux de l'homme (testicule, fistule urinaire, périnée). Autoplastie des organes génito-urinaires de la femme, vice de conformation des grandes et petites lèvres, oblitération de la vulve et du vagin. Autoplastie de l'urèthre et de la vessie chez la femme. Fistules vésico-vaginales.

Traité des fistules vésico-utérines, vésico-utéro-vaginales, entéro-vaginales et recto-vaginales. Paris, 1853, in-8, XVI-420 pages, avec 10 fig. intercalées dans le texte.

Cet ouvrage, qui fait suite au *Traité de chirurgie plastique*, se divise en cinq parties : I. Des fistules vésico-utérines. — II. Fistules vésico-utéro-vaginales. — III. Fistules vésico-utéro-vaginales superficielles. — IV. Des procédés de guérison de ces diverses fistules et du rétablissement des fonctions des organes urinaires qui ont subi des opérations autoplastiques. — V. Des fistules intestino-vaginales ou de la communication du vagin avec l'intestin grêle. — VI. Des fistules recto-vaginales. — VII. Idées générales sur certaines indications à remplir avant et après l'opération pratiquée sur les organes génito-urinaires.

Des appareils électriques des poissons électriques. Paris, 1858, in-8, avec atlas de 11 planches gr. in-folio.

Recherches sur la disposition des nerfs de l'utérus, et application de ces connaissances à la physiologie et à la pathologie de cet organe (mémoire inséré parmi ceux des savants étrangers de l'Académie des sciences de l'Institut). Paris, 1843, t. VIII, in-4°, p. 386 à 420, avec 4 planches.

Études sur le système nerveux. Paris, 1838, 2 vol. in-8.

Des plaies d'armes à feu, mémoire sur la cautérisation, et description d'un spéculum à bascule. Paris, 1833, in-8.

Traité des maladies chirurgicales du canal intestinal, comprenant les vices de conformation, les plaies, les hernies, les hémorrhoïdes. Paris, 1829, 2 vol. in-8.

Paris. — Imprimerie de E. MARTINET, rue Mignon, 2.

DE LA
RÉUNION EN CHIRURGIE

PAR

A. J. JOBERT (DE LAMBALLE)

Membre de l'Institut (Académie des sciences),
Professeur de clinique chirurgicale à la Faculté de médecine,
Chirurgien de l'Hôtel-Dieu,
Chirurgien de l'Empereur,
Commandeur de la Légion d'honneur,
Membre de l'Académie de médecine, etc.

Avec sept planches dessinées d'après nature, gravées et coloriées.

PARIS

J. B. BAILLIÈRE ET FILS

LIBRAIRES DE L'ACADÉMIE IMPÉRIALE DE MÉDECINE

Rue Hautefeuille, 19.

Londres, Hippolyte Baillière. **Madrid**, C. Bailly-Baillière. **New-York**, Baillière Brothers.

LEIPZIG, E. JUNG TREUTTEL, QUERSTRASSE, 10.

1864

PRÉLIMINAIRES

Ce travail a pour objet l'étude, dans tous ses rapports avec la chirurgie, d'un grand fait de physiologie pathologique ; je parle de la réunion des parties vivantes, qui ont été divisées accidentellement ou par l'effet de l'art.

Personne ne peut nier que la physiologie ne doive les progrès si remarquables qu'elle a faits dans ces derniers temps à l'application rigoureuse de ce principe de philosophie naturelle qui consiste à placer l'observation des phénomènes au-dessus des doctrines admises, alors même que le consentement général, qui usurpe si souvent les droits et le nom de l'*expérience*, semble les avoir consacrées. La science médicale a été condamnée à reconstituer presque toutes ses doctrines sur ce principe fécond, et la chirurgie ne pouvait échapper à la même loi.

La question théorique et pratique du traitement des plaies en offre un exemple. Rien n'a plus varié que ce traitement et les principes qui l'ont dirigé. Les désaccords ont à peine cessé de nos jours sur ces points, et nulle part on n'apprend mieux que dans leur histoire combien, dans les sciences d'application, les plus saines pratiques ont de la peine à se généraliser tant que la vérité n'est pas établie clairement dans les principes.

On est surpris d'avoir à inscrire, parmi les triomphes

récents de la méthode d'observation sur la routine chirurgicale, la démonstration définitive de ce fait élémentaire : *que les surfaces des plaies tendent à se réunir et à se cicatriser si leurs bords sont rapprochés ou se tiennent par quelques points de leur étendue*. A l'origine de l'art, Hippocrate avait érigé ce fait en principe, et cependant, si nous nous reportons au commencement de ce siècle, nous trouvons partout professé et partout pratiqué un principe contraire, qui consiste à *mondifier les surfaces d'une plaie* en vue d'obtenir la formation de granulations et la cicatrisation consécutive.

Parmi les conséquences de ce nouveau dogme chirurgical, on doit noter celle d'écarter toute idée de respecter la peau dans l'enlèvement des tumeurs, et celle même de favoriser l'exfoliation des os, considérée comme inévitable dans les amputations.

Comment une pareille déviation dans la connaissance des lois naturelles aurait-elle pu s'imposer pendant des siècles à des hommes d'une grande habileté, si ce n'est par l'influence de ces fausses doctrines scolastiques qui, longtemps après la renaissance, ont continué à tyranniser l'enseignement dans le pays même de Bacon?

La vérité oblige à dire, en effet, que si la chirurgie anglaise a sa part dans l'honneur du retour définitif à la tradition hippocratique, et si elle a contribué à rétablir le traitement des plaies sur les principes de la philosophie naturelle, c'est par les chirurgiens anglais du siècle dernier que les doctrines irrationnelles ont été le plus exagérées dans la théorie comme dans la pratique.

O'Halloran refusait d'admettre qu'une cicatrice pût avoir lieu en trois jours. Une plaie, n'eût-elle qu'un pouce de longueur, ne devait, selon lui, se réunir que par la suppuration. En 1765, on le vit, adoptant la suture pour les plaies des amputations, ne l'appliquer qu'après la suppuration. On vit les White, les Bromfield, voulant appliquer dans leur rigueur les préceptes de O'Halloran, pousser les conséquences d'un faux principe jusqu'à employer, après l'amputation, un bandage destiné à s'opposer à la réunion par première intention. Dans les amputations à lambeaux, ils pansaient les lambeaux isolément pendant douze jours, comme un ulcère qui suppure. On juge, d'après ces exemples, que la notion des phénomènes naturels et des lois qui s'y révèlent était perdue, et que la réunion par première intention ne pouvait être admise ni pratiquée.

L'histoire des vicissitudes au milieu desquelles s'est obscurcie la vérité primitive, et qui l'ont ramenée de nos jours avec tout son éclat, fournirait l'objet d'une intéressante étude, dont je n'ai le dessein d'indiquer que les points saillants.

Hippocrate (1), en conseillant et en pratiquant la réunion immédiate, n'avait fait qu'adapter à une question de pratique chirurgicale le principe général d'après lequel le médecin, *interprète et ministre de la nature*, doit, avant tout, favoriser l'action de celle-ci et écarter toutes les causes qui lui font obstacle. La réunion par première intention était ainsi un corollaire thérapeutique évident de cette doctrine générale de la *nature médicatrice*, qui avait ses raisons profondes dans l'observation des phéno-

(1) *Œuvres complètes*, traduction nouvelle par E. Littré. Paris, 1849, t. VI, p. 401.

mènes de la maladie. C'est pour cela que la doctrine de Cos a survécu à tous les systèmes qui ont eu la prétention de la perfectionner ou de la remplacer.

Après Hippocrate, le précepte de la réunion immédiate semble perdre peu à peu de sa valeur. On retrouve dans Celse le principe hippocratique, mais déjà rétréci en quelque sorte. Celse indique les règles à suivre, mais uniquement dans leur application aux solutions de continuité produites par des agents extérieurs. Plus tard, la lumière s'éteint complétement. L'empirisme et la scolastique dirigent seuls la pratique, et il faut arriver à la seconde moitié du XVIIe siècle pour voir reparaître, avec une certaine portée scientifique, le principe de la réunion par première intention.

C'est dans le *Currus triumphalis Terebentinæ*, imprimé à Londres en 1679, qu'il est d'abord proclamé dans son application au traitement des amputations.

Sharp fit d'honorables efforts pour démontrer les avantages de ce précepte. Lowdham, James Jouge les comprirent. Hey en profita, sans vouloir admettre la suture en croix (1). L. A. Valentin en fit une appréciation judicieuse (2). Benjamin Bell fit plus : ayant découvert que les chirurgiens hostiles à l'emploi de la suture dans les amputations ne conservaient pas assez de téguments dans les opérations, et tiraient ainsi leurs arguments du vice même de leur procédé, il modifia sa manière d'opérer, et, par les succès nombreux qu'il obtint, amena un grand nombre de ses compatriotes à suivre son exemple. Le résultat final de cet heureux mouvement des esprits

(1) *Practical observations on Surgery*. London, 1803.

(2) *Recherches critiques sur la chirurgie*. Amsterdam et Paris, 1772.

fut la publication du livre d'Alanson (1), qui opéra en Angleterre une véritable révolution. En France, cette révolution fut favorisée par les succès de Desault et par ceux de Percy qui, sur un champ de bataille, obtint 86 guérisons sur 92 amputations avec réunion immédiate. En Italie, le préjugé scolastique trouva encore des défenseurs dans Monteggia et dans Nannoni. En Allemagne et dans les pays du Nord, au contraire, les noms les plus illustres de la chirurgie moderne, tels que ceux de Koch, de Langenbeck, de C. F. von Graefe, appartiennent à des partisans de la réunion immédiate.

L'heureuse révolution que nous avons signalée en Angleterre se continua en se régularisant encore par les travaux de Hunter et de John Bell. Hunter (2) distingue les cas où la réunion immédiate convient de ceux où elle ne doit pas être tentée. Dans les premiers il rejette la suture et conseille de préférence les bandelettes agglutinatives. La publication du traité de John Bell enrichit la question de documents nombreux.

En France, si la pratique chirurgicale s'est engagée chaque jour plus largement dans la voie ouverte par les succès de Desault et de Percy, ce n'est pas que la doctrine contraire à la réunion immédiate n'ait compté de puissants adversaires, et n'ait été souvent, pour ainsi dire, en possession de l'enseignement officiel jusqu'à ces dernières années. En 1810, le professeur Pelletan s'éleva contre la réunion ; mais les victorieux arguments qu'ap-

(1) *Manuel pratique de l'amputation des membres*, traduit en français par Lassus, 1784.

(2) *Œuvres complètes*, traduites de l'anglais par G. Richelot. Paris, 1843, t. III (*Traité sur le sang, l'inflammation et les plaies d'armes à feu*).

portait alors en foule la chirurgie militaire devaient couvrir sa voix. Sabatier n'avait exercé aucune influence manifeste. Il semblait indécis, et déclarait n'avoir jamais obtenu que des succès partiels. La publication de la *Doctrine chirurgicale* de Léveillé ne changeait rien non plus à l'état des choses. C'est dans ces conditions que la puissante autorité de Boyer, qui refusait la supériorité à la réunion immédiate, est venue s'exercer tout entière dans un sens contraire au progrès. Ph. J. Roux ne fit pas même résolûment un pas en avant. Dans un mémoire communiqué à l'Institut, il recommandait la réunion immédiate, mais il recommandait seulement la réunion incomplète.

Ant. Dubois, Richerand, Delpech, Maunoir (de Genève), furent les promoteurs de la véritable doctrine. Les esprits semblaient être dans la plus grande indécision lorsque Richerand établit en précepte que la réunion immédiate doit être tentée dans tous les cas et d'une manière complète. Delpech, abordant les points particuliers de la pratique opératoire, chercha à établir la supériorité de la suture sur les bandelettes.

En résumé, si nous considérons l'histoire de la réunion immédiate depuis l'antiquité jusqu'à ce moment, nous la trouvons divisée en trois époques.

La première, celle de l'école hippocratique, qui enseigne et pratique la réunion immédiate dans le traitement des plaies.

La seconde, celle qui applique aux amputations ce moyen de thérapeutique chirurgicale.

La troisième, où les chirurgiens arrivent à étendre ce même moyen à presque toutes les opérations.

Qu'il me soit permis de dire que c'est à la chirurgie française contemporaine qu'il appartient d'avoir fondé, en quelque sorte, la généralisation de ce principe de traitement sur les lois de la physiologie pathologique.

J. Hunter et John Bell, en admettant la réunion immédiate pour toutes sortes de plaies, trouvaient des restrictions au principe et des difficultés dans la mise à exécution. C'est ainsi qu'ils se refusaient à admettre la suture comme moyen absolu de maintenir les surfaces en contact.

Pour mon compte, j'ai trouvé les résultats des recherches patientes d'Alanson trop conformes à mon observation constante et aux lois bien démontrées de la physiologie, pour avoir pu varier ni hésiter un moment dans mes opinions. Les soins apportés par Alanson dans ses opérations, la régularité de ses procédés, l'habileté de ses manœuvres pour conserver et protéger les parties sans les maintenir à découvert, et pour abréger la durée et la gravité du traitement en prévenant la suppuration et les accidents qui l'accompagnent, m'ont paru contenir les éléments d'une *méthode naturelle*, si je puis me servir de cette expression, qui devait réaliser d'immenses progrès dans la médecine opératoire. En m'attachant sans relâche à généraliser cette méthode et la constituer en précisant ses applications particulières, j'ai découvert chaque jour, d'une manière plus certaine, que tous les tissus, à l'exception de quelques-uns, tels que les cartilages, peuvent en recevoir l'application la plus avantageuse.

Les progrès dans cette voie que la science doit suivre désormais sans rétrograder, sont liés à une étude du degré de vitalité des tissus, à la recherche de la manière dont ils peuvent se réunir. Les procédés opératoires sont toujours établis en conformité avec les données de la physiologie pathologique.

Les planches que j'ai jointes à mon livre, et qui sont dessinées d'après nature, en sont des exemples. Elles représentent l'autoplastie du cou et de la face, les résultats obtenus par la section du tendon d'Achille chez l'homme, les chevaux et les chiens. La castration et la périnéoplastie y figurent, et, enfin, les corps étrangers articulaires se trouvent représentés dans les dernières planches, ainsi que le mode opératoire destiné à déloger le corps étranger et à le placer dans un nouveau domicile jusqu'à l'époque de son extraction définitive.

Dans une série de lectures que j'ai eu l'honneur de faire à l'Académie des sciences, j'ai exposé une partie des résultats auxquels je suis arrivé dans l'étude de ces intéressantes questions. Je me borne à citer deux exemples, celui de la régénération des tendons et celui de la réparation des solutions de continuité dans les organes génitaux de la femme.

On a fait beaucoup de bruit, sur la première de ces questions, des travaux d'un auteur allemand, Frédéric-Auguste d'Ammon. Le travail, écrit en latin (1), que cet auteur a publié en 1837, contient cinq expériences sur des chevaux, trois sur des lapins, et l'observation d'un cas de rupture du tendon d'Achille sur un cheval. Elle se termine par six mauvaises figures représentant ce qui s'était passé après la section du tendon, chez les cinq chevaux et chez un lapin. On ne trouve, en somme,

(1) *De physiologia tenotomiæ experimentis illustrata*. Dresdæ, 1837.

dans cet opuscule, qu'une idée très-imparfaite de la régénération des tendons ; et ceux qui ont parlé des nombreuses expériences de l'auteur n'ont évidemment pas lu son œuvre. Je crois donc parler en historien impartial, en disant que mes travaux sur la prothèse animale étudiée pendant quinze ans sous toutes ses faces, par l'observation incessante et par des expériences de toute sorte sur les animaux, ont constitué cette question au double point de vue de la physiologie pathologique et des applications chirurgicales. Sur la question particulière de la régénération des tendons, je crois avoir le premier mis hors de doute ce fait chez l'homme, en constatant les résultats de la ténotomie longtemps après l'opération.

Quant à la réunion immédiate appliquée aux solutions de continuité des organes génitaux de la femme, si je revendique tout ce qui m'appartient dans ce point de pathologie aussi grave qu'il était peu exploré avant moi, ce n'est pas que j'ignore les contradictions qui se sont élevées, ni même les attaques d'un genre moins honorable qui y ont trouvé un prétexte. Mais, sous ce rapport, les preuves d'assentiment et d'amitié auxquelles j'aime à rattacher les noms illustres des Lallemand, Rayer, Andral, Bouillaud, P. C. Louis, Rostan, Bégin, Michel Lévy, Larrey, Liston, et les noms si honorables de MM. Gimelle, Vigla, Frémy, Barth, Arnal, Blanche, etc., m'ont depuis longtemps amplement dédommagé des injustices sans portée. Celui qui cherche la vérité est condamné souvent à mêler de pénibles souvenirs à la satisfaction du succès de ses efforts. J'éprouve cette satisfaction sans mélange en rappelant aujourd'hui qu'on ne connaissait avant moi que la fistule vésico-vaginale, et non les espèces diverses que j'ai établies ; que la thérapeutique de ces états pathologiques n'était fondée sur aucun principe et se bornait à l'emploi de nombreux instruments qui n'arrivaient qu'à opérer un ravivement incomplet. C'est seulement par la réparation de la perte de substance, par l'application à presque tous les cas, de l'autoplastie comme moyen d'empêcher le tiraillement des lèvres de la plaie pendant la cicatrisation, que cette partie de la thérapeutique chirurgicale a été fondée et que les guérisons ont, en se succédant, répondu aux objections spécieuses.

J'ai dressé une statistique détaillée des résultats de mes opérations de fistules urinaires chez la femme.

J'aime, enfin, à remercier, en terminant, les nombreux jeunes gens internes ou élèves suivant mes leçons, qui ont cherché à en tirer profit et se sont attachés à concourir à mon œuvre et, j'espère, à la continuer. Je suis heureux et fier de pouvoir citer, à ce propos, la thèse si remarquable soutenue, le 27 décembre 1854, sur les *fistules vésico-utérines*, par mon élève et mon ami M. Raphaël Grau, ancien interne des hôpitaux. D'autres encore, tels que MM. Boissarie fils (de Tarbes), Alphonse Charpentier, Périer, Rozé, Brun, etc., se sont signalés par d'intéressantes publications. Je suis heureux de pouvoir leur donner un témoignage particulier de sympathie et d'estime.

JOBERT (de Lamballe).

20 avril 1864.

DE LA

RÉUNION EN CHIRURGIE

PROLÉGOMÈNES.

Lorsque des tissus ou des organes ont éprouvé une solution de continuité, soit par accident, soit par suite d'une opération, le procédé qui a pour but de rapprocher leurs parties divisées prend le nom de *réunion*.

La réunion est *médiate*, ou par seconde intention, si les lèvres de la plaie conservent entre elles un intervalle plus ou moins considérable; elle est *immédiate*, ou *par première intention*, si le rapprochement des lèvres est complet et si la fusion des chairs a lieu sans suppuration.

Ainsi le mot réunion médiate s'applique aussi bien au rapprochement (pansement) incomplet des chairs, qu'aux efforts que la nature fait pour arriver à la guérison par suppuration.

Il en est de même de la réunion immédiate, qui s'entend de la mise en contact des chairs, aussi bien que de l'acte réparateur à l'aide duquel les lèvres se réunissent sans suppuration.

CHAPITRE PREMIER.

DE LA RÉUNION MÉDIATE.

L'évolution des cicatrices est sans contredit une des questions de pathologie les plus intéressantes ; nous allons examiner de quelle manière elle se produit dans le cas de la réunion médiate, c'est-à-dire lorsque les lèvres de la plaie demeurent écartées l'une de l'autre, une suppuration s'établit *généralement* sur les points mis à nu et non susceptibles de se recouvrir d'une membrane instantanément organisable. Je dis *généralement*, parce qu'il y a des plaies profondes qui se cicatrisent très-bien sans suppuration. lorsque leurs surfaces ne sont exposées à l'action d'aucune matière irritante.

L'hémorrhagie venant à cesser, le sang est remplacé par un liquide séro-purulent ; la surface vulnérée se couvre dans toute sa largeur d'une exsudation de lymphe plastique que MM. Andral et Gavarret (1) ont appelée *fibrine spontanément coagulable*. Bientôt apparaissent des éminences rosées désignées sous le nom de *bourgeons charnus* et qui, par leur ensemble, forment une véritable surface granuleuse très-vasculaire. Ces granulations fournissent une quantité de pus plus ou moins considérable. L'affaissement survient, une membrane mince recouvre le tout, et l'évolution cicatricielle est terminée.

Le développement de cette sorte de toile protectrice des-

(1) *Recherches sur le sang.*

tinée à recouvrir les tissus détruits ou enlevés est si curieuse, que je ne résiste pas au désir de m'y arrêter un instant avant de passer à l'examen de sa structure intime.

Les plaies qui suppurent présentent dans leur évolution trois phases que l'on peut distinguer sous les noms de *première période*, ou d'*incubation*, de *seconde période*, ou *période caronculaire*, de *troisième période*, ou de *formation définitive de la cicatrice*.

Première période. — Immédiatement après l'accident, il se forme à la surface de la plaie une membrane épaisse qui disparaît bientôt pour faire place à des bourgeons. Toutefois, sa destruction ne s'opère pas en même temps sur tous les points. Elle semble avoir pour destination de protéger les phénomènes secondaires, et on la voit, en effet, s'amincir et laisser passer les bourgeons qui doivent recouvrir incessamment la blessure. Deux causes concourent à produire la destruction de cette membrane : le travail qui s'opère sous elle, et la suppuration. Il me paraît résulter de différentes expériences auxquelles je l'ai soumise, qu'elle se transforme surtout en pus.

Que si l'on est à même d'examiner rigoureusement et régulièrement, depuis sa formation jusqu'à sa guérison, la surface d'une plaie qui suppure, soit la plaie faite à un abcès, soit la surface d'un moignon, ou toute autre plaie avec perte de substance, on verra constamment se reproduire, dès les premiers moments, cette fausse membrane d'un gris jaunâtre, non transparente, qui ne tarde pas à s'épaissir par des dépositions de lymphe, dont les couches successives se fixent d'abord à la circonférence de la plaie et se répandent ensuite sur toute sa surface.

M. Laugier a soumis la formation de cette membrane à une série d'observations dont il a rendu compte dans un mémoire à l'Académie des sciences (séance du 12 juin, année 1854).

J'en extrais le passage suivant qui sera lu avec intérêt :

« J'avais constaté à la surface de la plaie une couche blanchâtre, demi-transparente, parcourue par des vaisseaux fins et nombreux. Le peu d'épaisseur de cette membrane, qui me parut récente, et en même temps sa vascularité très-manifeste me donnèrent le soupçon de la déposition de couches successives. Dans cette hypothèse, je pensai qu'un corps étranger de très-petit volume et de nature inerte pourrait être interposé entre deux couches successives. Une parcelle de charbon porphyrisé me parut réunir les conditions convenables. Sa couleur tranchait sur la teinte blanchâtre de la lymphe coagulable, et sa finesse, à l'état de poussière impalpable, lui permettait de séjourner dans la plaie sans l'irriter, car on devait soigneusement éviter toute excitation de la plaie, qui, en donnant lieu à des produits inflammatoires, aurait amené l'expulsion du corps étranger, ou son enkystement accidentel, en substituant au travail physiologique de la formation de la cicatrice celui qui organise les kystes autour des corps étrangers. Le charbon répondit parfaitement à mon attente.

» L'expérience néanmoins exigeait quelques précautions. Déposé à la surface de la plaie, le charbon aurait pu être entraîné par le pus liquide avant la formation d'une nouvelle couche de lymphe. Mis en contact avec les pièces du pansement ordinaire, il aurait pu y adhérer et être enlevé par elles. J'adoptai un mode de pansement qui me permettait d'éviter ces difficultés. Le charbon déposé en différents points d'une plaie, entre les bourgeons charnus, et par parcelles très-petites, j'ai recouvert la plaie et les bords d'une solution sirupeuse de gomme arabique et d'une peau de baudruche. On peut lever ce pansement le lendemain ou le surlendemain ; la baudruche humectée, sur les bords de la plaie à l'aide d'une éponge mouillée, est soulevée avec précaution, puis la suppuration et la gomme sont enlevées par un filet d'eau. Si l'expérience a réussi, les parcelles de charbon ne sont enlevées ni par l'eau, ni même par le doigt promené à la surface de la plaie. Reconnu à la loupe, il est évidemment revêtu d'une pellicule blanchâtre très-mince, dont l'épaisseur peut varier cependant. Mais cette pellicule n'existe pas seulement là ou est déposé le charbon, elle s'étend également sur les autres bourgeons charnus de la plaie. Ce n'est donc pas un phénomène local dû à la présence du corps étranger; c'est le produit d'un travail physiologique que celui-ci n'a point entravé. Les jours suivants, la teinte du charbon est moins tranchée, parce que de nouvelles couches de lymphe sont sécrétées; il paraît s'enfoncer dans ce tissu de nouvelle formation à mesure que celui-ci augmente d'épaisseur.

» Plus tard, lorsque la cicatrice est achevée, quelques taches bleuâtres, assez exactement en rapport avec la situation des parcelles de charbon, m'ont semblé la trace de son incarcération dans le tissu cicatriciel; mais j'avouerai qu'il ne m'a pas été donné d'en faire l'extraction. Je n'ai pu proposer à des malades guéris la petite incision qui eût été nécessaire cependant pour démontrer la présence du charbon dans la cicatrice. Cette expérience pourrait être faite sur les animaux, mais j'avais vu le charbon disparaître graduellement sous les couches de la lymphe coagulable; il devait être resté dans l'épaisseur du derme nouveau, et le fait de l'organisation de la cicatrice en couches superposées m'a paru suffisamment établi par cette expérience. »

Seconde période. — Derrière les fausses membranes

dont il vient d'être parlé, un travail curieux se produit sous l'influence d'une action vitale et physique. Ce sont des phénomènes évidents d'endosmose et d'exosmose qui président, pour ainsi dire, à certains actes d'exhalation et d'imbibition. Le tissu cellulaire et les membranes de même nature se prêtent admirablement, comme on le sait, à ce travail organique accidentel. Le tissu cellulaire se gonfle par la déposition de la lymphe et de la sérosité, comme s'il se gorgeait de liquide. Des vésicules apparaissent, remplies d'un liquide blanchâtre d'abord, rouge vermeil ensuite. La plaie présente alors une apparence spongieuse. Les bourgeons ou inodules, variables en volume, en épaisseur et en nombre, suivant le degré de vascularité et de nervosité de la région où on les étudie, exhalent par toute leur surface une matière, par exosmose, qui prend bientôt de la consistance et n'est autre chose que du pus. Mais le développement de tous ces phénomènes n'a lieu qu'après que les bourgeons ont aminci et traversé les fausses membranes dont il a été question dans la première période.

Troisième période. — Vascularisation et cicatrisation définitive. — La vascularisation prend naissance dans les bourgeons et dans le liquide primitif que l'on y rencontre. On n'aperçoit d'abord qu'une coloration rouge et comme pointillée : c'est la forme spongieuse et l'origine des vaisseaux. Bientôt, les points se développent, s'allongent et revêtent la forme de lignes qui se multiplient et se rapprochent de plus en plus : ce sont de véritables vaisseaux qui donnent à la plaie la couleur vermeille. Ils semblent naître de sa circonférence et se répandre vers le centre en serpentant dans différentes directions.

Tous ces bourgeons s'affaissent avec le temps, tout en laissant évaporer un liquide plastique qui se solidifie et forme la pellicule mince, transparente comme l'épiderme d'une graine, à travers laquelle on aperçoit la coloration rouge des vaisseaux et des bourgeons qu'elle recouvre. La cicatrice est alors formée; mais tout le travail cicatriciel n'est pas achevé. Pendant un temps variable, la cicatrice demeure rouge, parce qu'elle est très-vasculaire; mais cet état n'est que transitoire. Peu à peu, les canaux qui livraient passage au sang s'oblitèrent, et, enfin, il ne reste plus que quelques vaisseaux profonds qui reçoivent encore du sang. Ce mécanisme fait comprendre la pâleur des cicatrices, leur retrait et cette résistance qui leur donne l'apparence du tissu fibreux. La disparition de tout liquide dans ce tissu de nouvelle formation, et l'absence de son arrosement par le courant sanguin, expliquent la sécheresse des cicatrices qui ont perdu, pour ainsi dire, la faculté d'absorption et d'imbibition.

Cette étude de l'évolution du tissu cicatriciel nous permet d'entrer dans quelques considérations anatomiques sur sa structure, lorsqu'il est arrivé à son complet développement.

Si l'on examine une cicatrice complète, on voit qu'elle se compose :

1° D'une membrane superficielle, mince, quelquefois rugueuse, le plus ordinairement unie et luisante, sèche, parce qu'aucune sécrétion ne vient l'humecter; elle sert à protéger le tissu cicatriciel, comme l'épiderme protége le derme et le corps muqueux.

2° Au-dessous de cette sorte d'épiderme est un tissu particulier constitué par une masse de fibres irrégulières, entrecroisées, rayonnées, très-résistantes. Il représente le derme : c'est le canevas ou la partie fondamentale de la cicatrice. On peut le comparer au tissu ligamenteux : c'est un véritable tissu fibreux accidentel.

3° On y trouve des artérioles et des veinules. Ces vaisseaux sont en très-petit nombre et fort ténus.

L'existence des lymphatiques dans le tissu inodulaire n'a pas encore été démontrée.

J'ai disséqué avec soin un grand nombre de cicatrices, et je n'y ai jamais trouvé la moindre trace de nerfs ; mais j'ai constamment rencontré les nerfs des parties environnantes limités à la périphérie des cicatrices et terminés par des renflements constituant des espèces de ganglions, tout à fait analogues à ceux que l'on observe à l'extrémité des moignons après les amputations.

Ajoutons que s'il n'y a pas lieu de mettre en doute l'existence d'artères et de veines dans le tissu cicatriciel, il est rare cependant que le scalpel découvre des vaisseaux dans son épaisseur. Ce n'est que vers sa circonférence et dans ses limites profondes que l'on en rencontre d'un certain calibre, qui ne paraissent même pas lui appartenir en propre. L'exiguïté des vaisseaux est surtout démontrée par la section des brides sur le vivant. A peine voit-on s'échapper quelques gouttelettes de sang de vacuoles ou de conduits sanguins filiformes.

Propriété du tissu cicatriciel. — On est dans l'habitude de refuser à ce tissu toute sensibilité, et l'on admet qu'il est doué d'une propriété de resserrement ou de rétractilité extraordinaire.

Cette opinion, basée sur ce que sa section sur le vivant, les piqûres, les torsions, les pincements et les températures différentes n'y développent aucune sensibilité, est généralement admise, et pendant longtemps je l'ai partagée avec tous les auteurs qui ont écrit sur la matière. Mais, de nouvelles expériences auxquelles je me suis livré, à propos de l'application de l'autoplastie aux brides, m'ont conduit à des résultats tout à fait opposés à ceux que l'habitude avait sanctionnés jusqu'à ce jour.

Il résulte de ces recherches nouvelles, que le tissu cicatriciel est sensible, et que son apparente insensibilité n'est que le résultat de sa rétractilité. Il suffit, pour le démontrer, de le placer dans d'autres conditions et de lui donner de la souplesse, en faisant cesser le tiraillement dont il est l'objet. C'est à quoi l'on parvient en transplantant dans son centre un lambeau emprunté aux parties voisines, et que l'on aura soin de détacher complétement pour que l'expérience soit tout à fait concluante. Aussitôt que le lambeau et les lèvres du tissu cicatriciel seront confondus, on reconnaîtra facilement l'existence de la sensibilité. Cette sensibilité qui se développe avec la cessation du tiraillement, est-elle due à un changement de vitalité? Rien ne porte à le croire, et n'est-il pas plus logique et, partant, plus rationnel d'admettre que des nerfs, dont la présence était ignorée, existent cependant à l'état rudimentaire, et se sont formés de la même manière que les vaisseaux?

Cette régénération des parties au moyen du travail que j'ai essayé de décrire, n'est pas un des côtés les moins attrayants de la science et mérite que l'on s'y arrête un instant.

J'entends par régénération toute formation nouvelle d'un tissu normalement existant dans l'organisme, formation destinée, soit à rétablir l'intégrité accidentellement détruite d'un organe, soit à reproduire cet organe lui-même après son ablation. La régénération des parties occupe une place importante dans les grandes lois de la vie organique du règne végétal, car elle se présente en quelque sorte comme le moyen principal à l'aide duquel la vie végétale se prolonge et se développe par la destruction et la reproduction périodique de ses organes les plus essentiels.

Le règne animal dans ses degrés inférieurs offre quelques-uns des caractères de la vie végétale. La mort et la régénération des parties s'y observent comme phénomènes réguliers et périodiques, mais à mesure qu'on remonte vers les organismes supérieurs, à mesure que la vie animale se déploie et se dégage pour ainsi dire de la vie végétative, il semble que la force plastique se règle, se limite de plus en plus et va s'amoindrissant à mesure que grandissent les forces nouvelles que la nature met au service de la vie de relation. Si l'on voit chez des animaux supérieurs et chez des mammifères certaines parties se détacher et se reproduire d'une manière régulière, il faut bien remarquer que ces phénomènes n'ont lieu que sur des parties placées en dehors ou tout au moins sur les confins de l'organisme, et ne jouissant que de la vie végétative; telles sont les productions cornées en général, et les bois de quelques ruminants en particulier. Il y a d'ailleurs, une différence essentielle entre ces sortes de régénération et celles qui s'observent sur les végétaux et sur les animaux inférieurs. La séparation entre le produit primitif et celui qui le remplace, loin d'être complète et marquée pour ainsi dire par un temps d'arrêt de la force plastique, est au contraire insaisissable, en ce sens que l'exaltation de vitalité qui produit la nouvelle substance cornée précède toujours la chute de l'ancienne et même la détermine.

Pour faire toucher du doigt l'espèce de décroissement que subit la force régénératrice à mesure que la vie se complique et se centralise dans les organismes, il suffit d'examiner ce qui se passe lors de la division d'un polype, dont chaque fragment reste capable de reproduire un animal entier; si des polypes, on monte aux annélides, la vie prenant déjà une direction plus fixe, les sections longitudinales du corps entraînent la mort; mais la régénération a lieu après des sections transversales.

Bientôt, comme chez les vers de terre, ainsi que Dugès l'a observé, les mêmes sections faites trop loin des extrémités ne sont pas suivies de régénération. Enfin on trouve, en arrivant aux poissons, que les appendices et les organes périphériques peuvent seuls se régénérer. Les salamandres, d'après Spalanzani, reproduisent leur queue avec la moelle épinière, les vertèbres, les nerfs et les muscles. Les lézards offrent aussi une régénération partielle de la queue, moins complète cependant, et sans ossification des nouvelles vertèbres. Mais rien de pareil n'a lieu chez les animaux à sang chaud; après la perte d'un organe ou d'un appendice, le travail réparateur commence absolument comme chez les animaux que nous venons de nommer. Le *bourgeon charnu* peut être, en effet, comparé de tout point au tubercule qui prélude à la reproduction d'une patte ou d'une nageoire, seulement, le travail de réparation qui, dans le tubercule, se continue jusqu'à la reproduction complète, s'arrête au contraire dans le bourgeon charnu, dès que la continuité organique est rétablie, et que la surface mise à nu est convenablement protégée contre les agents extérieurs.

Ces considérations m'ont paru nécessaires pour bien établir la différence entre la régénération absolue et indéfinie, telle que nous venons d'en citer quelques exemples, et la régénération partielle et nécessairement circonscrite, qui s'observe dans les lieux où l'unité vitale enchaîne de plus en plus fortement les organes, les astreint à suivre en commun des phases déterminées d'existence, à se développer et à mourir avec le tout, sans pouvoir s'en détacher et puis renaître comme la feuille pour être bientôt remplacée.

C'est sur ce dernier terrain que je désire me placer, n'ayant en vue que la régénération des tissus simples, la seule que présentent les animaux supérieurs, régénération que certains physiologistes ont appelée *complémentaire* ou *complétive*, par opposition à celle qui reproduit des organes entiers et qu'on nomme *supplétive*.

Si l'histoire de la régénération des organes chez les animaux inférieurs, depuis l'hydre et la salamandre jusqu'aux batraciens et aux lézards, offre encore un champ vaste aux recherches et aux méditations des savants, celle de la régénération des tissus chez l'homme et chez les animaux supérieurs n'est pas même aussi avancée et ne présente guère qu'obscurité et confusion.

Tous les tissus organiques sont-ils susceptibles de régénération? Dans quelles conditions, dans quelles limites les tissus régénérés reproduisent-ils l'organisation des tissus primitifs? Y a-t-il des tissus dont les éléments essentiels ne se régénèrent jamais? Le rétablissement des fonctions implique-t-il la régénération proprement dite et le rétablissement parfait de l'intégrité organique primitive?

Toutes ces questions sont encore à résoudre. Examinons d'abord de quelle manière la régénération des tissus a été comprise et envisagée jusqu'à ce jour par les physiologistes.

Ainsi que Fabre l'a établi dans le travail qu'il a publié (1), tous les chirurgiens, à l'exception peut-être de Galien, pensent que la guérison des plaies et des ulcères, avec perte de substance, était due à une véritable *régénération des chairs*. Le même auteur montre encore que l'on peut réduire à deux les opinions des anciens sur le mécanisme de cette régénération. D'après les uns, le

(1) *Mémoires de l'Académie de chirurgie*, t. II.

suc nourricier fournit les éléments de la substance nouvelle, de la même manière qu'il répare les pertes habituelles des tissus. Les autres, au contraire, veulent que la régénération des chairs se fasse par la dilatation et l'extension des vaisseaux. Fabre a discuté ces deux opinions, et l'on peut voir dans son mémoire comment il emploie l'expérience et le raisonnement pour montrer qu'elles sont l'une et l'autre également erronées. Puisant particulièrement ses arguments dans l'étude des plaies provenant de l'amputation et de l'ouverture des abcès phlegmoneux, il nous fait voir comment les vaisseaux des chairs divisées s'affaissent, se rapprochent, s'unissent à l'aide du suc nourricier que la nature fournit, et comment toutes ces parties finissent par se dessécher et se transformer en cicatrice.

Il nous explique le rôle de l'amaigrissement et de la suppuration dans le travail; il reconnaît que la cicatrice peut reprendre à la longue la couleur, la sensibilité et la vascularité des parties qui l'environnent; il remarque aussi que l'enfoncement de la cicatrice peut disparaître par l'accroissement de volume des parties sous-jacentes; mais il nie formellement la formation des parties nouvelles, et explique de la même manière, c'est-à-dire par le retour de l'embonpoint ou par l'accroissement des parties environnantes, la disparition chez des individus amaigris, des cavités provenant d'ulcères ou de trajets fistuleux. Il prétend que dans ce cas, si la solution de continuité paraît avoir intéressé le muscle, c'est que les fibres musculaires avaient été écartées et non divisées.

Réfutant les objections que ses contemporains opposaient à la doctrine de la non-régénération des chairs, il se refuse enfin à admettre que l'épaisseur *considérable* que le péritoine, la plèvre et les membranes du cerveau acquièrent à la suite de plaies, puisse être rapportée à la régénération ; mais il est loin, suivant nous, de donner une explication satisfaisante de ces divers phénomènes.

Remarquons en passant que, vaguement posé comme il l'était, le problème de la régénération des chairs ne pouvait être que vaguement résolu.

On se tenait dans des généralités, qui donnaient accès aux opinions les plus opposées, ne permettaient pas d'asseoir solidement une conclusion rigoureuse, et donnaient toujours prise à la contradiction.

C'est ainsi que, ne voulant pas admettre la régénération des chairs, faute de distinguer les tissus, Fabre s'est trouvé conduit à nier la régénération des végétaux établie par Duhamel, ou du moins à recourir à de vaines subtilités pour expliquer un fait qui lui paraissait anormal.

Dans le mémoire de Louis sur la consolidation des plaies avec perte de substance, l'opinion de Fabre reparaît avec un plus ample cortége de raisonnements et de faits. Louis s'occupe des *bourgeons charnus* qui ne sont autre chose, à ses yeux, que les vaisseaux naturels ; suivant lui, rien ne serait plus nuisible à la cicatrisation que le développement d'une nouvelle substance qui empêcherait les parties de se ressouder.

Ainsi la cicatrisation dépendrait seulement de l'extension des vaisseaux, favorisée par l'affaissement de la substance environnante.

Dans un second mémoire publié en 1774, Louis reprend la même question, en s'appuyant sur une dissertation soutenue par Benzoet, médecin de Rotterdam, en 1763, c'est-à-dire quelques années avant la publication du mémoire de Fabre, quoique les idées de ce dernier fussent déjà connues par la lecture qu'il avait faite à l'Académie d'un premier mémoire sur la régénération. Benzoet réfute les opinions de ceux qui établissent une analogie entre la régénération après l'ablation d'une partie, et la formation des parties pendant la vie embryonnaire. Il montre que l'adulte n'obéit pas aux mêmes lois que l'embryon : « Quand un homme » débile, dit-il, a acquis toutes ses dimensions, l'accroisse- » ment n'a plus lieu; cependant les plaies guérissent » encore; la faculté de croître est nécessairement limitée » à un certain temps; la nature ne connaîtrait-elle plus ce » terme lorsqu'il s'agit de reproduire une nouvelle » substance dans les plaies? Il est évident qu'il ne peut en » être ainsi. »

Le remplacement de certaines portions d'os, qui servait de base principale à la doctrine de la régénération, est également discuté par Benzoet. Il prétend que la substance nouvelle qui rétablit la continuité de l'os est le produit d'une simple effusion de sucs congelés, que des circonstances particulières ont retenus comme dans un moule un massif informe qui n'a que la solidité des os sans en avoir la texture.

Louis compare le rétablissement de la continuité dans les os à ce qui se passe dans les plaies des parties molles, et n'y voit pas de régénération.

La doctrine de la régénération semblait universellement abandonnée, lorsqu'un médecin de Montpellier, M. Kuhnholtz, a essayé dans un mémoire adressé en 1838 à l'Académie de médecine, de la réhabiliter au moins en partie. En envisageant le problème sans plus de détails que ses prédécesseurs, il a étudié la régénération des os, du périoste, de la peau, des membranes muqueuses, du tissu cellulaire et de la substance nerveuse. Il s'est même occupé des ongles et de l'épiderme qui ne sont pas des tissus, mais des produits de sécrétion, et dont il aurait pu ne pas parler. M. Kuhnholtz n'a rien changé à l'état de la science touchant la question de régénération ; il n'a pas même nettement formulé ce qu'il entend par régénération : tantôt il donne à ce mot le sens que nous lui accordons, et tantôt un sens beaucoup plus vague ; c'est ainsi qu'il fait consister la régénération de la peau dans le développement d'un tissu nouveau, qui se forme de toutes pièces. Personne ne nie la régénération ainsi comprise ; ce qu'on nie, c'est que le tissu nouveau ait absolument la même structure que l'ancien.

Commençons par établir nettement la différence qui existe entre la *régénération* et la *réparation* des organes et des tissus.

Chez les animaux supérieurs, les organes se réparent, mais aucun organe ne se régénère. Parmi les tissus élémentaires, ceux qui remplissent les fonctions les plus élevées de la vie de relation, c'est-à-dire les tissus musculaires et nerveux, se réparent, mais ne se régénèrent pas.

Quant aux tissus élémentaires, comprenant le tissu cellulaire et ses dérivés, les tissus osseux cartilagineux et fibreux, l'étude des cicatrices démontre d'une manière péremptoire qu'ils se reproduisent avec tous les caractères et toutes les propriétés des tissus primitifs.

La reproduction organique est donc réelle dans certains cas, mais, comme on doit s'y attendre, la force qui y préside offre des degrés remarquables, suivant qu'on étudie le phénomène à des époques différentes de la vie sur des animaux divers et la nature du tissu.

Tout, en effet, dans l'apparition des bourgeons réparateurs dépend de la force plastique dévolue à l'organe lui-même, d'où il résulte que la force végétative sera peu sensible sur les membranes qui exhalent et qui sécrètent ;

tandis que le contraire aura lieu sur les organes qui contiennent beaucoup de tissus cellulaires, et dont la vascularisation est incontestée, et où non-seulement les matériaux sont apportés en abondance, mais où ils se trouvent déposés dans un canevas qui favorise l'infiltration à la manière d'un corps poreux.

Les recherches qui précèdent, et qui sont consignées dans l'article sur la réunion médiate, me permettent de me livrer à de certaines considérations pratiques sur les difformités qui peuvent se déclarer pendant la suppuration et la rétractilité de la cicatrice.

La réunion médiate expose donc à différents accidents sur lesquels il est bon de dire quelques mots. Les longues suppurations et la grande vascularité sont l'origine de déformation de la cicatrice. La durée du travail, la mobilité des tissus et leur vitalité, tendent à rendre les cicatrices irrégulières.

Les éléments qui composent le nouveau produit cicatriciel se rapprochant de plus en plus, les liquides sanguins diminuant, la rétractilité de la cicatrice augmentant, la composition organique se prononçant davantage, la bride devient dure et insensible. Rien ne ressemble autant au tissu des animaux inférieurs que les brides.

S'il est curieux de rechercher le mode de formation des cicatrices par suppuration, il ne l'est moins de se demander comment on peut éviter, pendant les périodes diverses des phénomènes de la réunion médiate, les accidents qui suivent la présence des brides.

La solution du problème pourrait être résolue par l'étude attentive de la marche que suit la nature dans leur développement.

Nous avons dit ailleurs qu'une grande vascularisation et

un bourgeonnement abondant étaient suivis de déformation de la cicatrice. Nous sommes nécessairement conduit á admettre que la théorie doit tout entière consister à empêcher l'abord du sang, à diminuer la suppuration et à hâter la guérison.

Tout ce qui précède a rapport à la structure, à l'évolution de la bride confirmée. J'aborde ici l'importante question de savoir s'il n'existe pas des moyens de prévenir ces vicieuses conformations, qui sont la source d'accidents plus redoutables encore.

Les hommes expérimentés prétendent que, par des pansements réguliers et par l'interposition de pièces d'appareil entre les surfaces susceptibles d'adhérer entre elles, comme les doigts, les orteils, on peut prévenir la forme palmipède; que, par l'introduction de mèches dans les ouvertures naturelles, on s'oppose à leur resserrement inodulaire, et que, par l'emploi d'agents mécaniques, tels que bandages, palettes, rétracteurs, appareils à extension, on peut empêcher la courbure des membres. Lorsque la perte de substance est peu profonde, lorsqu'il s'agit d'une brûlure superficielle, d'une suppuration peu abondante chez un vieillard dont l'abaissement de la vitalité n'est pas douteux, il est possible, en effet, que ces moyens préviennent les adhérences, les brides, etc. Mais il n'en est pas de même lorsque les circonstances sont plus graves. Les précautions énoncées ci-dessus sont alors insuffisantes, et c'est en vain que l'on essayera d'écarter les membres du tronc pour combattre des adhérences vicieuses, de séparer les parties mobiles, les paupières, les lèvres, les orteils, les doigts, les grandes lèvres. Tous ces moyens ne sauraient empêcher la fusion de ces diverses parties entre elles, tant est grande la force de régénération, et tant les produits déposés sont abondants.

Attaquant le mal dans son principe, le chirurgien doit alors diriger tous ses efforts contre la vitalité de la cicatrice, contre son évolution.

Du moment où il m'a été démontré par maintes expériences que les moyens mécaniques étaient insuffisants pour prévenir ou arrêter les conformations vicieuses, je me suis mis à la recherche d'un autre remède.

J'ai d'abord essayé des caustiques plus énergiques que ceux employés jusqu'à ce jour; mais je n'ai pas eu à me louer des résultats que j'ai obtenus.

Il n'en a pas été de même lorsque j'ai eu l'idée d'attaquer la vitalité et l'évolution de la cicatrice, en m'efforçant de modérer le travail inflammatoire et de mettre un obstacle à la déposition des liquides et au développement des vaisseaux, afin d'éteindre la congestion et la fluxion morbides. J'emploie à cet effet, et depuis longues années, de la glace pilée contenue dans une vessie. Ce corps réfrigérant, maintenu à la surface suppurante, empêche l'abord du sang et, partant, modère la suppuration, maintient le travail inflammatoire dans de justes limites, et fait avorter la congestion, le développement vasculaire, le bourgeonnement, à tel point que le traumatisme ou mouvement fébrile est à peine sensible. Que de fois j'ai vu des brûlures étendues guérir sans cicatrices difformes! Que de vieillards, qui devaient succomber aux accidents inflammatoires ou à l'épuisement par la suppuration, ont dû leur existence à l'emploi bien dirigé de ce moyen appliqué, d'une manière non-interrompue, sur la surface de la plaie, en ayant soin de contenir dans une vessie la glace préalablement pilée!

Toutefois on est loin d'être appelé à temps pour prévenir ces déformations, et presque toujours les malades ne s'en occupent que lorsque des cicatrices irrégulières sont organisées de manière à réclamer les secours de la chirurgie. C'est ce dernier point que je me propose d'étudier sous le point de vue pathologique et physiologique.

Tout naturellement on en a appelé à la mécanique et à des appareils ingénieux pour allonger les brides.

Les efforts exercés sur les extrémités de la bride doivent être rejetés, tant à cause des douleurs qu'ils occasionnent, que parce que leur emploi n'est justifié par aucun succès.

L'homme de l'art s'est mis à la recherche d'un moyen plus efficace; bientôt s'est présenté celui de détruire la bride en la divisant, afin d'allonger suffisamment les parties raccourcies, de redresser les organes déviés ou déplacés, inclinés ou contournés. Bien que le résultat soit, en général, immédiatement atteint par cette opération, il ne présente pas encore de garanties suffisantes, à cause de l'inflammation et de la suppuration qui s'établissent à la surface de la plaie; car un nouveau tissu inodulaire se forme plus résistant que le premier, et la bride prend nécessairement plus de force et d'épaisseur. Pourtant, il peut arriver que l'inflammation soit si faible et la suppuration si peu abondante, que les lèvres de la plaie se cicatrisent isolément, et que la guérison devienne définitive.

Delpech, après avoir étudié avec soin ce qui se passe dans les cicatrices à la suite de la suppuration, et le mécanisme en vertu duquel le tissu inodulaire est doué d'une remarquable propriété de resserrement, a proposé d'*extirper* la totalité des brides et d'opérer la réunion des lèvres de la plaie par la suture. Ce procédé, fondé sur la connaissance exacte de la nature du tissu des cicatrices, diminue en effet les chances de récidive.

Mais tout en lui faisant une large part, et tout en reconnaissant que c'est là une idée mère, on est obligé de reconnaitre que ce procédé n'est pas applicable à tous les cas de difformités cicatricielles.

Un chirurgien osera bien enlever une bride peu étendue, mais il trouvera un danger réel à porter le bistouri sur une large cicatrice, qui nécessiterait une dissection longue et difficile, et pourrait amener une inflammation grave et la récidive d'une nouvelle bride.

Préoccupé des dangers de cette méthode, j'ai cherché s'il n'y aurait aucun autre moyen de combattre cette rétractilité du tissu inodulaire. J'ai songé à l'autoplastie, que j'avais d'ailleurs employée avec beaucoup de succès dans d'autres conditions et dans d'autres circonstances, et je me suis demandé si l'on ne parviendrait pas au but, en réparant la perte de substance par une addition de parties molles empruntées au voisinage et transplantées au milieu du tissu cicatriciel.

Mes premières tentatives ont porté sur les brides du visage, sur d'énormes cicatrices difformes de la poitrine, et enfin sur des déformations inodulaires du cou. Mes prévisions se sont complétement réalisées, et j'ai vu avec bonheur le tissu cicatriciel cesser d'exercer ses tiraillements sur les parties environnantes; j'ai vu ces parties se redresser, les mouvements articulaires se rétablir, et enfin la sensibilité renaître dans les lieux où elle semblait éteinte pour toujours.

Au premier abord, on serait tenté de croire qu'un lambeau transplanté au milieu du tissu cicatriciel ne devrait pas y prendre racine, précisément à cause de son peu de vitalité, et lorsque je me suis décidé à exécuter cette opération, je n'ai pas été sans de grandes inquiétudes sur son résultat. Mais l'expérience m'a rassuré, et il est actuellement prouvé que la greffe animale se réunit aussi bien au tissu cicatriciel divisé qu'aux autres tissus qui sont dans l'état normal. Il est remarquable que ce travail ne donne lieu à aucun excès d'inflammation et se maintient dans de justes limites, comme si la lymphe plastique ne se déposait entre les surfaces saignantes que dans les proportions voulues pour en amener l'adhésion.

Le chirurgien n'hésitera donc pas désormais à faire usage d'un procédé dont la valeur est démontrée par des faits nombreux et irrécusables, de nature à porter la conviction dans les esprits les plus incrédules et les plus rebelles aux progrès de la science.

Le mode opératoire que j'ai suivi, et que bon nombre de fois j'ai mis à exécution, demande à être considéré sous le rapport de la position à donner au malade, sous celui de l'incision et de la confection du lambeau.

Ces trois phases de l'opération réclament une attention toute particulière de la part du chirurgien.

Indication de l'opération. — L'autoplastie des cicatrices difformes ne doit être pratiquée qu'autant que la difformité est choquante, ou lorsque les fonctions de l'organe ou de la région sont abolies ou considérablement gênées.

Contre-indication. — L'opération ne doit pas être faite lorsque la bride est peu saillante, et cause peu de difformité et de gêne dans les fonctions des parties molles où elle a son siége.

Situation du malade. — L'opération ne doit être commencée qu'après avoir soumis la bride à une tension qui en rend la section plus facile et plus prompte. Si la bride est dans le relâchement, la résistance qu'elle offre rend l'action du bistouri impuissante. Aussi, doit-on renverser le membre, le cou, la tête, dans le sens opposé à la direction de la bride, afin qu'elle soit plus saillante et qu'elle s'offre, pour ainsi dire, d'elle-même au tranchant de l'instrument. Quand la bride est située sur les côtés de la poitrine, on engage le malade à porter fortement le bras en dehors pour tendre la peau et le muscle grand pectoral qui, nécessairement, rendent la bride plus proéminente et, partant, plus facile à intéresser.

En un mot, on choisira la situation qui conviendra le mieux pour donner à la bride le plus de saillie et le plus de tension possible.

Première phase. — Incision de la bride. — Quand on sera décidé à pratiquer l'opération dont il s'agit, on choisira dans les parties les plus saillantes de la bride celle qui sera en même temps la plus voisine de l'endroit où le lambeau doit être pris. L'incision comprendra toute l'épaisseur de la bride et parviendra, par conséquent, jusqu'aux tissus qui n'ont pas été envahis par la production cicatricielle.

Comme l'incision de la bride n'est nullement douloureuse, on pourra la diviser en une seule ou en plusieurs fois. Il conviendra d'attaquer en même temps avec le bistouri tous les prolongements cicatriciels.

Autant que possible, la section de la bride sera franchement exécutée; on évitera par là les distensions brusques qui pourraient provoquer des déchirures.

Deuxième phase. — Confection du lambeau. — Ce n'est qu'après avoir divisé la bride qu'on s'occupera de disséquer la pièce de partie molle qui doit être placée entre les lèvres de la plaie. On connaîtra alors la direction et l'étendue qu'on doit lui donner. Le lambeau sera proportionné à l'épaisseur de la bride, à l'étendue de l'incision et au diamètre de l'écartement des lèvres de la plaie entre lesquelles il doit être couché. Il ne doit pas offrir trop de largeur pour ne pas être pressé par l'engorgement. Autant que possible, il sera rubané et doublé de tissu cellulaire.

Je ne parle pas de la direction du pédicule qui doit toujours être oblique et même plus que moins, afin de ne pas trop gêner la circulation.

Ce n'est pas tout de donner au lambeau une longueur suffisante, il faut encore le maintenir en place pour obtenir la réunion immédiate. Aura-t-on recours à la compression ou à la suture?

La réunion par la compression est incertaine, comme le moyen lui-même qui expose souvent à plus d'un genre d'accident.

C'est par la suture entrecoupée ou entortillée qu'on doit maintenir les lèvres saignantes en contact. Je préfère la première qui n'agit que sur des points très-limités des lèvres de la plaie, à la seconde qui comprime une plus grande surface et d'une manière fort irrégulière. Il est, au reste, plus facile de retirer de simples fils que d'enlever des épingles et des fils.

Le pansement est très-simple et ne doit consister que dans l'application d'un linge troué, enduit de cérat, et de compresses pliées en plusieurs doubles, trempées dans de l'eau froide. Après quelques heures d'application, on retirera tout à fait ce réfrigérant. On doit soigneusement éviter d'exercer une forte compression sur la surface du lambeau et sur son pédicule.

Il vaut mieux laisser les fils tomber que de les couper trop tôt; mais on les enlèvera sans inconvénient, les uns après les autres, entre le cinquième et le huitième jour.

Pendant tout le traitement, on peut se borner à panser les plaies avec un linge troué et enduit de cérat.

Le reste du pansement se fait avec quelques brins de

charpie et des compresses légèrement appliquées sur celle-ci.

Je récapitule en peu de mots ce qui est relatif à la réunion et au pansement.

1° Enlever avec de l'eau le sang de la surface de la plaie.

2° Coucher le lambeau dans la rigole saignante.

3° Pratiquer la suture entrecoupée en commençant par le sommet du lambeau et l'angle correspondant de la plaie de la bride, et en terminant par les côtés des surfaces saignantes.

4° Comprimer doucement le lambeau avec les doigts, en versant de l'eau à sa surface.

5° Pratiquer le pansement avec un linge enduit de cérat et des compresses trempées dans de l'eau froide.

Le malade a besoin d'être surveillé pendant un temps plus ou moins long, et l'on doit surtout appeler son attention sur le danger d'exécuter certains mouvements. L'opéré ne peut jamais être trop prudent pendant toute la durée du traitement, et surtout jusque après la section du pédicule qui représente la dernière phase de l'opération.

Section du pédicule. — Elle ne doit être pratiquée que tardivement, et lorsque le lambeau a complétement pris racine dans son nouveau domicile. Il faut, en conséquence, attendre qu'il y ait communauté de vitalité entre les surfaces avant de faire la section du pédicule. On doit se rappeler qu'on a mis en contact deux surfaces dont la vitalité n'est pas égale, puisqu'elle est très-obscure dans l'une d'elles. On verra que sur la malade dont je rapporte l'observation, la section du pédicule n'a été faite que le trente-huitième jour après l'opération, en passant une sonde cannelée derrière l'espèce de pont qu'il représente. Le bistouri est alors promené. comme un archet, de la peau vers la sonde cannelée. On évitera de faire la section de la sonde cannelée vers la peau, pour prévenir le décollement du lambeau que pourrait déterminer la pression exercée sur lui de dedans en dehors. Il s'écoule peu de sang par cette section, ce qui permet aux deux parties de la greffe de s'éloigner immédiatement l'une de l'autre. On découvre alors une portion saine de peau ou de tissu cicatriciel que le lambeau recouvrait.

Les deux lèvres saignantes qui résultent de la section du pédicule, après s'être écartées, se gonflent, se tuméfient et se recouvrent d'une cicatrice.

Que se passe-t-il dans le lambeau et son pédicule après la section de celui-ci? Le pédicule se rétracte peu à peu, s'atrophie, et il n'en existe plus qu'un petit mamelon rougeâtre d'abord et blanchâtre plus tard. Le lambeau se rétracte, au contraire, vers son nouveau domicile, et la peau correspondante au pédicule se cache dans l'angle correspondant de la plaie faite à la bride. Pendant quelque temps, le lambeau est un peu plus saillant que le tissu cicatriciel sur lequel il est implanté; mais, plus tard, il s'affaisse, et une ligne rougeâtre indique ses limites avec les parties environnantes. Ce lambeau, devenu libre par la section du pédicule, s'arrondit en raison de l'écartement qui existe entre les deux lèvres de la plaie, gagnant ainsi en largeur ce qu'il perd en longueur.

Je n'ai jamais vu ce lambeau s'hypertrophier quand il est ainsi placé au milieu d'un tissu cicatriciel avec lequel il semble se mettre d'accord quant au mode de vitalité, tellement que, soumis à une piqûre, il ne fournit pas de sang, comme lorsqu'il est adhérent à des parties très-vasculaires.

Quels que soient les points où j'ai pris ce lambeau, il y a toujours eu adhésion entre lui et la bride divisée, malgré le peu de vitalité qu'ils renferment l'un et l'autre.

C'est, qu'en effet, il n'y a pas lieu de s'inquiéter de la vascularité plus ou moins grande de la région du corps où se rencontre la bride dont la vitalité est toujours et partout la même, attendu que le tissu inodulaire offre toujours les mêmes caractères anatomiques.

La section du pédicule est si importante, qu'il ne se passe dans la difformité et les mouvements de la région aucun changement appréciable que lorsque le pédicule a été divisé. C'est alors seulement que la bride s'étale, que la difformité disparaît en partie ou en totalité, que les tiraillements exercés dans les parties voisines et les douleurs qui en résultent s'évanouissent, que les mouvements renaissent dans la région où ils avaient été amoindris ou abolis, qu'une partie inclinée du tronc se redresse, reprend son attitude et qu'enfin des membres contractés retrouvent leur position normale et la possibilité d'exécuter leurs fonctions.

L'observation que je vais rapporter attestera la vérité de ce que j'avance, et donnera une nouvelle valeur aux propositions ci-dessus formulées.

Obs. I. — *Brides cicatricielles. — Inclinaison du cou sur l'épaule et rapprochement de la tête de la poitrine. — Tiraillements douloureux dans la face et dans le cou. — Traitement de la bride par la simple incision, sans résultat. — Opération autoplastique. — Incision de la bride. — Lambeau placé entre les lèvres de cette même bride. — Réunion par première intention. — Section du pédicule, trente-huit jours après l'opération. — Rétablissement de la sensibilité dans le lambeau et le tissu cicatriciel. — Souplesse de ces tissus qui autrefois étaient durs et insen-*

sibles. — Redressement de la tête et du cou. — Rétablissement des mouvements. — Elisa Charreau n'a point eu dans son enfance de maladie sérieuse. Réglée à douze ans, elle n'éprouva aucun trouble dans les fonctions menstruelles jusqu'à l'âge de dix-sept ans. Elle fut alors atteinte d'une fièvre grave qui paraît avoir été de forme ataxique, et qui la retint six semaines au lit. Elle voulut se lever avant que la guérison fût complète. Une rechute l'obligea à garder la chambre pendant six mois. Sa convalescence fut très-longue et, trois ans après cet accident, elle n'était pas encore valide. Un jour, en 1847, voulant, en l'absence des personnes qui la soignaient, panser des vésicatoires qu'on lui avait posés aux jambes, elle se leva et alla s'asseoir près du foyer. Elle eut lieu de se repentir de cette imprudence, car les forces lui manquèrent et elle tomba sans connaissance. Dans sa chute, elle renversa le pot-au-feu du ménage qui bouillait devant le foyer, et tandis que le liquide se répandait sur la figure, le cou et la poitrine, le bras droit tomba sur le brasier.

Lorsqu'on la releva, les parties qui avaient subi l'action du feu étaient le siége d'eschares profondes, d'une brûlure que je rapporte au troisième degré, suivant la classification de Boyer, au quatrième, suivant celle de Dupuytren.

Ces brûlures occasionnèrent une suppuration si abondante, qu'elle mit, par l'épuisement qu'elle causa, la malade à deux doigts de sa perte. Une année tout entière s'écoula avant la guérison de la plaie de la région cervicale; la cicatrisation du bras fut bien plus longue encore et se compliqua d'accidents assez sérieux pour que le médecin qui la soignait lui conseillât l'amputation. Elle put enfin, au bout de dix-huit mois, en recouvrer complétement l'usage, et elle commençait à reprendre ses occupations, lorsqu'en 1849, elle vint à Paris et fut prise, peu de temps après son arrivée, d'accidents typhoïdes qui la mirent pendant trois mois et demi dans un état fort grave; la convalescence ne dura pas moins de sept mois.

Cependant, les forces lui revinrent peu à peu, l'écoulement menstruel reprit régulièrement son cours, et sa santé se rétablit à tel point qu'elle put se livrer à toutes les occupations de l'état de domestique.

Vers le 25 janvier de cette année, ayant éprouvé quelques accès de fièvre intermittente, elle entra à l'Hôtel-Dieu, dans le service de M. le docteur Piédagnel. Ces accès cédèrent à l'emploi des antipériodiques, et, le 6 mars, elle vint réclamer mes soins.

Elle nous présente alors l'état suivant :

Elle est âgée de vingt-sept ans, de taille moyenne. Je ne lui assignerai aucune espèce de tempérament, parce que je considère comme incertains et mal définis les caractères que l'on donne habituellement des tempéraments sanguin, lymphatique et bilieux. Je constate simplement qu'elle est de forte constitution.

Les deux tiers inférieurs de la partie postérieure du bras droit sont occupés par une cicatrice rayonnée, s'étendant jusqu'au coude, chagrinée, résistante, blanchâtre dans presque toute son étendue, offrant sur la ligne médiane une ligne rougeâtre qui mesure 3 centimètres de largeur et qui a la longueur de la cicatrice.

Ce bras est un peu moins volumineux que le gauche. Il peut exécuter librement tous les mouvements de flexion et d'extension, mais il se fatigue assez promptement, et la malade a beaucoup moins de force dans ce membre que dans l'autre.

Sur la partie latérale gauche du cou existe une bride

très-saillante, de la forme d'un triangle, dont la base s'appliquerait sur la partie inférieure du visage, et dont le sommet se rendrait à la partie supérieure correspondante du thorax. Cette bride mesure dans son grand diamètre, suivant que la malade tourne la tête à droite ou à gauche, 9, 10 et même 11 centimètres. Elle est rougeâtre dans presque toute son étendue, *tout à fait insensible;* son épiderme est très-mince, rugueux, très-luisant; elle est fortement tendue, d'une épaisseur considérable, et force la tête et le cou à s'incliner sur la poitrine et l'épaule correspondante, ce qui donne à la malade quelque analogie avec les personnes affectées de torticolis. Elle tiraille d'une manière très-douloureuse le sillon naso-labial, la commissure labiale, le sillon mento-buccal et toutes les parties molles de la joue. La face est, par conséquent, asymétrique. Elle se termine en haut par un tissu cicatriciel solide, recouvrant la joue jusqu'au lobule de l'oreille qui a en partie disparu. A son extrémité inférieure, la bride se termine par une espèce de patte d'oie formée de tissu cicatriciel, c'est-à-dire par trois petites languettes rayonnées de dehors en dedans et cependant adossées les unes aux autres; la postérieure est la plus considérable.

La longueur de tout le tissu cicatriciel, y compris la bride, depuis la pommette jusqu'à la poitrine, est de 19 centimètres.

La cicatrice se prolonge encore beaucoup en avant et en arrière de la bride, et l'on voit de distance en distance de petits trous qui indiquent les points où la suppuration a été le plus longtemps à disparaître.

Cette malade est restée quelque temps dans la salle sans être opérée; car elle n'était pas encore parfaitement remise de ces accès de fièvre, et j'étais bien aise d'attendre que tout trouble fonctionnel eût cessé. Elle fut d'ailleurs soumise à quelques préparations consistant dans l'administration de bains, de purgatifs et de boissons délayantes et rafraîchissantes.

La difformité du cou, la gêne des mouvements de la tête nécessitaient une opération que la malade réclamait avec instance; mais tout en laissant apercevoir des appréhensions sur ses résultats. Le 25 septembre 1849, elle avait déjà été opérée par un médecin de la Sarthe qui, après une incision transversale habilement pratiquée, avait essayé de maintenir le cou dans l'extension. Il avait d'abord obtenu une amélioration momentanée; mais la cicatrisation s'étant faite, les accidents se reproduisirent. La malade redoutait un nouvel insuccès; mais lorsque je l'eus avertie que l'opération que j'allais tenter ne ressemblerait en rien à la première, elle se décida courageusement à la subir.

Je la pratiquai le 20 avril, de la manière suivante :

1° La bride fut incisée en travers dans toute son étendue et vers la partie moyenne. Il ne s'en échappa que quelques gouttelettes de sang, preuve du peu de vascularité de ce tissu de nouvelle formation. Ajoutons que la malade n'accusa aucune douleur pendant la section de la bride, qui ne fut complète qu'après plusieurs coups de bistouri.

2° Sans perdre de temps, je taillai un lambeau allongé, rubané, terminé par une languette, à droite et au-dessous de la bride, sur la partie supérieure du thorax; puis, je l'inclinai doucement en le tournant faiblement sur son pédicule, qui représentait un cercle à peu près complet. Cette torsion s'opéra facilement au moyen de la prolongation d'une incision qui permettait de lui faire subir un arc de cercle sans étranglement.

3° Bientôt je pus le placer entre les deux lèvres largement écartées de la plaie faite à la bride.

4° Je rapprochai les lèvres de la plaie où avait été pris le lambeau et les réunis par trois points de suture entortillée.

Des points de suture entrecoupée maintinrent le lambeau en contact avec les bords de la solution de continuité de la bride. Quelques lamelles d'amadou furent mises sur la plaie où le lambeau avait été taillé, et un linge cérate et troué recouvrit le tout. Des compresses trempées dans l'eau froide furent renouvelées dans le courant du jour, et l'on n'exerça aucune compression.

Samedi 21. — On ne touche pas à l'appareil. La malade est prise dans la journée de quelques accès hystériformes qui reparaissent à des intervalles peu éloignés. Le lendemain, on est obligé de recourir à quelques saignées, comme on avait l'habitude de le faire lorsque la malade tombait dans des accès semblables avant d'avoir été opérée.

22 avril. — La plaie a un très-bon aspect. Le lambeau paraît déjà réuni à sa partie supérieure et inférieure ; il est plein de vitalité. La plaie faite au thorax suppure dans quelques points.

24 avril. — M'apercevant que la réunion par première intention n'a pas eu lieu entre les lèvres résultant de la plaie faite pour obtenir le lambeau, je retire les épingles. Aussitôt, les lèvres de la plaie s'écartent et la suppuration continue. Une seule épingle est laissée. Le lambeau est toujours adhérent et réuni en haut et en bas. La malade se plaint de maux de tête auxquels elle est d'ailleurs sujette.

29 avril. — La dernière épingle est enlevée. La plaie suppure toujours abondamment. Le lambeau est réuni. La malade qui, jusqu'alors, avait été très-raisonnable,

imprime à la tête des mouvements qui décollent un point du lambeau. La vitalité est bien conservée. L'état général se maintient. L'appétit est revenu, mais il y a de la céphalalgie.

15 mai. — La suppuration est moins considérable. La plaie du thorax se cicatrise et s'avance vers la guérison. Le lambeau est maintenant parfaitement réuni aux parties voisines. La torsion du pédicule est beaucoup moins apparente. Le lambeau tranche par sa couleur avec les parties avoisinantes ; sous le pédicule, on peut introduire facilement une sonde cannelée.

27 mai. — La cicatrisation de la plaie thoracique est maintenant à peu près complète ; il ne reste plus qu'une petite ulcération de la grandeur d'une pièce de 20 centimes. Le lambeau adhère dans tous ses points ; il présente une forte saillie ; il n'est nullement sensible lorsqu'on promène une épingle sur sa surface. Le tiraillement est actuellement fort léger ; il existe cependant encore un peu en arrière.

28 mai. — Une sonde cannelée est introduite au-dessus du pont dont nous avons parlé, et le lambeau est incisé dans toute son étendue ; les lèvres de la plaie s'écartent aussitôt.

Les jours suivants, l'intervalle qui sépare les deux bouts du pédicule augmente, et le mardi 5 juin, il atteint environ 2 centimètres. De temps en temps, on les cautérise avec le nitrate d'argent. Le pansement a été nul en dernier lieu et s'est borné à l'application d'une compresse mince sur les surfaces réparées, afin d'éviter le contact de l'air. Je recommande soigneusement à la malade d'exécuter de légers mouvements et de porter la tête en différents sens sans en exagérer les inclinaisons.

Le 24 juin, la malade quitte l'hôpital et présente l'état suivant :

La plaie faite au thorax est entièrement cicatrisée; il n'existe plus que de la rougeur et les restes du pédicule.

Le lambeau a une forme rectangulaire; il fait une légère saillie qui domine un peu la surface cicatricielle. Lorsqu'on y promène une épingle, la malade s'en aperçoit bien, ce qui prouve que la sensibilité est revenue.

La bouche, le sillon naso-labial et mento-buccal ne sont plus tiraillés.

La malade peut renverser la tête en arrière, et elle conserve une attitude à peu près naturelle. Elle le serait complétement sans la partie postérieure de la bride qui agit encore, le lambeau n'ayant pas été prolongé jusque-là.

Le 24 août, la malade est examinée de nouveau.

Un lambeau parfaitement circulaire occupe la partie antéro-latérale du cou. Ce lambeau, circonscrit par une cicatrice, est éloigné de 5 centimètres environ de son pédicule, que l'on reconnaît à une petite saillie mamelonnée.

Les brides, tendues avant la sortie de la malade, sont maintenant souples; les tissus de la région qui participent à la même altération sont dans le même état que les brides. D'insensibles qu'ils étaient, ils sont devenus sensibles, soit au pincement, soit à la piqûre.

La tête n'est plus inclinée et la malade n'éprouve plus de gêne pour effectuer les mouvements modérés de la tête sur le tronc. Pourtant, ce qui reste des brides s'oppose à une inclinaison latérale droite.

La malade s'étant présentée à nous le 15 septembre, nous constatons l'état suivant :

Avant l'opération, la tête était tout à fait inclinée sur l'épaule et en même temps portée un peu en avant; l'angle de la mâchoire n'était distant de la partie moyenne de la clavicule que de 8 centimètres à peine. Cette position forcée par l'inextensibilité du tissu cicatriciel donnait à la malade une physionomie colère.

Aujourd'hui, elle tient la tête droite, l'inclinaison sur le côté droit est très-facile. La distance de l'angle de la mâchoire gauche à la partie moyenne de la clavicule va jusqu'à 17 centimètres, et jusqu'à 19 centimètres dans l'inclinaison latérale droite un peu forcée. Le seul mouvement de rotation à droite est encore un peu limité.

La physionomie ne présente rien d'anormal. Tout le tissu cicatriciel situé au-dessus et au-dessous du lambeau autoplastique a pris de la souplesse; là où la sensibilité était éteinte, elle est aujourd'hui très-développée : la plus légère piqûre, le moindre chatouillement est aussitôt accusé par la malade. La circonférence cicatricielle qui limite le lambeau est à peine appréciable; il est de niveau avec les tissus circonvoisins; un petit soulèvement à peine sensible s'observe à l'endroit où le pédicule a été coupé. Ce lambeau semble s'élargir : aujourd'hui, son diamètre vertical est de 4 centimètres et demi, et le transversal de 3 centimètres et demi. Il est éloigné de 5 centimètres et demi du lieu où il a été pris.

Depuis bien longtemps la chirurgie plastique a prouvé qu'on pouvait, à l'aide de certains principes judicieusement appliqués, obtenir des résultats extraordinaires dans les réparations du corps humain.

L'observation précédente démontre encore comment la science réparatrice peut conduire le chirurgien à des applications propres à jeter la lumière sur certains points de physiologie et d'anatomie. N'a-t-elle pas, en effet, dévoilé la sensibilité dans un tissu jusqu'alors réputé insensible, en faisant ressortir cette propriété sans changer sa structure, par la seule application de la greffe animale?

D'un autre côté, cette observation fait voir combien étaient erronées les idées de Delpech qui, persuadé que le tissu inodulaire devait demeurer constamment rétractile, avait proposé comme règle d'en faire l'ablation. Pendant longtemps aussi, j'ai cru que son extirpation était le seul moyen d'arriver à la guérison, mais j'ai dû renoncer à cette opinion en présence des résultats obtenus par la simple modification des cicatrices.

On sait que Delpech avait établi son opinion sur l'étude approfondie du mécanisme de l'action rétractile du tissu inodulaire. Mais ce grand pathologiste n'avait vu que le fait, et il avait établi sa théorie chirurgicale d'après l'examen superficiel de ce qui se passe alors, sans se demander s'il n'existait pas un autre moyen de s'opposer à cette influence rétractile.

C'est en m'occupant de cette recherche que j'ai fini par découvrir que ce phénomène de rétractilité ne tient pas tant à la nature du tissu inodulaire qu'au tiraillement qu'il exerce sur les tissus environnants, par suite de la disproportion qui existe entre sa longueur et la perte de substance résultant de la cause vulnérante, différence que j'ai réussi à combler à l'aide d'un lambeau qui a rendu la démonstration évidente pour tous.

Cette observation vient confirmer de point en point les principes que j'ai posés d'abord, et donner une sanction nouvelle à des vérités pratiques que l'expérimentation et l'observation avaient mises en évidence.

CHAPITRE II.

DE LA RÉUNION IMMÉDIATE.

L'histoire de la pathologie offre peu d'exemples d'une question aussi vivement controversée que celle de la réunion immédiate. L'esprit de parti a quelquefois essayé de la dénaturer et de la réduire à de mesquines proportions, mais l'importance du sujet ressort suffisamment de l'ardeur des débats qu'il a soulevés et de l'attrait toujours nouveau qui s'y rattache.

La réunion immédiate a eu ses adversaires déclarés qui, tantôt s'appuyant sur des résultats mal appréciés et tantôt niant l'évidence des faits, ont avancé que cette méthode était plus nuisible qu'utile, ou sont allés jusqu'à prétendre, qu'impratiquable dans les grandes ablations, elle ne réussit que bien rarement dans les petites.

Elle a eu ses partisans quand même qui, après l'avoir acceptée comme découlant d'une théorie ingénieuse, se sont crus obligés de la défendre en dépit d'une pratique journalière dont l'insuccès semblait être la règle.

Elle a eu ses transfuges qui, pour quelques résultats inattendus, et dont ils n'ont pas su se rendre compte, l'ont abandonnée après un examen superficiel, et, faute d'être suffisamment pénétrés de cette vérité, que ce n'est pas sur un petit nombre de faits isolés et souvent exceptionnels que l'on peut poser sûrement les bases d'une doctrine, mais bien sur une longue série d'expériences judicieusement groupées et soumises au creuset d'une étude approfondie.

J'essayerai de donner à l'examen de cette intéressante

question tout le soin qu'elle comporte et tous les développements que l'impartialité me commande.

La réunion immédiate, ainsi que nous l'avons déjà dit, est un procédé opératoire qui consiste à rapprocher, jusqu'à ce qu'elles soient en contact, les deux lèvres saignantes d'une plaie ouverte.

Différentes hypothèses ont été émises sur la manière dont se produit le travail d'adhésion. Voici comment s'expriment, à ce sujet, MM. Roche, Sanson et Lenoir (1) :

« Le travail local par lequel l'adhésion s'opère est des » plus simples. Aussitôt que les parties sont divisées, il » commence à s'opérer un suintement séreux et lymphati- » que sur toutes les surfaces de la lésion. Comme l'écoule- » ment du sang, ce suintement de la fluides blancs est dû à la » section des vaisseaux des tissus et à celle de ces tissus » eux-mêmes. Lorsque les surfaces lésées sont mises en » contact, cette lymphe s'étend nécessairement en nappe » entre les deux lèvres de la lésion, et, sortie qu'elle est de » ses conduits naturels et pour ainsi dire du domaine de » la vie, elle ne tarde pas à se coaguler. Mais l'irritation » s'empare bientôt de la partie, ou plutôt déjà douloureuse » et irritée par le seul fait de la lésion, son irritation » s'accroît rapidement, la vitalité y augmente, et la couche » de lymphe coagulée prend promptement les caractères » d'une membrane. Cette membrane est d'abord molle, elle » agglutine faiblement les surfaces de la lésion et il est » même facile de l'en détacher; mais elle s'organise avec » rapidité, elle devient celluleuse et enfin fibreuse, et réta- » blit ainsi par une adhésion solide la continuité qui avait » été interrompue. Au bout d'un certain temps, cette mem-

(1) *Éléments de pathologie médico-chirurgicale*, 4e édition, t. III, p. 275.

» brane disparaît, et ne laisse plus apercevoir à la surface » cutanée qu'une ligne plus ou moins large, suivant que la » réunion a été plus ou moins parfaite. Nous décrirons ce » travail plus en détail en traitant des plaies en général.

» La rapidité avec laquelle l'adhésion s'opère varie avec » la vitalité des tissus; ainsi elle est rapide dans la peau, » les membranes muqueuses, les séreuses, etc., et lente » dans les tendons, les cartilages et surtout dans les os. » Mais dans tous les tissus, qu'elle soit rapide ou lente, le » travail physiologique par lequel elle s'opère est le même. » Cependant, dans les os, il se présente quelques particula- » rités qui sont dues à la texture et à la forme de ces » organes : nous allons les faire connaître. »

Hâtons-nous de dire que cette doctrine est loin d'être admise dans son intégrité et surtout dans sa généralisation par tous les auteurs qui ont traité des grands phénomènes de la réunion immédiate.

Citons d'abord J. Hunter, qui s'est acquis une si juste célébrité par l'importance de ses travaux et dont l'opinion méritait au moins d'être signalée.

Suivant Hunter (1) c'est le sang qui sert à réunir les surfaces divisées; c'est le sang qui, venant à se coaguler, détermine entre elles une adhésion rapide et sans travail inflammatoire.

Le sang, quand il est encore vivant, est en effet doué d'une force d'adhésion qu'il est impossible de méconnaître, et les personnes qui ont étudié avec attention les phénomènes de la réunion immédiate seront, je crois, disposées à admettre la théorie de l'écrivain anglais comme vraie dans une foule de circonstances.

(1) *Œuvres complètes*, trad. Richelot. Paris, 1843, t. III, p. 282.

« La réunion par première intention, dit Hunter, s'effectue ordinairement si promptement après la lésion, » que l'on peut dire qu'elle est presque immédiate, car » lorsque le sang s'est coagulé dans des conditions telles » qu'il adhère aux deux surfaces et les maintient en rapport » l'une avec l'autre, on peut dire que la réunion est com- » mencée. Cependant elle n'est pas immédiatement à l'abri » des violences mécaniques, et le sang lui-même peut, en » perdant la faculté de retenir la vie, devenir inapte à con- » server ses communications avec la surface adhérente par » l'intermédiaire de laquelle il est en connexion avec l'en- » semble du corps; ainsi la réunion se trouve empêchée. » Si aucun obstacle de ce genre ne se présente, la réunion » des parties peut être très-prompte. Toutefois la rapidité » de la réunion dépend en partie de la quantité de sang » extravasé qui se trouve interposée, si cette quantité est » considérable, le sang devient vasculaire, non dans sa » totalité, mais seulement à la surface qui est en contact » avec les parties environnantes, et le reste est absorbé » ensuite comme dans les cas d'ecchymose. Lorsque la » quantité de sang est peu considérable, comme dans une » plaie légère sans dilacération, et lorsque toutes les sur- » faces divisées peuvent être amenées à un contact presque » absolu, leur réunion peut être solide au bout de vingt- » quatre heures comme cela a lieu après l'opération du bec- » de-lièvre et dans les plaies de la tête.

» Malgré la rapidité avec laquelle le sang paraît prendre » une forme solide dans ces circonstances, cependant lors- » que la plaie, en raison de son siége, est exposée à des » violences mécaniques, on ne doit pas s'attendre à voir la » réunion se compléter dans un si court espace de temps. » Dans l'opération du bec-de-lièvre, par exemple, il faut

» peut-être quarante-huit heures pour que la réunion soit » parfaitement assurée, et même à moins qu'on ne craigne » que les points de suture en déterminant l'ulcération ne » produisent des cicatrices, il ne peut y avoir aucun incon» vénient à accorder plus de temps aux parties pour leur » réunion. Mais dans les plaies des téguments du crâne, » cette précaution n'est pas nécessaire, et même il est rare » qu'on soit obligé de faire des points de suture. »

Hunter admet d'ailleurs un autre mode de réunion qu'il appelle *réunion par inflammation adhésive*. Ce travail de réunion diffère du premier, en ce que, sous l'influence de l'inflammation il se dépose entre les lèvres de la plaie un liquide plastique auquel il a donné le nom de *lymphe coagulable*, et au moyen duquel les surfaces vulnérées se collent entre elles, s'agglutinent et finissent par se confondre. Il n'y a par conséquent, dans ce travail, aucune apparence de suppuration. Remarquons, en passant, que cette substance est précisément celle que MM. Andral et Gavarret ont dénommée *fibrine spontanément coagulable*.

Recherchant l'origine de cette lymphe coagulable, J. Hunter se demande si elle se répand par tous les orifices des vaisseaux divisés, ou bien si elle est exsudée par les cellules ouvertes. Que ce liquide coagulable soit fourni par l'un ou par l'autre de ces mécanismes, toujours est-il, selon lui, qu'il paraît être formé des mêmes matériaux que le sang extravasé dans le premier mode de réunion immédiate.

Lorsque les phénomènes se succèdent sans entrave, il estime que l'action locale est circonscrite comme dans le premier mode, et qu'il faut que l'inflammation prenne un caractère suppuratif pour qu'il survienne alors un trouble fonctionnel. Quant au temps nécessaire pour obtenir la réunion, il ne balance pas à admettre qu'il peut être le même dans les deux cas, si des circonstances particulières ne viennent pas en modifier le mécanisme.

Le lecteur me saura gré de mettre sous ses yeux le passage suivant du livre de Hunter, où toute cette question est traitée avec une grande sagacité.

« Si l'on abandonne à elles-mêmes les parties divisées jus» qu'à ce que les orifices des vaisseaux saignants soient » entièrement fermés, l'inflammation s'allume inévitable» ment et produit, pour la réunion, les mêmes matériaux » que ceux qui sont contenus dans le sang extravasé, c'est» à-dire qu'elle détermine une exsudation de lymphe » coagulante, de sorte que la réunion peut s'effectuer, quoi» qu'elle se fasse attendre quelquefois plus longtemps après » la division des parties. J'ai donné à cette inflammation le » nom d'*inflammation adhésive*; et j'ai appelé *inflammation* » *suppurative*, celle qui précède la suppuration. Mais si les » parties restent trop longtemps écartées, la suppuration est » inévitable, et le pus n'est pas favorable à la réunion. » Remarquons ici que sur les surfaces exposées, la suppu» ration s'établit avec un bien moindre degré d'inflamma» tion et dans un temps beaucoup plus court que sur celles » qui restent renfermées dans l'intérieur des tissus, et qu'elle » y persiste plus longtemps, parce qu'elles ne sont point en » contact avec une surface vivante, contact qui tend à » donner naissance à l'état adhésif.

» Il n'est pas facile de décider si la lymphe coagulante est » versée par les orifices à moitié fermés des vaisseaux qui » ont été divisés, ou si elle est exsudée par la surface des » cellules ouvertes; mais il est très-probable qu'elle pro» vient de ces dernières, car elle apparaît à peu près en » même temps que le gonflement des parties environnantes. » Il y a lieu de supposer que c'est la même espèce de sécré-

» tion que celle qui produit le gonflement, et qui continue » à être formée pendant tout le cours de cette période de » l'inflammation; en effet, si l'on examine au bout de quel» ques jours les pièces de pansement des plaies qu'on laisse » suppurer, on voit que la charpie adhère généralement à » la surface au moyen de la lymphe coagulante, parce que » la suppuration n'est pas encore assez avancée pour la » détacher.

» Quand ces actions se succèdent dans l'ordre normal, » la part que prend l'économie vivante au phénomène est » entièrement limitée à la partie; ni l'esprit, ni la consti» tution ne semblent être affectés le moins du monde, si » ce n'est que la partie est le siége d'une sensation doulou» reuse. Mais cette sensation, quelle qu'elle soit, provient » entièrement de la lésion et non du travail de réunion, à » moins que l'inflammation suppurative ne survienne.

» Souvent l'inflammation devient si violente, alors même » que les parties ont été mises en contact, qu'elle s'op» pose à la réunion que les humeurs extravasées étaient des» tinées à produire, et qu'elle amène la suppuration à la » suite. Est-ce par cet excès d'inflammation que les hu» meurs extravasées perdent leur vitalité et deviennent en » quelque sorte un corps étranger? Ou bien, ne peut-on » pas admettre que le sang perd d'abord sa vitalité, et que » l'inflammation est l'effet et non la cause de cette perte » de vitalité?

» Le temps nécessaire pour la réunion par inflammation » adhésive est à peu près le même que pour la réunion par » première intention; il peut même être moindre s'il n'y » a aucune tendance particulière à la suppuration; mais, » si une telle tendance existe, la réunion peut se faire at» tendre un peu plus longtemps, car alors le *médium unis-*

» *sant* est sécrété en plus grande quantité : or, les cas où » la réunion est le plus aisément effectuée sont ceux où il » y a le moins de ce *médium*. Quand deux surfaces s'unis- » sent par inflammation, elles sont ordinairement en con- » tact, sinon ce mode d'union ne s'effectuerait probable- » ment pas aussi promptement. Nous verrons, dans l'his- » toire de l'inflammation adhésive, que la réunion des » deux faces opposées d'une cavité circonscrite s'effectue » très-promptement et ne tarde pas à acquérir beaucoup » de force.

» Il est un autre mode de réunion qui, quoique dépen- » dant du même principe, diffère du précédent quant à la » nature des parties qui doivent être réunies.

» Jusqu'ici je me suis borné à décrire la réunion telle » qu'elle a lieu après la division des parties qui se corres- » pondent dans le même corps vivant ; mais on peut égale- » ment réunir des parties différentes du même corps et » des parties appartenant à des corps différents en les » mettant en contact dans certaines conditions. Il se pré- » sente rarement une occasion de recourir à une telle pra- » tique ; mais par suite d'un accident, ou plutôt par suite » du défaut de soin, on a vu quelquefois la réunion s'effec- » tuer entre des parties différentes du corps, par exemple, » le menton s'unir à la poitrine, la langue aux lèvres ou » aux joues, etc. Ce genre d'union se fait ordinairement » par le moyen des granulations. La réunion des parties » appartenant à deux corps différents n'a été recom- » mandée que par Taliacotus. Le plus extraordinaire de » tous les faits relatifs à la réunion est celui dans lequel, » après avoir enlevé une partie d'un corps vivant, on l'unit » ensuite à quelque partie d'un autre corps. Dans cette » opération, la réunion ne reçoit d'assistance que d'un

» côté, car la partie séparée ne peut pas faire beaucoup » plus que de conserver sa propre vitalité et d'accepter la » réunion.

» Ce fait démontre toute l'énergie de la force en vertu » de laquelle les parties s'unissent. C'est par cette force » qu'on peut faire croître l'ergot d'un jeune coq sur la » crête, ou sur celle d'un autre coq, et que ses testicules, » après avoir été introduits dans une cavité quelconque » d'un autre animal, peuvent contracter des adhérences » avec la surface interne de cette cavité; qu'une dent, » après avoir été arrachée et implantée dans l'alvéole d'une » autre personne, s'unit avec une alvéole nouvelle, opéra- » tion que l'on désigne sous le nom de *transplantation*. La » greffe et l'insertion réussissent sur les arbres en vertu du » même principe (1). »

Depuis la publication des travaux de Hunter, quelques nouvelles théories ont essayé de se produire, touchant le mécanisme de la réunion; mais ces tentatives sont demeurées à peu près infructueuses pour la science. Il y a même lieu de remarquer que certains auteurs se sont bornés à prendre à l'écrivain anglais un des points de sa doctrine et à l'ériger en règle absolue.

C'est ainsi que dans ces derniers temps M. Broca, chirurgien des hôpitaux, s'est efforcé de démontrer que l'inflammation ne préside pas à la réunion immédiate et qu'elle n'est pour rien dans l'accomplissement de ce grand phénomène.

« Je crois », dit M. Broca, pour démontrer que l'inflammation adhésive est une chimère, « que l'inflammation » contrarie souvent et ne favorise jamais la réunion par

(1) *Œuvres de Hunter*, trad. Richelot, t. III, p. 288, 289, 290.

» première intention; que, loin d'être l'auxiliaire du travail » adhésif, elle en est au contraire l'ennemi le plus redou- » table; qu'enfin, l'application de cette doctrine au trai- » tement des solutions de continuité, peut mettre le chi- » rurgien en mesure d'obtenir l'adhésion des plaies d'une » manière presque certaine, dans tous les cas où il est » possible d'en rapprocher les bords (1). »

Les accidents qui peuvent s'opposer à la réunion immédiate n'avaient pas échappé à Hunter, et il les attribue soit à l'excès de l'inflammation, soit à la destruction du produit qui sert à la réunion.

« Souvent, dit-il, l'inflammation devient si violente, » alors même que les parties ont été mises en contact, » qu'elle s'oppose à la réunion que les humeurs extravasées » étaient destinées à produire, et qu'elle amène la suppu- » ration à sa suite. Est-ce par cet excès d'inflammation » que les humeurs extravasées perdent leur vitalité et de- » viennent, en quelque sorte, un corps étranger? ou bien, » ne peut-on pas admettre que le sang perd d'abord sa vi- » talité et que l'inflammation est l'effet et non la cause de » cette perte de vitalité (2)? »

Aucun doute n'est plus permis aujourd'hui sur la question de savoir si, dans les plaies saignantes, accidentellement ou artificiellement faites, il y a possibilité d'obtenir la réunion des lèvres en les rapprochant jusqu'au contact. Nous entendons par plaies saignantes celles qui occupent la superficie du corps, comprenant la peau et les tissus sous-jacents, car on est loin d'être également d'accord sur les résultats de la réunion à la suite des amputations des

(1) *Bulletin de l'Académie de médecine*, t. XX, p. 1131. Paris, 1855.

(2) *Œuvres de Hunter*, édit. Richelot, 1840, t. III, p. 289.

membres ou de l'ablation de certains organes. Les débats prolongés auxquels cette question a donné lieu, n'ont pas encore fait jaillir complétement la lumière, et l'on en est encore à se demander si, dans les cas dont il s'agit, la réunion immédiate est ou n'est pas prouvée démonstrativement.

Quoi qu'il en soit, on ne saurait aujourd'hui, sans faire preuve d'ignorance, nier les résultats heureux que cette méthode a fournis.

Ce qu'il importe avant tout d'établir, c'est que tous les organes ne sont pas également propres à en recevoir l'application, et que là où des éléments nombreux et variés concourent à la composition organique, il faut s'attendre à des modifications importantes dans les phénomènes de la réunion.

Cette différence dans les résultats, conséquence inévitable de la dissemblance de structure et de fonction, est surabondamment démontrée par l'expérience; mais il ne me paraît pas qu'elle ait été prise en assez sérieuse considération, lorsqu'on a eu à peser les faits favorables ou défavorables à la réunion.

De ces différentes théories que nous venons d'exposer sur le mécanisme de la réunion, la plus rationnelle, suivant nous, est celle qui consiste à admettre que la réunion se fait tantôt sous l'inspiration de la phlogose et tantôt sans son concours.

Les partisans absolus de l'une ou de l'autre doctrine nous paraissent peu fondés dans leur manière de voir, et nous pensons, avec Hunter, que le liquide agglutinatif peut se produire de deux manières différentes, tout en reconnaissant qu'il y a des cas exceptionnels où il n'est pas facile de distinguer les deux mécanismes l'un de l'autre.

Mais, dans un cas comme dans l'autre, le produit agglutinatif qui détermine la réunion n'est jamais autre chose que de la fibrine, et c'est toujours du sang qu'elle provient, tantôt déposée avec tous les éléments de ce liquide, et tantôt séparée de lui par un procédé qu'il n'est pas toujours facile de saisir. De là deux modes de cicatrisation que je vais essayer de décrire.

Premier mécanisme, ou réunion immédiate, ayant pour matériaux le sang en nature. — Ce moyen de réunion est entièrement physique et ne reconnaît pas d'autre agent que le sang lui-même, dont la partie fibrineuse, venant à prendre de la consistance, colle et maintient en contact les surfaces divisées.

Cette explication, si simple et si naturelle, ressort si évidemment de l'examen du phénomène, qu'elle me paraît, pour ainsi dire, en dehors de toute discussion.

Ajoutons que si le sang peut devenir fibreux, il ne devient jamais vasculaire.

Lorsqu'un sang vivant baigne les lèvres d'une plaie, il suffit de les mettre en contact pour que des adhérences immédiates s'établissent. Ces adhérences ont lieu d'autant plus facilement et plus promptement que les surfaces saignantes sont plus couvertes d'aspérités; c'est ainsi que le sang déposé sur des surfaces synoviales y adhère plus difficilement, précisément en raison de leur poli et de l'exhalation continuelle du liquide séreux qui s'y fait.

Que l'on suive pas à pas la marche de la nature dans ses opérations de réparation, que l'on étudie avec soin les métamorphoses du sang, et l'on saura bientôt à quoi s'en tenir sur cette prétendue inflammation dont rien n'indique la présence, dont rien ne prouve la nécessité. Je pourrais accumuler les preuves à l'appui de cette manière de voir, mais je craindrais d'entraîner le lecteur dans des détails oiseux.

Le mode de réunion que nous venons d'indiquer est celui qu'offrent les tendons divisés, et cela est si vrai que la continuité ne se rétablit pas dans les tendons qui ne renferment pas de sang dans leur gaîne.

Elle ne se rétablit pas non plus dans les tendons qui sont entourés d'une membrane synoviale, mais cela tient à ce que le sang, comme nous l'avons dit tout à l'heure, adhère difficilement à ces membranes et ne subit plus les transformations habituelles.

Il cesse alors d'être sous l'empire de la vitalité et n'est plus apte à produire la réunion.

Deuxième mécanisme ou réunion immédiate au moyen de la seule fibrine. — Si le phénomène de la réunion est facile à saisir, lorsque le sang déposé entre les surfaces de la plaie y arrive à l'état naturel et sans avoir subi d'altération, il n'en est plus de même lorsqu'une décomposition ayant eu lieu, le travail agglutinatif se trouve avoir pour agent ce liquide que nous avons déjà signalé sous les noms de *lymphe coagulable*, de liquide *solidifiable* ou de *fibrine spontanément coagulable*.

Quelle est la cause qui préside à la formation et à la déposition de la fibrine? Qu'elle soit versée en quantités variables par des tissus dont la structure est différente, cela se conçoit; mais d'où vient, par exemple, qu'elle est produite en quantité si considérable dans les membranes séreuses, lesquelles semblent dépourvues de vaisseaux sanguins, ou qui n'en contiennent que des rudiments?

Les membranes séreuses exhalent à l'état normal un liquide albuminoïde, qui n'est pas susceptible de se coaguler. Le produit exhalé sous forme de vapeur par le tissu cellulaire ne l'est pas davantage. Est-il naturel de penser, comme le veulent certains auteurs, qu'un changement aussi considérable se produise sans une modification essentielle dans les tissus, sans inflammation et sans irritation ?

Et n'est-il pas plus rationnel d'admettre que la formation de la *lymphe coagulable* est due, ainsi que Hunter l'a très-bien dit, à un travail d'inflammation survenu dans l'organe? Bien entendu qu'il ne s'agit ici que d'une irritation modérée, d'une inflammation purement adhésive.

Je ne prétends pas que le sujet n'offre matière à discussion, mais je suis convaincu que plus on y réfléchira et plus on sera disposé à se ranger à notre avis. J'ai eu particulièrement occasion d'étudier le phénomène dans les diverses applications que j'ai faites de ma méthode par *inflexion* dans l'adossement des séreuses.

Dès les quinze premières heures on peut signaler entre les surfaces séreuses adossées une couche de lymphe molle, gluante, mais ayant peu de consistance. Au bout ou trois jours la lymphe est organisée et sa de deux solidité est remarquable entre le troisième et le quatrième jour.

En général, le travail est limité aux points adossés, et ce n'est que dans des cas exceptionnels, que la déposition de la lymphe se fait sur plusieurs points à la fois d'une manière diffuse.

Cette lymphe se dépose si régulièrement sans secousse locale et générale, qu'on est tenté d'admettre que le travail s'opère sans irritation ni inflammation. Mais on ne s'arrêtera pas à cette opinion, si l'on veut bien réfléchir que l'adossement des séreuses ne peut avoir lieu sans un certain agacement de ces membranes et sans un frottement qui suffirait seul à produire leur phlogose.

Le même phénomène se rencontre dans la suture de l'œsophage, de la trachée, lorsqu'on adosse avec elle-même la gaîne qui entoure ces organes.

Nous admettrons donc que l'irritation est la cause qui, animant les tissus, les force à déposer la lymphe,qui doit servir à coller les lèvres de la plaie ; lorsqu'une opération a été pratiquée, amputation ou ablation, cette lymphe, qui n'est autre chose que de la fibrine mêlée à quelques-uns des éléments du sang, mais séparée des globules de ce liquide, arrive du tissu cellulaire, des gaînes, des tendons, des muscles, des nerfs, etc., et se dépose sur la surface vulnérée en quantité, qui varie suivant les âges et les régions où on l'observe.

L'inflammation qui la détermine doit être distinguée de l'inflammation aiguë, laquelle donne naissance à du pus; l'une est l'inflammation adhésive de Hunter, l'autre l'inflammation suppurative. C'est ainsi qu'après l'injection de la tunique vaginale, dans l'hydrocèle, il se fait en général un dépôt de lymphe, sous l'influence d'une irritation modérée ; mais il peut également arriver qu'au lieu de lymphe, il se forme du pus, lorsque l'inflammation est plus vive ou que la constitution est mauvaise.

Il en est de même du traumatisme local, à la suite des plaies et des opérations.

D'où il résulte que, pour que le travail soit purement adhésif, il est indispensable que l'irritation soit modérée; là où elle est trop vive, la suppuration arrive presque infailliblement et la réunion immédiate est empêchée.

Tous les efforts du chirurgien pour obtenir la réunion doivent donc tendre à maintenir l'irritation dans de justes limites et à soustraire le blessé ou l'opéré à tout ce qui serait de nature à l'aggraver. Une irritation trop prolongée aurait les mêmes conséquences qu'une irritation trop vive; on tâchera également d'éviter ce danger.

Lorsque la réunion est complète, elle reste indiquée par un tracé linéaire rouge d'abord, mais qui devient plus tard d'une blancheur, qui contraste avec la coloration des parties environnantes. La rougeur de la cicatrice est due au grand nombre de vaisseaux qui s'y trouvent, et sa pâleur à leur absence. La cicatrice se présente tantôt en relief, et tantôt en dépression; il peut arriver qu'elle s'étale en largeur, si la lymphe avant de se solidifier a été tiraillée par l'action musculaire ou par des mouvements intempestifs.

L'étalement de la lymphe entraîne des difformités qu'il importe de prévenir, en maintenant les lèvres de la plaie rapprochées pendant un temps suffisant pour que son organisation puisse se compléter.

Ces considérations préliminaires et générales nous permettent d'aborder les cas particuliers de réunion immédiate dans les organes similaires et dissimilaires.

CHAPITRE III.

DES RÉUNIONS IMMÉDIATES DES PARTIES DISSIMILAIRES.

Il sera particulièrement question dans ce chapitre de la réunion des grandes plaies résultant des ablations des membres, du sein, etc.

C'est surtout à propos des amputations que des discussions sérieuses se sont établies sur l'utilité, les avantages ou les inconvénients de la réunion immédiate. L'occasion se présentera d'elle-même d'examiner à fond cette grande question et de discuter la valeur des objections qu'elle a soulevées. Je terminerai par des observations sur des amputations faites dans la continuité et la contiguïté des membres.

Il n'a pas échappé à Hippocrate que les plaies doivent être réunies, et cependant c'est à peine plusieurs siècles après lui s'il est fait mention de ce procédé.

Celse a connu la réunion immédiate et paraît même en avoir fait l'application dans l'amputation des membres. Une fois le sang arrêté, il importe, dit-il, de réunir, et c'est à ce propos qu'il établit les cas où la suture convient et ceux où elle ne convient pas.

Mais quelques applications plus ou moins heureuses sont loin de constituer une méthode, et la réunion immédiate ne date en réalité que d'une époque beaucoup plus rapprochée de nous. Vers le milieu du XVIIIe siècle, Scharp écrivait que depuis quatre-vingts ans on avait tenté de réunir les plaies à la suite des amputations par inoculation. Le premier essai est consigné dans le *Currus triumphalis terebentinæ* (Londres, 1679).

On regardait alors la réunion immédiate comme inutile et dangereuse, et l'on admettait que le moignon ne pouvait se guérir avant que l'exfoliation de l'os ne se fût faite. Pourtant elle trouva un défenseur dans James Young, qui semble, d'ailleurs, avoir soutenu l'opinion de Lowdham plutôt que la sienne propre. Quoi qu'il en soit, sa manière de voir, bien que partagée par quelques esprits éminents de l'époque, n'obtint que peu de succès, et vers 1765 la méthode la plus généralement admise consistait à faire suppurer les plaies avant de songer à les réunir.

Il paraîtrait, au surplus, que Scharp ne fut pas toujours

heureux dans les essais de réunion qu'il tenta, bien qu'il fît usage de la suture.

Profitant des recherches de Scharp, Valentin admit la réunion immédiate et repoussa avec énergie l'emploi des tentes de charpie dans les plaies pénétrantes de poitrine. Il proclama la méthode adhésive, qui lui sembla très-supérieure à l'ancienne.

Dès cette époque, les chirurgiens anglais avaient déjà reconnu que, dans les amputations, on avait le tort grave de ne pas conserver assez de peau pour rendre la réunion possible. C'est en 1772 que Bell s'empara de ces idées et pratiqua d'après elles l'amputation de la cuisse. Mais après avoir parlé de la réunion immédiate, comme s'il en était non-seulement le partisan, mais même l'inventeur, il la repoussa plus tard, prétendant que la cicatrisation doit se faire par degrés, et que si elle est trop prompte, les bords de la plaie se renversent et les fils sont difficiles à enlever. Les moignons lui paraissent plus corrects lorsque la plaie s'est fermée lentement, que lorsque la réunion a été rapide.

Ed. Alanson date pour ainsi dire la grande révolution qui s'opéra dans le pansement des plaies; c'est lui qui en 1779 démontra les immenses inconvénients de l'ancienne manière de panser et les avantages de la nouvelle. En 1779 il publia un manuel pratique où il généralisait l'emploi de la réunion immédiate et l'étendit aux amputations des membres et aux extirpations des tumeurs (1). Il constata que sur quarante-six amputés, pansés suivant l'ancienne méthode, dix moururent d'une hémorrhagie, un de resserrement des mâchoires, quatre de fièvre hectique, et trois de gangrène du moignon; que dix-huit eurent des hémorrhagies étendues à toute la

(1) *Practical observations upon amputation and the after treatment.* London, 1779.

plaie, et douze d'un ou de plusieurs vaisseaux isolés ; que tous eurent une fièvre violente, des spasmes, une abondante suppuration ; que certains d'entre eux furent atteints d'exfoliation osseuse, quelques-uns de la conicité du moignon, et que chez d'autres, enfin, la plaie fut incurable.

En 1783 Desault eut recours à la réunion immédiate pour une amputation de la cuisse. Le vingt-deuxième jour la guérison était complète. L'adoption de cette méthode par les chirurgiens français ne date réellement que de cette époque. Puis, la guerre étant survenue et toute relation ayant cessé entre l'Angleterre et la France, elle fut un peu abandonnée. Cependant Percy l'adopta à la bataille de Newbourg, et eut lieu de s'en féliciter. Sur quatre-vingt-douze amputations qu'il pratiqua, trente-huit de la cuisse, trente-trois du bras et vingt et une de la jambe, il obtint quatre-vingt-six guérisons en vingt-six jours, et ne perdit que six de ces malades.

Ce fut vers cette époque que John Hunter publia son travail sur les altérations du sang ; il y préconisait la méthode adhésive dans sa généralisation en la repoussant, toutefois, pour les plaies qui résultent de l'extirpation de tumeurs cancéreuses. Mais c'est là une exception qu'il n'aurait certainement pas faite, n'eussent été quelques préjugés inhérents à l'époque où il vivait.

Hunter rejette la suture comme moyen de réunion ; il conseille les bandelettes agglutinatives et les bandages. Ces idées paraissent avoir été adoptées par Samuel Cooper, qui reproche à Hey d'avoir fait usage de la suture.

Dans un ouvrage de clinique, qui parut en 1810, un professeur de la Faculté de Paris, chirurgien en chef de l'Hôtel-Dieu, s'éleva contre la réunion immédiate. Mais la chirurgie anglaise n'en éprouva aucune secousse et continua de marcher dans la véritable voie du progrès.

Les appréciations de Pelletan auraient pu faire beaucoup de mal, en raison de la position élevée de celui qui les émettait. Elles ne restèrent pas sans une certaine influence sur la pratique civile, mais elles n'en eurent aucune sur la chirurgie militaire qui conserva ses principes scientifiques. Dubois et son école firent usage de la méthode adhésive.

En 1812, M. Maunoir aîné (de Genève) refuta les assertions de M. Pelletan dans un mémoire qu'il fit parvenir à l'Institut.

M. Maunoir soutint ses opinions sur la réunion immédiate à la Faculté de Montpellier, dans un concours ouvert pour une chaire de professeur. Delpech, qui le suivit dans cette voie, ne tarda pas à le dépasser; l'illustre chirurgien eut la gloire de féconder cette grande question si longtemps méconnue, et de faire passer la conviction dont il était animé dans l'esprit de ses auditeurs et de ses élèves.

A une époque où la pourriture d'hôpital envahissait les plaies des opérés, Delpech eut l'heureuse idée de couper les fils ras du nœud et de rendre la réunion encore plus immédiate. Il ne craignit pas de renfermer des bouts de fil au fond du moignon, au moment où la suture était décriée par tout le monde; il eut la hardiesse de l'employer pour parfaire la réunion, et mit les opérés à l'abri du fléau qui sévissait avec violence.

Dans le même temps, Ph. J. Roux s'élevait à Paris contre la défaveur qui pesait injustement sur la réunion immédiate, et lisait à l'Institut un mémoire pour démontrer les avantages de cette méthode dans les amputations circulaires de la cuisse. Roux ne défendait cependant pas la réunion immédiate dans toute sa rigueur, car il conseillait qu'on laissât un angle libre pour donner issue au liquide qui pouvait s'amasser au fond du moignon. Il n'admettait pas non plus alors la réunion immédiate pour les amputations de la jambe et de l'avant-bras.

Cette lecture eut lieu le 21 mars 1814.

Richerand contribua à propager en France la réunion immédiate. Personne plus que lui n'a été partisan de ce grand principe. Il réunissait avec des bandelettes agglutinatives et s'opposait à la rétraction des chairs par une bande roulée.

Léveillé, dans sa *Doctrine chirurgicale*, parle d'une manière favorable de la réunion immédiate.

Boyer ne s'en montra que faiblement partisan ; sa nature le portait à repousser tout ce qui était nouveau, ou contraire aux idées reçues. Il alla même jusqu'à soutenir que la guérison n'est pas plus prompte par la réunion immédiate que par la suppuration, et qu'elle est même quelquefois plus longue.

Ainsi, tandis que la réunion immédiate était acceptée pour ainsi dire sans contestation par l'Angleterre, l'Écosse, l'Irlande et les États-Unis, la France n'avait pour elle que peu de sympathie, et l'Italie, en la personne de Monteggio, la repoussait également.

Assalini (1) admettait la réunion immédiate pour toutes les plaies des parties molles, et conseillait même de réunir les plaies de l'utérus après l'opération césarienne.

Ce ne fut qu'après de longs débats qu'Ucelli, à Florence, Vacca, à Pise, Scarpa, à Pavie, et Cavora, à Boulogne, l'adoptèrent sans restriction.

Dans le nord de l'Europe, Kooch, Langenbeck et Graefe se portèrent les défenseurs de la réunion immédiate. Chélius, Stromeyer, ont préclamé sa supériorité.

(1) *Manuale di chirurgia*. Milano, 1812.

Il serait injuste de ne pas citer M. Serres, professeur à l'école de Montpellier, dont les travaux importants ont singulièrement contribué à propager cette méthode.

A Paris, la réunion immédiate est aujourd'hui généralement adoptée, et on sait avec quel succès elle est employée.

A l'hôpital Saint-Louis et à l'Hôtel-Dieu, je l'emploie depuis plus de vingt ans, aussi bien, lorsque l'opération a été pratiquée dans des tissus sains, que lorsqu'il existe encore un travail inflammatoire, ou des fausses membranes au milieu des tissus. Rien ne fait cesser l'irritation comme le rapprochement des lèvres de la plaie.

Nous allons maintenant essayer de refuter une à une les principales objections qui ont été adressées à la réunion immédiate.

Au dire de ses détracteurs, cette méthode a pour inconvénients : 1° d'embarrasser le chirurgien s'il survient une hémorrhagie ; 2° de favoriser la rétention du pus et son infiltration au travers des tissus, si les téguments se réunissent avant les parties profondes ; 3° de s'opposer à la sortie de l'os mortifié et de provoquer, par conséquent, la formation d'abcès pour son élimination ; 4° de rendre la mortalité plus grande que lorsqu'on fait suppurer les parties ; 5° d'exposer le malade aux accidents graves qui peuvent résulter de la suppression d'une suppuration ancienne ; 6° d'exposer les parties à un étranglement inflammatoire ; 7° d'être inapplicable dans les cas de contusions profondes ; 8° de provoquer des éruptions, telles que l'érysipèle, et 9° de ne pas convenir dans les lieux humides.

1re *objection.* — Si l'hémorrhagie est primitive, il sera plus commode de mettre le vaisseau à découvert après la réunion immédiate que lorsqu'on aura tamponné la surface saignante avec de la charpie, car l'enlèvement des bandelettes ou de la suture se fait avec la plus grande facilité, tandis que l'extraction de la charpie détermine ordinairement de vives douleurs. Je ne prétends pas pour cela que dans cette masse de caillot, qui remplit le moignon, on ne soit pas quelquefois embarrassé pour découvrir le vaisseau qui fournit le sang, mais on évitera cette difficulté, en se mettant à l'abri de l'hémorrhagie elle-même, au moyen de ligatures convenables; et pour notre compte, nous n'avons jamais observé d'hémorrhagie primitive depuis que nous mettons un soin extrême à lier les plus petits vaisseaux artériels susceptibles de fournir du sang.

Quant à l'hémorrhagie consécutive, qu'elle provienne de la chute prématurée d'un fil ou d'un tiraillement imprudemment exercé sur le vaisseau, elle est moins grave lorsque la réunion immédiate a été pratiquée, que lorsqu'on a eu recours à la seconde intention, car le sang ne peut sortir qu'en petite quantité à la fois dans le premier cas.

Quant au moyen de faire cesser l'hémorrhagie, il ne faut compter, ni dans un cas, ni dans l'autre, qu'on réussira à pratiquer la ligature de vaisseau dans le point d'où sort le sang ; les tissus enflammés et ramollis ne se prêteront pas à l'opération, et c'est au dessus du moignon qu'il faudra la faire, afin d'éviter le foyer d'irritation. Dans l'ouvrage de M. Serres, de Montpellier, on cite plusieurs exemples de ligatures d'artères au dessus de l'amputation, ligatures couronnées d'un plein succès.

Il nous est arrivé plusieurs fois à nous-même de pratiquer la ligature de l'artère crurale pour ne pas toucher au moignon, lorsque la compression ne suffisait pas pour arrêter l'écoulement du sang.

2e *objection.* — Il ne m'est pas du tout démontré que le pus tende à s'infiltrer dans le tissu inter-musculaire, et à former des fusées purulentes, lorsque les téguments se sont réunis avant les parties profondes. Mon opinion est, au contraire, que les abcès qui se forment dans le moignon après la réunion immédiate se frayent facilement un chemin à travers la cicatrice. Ces abcès peuvent provenir de différentes causes : de ligatures mal placées, d'un excès d'inflammation du tissu cellulaire, de l'état de la constitution et de la continuation du travail inflammatoire qui existait déjà avant l'opération.

Non-seulement ils ne sont pas déterminés par la réunion immédiate, mais cette méthode a même l'avantage de les circonscrire. Quand nous avons eu occasion d'observer des abcès profonds et étendus, c'est toujours à la suite de la non-réunion immédiate qui expose à une inflammation violente. Les observations rapportées par M. Serres viennent en confirmation de cette manière de voir.

3e *objection.* — L'exfoliation de la surface de l'os touchée par la scie s'opère d'une façon insensible. Les parcelles osseuses sont quelquefois expulsées avec le pus, mais le plus souvent elles sont absorbées, ainsi que l'a prouvé Tenon, et ainsi que j'ai eu moi-même l'occasion de l'observer plusieurs fois; or, c'est évidemment la réunion immédiate qui met les parties dans les conditions les plus favorables pour l'absorption. L'expérience de Tenon mérite d'être rapportée : « Qu'on dénude l'os d'un animal, » qu'on le recouvre ensuite, que l'on fasse cicatriser la » plaie aussi vite que possible, et qu'après avoir donné à » l'exfoliation le temps de se faire, on ouvre de nouveau » cette plaie, on trouve constamment un feuillet de l'os » détaché; qu'on guérisse la plaie encore cette fois sans

» ôter la lame exfoliée, et qu'au bout d'un temps suffisant » on l'examine derechef, on ne trouve plus les feuillets » osseux. »

Il est bien entendu que nous ne parlons pas ici des cas exceptionnels où l'os a été complétement frappé de mort dans toute son épaisseur par une dénudation étendue.

4e *objection.* — Si cette objection était fondée, il n'y aurait plus qu'à renoncer à la réunion immédiate, mais elle n'est pas même spécieuse. Prenons les chiffres qui ont été donnés; prenons pour vrai que, dans les derniers temps, un certain nombre de malades ont succombé à des pleuropneumonies, à la suite de la taille ou d'autres opérations ; nous attendons encore qu'il nous soit démontré que la réunion immédiate est pour quelque chose dans ces accidents.

5e *objection.* — On a dit qu'en supprimant tout à coup, au moyen de la réunion immédiate, une suppuration établie depuis longtemps, on exposait le malade à de graves accidents; mais la suppression de la sécrétion purulente est une objection plus spécieuse que réelle : car la réunion, par seconde intention, ne pourrait pas prévenir par sa durée les accidents que l'on redoute, puisqu'elle ne se prolongerait pas assez longtemps pour remplacer avantageusement la formation incessante du pus. Mais, en revanche, on expose le malade à toutes les suites d'une inflammation violente, qui peut se propager aux tissus environnants et donner lieu à du traumatisme, et à une réaction fibrile dangereuse. Lorsqu'on fait usage de la réunion immédiate, l'état de congestion du moignon, et la suppuration qui s'établit à la surface même de la plaie (car il y a toujours dans les réunions les plus exactes une petite suppuration superficielle) s'opposent, au contraire, à cette rétrocession que l'on paraît redouter du pus sur les viscères, ou d'un travail inflammatoire quelconque. Que si l'on examine avec sang-froid la question de savoir si la suppression d'une suppuration peut donner lieu à l'inflammation des viscères, on sera bientôt convaincu du contraire; et si l'on étudie avec attention les accidents qui font craindre de semblables dangers, on verra que la mort a été déterminée par une tout autre cause, comme par le cancer ou des tubercules. Il ne faut donc pas prendre une contre-indication à l'opération pour une conséquence ou une suite de l'opération.

6e *objection.* — La suppression de la suppuration, loin de produire les accidents qu'on reproche, réveille l'individu, donne de la vitalité aux tissus, et tout l'organisme semble s'en bien trouver. C'est tout le contraire lorsque l'on ne réussit pas par première intention, car alors l'épuisement se prolonge jusqu'à ce que la suppuration commence à diminuer.

Il peut toutefois se présenter des cas de congestion produite par l'enlèvement d'une portion du membre et suivie de l'hypertrophie du sang; mais alors la question est changée, et ce n'est plus à la suppression de la suppuration qu'il y a lieu d'attribuer les accidents qui surviennent. Il est bien clair que si, à mesure que le moignon s'engorge, on ne prend pas soin de desserrer les moyens compressifs, il pourra survenir de l'étranglement, de l'inflammation et même d'autres accidents; mais nous ne pensons pas que la réunion immédiate, lorsqu'elle est bien faite et soumise à un pansement judicieux, puisse amener de semblables résultats.

7e *objection.* — Il y a ici une distinction à établir : il ne serait pas rationnel, en effet, de tenter la réunion immédiate dans des cas de désorganisation complète; mais elle peut être obtenue dans des lésions moins graves, et, dans tous les cas, il vaut encore mieux rapprocher les lèvres de la plaie que de les tamponner et de les exposer à l'air.

8e *objection.* — C'est le contraire qui est vrai, et c'est surtout dans les cas où il existe une épidémie d'érysipèle qu'il y a lieu de préférer la réunion immédiate à la réunion secondaire, qui expose à la fièvre et appelle la cause productrice de l'érysipèle.

9e *objection.* — Encore une erreur. A Paris, en particulier, il est absolument faux de prétendre que la réunion immédiate ne réussit pas à cause de certaines conditions atmosphériques. Elle réussit parfaitement à l'hôpital Saint-Louis, à Necker, et même à l'Hôtel-Dieu. Et pourquoi n'y réussirait-elle pas aussi bien que dans la brumeuse Angleterre ou dans des villes humides et populeuses comme Lyon, Brest, etc.?

Les reproches que l'on adresse à la réunion immédiate ne doivent-ils pas plutôt être adressés à l'opération, au procédé, au mode de pansement et à une multitude de circonstances particulières et imprévues? Pour mon compte, j'ai réuni par première intention les plaies par armes à feu, les grands décollements survenus à la suite des phlegmons diffus qui avaient exigé de longues incisions pour donner issue au pus, les décollements crâniens produits par des corps contondants, les larges surfaces saignantes à la suite de graves opérations, telles qu'amputations ou extirpations de tumeurs, les ligatures d'artères, les rescisions osseuses, les extractions de corps étrangers, les pertes de substance survenues aux organes, les réparations par l'autoplastie, etc.; j'ai toujours eu à m'en louer, et je la tiens pour préférable à la réunion secondaire, parce qu'elle en possède tous les avantages sans en avoir les inconvénients. Il est surprenant qu'à l'époque où nous vivons, et lorsque l'expérience a prononcé d'une manière si péremptoire, l'universalité des praticiens n'ait pas encore reconnu sa supériorité. Cela tient sans doute à ce que certains d'entre eux se sont uniquement préoccupés de quelques résultats malheureux, sans se rendre un compte exact des causes qui les avaient produits.

Je vais maintenant entrer dans quelques indications sur la manière dont il convient de faire les ligatures, de placer le membre après l'opération et de pratiquer la réunion des chairs pour prévenir les nombreux accidents qui peuvent dépendre d'un pansement défectueux.

1° Les vaisseaux doivent être liés avec un soin extrême, et autant que le comportent les surfaces malades, il faut isoler l'artère de manière à la lier seule. Le tenaculum de Bromfield mérite, sous ce rapport, la préférence sur les pinces à disséquer qui souvent saisissent trop de tissu à la fois ; mauvaise opération qui retarde la chute du fil et peut conduire à l'inflammation et à l'hémorrhagie.

Il est nécessaire de se servir de fils fins, mais solides, et dont on coupera l'une des extrémités ras du nœud.

On a, dans les hôpitaux, la mauvaise habitude de placer les fils dans les deux angles de la plaie où ils entretiennent ainsi de l'inflammation sur une grande surface. On évite cet inconvénient en les faisant sortir directement par le point le plus rapproché du moignon. Il sera sans doute plus long de placer ainsi les fils que de les entasser vers deux points cardinaux de la plaie ; mais on ne saurait prendre trop de précaution quand il s'agit de diminuer la douleur ou de prévenir l'inflammation.

Il faut éviter les secousses qui se développent dans le moignon après l'amputation en le maintenant par la main d'un aide pendant plusieurs heures ou en posant, comme je le fais, une bandelette longuette qui fixe le membre dans la position qu'il doit occuper.

Lorsque l'on réunit une plaie, il ne faut pas seulement mettre ses lèvres en contact, mais bien toutes les surfaces saignantes, et ce n'est qu'à ce prix que l'on peut obtenir un recollement et une réunion durables.

Lorsque la réunion immédiate est bien faite et que l'agglutination s'opère entre les surfaces d'une manière régulière, il ne survient chez l'opéré ni traumatisme inquiétant, ni réaction grave, parce que le travail inflammatoire est maintenu dans de justes limites. La douleur étant modérée, le sommeil et le calme se rétablissent promptement et les organes digestifs peuvent même supporter l'alimentation. Il est rare que nous ne permettions pas à nos amputés de manger le jour même où ils ont été opérés.

Après la réunion immédiate, si le pansement a été fait convenablement, le moignon est chaud, mais sans âcreté, et n'offre pas non plus cette sensibilité qui est l'apanage de la réunion médiate. C'est donc à tort, suivant nous, que Larrey a avancé que le moignon offrait, après la réunion immédiate, une excessive sensibilité exposant au tétanos. Si le fait était vrai, il n'aurait pas échappé à tant de praticiens. Un excès de peau conservé mal à propos peut rendre la cicatrice difforme et compromettre la réunion en augmentant l'inflammation ; mais il faut en conserver assez pour pouvoir mettre en contact les surfaces saignantes et recouvrir les surfaces dénudées. Il ne faut sacrifier les téguments que lorsqu'ils sont malades ou altérés, cas dans lequel l'autoplastie est appelée à réparer la perte de substance. Dans les productions organiques, telles que le cancer, nous avons remarqué que la peau empêche le mal de se reproduire, surtout lorsqu'elle a été empruntée aux parties voisines.

La réunion est plus facile lorsque les muscles ont été divisés suivant leur longueur ; car alors les lèvres de la plaie tendent à se rapprocher, tandis que le contraire a lieu s'ils ont été divisés suivant leur épaisseur. De là vient que l'amputation à lambeaux est plus favorable à la réunion que l'amputation circulaire. Dans ce dernier mode opératoire, les tiraillements exercés sur les lèvres de la plaie sont plus considérables que dans le premier.

La section des os a été longtemps considérée comme un obstacle à la réunion immédiate, et cette idée reparaît encore quelquefois dans nos écoles, où l'on objecte que l'os s'exfoliant, il convient de ne pas réunir les lèvres de la plaie pour laisser le passage à la portion nécrosée. Cette objection ne serait pas sans valeur, s'il était vrai qu'une portion volumineuse d'os doit sortir par le moignon ; mais d'abord la nécrose ne se produit guère que chez les vieillards, parce que chez eux la matière terreuse l'emporte sur la matière organisée; il est rare qu'elle se produise chez les enfants ou chez les adultes, sans doute parce que la matière organisée l'emporte sur la matière inerte ; nous avons vu le périoste se décoller dans une certaine étendue sans que l'os s'exfoliât, et en admettant qu'elle se produise, on sait maintenant, et nous l'avons déjà dit, que la portion d'os frappée de mort peut être résorbée ou détruite par un petit foyer purulent qui lui-même disparaîtrait par absorption.

On ne s'est pas arrêté à cette objection et l'on a ajouté que l'os lui-même, lorsqu'il est scié, devient irritant pour les chairs avec lesquels il se trouve en contact. C'est pour obvier à cet inconvénient que M. Gensoul (de Lyon) a proposé de scier obliquement le tibia et le fémur, de manière à rendre mousse toute cette partie de l'os sur laquelle appuient les chairs. Nous ne sommes pas de cet avis, d'abord parce que nous ne pensons pas que ce soit un moyen d'éviter l'irritation, et ensuite parce que nous croyons que l'exfoliation est d'autant plus certaine que la scie a porté sur une plus grande surface.

Le mieux est, suivant nous, de ne pas racler l'os et de scier immédiatement sans toucher au périoste. L'exfoliation n'est plus à craindre lorsque les chairs bien appliquées contre l'os se collent immédiatement sur la surface médullaire et adhèrent au périoste.

Jusqu'au XVIe siècle on était fort embarrassé pour prévenir l'hémorrhagie, aussi voyons-nous que Celse, Paul d'Égine, ne conseillent l'amputation des membres que dans les cas de gangrène.

A. Paré (1) n'est pas le premier qui ait eu l'idée de lier les vaisseaux, mais à lui revient l'honneur d'avoir remis en vigueur ce moyen hémostatique lorsqu'il était à peu près abandonné. Les procédés dont on se servait alors pour faire la ligature étaient loin d'ailleurs d'être aussi perfectionnés qu'ils le sont de nos jours ; ce n'est qu'à la condition que tous les vaisseaux soient exactement liés, que l'on doit mettre en contact deux surfaces saignantes dans l'intention de les réunir dans des cas tout à fait simples, comme dans la division des lèvres. Le rapprochement des chairs peut évidemment suffire pour arrêter l'écoulement du sang ; mais on s'exposerait à de graves mécomptes, en voulant user de ce seul moyen pour obtenir la réunion des surfaces qui peuvent fournir du sang artériel.

Koch, qui a essayé de préconiser cette doctrine, n'a pas fort heureusement trouvé de prosélytes. L'hémorrhagie ne peut en effet être arrêtée que par une compression violente

(1) *Œuvres*.

qui expose évidemment le malade à une surexcitation dangereuse.

On a vanté, dans ces derniers temps, la torsion des artères. Les expériences de MM. Velpeau, Roux, Blandin, et les miennes propres, ont démontré son insuffisance. La ligature des artères est donc encore, malgré tous ses inconvénients, le seul moyen auquel on puisse recourir avec certitude pour prévenir l'hémorrhagie. Elle devra être faite avec la plus grande exactitude et comprendre tous les vaisseaux grands et petits susceptibles de fournir du sang. Avant de procéder à la réunion, on lavera soigneusement la surface de la plaie avec de l'eau froide.

Jusqu'à présent les bandelettes agglutinatives ont été universellement admises et employées par les chirurgiens pour maintenir les surfaces saignantes en contact. Il est assez difficile de se rendre compte de la préférence accordée à ce mode de pansement, car ce n'est guère que sur les points où il existe un appui, comme dans les plaies aux membres ou à la tête, qu'il est réellement efficace, et encore à combien de dangers n'expose-t-il pas, en irritant la peau ou en gênant la circulation. Mais il est tout à fait défectueux dans les amputations, et en général dans toutes les plaies dont les lèvres tendent à s'enfoncer ou sont susceptibles de se désunir à la moindre pression, au plus léger mouvement. Il en est de même pour les cavités dont les parois sont sans cesse agitées de mouvements naturels, comme la poitrine et l'abdomen.

Il est rare, en effet, que dans les plaies qui résultent de l'extirpation d'une tumeur volumineuse ou de l'amputation d'un membre, on n'ait pas à signaler d'accident lorsqu'on lève le premier appareil. Tantôt ce sont les lèvres de la plaie qui ont cessé d'être en contact immédiat, et tantôt elles se sont repliées sur elles-mêmes, si bien que ce sont les surfaces entamées qui sont en contact et non plus les surfaces saignantes. Une secousse du moignon, un mouvement imprudent, un effort mal calculé pour accomplir une fonction, une agglomération du liquide séreux ou sanguin au fond de la plaie, ou toute autre cause aussi futile en apparence, aura suffi pour produire ce résultat. Disons plus, le pansement lui-même, quelle que soit la précaution que l'on mette à le faire, peut laisser la plaie désunie et amener la destruction de la lymphe qui sert de moyen d'union. C'est alors tout un travail à recommencer; ce sont de nouvelles pressions à exercer qui finissent par produire de l'inflammation, de la suppuration et des abcès. Que de fois n'avons-nous pas été à même d'observer des désunions de plaies dans le service de Richerand, qui employait d'une manière constante les bandelettes agglutinatives! De pareils résultats ont naturellement excité l'attention des chirurgiens, et ils ont cherché à y remédier par l'application de bandages compressifs destinés à maintenir les chairs rapprochées et à s'opposer à leur retrait; mais le bandage, quel que soit le mode d'application dont on fasse usage, et quel que soit le nombre de bandelettes que l'on emploie, n'opère qu'indirectement sur les lèvres de la plaie qu'il n'empêche pas de se déplacer. Il offre d'ailleurs l'immense inconvénient de gêner la circulation dans le membre qui s'engorge et qui tend à s'enflammer et à suppurer.

C'est à l'école de Richerand que j'avais puisé cette idée que les bandelettes agglutinatives méritaient la préférence sur tous les autres moyens; c'est l'expérience qui m'a démontré l'insuffisance et les dangers de ce procédé que j'ai longtemps employé, préoccupé que j'étais des inconvénients de la suture.

Alenson, Valentin, Scharp, avaient déjà démontré tous les inconvénients des bandes roulées qui, lorsqu'on les emploie après les amputations, semblent travailler à rendre le moignon conique.

La suture n'avait été pratiquée jusqu'à ce jour que d'une façon pour ainsi dire exceptionnelle. A. Louis et Pibrac avaient surtout contribué à jeter sur elle une défaveur non méritée. Loin de partager leurs préventions, nous admettons que la suture peut seule remplir toutes les indications de la réunion immédiate, et nous n'hésitons pas à avouer qu'elle est d'une utilité aussi incontestable pour les grandes que pour les petites plaies, pour les divisions des viscères intérieurs que pour les blessures superficielles ou profondes des cavités et des membres.

Nous dirons quelques mots sur la suture en général, comme moyen de réunion immédiate, et nous insisterons surtout sur le temps pendant lequel la suture doit demeurer en place, sur la quantité de tissus qui doivent être embrassés et sur son opportunité.

Nul moyen, quoique l'on en ait dit, ne peut remplacer la suture là où des contractions musculaires tendent à écarter les lèvres de la division. Son utilité est manifeste lorsque les lèvres de la solution de continuité sont minces, car aucun bandage ne peut les maintenir exactement en contact, et l'on est tenté de se demander si c'est bien sérieusement que des chirurgiens de mérite, tels que Pibrac, ont pu soutenir le contraire.

Dans une question aussi grave que celle-ci, à une époque où l'on est encore peu partisan de l'emploi de la suture, il est bien important de peser les bases qui doivent servir à guider le chirurgien. C'est par l'anatomie qu'il doit être éclairé.

Il faut plusieurs conditions pour que la suture réussisse, sans quoi elle peut être compromise dans son action thérapeutique.

1° Il est nécessaire que l'organe sur lequel on agit soit ravivé convenablement.

2° Qu'il n'y ait pas d'épanchement de sang derrière la suture et qu'il ne soit pas à craindre qu'il en survienne.

3° La suture ne doit pas être pratiquée lorsqu'une collection irritante est déposée au milieu des tissus (matières stercorales, bilieuses ou urinaires), car alors la réunion est impossible, et si elle a lieu, on s'expose à des phlegmons, à la grangrène, à des infiltrations, etc.

4° La suture ne doit pas être employée lorsqu'il y a gangrène ou désorganisation des tissus.

Si la suture est principalement applicable aux plaies saignantes accidentelles ou pratiquées par l'art, elle n'est pas moins utile dans les plaies avec bourgeons et suppuration, ou pour réunir des plaies faites pour remédier à un décollement, dans les phlegmons diffus par exemple.

Les maladies régnantes ne repoussent pas son emploi, au contraire, il y a longtemps que Delpech et M. Serre (de Montpellier) ont émis cette opinion dont l'importance et la vérité m'ont été démontrées par ma propre expérience. J'insisterai à dessein sur les conditions anatomiques parce qu'elles donnent la mesure du temps pendant lequel les points de suture doivent demeurer en place. Ce temps est variable d'après la structure de la région sur laquelle on opère et d'après la qualité des tissus divisés et leur épaisseur.

Plus la région sur laquelle la suture a été pratiquée offre de vitalité, et plus les éléments organiques sont développés, plus est prompte l'adhésion et moins de temps on doit laisser en place la suture ; ainsi là où il existe une séreuse, ou un tissu dartoïde, comme aux bourses, aux paupières, autour du globe de l'œil, de l'œsophage, des joues, la réunion est prompte et les points de suture n'ont besoin d'être maintenus que pendant un temps assez court. Il en est tout autrement pour les parties dont la vitalité est obscure, pour les tendons, par exemple, et pour les parois épaisses, comme celles d'un moignon ou celles de l'abdomen, qui sont agités de mouvements musculaires continuels dont l'action, si elle n'était pas contre-balancée par une force suffisante, amènerait nécessairement la destruction de la lymphe organisée.

La lymphe au moment de son apparition offre peu de consistance et ne peut former qu'une cicatrice de peu d'épaisseur, susceptible d'être facilement déchirée ; il est donc important de n'enlever les points de suture que lorsqu'elle aura eu tout le temps de s'organiser. On ne peut dire au juste quel est le nombre de points de suture que l'on doit pratiquer sur une surface donnée ; il dépend de l'épaisseur des tissus, de la mobilité des parties molles, de la difficulté que l'on rencontre à rapprocher les lèvres de la plaie, il sera d'autant plus grand que les tissus prêteront moins et que les lèvres de la plaie offriront un écartement plus considérable. Lorsqu'il s'agit de maintenir des surfaces minces en contact, les points de suture doivent être plus multipliés que lorsqu'elles offrent un certain degré d'épaisseur. Lorsqu'on adosse, au contraire, de grandes surfaces, comme les sutures intestinales où l'on opère une réunion par inflexion, il suffit de peu de force pour maintenir le contact, et par conséquent le nombre de points de suture peut être fort limité.

La suture ne réussit, d'ailleurs, qu'autant qu'il existe

une fusion entre les bords de la plaie, et que les fils ou les aiguilles n'ont pas coupé les tissus avant la réunion ; rien de plus nuisible à la réunion immédiate que la distension des lèvres de la plaie ou tiraillement, et c'est pour cela qu'on a conseillé avec raison de décoller la peau et de faire une incision au-dessus et au-dessous de la suture, afin d'opérer le relâchement dans les lèvres. Ces incisions, en relâchant la plaie, permettent à la réunion de s'opérer.

La suture doit être faite de manière que les lèvres de la plaie soient maintenues en contact sans trop de constriction pour éviter la section rapide des tissus et leur chevauchement.

Paul Dubois emploie, à cet effet, un procédé bon à imiter, et qui consiste à desserrer les premiers fils pour en mettre d'autres à la place que l'on tient moins serrés ; on préviendra ainsi l'étranglement et les cicatrices partielles qui viendraient s'ajouter à la principale.

Il serait difficile de préciser la quantité de parties molles que doit embrasser la suture, tantôt le fil traverse toute l'épaisseur des lèvres, et tantôt il n'en traverse qu'une partie ; il peut encore, suivant le cas, traverser en deux points différents chaque lèvre de la plaie, qui sera alors renversée par inflexion.

Plus grande sera l'épaisseur des parties saisies par le fil et mieux cela vaudra en général, car lorsque cette épaisseur est peu considérable, il arrive souvent que la réunion est incomplète et se fait mal.

Il ne faut pas sans nécessité multiplier les points de suture ; lorsqu'ils sont trop rapprochés les inflammations partielles peuvent se confondre en une seule et nuire à la réunion. Autant que possible, il convient de ne laisser aucun intervalle entre les lèvres de la plaie et de les mettre en contact, c'est la condition la plus favorable pour la déposition de la lymphe et pour le travail d'adhésion qui en est la conséquence.

Si les fils se distendent ou coupent les tissus avant que la lymphe ait pris une consistance suffisante, elle s'étale, s'amincit, et il en résulte une véritable difformité.

Les sutures entrecoupées et entortillées sont, avec raison, préférées à toutes les autres. La suture entortillée convient surtout pour les parties qui ont besoin de soutien, comme les moignons, les lèvres, les joues, etc., et la suture entrecoupée s'emploie pour les cavités et pour les viscères intérieurs creux, soit que les fils tombent d'eux-mêmes à l'intérieur ou dans la cavité des viscères qu'ils servent à coudre.

Je ne saurais dire assez de bien de la suture, tant je la considère comme supérieure aux moyens qui, jusqu'à présent, ont été inventés pour maintenir les lèvres de la plaie en contact; avec elle on obtient des réunions sans difformités, avec elle on se dispense de bandes, de bandages, de bandelettes agglutinatives et de tous moyens contentifs qui ne servent qu'à gêner la circulation, à étrangler le membre et à l'irriter sans avantage aucun. Lorsque des parties ont été presque entièrement séparées du corps, on peut encore, au moyen de la suture, obtenir la réunion et leur redonner la vie, tandis que les moyens compressifs ne pourront être que dangereux.

Je mentionnerai, à ce propos, l'observation suivante :

OBS. II. — *Plaie grave. — Séparation presque complète des deux dernières phalanges du médius de la main droite. — Suture. — Réunion. — Fausse articulation.* — Berthout (Pierre), journalier, âgé de quarante-huit ans, entre à l'hôpital Saint-Louis le 12 mai 1845. Sa main droite avait été prise le matin même par la courroie d'une mécanique, et son doigt médius, presque complétement séparé du reste de la main, dans l'articulation de la première et de la deuxième phalange, ne tenait plus que par un lambeau de peau, de la largeur d'un centimètre environ, situé à son côté externe, et conservait dans son épaisseur les vaisseaux et les nerfs collatéraux; dès le lendemain, les parties séparées furent réunies par la suture, et la main fut maintenue immobile sur une planchette convenablement matelassée.

La circulation se rétablit dans l'extrémité du doigt et la réunion se fit en partie par première intention, malgré une inflammation assez vive qui s'étendit au dos de la main, où l'on fut obligé d'ouvrir un abcès. Les parties non réunies se récollèrent à la suite de la suppuration des bords de la plaie. Un mois après l'entrée du malade à l'hôpital, cette réunion était complète dans toute la circonférence du doigt, excepté dans quelques points qui donnaient issue au pus fourni par les têtes osseuses dénudées, et qui frottaient les unes contre les autres.

Le 6 juillet, nous trouvons le doigt dans l'état suivant : la cicatrice de la plaie est complète, excepté en un point en avant où se trouve une fistule qui donne issue à une sanie purulente peu abondante.

En introduisant un stylet par cette fistule, on constate vers la partie externe et antérieure de la première phalange la présence d'un séquestre assez étendu. Ce séquestre est encore révélé, soit par les mouvements que l'on imprime aux deux dernières phalanges du doigt sur la première, en les inclinant un peu en dehors, soit par la pression exercée sur cette phalange qui détermine une crépitation évidente. Le doigt, au niveau de la plaie, est encore gonflé uniformément, comme dans le cas de nécrose ; une fausse articulation s'est d'ailleurs constituée à la place de l'articulation naturelle ; elle n'en diffère que par une plus grande mobilité latérale et par des mouvements légers de rotation que l'on peut imprimer aux deux dernières phalanges.

Le malade peut exécuter des mouvements de flexion et d'extension du doigt sur la main, mais il ne peut ni plier, ni étendre les phalanges les unes sur les autres.

Toutes les articulations de la main sont, en outre, le siége d'une roideur considérable qui en rend les mouvements très-bornés.

Une fois une méthode adoptée par l'école de Montpellier, la Faculté tout entière fait effort pour la soutenir et pour la faire accepter des savants ; c'est ce qui est arrivé pour la réunion immédiate.

Nous voyons successivement Delpech, Serre et M. Bouisson répondre à tous les arguments contraires à la réunion immédiate.

Chaque auteur a apporté des modifications au procédé opératoire, afin de le rendre plus sûr et plus efficace.

M. le professeur Bouisson (1) dit qu'en plaçant des fils à ligature d'une certaine manière, sans les laisser parcourir un aussi long trajet, on rendra plus certaine la réunion immédiate.

Voici le passage de M. Bouisson :

« Nous avons pensé qu'on pouvait remédier à cet incon-
» vénient, en supprimant le long trajet des fils dans l'in-
» térieur des plaies. Au lieu de les ramener de leur point
» d'application jusqu'aux bords de la plaie, il suffit de les
» diriger par le chemin le plus court vers l'extérieur, à
» travers l'épaisseur même de la peau.

(1) *Tribut à la chirurgie.*

» Pour opérer ce dégagement direct des ligatures, nous » agissons de la manière suivante :

» Chaque vaisseau émettant du sang de manière à faire » craindre une hémorrhagie ou même un simple suintement » capable de compromettre la réunion immédiate, est lié » avec soin. Le fil dont nous nous servons ne doit pas être » volumineux : les fils de soie suffisent pour les petits vais- » seaux.

» Lorsque le nœud de la ligature est bien assujetti, un » chef de fil est coupé très-près du nœud ; l'autre chef, » qu'on doit avoir soin de laisser assez long, est passé dans » le chas d'une aiguille droite, dont on se sert pour percer » directement la peau et d'autres tissus, s'il y a lieu, en » l'enfonçant très-près du point d'application de la liga- » ture, de manière à ramener celle-ci au dehors par la » voie la plus courte. La même manœuvre est répétée pour » chaque ligature, en sorte qu'aucun fil ne vient corres- » pondre aux lèvres de la plaie, dont la réunion peut être » faite avec toute la précision désirable ; lorsque l'action du » fil sur le vaisseau est épuisée, on l'extrait directement » par la petite ouverture cutanée qui lui donne issue et » qui se cicatrise elle-même avec promptitude.

» Ce procédé, qui nous est devenu familier à l'hôpital » Saint-Éloi, a été mis très-souvent en pratique. Nous ne » lui avons jamais trouvé d'inconvénients, et, en retour, » il nous a permis de vérifier l'influence favorable qu'il » exerce sur le succès de la réunion immédiate.

» Nous nous contenterons de le prouver par les deux » faits suivants, qui concernent l'un et l'autre une ampu- » tation de bras (1). »

(1) *Tribut à la chirurgie*, par E. F. Bouisson, p. 488-489.

Les deux faits rapportés par M. Bouisson ont pour but de confirmer ce qu'il a avancé dans le passage dont il vient d'être question.

CHAPITRE IV.

DES COMPLICATIONS QUI CONTRARIENT LA RÉUNION IMMÉDIATE ET TROUBLENT L'ORGANISME.

Mille causes extérieures ou morales agissent sur l'organisme et tendent par là, tantôt à empêcher la déposition d'une bonne lymphe, et tantôt à la détruire localement lorsqu'elle avait toutes les conditions voulues de vitalité. Il ne faut pas alors rechercher la cause de ces accidents, de ces troubles fonctionnels dans la réunion immédiate elle-même, qui, seule, est propre à les prévenir et non à les provoquer.

Nous allons successivement passer en revue ces diverses complications.

Complications fébriles.

On sait que toute blessure grave, toute opération douloureuse, est invariablement suivie de troubles nerveux, consistant en un assoupissement et un épuisement de l'organisme, accompagnée de faiblesse du pouls, de pâleur de la peau et de diminution fonctionnelle dans tous les appareils de la vie. On sait que la mort peut être la suite d'un semblable état. Suivant Delpech, une opération douloureuse qui se prolonge pendant une demi-heure suffirait pour amener une terminaison fatale ; Pelletan a eu occasion de l'observer dans des cas où l'opération n'avait pas été très-douloureuse, mais où la dissection s'était beaucoup prolongée.

Le trouble peut aussi se manifester par l'agitation musculaire, l'insomnie, la fréquence du pouls, etc.; d'une façon comme de l'autre, si cet état nerveux ne se termine pas par une réaction franche et prompte, il faut s'attendre à des accidents plus ou moins graves, et voilà pourquoi les chirurgiens, et en particulier Delpech, ont tant insisté sur l'usage des opiacés qui amènent une détente en anéantissant le spasme.

Je ne manque jamais de prescrire à mes opérés l'extrait aqueux d'opium à petites doses.

Les accidents ne sont pas à redouter chez le blessé ou l'opéré lorsque la douleur est supportable, lorsque la peau est chaude, que le pouls a augmenté de fréquence et qu'il règne une faible agitation; c'est le traumatisme qui accompagne toute blessure accidentelle ou artificielle. Si cette fièvre, dite traumatique, ne se montre pas, il est à craindre, lorsque l'opération offre une certaine gravité, qu'il n'existe au sein des organes une congestion qui s'oppose à la réaction, c'est ce que nous avons eu l'occasion de démontrer ailleurs.

Lorsqu'un malade a été soumis à une dissection laborieuse et prolongée, l'excès de la douleur engendre le traumatisme. Une réaction plus ou moins forte se produit dans son état, qui n'offre rien d'extraordinaire ou d'anormal, tant que la réaction se maintient dans de certaines limites, mais dès que le pouls prend une fréquence exagérée, dès que la chaleur de la peau se fait âcre et violente, que la soif devient intense et que la face devient turgescente, il y a traumatisme anormal, exagéré. C'est ce que l'on observe surtout dans les plaies qui suppurent et dans les pansements par l'ancienne méthode.

Le traumatisme fébrile ne doit pas dépasser les premiers jours qui suivent l'opération; il est à craindre, s'il se prolonge, qu'il ne survienne une inflammation violente, des foyers purulents, des phlébites et des inflammations des viscères. La réaction est d'ailleurs une nécessité inséparable pour ainsi dire de toute opération, si bien que lorsqu'elle ne s'établit pas il y a lieu de redouter que des symptômes de congestion n'existent ailleurs. Cependant, depuis que l'on fait usage de l'éther, ses effets sont bien moins saisissables, parce que cet agent diffusible et irritant a prévenu le travail inflammatoire, en l'établissant sur les membranes muqueuses qu'il parcourt, sur les vaisseaux dans lesquels il s'introduit, sur le sang qu'il modifie et sur l'appareil nerveux qu'il attaque. Les auteurs sont loin d'être d'accord sur la nature des fièvres qui peuvent se montrer à la suite des blessures ou des opérations. Ainsi Celse les regarde comme inflammatoires; Magatus les range dans le genre des putrides; Paré les considère comme produites par une matière bilieuse, et Guillemeau les attribue aux vices des humeurs; Heister paraît se ranger à l'opinion de Celse, et van Swieten à celle de Magatus.

Cette diversité dans les opinions est avant tout une preuve de l'incertitude et de la confusion qui régnaient alors dans les idées. Les anciens jugeaient assez mal ces sortes d'accidents, ce qui ne veut pas dire que la question soit encore parfaitement élucidée. Plusieurs espèces de fièvres dues à des causes nécessairement différentes, peuvent affecter les opérés, et l'essentiel est d'établir entre elles des distinctions importantes.

Les blessés et les opérés sont assez fréquemment atteints de fièvres avec accès; le chirurgien doit en rechercher soigneusement la cause, car tantôt l'accident dépend d'une lésion d'organe, d'une inflammation, d'un abcès, tantôt il il provient d'une altération du sang déterminée par des miasmes, et tantôt il faut l'attribuer à des secousses morales ou physiques. M. Dumas (de Montpellier) a attiré l'attention des chirurgiens sur cette fièvre qui est symptomatique et qui diffère essentiellement de la fièvre intermittente. Les altérations observées chez les individus qui succombent sont quelquefois bien différentes.

On peut à l'autopsie trouver du pus dans les organes, une inflammation aux viscères, une altération du sang devenu plus liquide par une sorte d'empoisonnement atmosphérique; d'autres fois, ainsi que le rapporte M. Serres (de Montpellier), on ne rencontre aucune lésion qui puisse rendre compte de la mort, mais, bien qu'inappréciable, il est à présumer que, dans ce cas, il existe toujours une altération du sang.

La mort peut être la conséquence de douleurs internes causées par une opération, et lorsque l'épuisement n'a pas lieu instantanément, les souffrances peuvent continuer, de l'agitation peut venir accompagnée de soif et de fréquence dans le pouls, avec abaissement dans la température de la peau. Cet état fébrile disparaît quelquefois sans laisser de traces; d'autres fois il ne se montre que quelque temps après l'opération, et par accès on remarque de l'agitation, de la soif, un peu de frisson, des douleurs vagues fixes parfois accompagnées de fréquence du pouls. L'accès est toujours incomplet, et n'offre jamais les stades de la fièvre intermittente. Il peut y avoir de la chaleur ou un peu de sueur. Les malades salivent ou urinent beaucoup. Nous avons eu assez fréquemment occasion d'observer cette fièvre, qui disparaît comme la fièvre intermittente par l'administration du sulfate de quinine.

La fièvre purulente n'est pour nous que l'infection purulente déterminée, soit par l'absorption du pus, soit par son mélange avec le sang (phlébite), soit encore par sa déposition dans les vaisseaux ou au sein des viscères, déposition qui peut être la suite d'une altération de l'organisme et en particulier des liquides, produite par l'action des miasmes dans les encombrements des hôpitaux, ainsi que l'a dit J. P. Tessier dans un travail intéressant qu'il a publié sur ce sujet (1), et ainsi que M. Alph. Guérin, aide d'anatomie à la Faculté de Paris, l'a avancé (2). Ce dernier est à peu près d'accord, quant à la théorie, avec J. P. Tessier, mais il admet, en outre, que les miasmes peuvent être absorbés par les moignons comme par la surface pulmonaire, et qu'ils portent leur action sur le système veineux.

La fièvre purulente des amputations et des grandes blessures est fréquemment mortelle ; cependant nous en voyons qui guérissent par des sueurs et des évacuations abondantes. Il résulte de là qu'il faut veiller, autant que possible, à ce que les salles soient saines. Il faut qu'elles soient ventilées et spacieuses, et que de temps en temps on y fasse des fumigations chlorurées pour détruire les matières animales répandues dans l'air.

L'isolement peut convenir lorsque l'appartement est assez large pour que le malade ne s'emprisonne pas lui-

(1) *De la diathèse purulente* (*Journal l'Expérience*, 1838).

(2) *De l'infection purulente.* Thèses de Paris, 1847.

même; car il vaudrait mieux respirer dans une large salle, avec un certain nombre d'individus, que dans une cellule où l'air est promptement altéré par la respiration et par les liquides morbides qu'exhale le sujet. Aussitôt que cet accident redoutable se déclare, on voit les lèvres de la plaie se modifier d'une manière défavorable, et, si la réunion immédiate n'est pas complète, l'adhésion ne se fait plus. C'est alors par seconde intention, si le malade guérit, que les plaies se cicatrisent.

La fièvre d'hôpital est pour nous la fièvre putride, et diffère essentiellement de la fièvre purulente. On l'observe chez les individus épuisés par la suppuration, chez les personnes débilitées, et qui, respirant un air vicié et miasmatique, éprouvent sous cette influence tous les symptômes d'une altération des liquides et des solides. Il en résulte une prostration et un affaiblissement moral dont on ne relève qu'avec difficulté.

La bouche et la langue se sèchent, la peau prend une teinte jaune et cadavéreuse, le pouls devient fréquent, il survient des envies de vomir, le ventre se ballonne, les lèvres de la plaie se séparent, se dessèchent et le malade succombe.

Voilà donc encore une cause grave qui s'oppose à la réunion immédiate, ou qui tend à la détruire; c'est pour cela qu'il faut fortifier les malades, avant de les opérer, par une alimentation substantielle.

Nous avons fréquemment observé des fièvres intermittentes à la suite des amputations, avec des accès complets, périodes de froid, de chaleur, de sueur, etc., et toujours elle est facile à distinguer de la fièvre purulente, dont les accès ne laissent jamais de calme dans leurs intervalles et qui est toujours accompagnée d'une altération plus ou moins profonde de la physionomie, ainsi que de troubles fonctionnels.

Toutes ces complications sur lesquelles je ne m'étendrai pas davantage peuvent nuire à la réunion, la retarder ou l'empêcher.

Mais il en est encore une très-sérieuse, la pourriture d'hôpital. Si quelque chose peut prévenir les ravages de la pourriture d'hôpital, c'est, sans contredit, la réunion immédiate ; et cependant nous avons vu des cas où, bien que la réunion fût complète, le mal s'emparait de la surface de la plaie et ne tardait pas à l'envahir si un traitement énergique ne lui était opposé dès le principe.

C'est lorsque règnent des fièvres éruptives, lorsque l'érysipèle est épidémique, lorsque la saison est froide et humide, ou lorsque souffle un certain vent du nord, que les plaies sont frappées de cet état particulier que l'on a désigné improprement sous le nom de *pourriture* ou de *gangrène* humide, et auquel la dénomination de *ramollissement, d'ulcération* ou de *désorganisation albumineuse*, aurait peut-être mieux convenu.

Cette altération, d'après Ollivier (d'Angers), serait due à une cause interne.

Nous ne partageons pas cet avis sans nier que les organes digestifs puissent avoir de l'influence sur sa production, et sans repousser même l'idée que des phénomènes typhoïdes puissent lui donner naissance ; nous la regardons toujours comme locale dans le principe et déterminée par des agents extérieurs toxiques, atmosphériques, lesquels empoisonnent la plaie et répandent ensuite leurs effets délétères sur tout l'organisme, de manière à déterminer des phénomènes typhoïdes promptement mortels, si on ne se rend pas maître de leur action locale.

C'est par des élancements, de l'insomnie, de l'agitation, de la fièvre, tous phénomènes dépendant des douleurs locales, que le mal se manifeste d'abord; plus tard on voit les bourgeons se détruire par l'ulcération ou devenir opaques; tantôt ils sont masqués par une matière albumineuse, et tantôt c'est du sang qui, sous forme d'ecchymose, se répand dans leur épaisseur.

C'est seulement après ce travail local que l'on peut appeler d'*incubation* que se déclarent des symptômes généraux, consistant dans un trouble des organes digestifs, dans une prostration profonde, dans un affaissement du pouls, etc., etc.; la cautérisation au moyen du nitrate acide de mercure ou le jus de citron pur réussissent généralement à arrêter les progrès de la fâcheuse complication dont il s'agit. Ce n'est que dans des circonstances fort rares que nous avons été forcé d'en venir à l'application du fer rouge.

Les opiacés, les cordiaux ont été administrés à l'intérieur avec succès.

Guidé par les recherches savantes de Delpech et de M. Serres (de Montpellier), je me suis livré, pendant de longues années, à une suite d'expériences comparatives, entre la réunion immédiate et le rapprochement à distance des lèvres de la plaie, comme faisait Dupuytren. La conviction m'est restée, que la première méthode est infiniment supérieure à la seconde.

Les adversaires de la réunion immédiate ont beau faire, ils ne réussiront jamais à démontrer que la guérison soit aussi prompte, en provoquant la suppuration, qu'elle l'est par la réunion immédiate bien exécutée.

Le temps de la guérison, fût-il à peu près le même, et je le conteste, pour l'une ou l'autre de ces deux méthodes, il faudrait encore préférer celle qui est la moins douloureuse et qui produit le moins de trouble réactionnel.

La réunion immédiate et sans suppuration à la suite des amputations n'est, d'ailleurs, que relative et nullement absolue, car il existe toujours une suppuration superficielle, ne fût-ce que dans le trajet des fils : mais encore une fois, cette suppuration est limitée et n'est accompagnée d'aucun accident sérieux et grave.

Nous avons cependant obtenu des réunions immédiates dans toute l'acception du mot, à la suite des amputations d'avant-bras. Cette réunion ne s'est pas fait attendre plus de cinq jours chez une jeune personne sur laquelle j'avais pratiqué l'amputation de l'avant-bras à double lambeau.

La quantité de suppuration varie nécessairement, suivant les individus; elle est en rapport avec le nombre de fils, l'état de la constitution et la manière dont l'opération a été pratiquée.

La promptitude de la réunion et sa perfection dépendent de la structure des parties et du siége de l'altération qui a exigé l'opération.

Nos observations nous ont appris qu'il y a une grande différence entre l'amputation pratiquée dans la continuité, et celle qui est faite dans la contiguïté du membre.

Dans tous les cas, la réunion immédiate sera d'autant plus sûrement obtenue que la quantité de lymphe fournie par ces tissus sera plus grande. Par exemple, les séreuses vaginale, ventrale, synoviale en fournissent une telle quantité, en un instant si court, que l'on est sûr, si les dispositions sont bien prises, si le pansement est bien fait, que la réunion immédiate sera complète et rapide.

Dans les endroits où le tissu cellulaire semble exhaler une quantité de sérosité plus grande et se rapprocher du tissu séreux, la réunion est également plus prompte, et c'est ce que l'on observe pour les paupières et le scrotum.

Là où il y a de la graisse et du tissu cellulaire, la réunion s'obtient bien, mais elle est plus sujette à varier, l'inflammation elle-même étant alors beaucoup plus fréquente et plus difficile à maintenir dans de justes limites.

Le tissu cellulaire est tellement reparti dans les membres qu'il tend à exhaler sur toute la surface de la lymphe, et partant à produire l'agglutination immédiate, ce qui ne veut pas dire que là où il n'y pas de tissu cellulaire, il ne puisse pas y avoir de réunion. Ainsi, la cornée se réunit sous la seule influence de l'exhalation plastique fournie par le sang.

Notre expérience nous a aussi appris que la réunion est d'autant plus prompte que le sujet est plus jeune, pourvu que le sang ne présente aucune altération.

Il nous est arrivé bien des fois d'avoir des insuccès à enregistrer, mais nous n'en avons pas pour cela conclu contre la réunion immédiate, persuadé que la cause en était bien souvent dans le procédé opératoire, dans la constitution du malade, ou dans certaines conditions locales et épidémiques.

Combien de fois n'avons-nous pas vu le professeur Richerand tenter la réunion immédiate sans succès !

Notre attention, une fois éveillée, nous n'avons pas tardé à découvrir que la cause en était presque toujours dans la manière dont la coaptation était faite, dans les moyens dont il se servait pour maintenir les lèvres de la plaie en contact, moyens très-imparfaits, du reste, puisque le lendemain le pansement n'était plus dans le même état que la veille, les bandelettes agglutinatives s'étant constamment dérangées et les lèvres de la plaie s'étant éloignées l'une de l'autre.

Elle était encore, suivant nous, dans la quantité de chairs qu'il conservait, et qui était, dans la plupart des cas, en disproportion avec les surfaces qu'il fallait recouvrir. Tantôt il conservait trop de tissus, et tantôt il n'en conservait pas assez; de là un travail inflammatoire exagéré et des accidents sans nombre.

Les malades étaient le plus souvent affectés de violentes inflammations traumatiques et succombaient souvent à des lésions graves.

Jamais Richerand n'a fait usage de la suture; il faisait un usage absolu des bandelettes agglutinatives, et jamais opérations n'ont été moins heureuses que les siennes.

La réunion immédiate est, pour nous, incontestablement supérieure à la réunion par seconde intention, et depuis quinze ans que nous en faisons usage, nous n'avons eu qu'à nous en louer; mais il faut dire que nous mettons un soin extrême dans la ligature des vaisseaux, et que nous réunissons les plaies par la suture, qui, seule, peut remplir les indications que réclame cette méthode.

Nous faisons un usage constant pour les amputations de la suture entortillée : ce genre de suture nous permet de relâcher à volonté les fils et d'empêcher l'étranglement pour les cavités au milieu desquelles on ne pourrait que difficilement placer une aiguille à suture; nous avons recours à la suture entrecoupée.

CHAPITRE V.

MÉTHODE DE RÉUNION SECONDAIRE SANS SUPPURATION.

Dans le but de prévenir l'hémorrhagie ou de l'arrêter lorsqu'elle a lieu, des chirurgiens ont conseillé de ne faire le pansement de la plaie que quelques heures après l'opération.

C'est ainsi qu'agissaient Dupuytren et Lisfranc dans beaucoup de cas difficiles. Quelques praticiens ont aussi été conduits à placer entre les lèvres de certaines plaies, et jusque dans leur profondeur, des tampons d'amadou, afin d'en soutenir les parois.

Il m'est arrivé de voir enlever des loupes, extirper des tumeurs par des hommes habiles qui avaient recours à ce procédé. Il m'a semblé que cette façon de pansement, qui n'était jusqu'à ce jour qu'un *modus faciendi*, pouvait être utilisée dans la pratique avec des intentions différentes et élevées, pour ainsi dire, à l'état de doctrine, à l'effet d'obtenir une réunion sans suppuration, différente de la réunion par bourgeonnement.

Dans les plaies profondes, après l'extirpation de certaines loupes du cuir chevelu (*meliceris* et athéromes), après l'enlèvement de certains lipômes, je suis dans l'habitude d'introduire sous les lambeaux, relevés avec précaution, des lamelles d'agaric destinées à absorber le sang et les liquides séreux qui peuvent être exhalés.

Quelquefois, au lieu de lamelles d'agaric, j'emploie un morceau d'amadou plié en deux ou roulé, et auquel je tâche de donner, autant que possible, la forme de la plaie.

La durée du pansement est subordonnée à l'étendue de la plaie et à l'abondance de l'écoulement de sang.

Il convient, en général, d'enlever le pansement au bout de douze heures, parce qu'alors on trouve de la lymphe répandue sur toute la surface de la plaie.

Dans cet espace de temps, la sérosité et le sang ont eu le temps d'être absorbés par le corps spongieux qui a été placé entre les lèvres de la plaie, lequel fait l'office d'une éponge. On n'a plus à craindre alors qu'un corps étranger s'amasse au fond de la plaie.

Un linge fin troué enduit de cérat, contenant de la charpie, introduit sous forme de sac au fond de la plaie, peut aussi absorber les liquides qui y sont versés. A défaut d'amadou, que je préfère à la charpie et au linge cératé, le chirurgien pourrait faire usage de ce dernier mode de pansement.

A la levée de cet appareil temporaire, on reconnaît une membrane plastique, sorte de membrane protectrice non encore organisée, adhérente aux surfaces vulnérées et difficilement isolable. Elle possède, par conséquent, la propriété d'agglutination à un haut degré, et elle ne diffère de la plaie récente que par le dépôt de cette lymphe qui permet de tenter la réunion de ses lèvres.

Elle offre toutes les conditions voulues pour que la plaie puisse se fermer sans suppuration. Les faits que je possède ne permettent pas de douter que l'on ne puisse, comme dans une plaie simple, obtenir une véritable réunion par première intention.

Ce qu'il faut éviter, avant tout, c'est que la tuméfaction s'empare à un trop haut degré de la plaie, et il ne faut donc pas lui permettre de perdre son caractère agglutinatif, ce qui ne manque pas d'arriver lorsque l'inflammation suppurative a succédé à la période que j'ai indiquée sommairement.

L'excès d'inflammation, appelant la suppuration, pour prévenir celle-ci il convient de ne pas laisser trop longtemps en place le tampon destiné à prévenir le contact de l'air, arrêter l'écoulement de sang, etc. C'est le moyen de ne pas détruire la membrane plastique et d'éviter la formation du pus. Tant qu'elle existera, on pourra espérer le recollement des parois de la poche et leur fusion. Nous avons eu l'occasion de disséquer un moignon dix jours après l'amputation. Il était revêtu, à l'intérieur, de cette même membrane qui aurait accompli la guérison, si une complication n'avait fait succomber l'opéré.

Le moignon examiné quelques jours après l'amputation, la dissection fournit les données suivantes :

1° La peau paraît épaissie au niveau de la cicatrice ; celle-ci est couverte d'une membrane blanche qui a pris de la consistance, et qui se continue sur toute la surface de la plaie dans l'intérieur du moignon, car toutes les parties qui ont été divisées par le couteau en sont revêtues.

2° Les nerfs divisés sont recouverts d'une couche de lymphe qui entoure chacun d'eux, sur une longueur de 3 à 4 centimètres dans toute l'étendue que parcourt la plaie. C'est elle qui sert à fixer les nerfs, et qui permet encore à cette époque de les isoler des parties environnantes. Cette membrane est due à une exhalation du névrilème ; on remarque, en effet, que l'enveloppe du nerf est rouge et injectée de sang. Les filets qui composent chaque nerf sont facilement isolables, ce qui tient sans doute à l'infiltration du cordon nerveux. Le plus souvent le fil avec lequel on a lié l'artère est encore à sa place ; d'autres fois il est tombé ;

mais, dans tous les cas, l'artère est déjà remplie par un caillot qui bouche son extrémité, tout en maintenant son calibre. Sa tunique externe est réunie avec elle-même, ou est sur le point d'être complétement coupée à son extrémité. Quelquefois les tuniques interne et moyenne sont refoulées au-dessus de la section; d'autres fois l'écartement est à peine sensible. Ces différences dépendent du degré de tension de l'artère au moment où le vaisseau a été serré par le fil.

La membrane interne de l'artère est d'un rouge foncé que ni la pression ni le lavage ne peuvent faire disparaître, et qui semble occuper une partie de l'épaisseur du vaisseau. Les tuniques interne et moyenne paraissent ramollies dans une certaine étendue. Le caillot que contient l'artère est résistant, élastique, rouge brun et jaunâtre dans quelques points. Le caillot est cylindrique à peu près uniformément. Le périoste est ramolli et se sépare facilement de l'os; il se termine sur la membrane qui tapisse la plaie. Au niveau de l'os coupé, le périoste semble former un petit bourrelet, sans doute parce qu'il a exhalé là plus de lymphe qu'ailleurs.

Les muscles divisés se terminent à la membrane commune du moignon qui les recouvre; leur extrémité est lisse, pâle, et présente l'aspect d'un muscle qui aurait été soumis pendant quelques minutes à l'action de l'eau bouillante. Cette pâleur est due à la lymphe déposée dans l'épaisseur des fibres musculaires,

L'extrémité de l'os présente un gros bourgeon central, d'une certaine consistance, recouverte d'une couche épaisse de lymphe. Je me suis assuré, en coupant en travers ce bourgeon mou et rouge, qu'il n'était autre chose qu'une végétation de la membrane mince qui enveloppe la moelle. Il est recouvert par la membrane de nouvelle formation et se prolonge d'un centimètre environ dans le canal médullaire, en conservant sa dureté et sa coloration rouge; après quoi, la membrane médullaire reprend sa minceur, et la moelle sa consistance molle et jaune.

Le moignon se modifie beaucoup en vieillissant; la membrane de nouvelle formation s'organise et se transforme en une espèce de tissu dartoïde qui sert à réunir toutes les parties entre elles. La cicatrice, de rouge qu'elle était, devient pâle et se décolore complétement.

La peau se durcit surtout au niveau de la cicatrice.

Les gaînes des muscles disparaissent, et les interstices musculaires se remplissent de graisse.

Les muscles s'atrophient et leur corps charnu séparé par la graisse semble se terminer à la surface du moignon par des extrémités tendineuses, qui font mouvoir la cicatrice ou les os eux-mêmes. Tous ces tondons paraissent réunis par la membrane propice dont nous avons parlé : il est très-difficile de les séparer les uns des autres.

Les os se ferment à leur extrémité; le canal médullaire s'efface.

Les nerfs aboutissent au tissu cicatriciel, et par conséquent se confondent avec le tissu des tendons, des muscles et des vaisseaux. Ils se terminent par un renflement qui peut quelquefois avoir le volume d'une noisette.

Quant au périoste, il est dans l'état normal; il ne paraît pas avoir changé de nature ; il s'est si bien atrophié, qu'on a de la peine à le séparer de l'os et à le suivre jusqu'à l'extrémité de celui-ci.

Les os s'arrondissent, le canal médullaire s'efface, et souvent lorsqu'il existe deux os, comme à l'avant-bras, il se développe des apophyses qui en simulent de naturelles. Nous avons examiné le moignon d'un militaire qui avait subi l'amputation de l'avant-bras en 1815, et qui est mort à l'hôpital Saint-Louis en 1836 : nous avons reconnu la mobilité des os de l'avant-bras ; l'atrophie des muscles ; l'absence de leur gaîne ; leur transformation en espèce de matière graisseuse ; une graisse abondante entre les couches musculaires ; un périoste excessivement mince vers les extrémités des deux os de l'avant-bras ; des renflements de l'extrémité des nerfs cubital et médian ; ce dernier du volume d'une noisette.

Enfin, les deux os de l'avant-bras offraient deux apophyses qui ressemblaient aux apophyses styloïdes. L'une d'elles était reçue dans une petite cavité glénoide du cubitus, et y exécutait des mouvements très-faciles.

CHAPITRE VI.

RÉUNION PAR BOURGEONS.

Il ne s'agit pas ici, bien entendu, de la partie terminale des plaies en suppuration et de leur cicatrisation, dont il a été question ailleurs, à propos de la réunion immédiate par seconde intention ; il s'agit de la réunion de deux lèvres pendant le bourgeonnement, ou de l'application d'un ou de plusieurs lambeaux sur une surface bourgeonnante.

J'ai eu fréquemment recours à ce mode de réunion, et le succès a presque toujours répondu à mon attente.

Cette réunion a beaucoup de rapport avec celle qui consiste à réunir les lèvres après avoir préalablement arrêté tout écoulement séreux et sanguin, et lorsque la plaie se trouve revêtue d'une membrane plastique.

J'ai longtemps négligé ce mode de réunion, parce que je comptais peu sur un résultat satisfaisant; mais l'expérience m'a démontré que j'avais tort, et je n'hésite plus à l'employer dans toutes les circonstances où il me paraît indiqué.

Ainsi, lorsque la réunion immédiate a été pratiquée sans succès, lorsque des tissus gangrénés laissent une partie de la plaie à découvert, ou lorsqu'une ouverture accidentelle a besoin d'être bouchée par la transplantation d'un lambeau, je pratique la réunion par la méthode dont il s'agit.

Cette méthode me paraît appelée à rendre de très-grands services à la chirurgie plastique.

Elle est surtout applicable aux tissus cicatriciels en suppuration, qui donnent lieu à un bourgeonnement très-faible ; je suis même convaincu qu'il n'y a pas de meilleure manière d'arrêter la suppuration et d'arriver à la guérison.

Il suffit, pour obtenir la réunion, d'appliquer un lambeau sur les bourgeons vasculaires recouverts de leur membrane, ou, si elle paraît revêtir le caractère cicatriciel, de rendre la surface saignante en grattant les bourgeons superficiellement. Mais ce serait en vain qu'on tenterait l'agglutination des surfaces, si l'on n'immobilisait pas le lambeau lui-même à l'aide d'une légère compression, et surtout si l'on ne consolidait pas les pièces de réparation par quelques points de suture appliqués aux angles de la plaie, de manière à assujettir les surfaces par les téguments.

L'application rare, de quelques compresses minces trempées dans l'eau froide, est utile pour ranimer la vitalité du lambeau.

L'observation suivante complétera ce que je désirais faire connaître sur ce mode de réunion.

Obs. III. — *Cancer récidivé occupant le sourcil, le dos du nez, le grand angle de l'œil droit. — Ablation. — Autoplastie double avec le même lambeau.* — Le nommé Pierre Saint-Roy, âgé de quarante-neuf ans, demeurant à Tan (Puy-de-Dôme), est entré à l'hôpital le 24 novembre 1856.

Cet homme, bien musclé, d'une taille moyenne, ayant tous les attributs d'un tempérament sanguin, se présente pour être traité d'un cancer récidivé.

Cette affection paraît toute locale et aurait débuté, suivant lui, par un bouton qui se serait montré à la tête du sourcil et qui de là se serait étendu aux parties environnantes, après avoir subi différentes métamorphoses. Il ne sait à quelle cause attribuer cette maladie. Il s'est toujours bien porté et n'a jamais fait de maladie grave. Il habite un village et est employé aux travaux de la campagne.

Jamais il n'a eu d'affection analogue en d'autres points du corps. Dans sa famille, il n'y a point d'antécédents : ses frères et ses sœurs sont bien portants. Il n'a pas eu d'affection vénérienne.

Au bout de quelques mois, il se déclara sur le bouton une légère douleur, une espèce de démangeaison qui le portait à le frotter. Il s'est bientôt couvert de croûtes jaunâtres, suppurant un peu ; ces croûtes tombaient et se renouvelaient même sans qu'on les enlevât.

Il est resté près de deux ans sans se soigner. Au bout de ce temps, un médecin lui a enlevé le bouton avec un bistouri et a cautérisé la plaie avec de l'eau-forte.

Cette opération n'a pas arrêté la marche de la maladie. Lorsque l'eschare, qui a suivi l'application du caustique, est tombée, il est survenu un ulcère arrondi, qui s'est agrandi et a pris peu à peu les dimensions d'une pièce de 5 centimes.

Il éprouvait toujours la même sensation de brûlure, de picotement, et ses paupières devenaient œdémateuses chaque matin.

Il y a quatre ans, il est entré à l'hôpital de Clermont, où un caustique a été appliqué sur l'ulcère, qui diminua après cette opération, mais qui, au bout d'un certain temps, reprit un mauvais caractère.

Depuis un an, il ne peut plus ouvrir l'œil. Les douleurs ne sont pas assez vives pour empêcher le sommeil; mais les alternatives de froid et de chaud les augmentent.

A son entrée, nous constatons : 1° à l'angle interne de l'œil droit, une ulcération irrégulièrement arrondie. Elle couvre la tête du sourcil, le quart interne de la paupière supérieure, l'angle et le sac lacrymal; elle s'étend sur la paupière inférieure; 2° la surface de la solution de continuité est dure, d'un gris rougeâtre; elle suppure peu; ses bords sont durs, calleux; 3° cette solution de continuité est le siége d'un travail de rétraction; 4° les deux paupières sont tirées en dedans et le bord libre fait saillie comme un cordon; le malade ne peut les ouvrir; 5° le cours des larmes est interrompu et elles coulent sur la joue. La narine correspondante est plus sèche que l'autre.

Ce malade, comprenant la nécessité d'être débarrassé de son mal, se soumit à une opération que je pratiquai, le 26 novembre, après préparation.

La tête du sourcil, les deux portions internes des paupières et la peau qui recouvre le côté droit de la racine du nez, sont successivement attaquées par le bistouri; mon intention étant de réparer autant que possible la perte de substance, je taille un lambeau sur le front, je l'abaisse et je le fixe par sa base au dos du nez par quelques points de suture.

Les jours suivants, on introduit quelques brins de charpie sous le lambeau qui recouvre, comme une espèce de pont, une partie de la plaie avec laquelle il n'a pu être mis en contact.

Jusqu'au 10 février, un simple pansement à plat est fait, et chaque matin les surfaces sont arrosées avec de l'eau mêlée à de l'eau-de-vie camphrée.

Le septième et le huitième jour, les points de suture sont enlevés, et l'on peut s'assurer qu'une continuité parfaite s'est établie entre la base du lambeau et la surface du nez. Il s'est admirablement greffé dans cet endroit, et une continuité de tissus et un accord de vitalité indiquent qu'il a pris domicile dans la région où il a été implanté.

Plus tard, le développement de la sensibilité, qui est rapportée par le malade à la racine du pédicule, montre que des fonctions organiques se sont établies entre les divers tissus mis en contact ; aussi les piqûres font-elles sortir du sang du lambeau et déterminent-elles des douleurs. Au rétablissement de la sensibilité et de la circulation, je jugeai que la vitalité était désormais assez grande pour qu'il me fût permis d'entreprendre la seconde opération réparatrice, car la première ne réparait qu'une partie de la perte de substance, et il fallait la compléter. Ma première idée fut d'utiliser le pédicule du lambeau pour remédier à la difformité, en comblant cette cavité profonde qui existait entre le lambeau, les deux paupières et le grand angle de l'œil. Je crus reconnaître qu'il avait en longueur et en surface des dimensions suffisantes pour l'opération que j'avais en vue.

Je détachai donc obliquement cette partie du lambeau et je l'inclinai doucement vers le grand angle de l'œil où le ravivement devait d'abord être exécuté.

C'est le 10 février que je pratiquai le premier temps de l'opération, de la manière suivante :

1° Je ravivai la partie réséquée des paupières supérieure et inférieure.

2° Je rendis le grand angle de l'œil saignant; ces ravivements exécutés, à l'aide de ciseaux courbes, de pinces et du bistouri, n'amenèrent que des douleurs peu vives et une perte de sang insignifiante.

Le 12 février, le second temps de l'opération est pratiqué à l'aide d'une sonde cannelée, glissée sous la portion libre du pédicule, obliquement contourné sur lui-même en cet endroit.

Un bistouri à lame longue et de moyenne largeur, introduit dans la cannelure du premier instrument, détache obliquement le pédicule de son point d'insertion, en rendant sa surface profonde saignante.

Il est alors facile de l'incliner vers le grand angle de l'œil et de l'appliquer sur la surface ravivée.

Par ce moyen, je répare la perte de substance faite aux paupières, et je recouvre le grand angle de l'œil. Deux points de suture entrecoupée sont appliqués, l'un sur la paupière supérieure, la tête du sourcil et le pédicule du lambeau; le second sur le côté interne de celui-ci et sur les parties molles qui environnent le grand angle de l'œil.

L'artériole qui fournissait du sang au pédicule est liée. Un pansement à plat est fait et nulle compression n'est exercée. Une seule compresse trempée dans l'eau froide est mise sur le lambeau.

Le 15 février, l'appareil est enlevé et laisse voir une légère ecchymose au sommet du pédicule, qui fait craindre une tache gangreneuse; mais, heureusement, il ne se détache qu'une portion épidermoïde et le lambeau demeure partout adhérent.

Les jours suivants, les fils sont enlevés et plusieurs fois par jour des lotions sont faites sur la plaie avec un mélange d'eau et d'eau-de-vie camphrée.

L'exfoliation superficielle du sommet du lambeau a été le siége d'un bourgeonnement, suivi d'une réunion par seconde intention. Ces parties se sont rapprochées les unes des autres, et c'est par le déplacement total du pédicule que l'on a pu compléter l'autoplastie nasale et palpébrale. Cette greffe charnue ne nuit aucunement à la vision qui s'exécute, maintenant, d'une manière satisfaisante, tandis qu'avant l'ablation du cancer, il n'était pas possible au malade de distinguer les objets, à cause de l'occlusion des paupières.

La lumière ne gêne plus l'œil et ne fatigue plus par son éclat, le malade pouvant l'éviter en rapprochant les paupières.

Pierre Saint-Roy sort de l'Hôtel-Dieu, le 23 mars, dans l'état qui vient d'être indiqué.

Quelques réflexions sur la récidive de la maladie et sur le mode de réparation, qui a été employé en cette circonstance, ne seront pas hors de propos.

On est frappé, tout d'abord, de l'état de santé apparent du malade, qui n'offre, dans son ensemble, aucun indice d'altération, de nutrition ni de lésion organique. Le mal paraît local et, malgré sa reproduction, il ne semble pas avoir eu d'influence fâcheuse sur l'organisme.

Comme la plupart des cancers du visage, celui-ci a débuté d'une manière occulte et latente; on le voit d'abord paraître à la tête du sourcil droit sans occasionner de douleur, et ce n'est que plus tard qu'il survient des démangeaisons, des picotements et que des croûtes se forment. Pendant deux ans, on ne donna que peu ou point d'attention au mal, et ce ne fut que lorsqu'il eut gagné une certaine étendue de tissus, qu'on en fit l'ablation avec le bistouri et qu'une cautérisation fut faite avec l'eau-forte. A la chute de l'eschare, on s'aperçut que l'altération n'avait pas cédé, et un ulcère qui s'agrandit peu à peu ne tarda pas à faire naître de nouvelles inquiétudes. Il y a quatre ans, il entra dans un hôpital de province où il subit une seconde cautérisation. Tout semblait indiquer une guérison prochaine, lorsque la plaie prit une physionomie mauvaise qui indiquait la continuation de l'altération.

Depuis un an, le tissu cicatriciel a été envahi par le cancer qui occupe le grand angle de l'œil; l'une et l'autre paupières, la tête du sourcil et le côté correspondant du nez.

Cette marche de l'altération n'a été que faiblement interrompue par les deux cautérisations dont il a été parlé. L'altération n'a-t-elle pas été complétement détruite comme je suis assez tenté de le croire, ou faut-il admettre que le caustique n'a pas la propriété de prévenir la récidive du cancer, comme certains résultats tendraient à le faire supposer?

Toujours est-il que l'emploi des caustiques n'a pas été heureux dans cette circonstance, car ils n'ont eu pour effet que d'entretenir pendant longtemps de l'irritation, et de provoquer dans les tissus environnants un travail d'induration et de rétraction, principalement dans les paupières qui formaient au-devant du globe de l'œil une toile épaisse, sans flexibilité et sans déplacement possibles. L'ablation avec le bistouri mérite donc la préférence lorsque l'altération a son siége sur des tissus aussi délicats et aussi importants.

L'opération sanglante qui a été pratiquée sur ce malade, la réparation qui l'a suivie, et les phénomènes qui se sont succédés, méritent de fixer l'attention.

Remarquons d'abord que la base du lambeau a pris racine sur le tissu inodulaire ravivé. La communication s'est nécessairement établie dans ce point entre les parties molles du nez et le lambeau lui-même. Il s'y est fait une circulation nouvelle entre les surfaces saignantes. Pendant quelques jours le lambeau a été principalement alimenté par le pédicule, jusqu'à ce que la continuité vasculaire se soit établie entre sa base et le pédicule.

Tant que cette communauté de fonctions n'a pas existé, le lambeau est demeuré insensible, flasque et à basse température dans la plus grande partie de sa surface, tandis que le pédicule conservait toute sa sensibilité.

L'examen attentif que nous avons fait jour par jour, des changements survenus dans les parties prothétiques, nous a permis de voir naître la sensibilité, d'abord douteuse, puis obscure, enfin évidente. Les piqûres, les attouchements n'ont d'abord rien produit; et par degré, on a pu y découvrir des changements de température et d'excitation que le malade rapportait, dans le principe, au pédicule.

On comprend qu'on se soit vivement intéressé au résultat de la seconde opération, c'est-à-dire au déplacement du pédicule, qui a donné lieu, en effet, à des phénomènes curieux et intéressants relatifs à la circulation et à la sensibilité.

Le lambeau est maintenant complétement détaché de la place où on l'avait pris; une nouvelle circulation s'est donc créée entre lui et les parties sur lesquelles il a été fixé. Ce sont donc de nouveaux vaisseaux qui établissent de nouveaux rapports entre les surfaces.

Cette circulation nouvelle s'est perfectionnée avec le temps, c'est-à-dire que les vaisseaux ont pris des proportions plus considérables. Aussi les figures du lambeau fournissent-elles un sang rouge avec la plus grande facilité.

Il est tout à fait probable que des nerfs ont dû se créer aussi à la manière des vaisseaux, et se perfectionner en raison directe de la sensibilité. De telle sorte que la sensibilité suit progressivement le développement de la circulation.

Quoi de plus remarquable que cette apparition de la sensibilité et son augmentation successive d'intensité, dans un lieu où le lambeau n'offre plus aucune communication avec la région où il a été emprunté, où il y a séparation vasculaire et séparation nerveuse complète entre les parties prothétiques et le lieu qui les a fournies. C'est au nouveau domicile du lambeau, que l'opéré reporte désormais la sensibilité, et rien, suivant moi, ne prouve mieux l'unité du système nerveux, en ce qui a rapport à la sensibilité, que cette communauté de sensations qui s'est établie entre le lambeau réparateur et la région réparée à laquelle il était naguère si complétement étranger.

CHAPITRE VII.

MÉTHODE DE RÉUNION ADHÉSIVE DE PLAIES NON RÉCENTES ET DES PAROIS DES FOYERS PURULENTS.

Depuis longues années j'applique la réunion immédiate aux plaies qui existent depuis un certain nombre de jours exposées au contact de l'air.

Il y a bien longtemps aussi que je m'en sers pour les abcès circonscrits et diffus, dans le but d'obtenir le récollement de leurs parois, lorsque le pus a été évacué à l'aide d'une incision qui en comprend toute l'étendue. On sait qu'autrefois on était dans l'habitude de rafraîchir les plaies, exposées à l'air pendant quelques jours, et qu'ensuite on s'efforçait d'en maintenir les lèvres réunies par différents bandages, par des bandelettes, des sutures, etc. ; quant aux abcès, on introduisait dans la plaie qu'on y avait pratiquée des mèches de charpie ou de linge pour empêcher l'ouverture de se fermer, et favoriser l'écoulement du pus. Le reste du traitement consistait à patienter et à attendre l'oblitération de la poche par le développement de bourgeons.

Cette grande et importante question de la réunion secondaire a été fréquemment le sujet de mes leçons cliniques, et on a pu voir que les résultats étaient assez constamment heureux, à moins qu'il n'existât dans la constitution des signes diathésique ou cachectique. L'anatomie pathologique m'a conduit à cette pratique, et elle m'a éclairé au point de transformer en règle ce qui pour moi n'était qu'une exception dans le commencement de mes essais.

La simple réflexion suffit, en effet, pour prouver que, dans des lésions aussi dissemblables en apparence, il y a un caractère anatomique qui doit lever tous les doutes; c'est que, la membrane qui recouvre les plaies est de même nature que celle qui tapisse les abcès. Dès lors la réunion doit s'obtenir aussi facilement dans un cas que dans l'autre. Toutefois c'est dans la première période d'existence de ces membranes pyogéniques que la réunion peut être obtenue. Tant que cette membrane n'est pas condensée et n'a pas subi d'organisation complète, et qu'elle est demeurée à l'état de lymphe coagulable, elle peut servir à l'agglutination des lèvres de la plaie et à l'accolement des parois du foyer.

En conséquence, la réunion plastique est applicable, aussi bien aux plaies accidentelles et artificielles qu'aux abcès circonscrits et diffus.

Je me sers de cette méthode toutes les fois qu'il est à craindre qu'après une extirpation de tumeur, il ne se dépose du sang qui apporte un obstacle à la réunion. C'est dans ces circonstances que je glisse au fond de la plaie, ou que je dépose sur ses lambeaux, des morceaux minces et doux d'agaric, afin d'absorber le sang fourni dans certaines régions du corps par un grand nombre de vaisseaux. Le lendemain ou le surlendemain, l'appareil est levé, le pansement est enlevé et la réunion est pratiquée.

Si la réunion immédiate est utile, nécessaire, dans les circonstances précédentes, elle n'est pas moins indispensable lorsqu'il existe de grands décollements, produits par des fusées de pus, qui menacent d'épuiser le malade par l'abondance et la continuité de la suppuration. Dans cette circonstance, on peut tenter, avec quelques chances de succès, la réunion adhésive.

Jusqu'à quelle époque peut-on essayer cette réunion? On ne peut sur ce point établir aucune règle absolue. Le lendemain, le surlendemain d'une opération, on peut la tenter; presque toujours elle réussira. Si, huit à dix jours après une tentative de réunion immédiate, on remarque peu de changement dans la surface vulnérée, s'il n'y a pas de parties sphacelées, on peut encore y recourir; mais, pour que le résultat soit complet, il faut qu'il y ait à la surface de la plaie une membrane pyogénique; si elle est trop ancienne, elle est déjà organisée, et le mode de réunion que j'indique ne doit plus être essayé.

La membrane pyogénique n'est autre chose que de la fibrine déposée à la surface de la plaie; tant qu'elle est d'un gris blanchâtre, elle est de nature à fournir les éléments d'une réunion solide.

Les moyens à employer pour maintenir cette réunion sont les mêmes que ceux dont on fait usage pour la réunion immédiate; le plus ordinairement, c'est à la suture entortillée qu'il faut avoir recours.

Si les tissus sont trop gonflés, s'ils ont perdu de leur consistance, ils se laissent trop facilement couper par les épingles, c'est alors aux bandelettes agglutinatives qu'il faut s'adresser, et alors je recommande les pansements permanents et l'immobilité la plus absolue des parties. Sans ces deux conditions, la réussite laisse à désirer.

L'exposition de la doctrine, sur les réunions adhésives, va être suivie du récit des faits dont elle est l'expression. Je me bornerai à citer quelques observations des plus récentes : elles suffiront, je l'espère, pour donner une idée de ce point intéressant de thérapeutique et de pathologie.

OBS. IV. — *Division de la lèvre. — Tentative de réunion immédiate non suivie de succès. — Réunion plastique après dix jours. — Guérison.* — Au n° 3 de la salle Saint-Côme, a été couché un homme d'une soixantaine d'années, commissionnaire, qui ne paraît pas, d'après son dire, avoir jamais fait de maladie grave jusqu'à présent.

Il y a quelque temps, cet homme tomba sur un trottoir, de telle manière que sa face porta sur l'angle de la pierre, et qu'il se fendit la lèvre supérieure du côté gauche jusqu'à l'aile du nez. La lèvre était divisée dans toute son épaisseur et formait deux lambeaux; au moment de l'accident, un médecin, appelé immédiatement, réunit les parties divisées par plusieurs points de suture entrecoupée. Au bout de dix jours, le malade, qui était resté chez lui et avait même voulu recommencer à travailler, se présenta à l'Hôtel-Dieu, et vint réclamer mes soins.

Les bords de la plaie avaient été coupés par les points de suture; les deux lambeaux étaient recouverts d'une membrane d'un blanc grisâtre; le tissu de la lèvre était infiltré dans toute son épaisseur, surtout à gauche, et considérablement augmenté de volume. Le côté droit de la plaie était moins épais. En touchant la plaie, on provoquait une douleur vive.

Je fus pendant quelques moments indécis sur la question de savoir si je réunirais de nouveau par la suture, ou si j'attendrais la production de la suppuration et des bourgeons charnus. Il se décida bientôt, pour la première manière de procéder. On était au dixième jour, il est vrai, et il ne s'était opéré aucun travail de réunion; mais les deux lèvres de la plaie étaient recouvertes d'une membrane pyogénique qui n'avait pas encore subi toutes ses métamorphoses.

Sans juger à propos de raviver les bords de la solution de continuité, je plaçai deux nouveaux points de suture entortillée ; le résultat fut tel que je l'avais espéré ; en peu de jours, la réunion se fit complétement, et le malade ne présente plus aujourd'hui qu'une cicatrice linéaire.

Obs. V. — *Inflammation de la bourse muqueuse anté-rotulienne et phlegmon de la partie interne du genou.* — Au n° 6 de la même salle, nous avons vu un homme qui était tombé sur le genou. Les suites de cette chute furent très-graves. Il y eut une inflammation de la bourse muqueuse anté-rotulienne, avec production abondante de suppuration. Une incision fut faite et la bourse fut vidée. Mais, au bout de quelques jours, l'inflammation s'était propagée aux parties voisines, et un phlegmon diffus s'était produit à la partie interne du genou, pour lequel je fis une seconde incision profonde, dans le sens de l'axe du membre.

En examinant la plaie avec attention, je reconnus qu'il n'y avait pas de tissu cellulaire gangrené ; je conçus donc l'espoir de recoller les parties divisées. A l'aide de bandelettes agglutinatives, j'entourai entièrement le genou, et, dans l'espace de quelques jours, le succès obtenu était complet.

Je crois que ce mode de pansement n'avait pas encore été employé jusqu'à présent, et j'y trouve le grand avantage d'abréger beaucoup la durée de la maladie et d'éviter les décollements.

Obs. VI. — *Phlegmon diffus de la partie inférieure et interne de la cuisse.* — Enfin, le 23 mars, est entré à la salle Saint-Côme, n° 14, un homme âgé de cinquante-cinq ans, d'une constitution primitivement forte, mais profondément altérée aujourd'hui dans son ensemble, accusant de vives souffrances, et présentant des symptômes généraux très-graves. Il était atteint d'un phlegmon diffus de la partie inférieure interne de la cuisse, et faisait remonter à quinze jours le commencement de la maladie.

A la surface de la peau, on remarquait de petites plaques herpétiques ; il y avait de l'œdème du tissu cellulaire souscutanée. Il existait là, évidemment, une ancienne maladie sur laquelle était venue s'en greffer une nouvelle. Mon premier soin fut d'évacuer le pus, au moyen d'une longue et profonde incision, s'étendant presque d'une extrémité à l'autre de la cuisse. Puis après avoir reconnu qu'il n'y avait aucun point du tissu cellulaire gangrené, et qu'il n'y avait pas non plus d'autres foyers, je procédai à la réunion par première intention. Les parois de la poche furent rapprochées l'une de l'autre, et, quelques jours après, le sac était complétement fermé. En raison du mauvais état de sa constitution actuelle, ce malade aurait pu être épuisé par une suppuration prolongée, tandis qu'en en tarissant la source, on l'a remis dans des conditions favorables. La guérison a été rapide.

CHAPITRE VIII.

DE LA RÉUNION IMMÉDIATE EN PARTICULIER.

L'étude générale des réunions réclame l'examen de la réunion dans les diverses régions du corps.

Mais avant de procéder à l'étude des régions en particulier, je me propose de parler de la réunion des parties similaires, et ce ne sera qu'après cette étude que je m'occuperai de la réunion dans les diverses localités du corps. Ainsi je passerai en revue le mode de réunion dans les tissus qui se régénèrent par un produit en tout semblable au tissu normal, remettant l'examen des réunions des parties qui se réparent à la fin de la description des divers modes de réunion qui ont lieu dans les tendons, les os, etc.

La réunion immédiate dans ces parties similaires est loin de se faire de la même manière dans tous les organes, et cela est si vrai, qu'elle est lente dans certains, et rapides dans d'autres; enfin, il est des tendons qui ne se réunissent pas, des cartilages, des fibro-cartilages qui ne subissent aucun changement apparent ou latent de réunion immédiate entre leurs lèvres affrontées.

Les muqueuses ne se réunissent jamais lorsqu'elles sont mises en contact, et cela en raison de leur organisation complexe, des nombreux éléments, si disparates et si dissemblables et de leurs fonctions.

Aussi n'est-ce pas là un organe similaire, puisqu'il y a sécrétion et exhalation : deux conditions qui se contrarient et qui ne permettent pas de tenter avec avantage la réunion immédiate des muqueuses. La réunion ne s'opère dans les organes revêtus de muqueuse, qu'à la condition que celle-ci soit détruite ou désorganisée.

Comme parties similaires qui se réunissent merveilleusement, parce qu'elles exhalent une lymphe en abondance, ou du sang très-plastique, nous trouvons les membranes séreuses, les tendons.

Réunion des membranes séreuses.

Malgré la facilité avec laquelle ces membranes fournissent un liquide plastique, il serait impossible d'obtenir la réunion immédiate, en les mettant en contact par chacun de leurs bords minces, par cela même que cette excessive minceur ne permet pas l'accolement direct. Il y a donc une condition nécessaire pour que le liquide plastique, déposé sous l'influence d'un frottement, d'une irritation, serve à établir la réunion des séreuses. Il est évident que le problème se résout d'une manière simple, en réfléchissant à ce qui se passe, lorsque, dans les expériences sur les animaux, on voit celles-ci adhérer si rapidement, en les mettant en rapport dans une certaine étendue. Il suffit de les adosser dans l'étendue d'une ligne ou d'une demi-ligne pour que le grand phénomène de la réunion s'obtienne. Sans adossement des séreuses ou inflexion de ces membranes, la réunion immédiate n'est pas possible.

Réunion du tissu cellulaire.

Toute membrane cellulaire qui entoure les organes creux est susceptible d'exhaler un liquide plastique; lequel sert à la cicatrisation immédiate toutes les fois qu'on a adossé ces diverses parties entre elles.

Soit qu'on ait adossé les séreuses, soit qu'on ait infléchi les parois d'un organe enveloppé de tissu cellulaire, le résultat de l'adossement est l'exhalation d'un liquide plastique qui, après avoir subi certaines métamorphoses, se confond si intimement avec le tissu des membranes séreuses ou celui de la gaîne cellulaire, qu'il est impossible de distinguer le tissu primitif du tissu secondaire.

Les autres organes similaires, c'est-à-dire les tendons et les os, n'offrent certainement pas la simplicité de structure des membranes séreuses et du tissu cellulaire; aussi n'est-ce pas tout à fait sous ce point de vue que je m'en occupe ici, mais bien parce que les uns sont plus ordinairement entourés d'une gaîne séro-cellulaire, et parce que les autres sont enveloppés d'une partie régénératrice (périoste), qui produit aussi facilement un liquide réparateur que les membranes séreuses.

CHAPITRE IX.

DE LA RÉUNION IMMÉDIATE DES TENDONS.

Pour étudier avec fruit ce qui se passe dans les tendons divisés, il est indispensable de donner quelques aperçus sur l'anatomie et les fonctions de ces organes.

Une connaissance de structure surtout et la physiologie des tendons fourniront, je le crois du moins, le moyen d'éclairer le pathologiste sur le mécanisme de la grande question de la réunion immédiate.

Nous verrons que le plus ordinairement les tendons se réunissent par le premier mode ; ce sont ceux qui sont entourés par une gaîne cellulo-fibreuse complète, et il ressortira des recherches que nous exposerons, qu'il en est d'autres qui peuvent se réunir par le second mode, c'est-à-dire par de la lymphe et un travail d'irritation.

J'ai l'espoir de démontrer jusqu'à l'évidence que certains tendons se réunissent sans trace d'inflammation et seulement par le dépôt sanguin, et d'autres par de la fibrine spontanément coagulable qui reconnaît pour origine un travail d'irritation.

Ce qui va suivre aura rapport :

1° A l'anatomie des tendons ;

2° A leurs fonctions ;

3° A la réunion immédiate par du sang ;

4° A la réunion immédiate par de la lymphe.

CHAPITRE X.

DE LA RÉGÉNÉRATION DES TENDONS ET DE LEUR CICATRISATION.

Il n'entre pas dans mon plan d'exposer l'anatomie des tendons ; leurs altérations peuvent être facilement suivies en raison de leur position superficielle et de leur simplicité de composition. Je parle des *gaînes* et des *vaisseaux* des tendons, parce qu'ils ont une véritable importance pratique et qu'ils offrent un lien intime avec les phénomènes physiologiques, pathologiques, dont il sera question bientôt.

1° *Gaînes des tendons.* — Depuis Béclard, les anatomistes ont attaché surtout le nom de *gaînes des tendons* aux anneaux aponévrotiques et aux expansions membraniformes de nature fibreuse, qui maintiennent les tendons à leur place. Ils ont trop oublié qu'en réalité ce nom doit avoir une signification moins limitée. Les faits anatomiques et l'étude physiologique démontrent, en effet, que la composition de ces gaînes est plus complexe qu'on ne pense, et qu'elles se composent, non-seulement d'une couche de tissu fibreux aponévrotique, mais encore d'une seconde membrane ou enveloppe de nature différente qui, formant pour ainsi dire la première, constitue véritablement la gaîne immédiate du tendon.

J'insisterai peu sur le premier feuillet qui semble avoir plus particulièrement fixé l'attention des anatomistes. On peut s'assurer que ce feuillet fibreux est le plus souvent une expansion de l'aponévrose, qui forme une enveloppe générale aux muscles des membres, laquelle, se moulant en quelque sorte sur le tendon, l'accompagne jusqu'à sa terminaison et sert à l'assujettir et le fixer à son point d'insertion.

Mais la seconde membrane dont se composent les gaînes tendineuses, celle qui forme la doublure du feuillet aponévrotique dont il vient d'être parlé, est bien plus intéressante à étudier et mérite surtout d'une manière plus sérieuse, l'attention du chirurgien.

Tous les muscles, comme on le sait, sont entourés par une membrane cellulaire générale qui forme autour d'eux une sorte d'atmosphère. Or, de même que l'aponévrose générale du membre se prolonge des muscles sur les tendons, pour fournir le feuillet fibreux des gaînes, de même c'est la membrane cellulaire générale qui, se prolongeant à son tour sur les cordons tendineux, les entoure et les sépare de leur gaîne aponévrotique.

Cette gaîne immédiate des tendons tire donc son origine de la gaîne cellulaire des muscles.

Elle forme, tantôt une véritable membrane dartoïde, d'autres fois une sorte de bourse terminée en cul-de-sac, qui fournit un liquide lubrifiant à l'aide duquel s'opère le glissement libre et facile du tendon.

Dans quelques cas, on voit cette gaîne cellulaire envoyer entre les faisceaux tendineux des expansions qui adhèrent si fortement à ces faisceaux, qu'elles semblent plutôt constituer une poche particulière et isolée, qu'être un prolongement de la gaîne du muscle.

L'anatomie nous a montré encore que partout où cette disposition existe et où l'on trouve une bourse muqueuse, il y a une adhérence intime entre le tendon et la gaîne cellulaire.

On peut enfin s'assurer, et dès à présent nous pouvons présenter ce fait comme une règle générale, que dans les mêmes circonstances on rencontre beaucoup de vaisseaux artériels, et que c'est sur ces points du système tendineux que s'observe la vascularisation la plus remarquable.

2° *Vaisseaux des tendons.* — Il résulte de ce qui précède, que la vascularité des tendons est en rapport avec la manière dont leur gaîne immédiate est disposée.

Elle est d'ailleurs proportionnée à l'étendue du tendon, à son siége et à ses fonctions.

Les tendons reçoivent-ils des artères directement, ou bien ces vaisseaux ne parviennent-ils jusqu'à eux que par voie indirecte et après s'être répandus et ramifiés d'abord dans les parties environnantes? Arrivent-elles en traversant les gaînes tendineuses ou par d'autres voies?

On peut établir en principe que les tendons ne reçoivent qu'indirectement des vaisseaux, et que le sang qui les nourrit leur parvient plus encore par les deux extrémités d'insertion musculaire et osseuse, que par l'intermédiaire des gaînes.

Le tendon d'Achille, seul, m'a paru recevoir directement des vaisseaux. J'ai vu deux branches artérielles du volume d'un fil de soie, s'y distribuer généralement par sa face postérieure; encore faut-il ajouter que, dans plusieurs cas, elles ne parvenaient jusqu'au tissu tendineux qu'après avoir alimenté le tissu adipeux voisin. Enfin, j'ai presque constamment observé une branche qui se rend au tendon en question, d'une artère calcanéenne, et cette branche, de même que les précédentes, avant d'arriver au tendon, se ramifie dans le tissu adipeux.

L'examen anatomique démontre encore que la partie des tendons qui est en rapport avec les articulations, reçoit une quantité de vaisseaux beaucoup plus considérable que les parties éloignées des jointures. C'est ainsi que les tendons très-longs et grêles qui sont revêtus par une membrane lisse et lubrifiée par un liquide onctueux, ne reçoivent qu'un très-petit nombre de vaisseaux nourriciers : tel sont, par exemple, les tendons des longs fléchisseurs des doigts, et certains tendons fléchisseurs des pieds. Au contraire, les tendons qui sont entourés par une lame cellulaire, ceux qui sont largement épanouis et fixés autour d'une grande articulation, comme au genou, au coude, à la partie antérieure ou postérieure du cou-de-pied, reçoivent une remarquable quantité de vaisseaux.

En un mot, partout où se rencontrent une gaîne cellulaire forte, des muscles puissants, des cordons tendineux considérables, là aussi se présente une vascularisation notable.

On peut établir trois catégories dans le mode de distribution des vaisseaux aux tendons.

Voici, en peu de mots, les traits les plus remarquables que présente chacune des catégories.

Dans la première, qui se rapporte surtout aux tendons volumineux, à gaîne épaisse, et se rattachant à un grand nombre de fibres musculaires, les vaisseaux arrivent au tissu du tendon par le périoste ou par le muscle d'où le tendon dérive. On observe, en effet, en étudiant la disposition des vaisseaux musculaires, que ceux-ci, par une distribution ascendante et descendante, tendent à gagner du centre aux deux extrémités terminales du muscle. Ce mode de distribution se peut suivre d'autant plus loin, que les fibres musculaires descendent davantage sur le tendon et que la gaîne de celui-ci est plus cellulaire, comme on le voit aux tendons du crural antérieur du triceps, des jumeaux et soléaires réunis. Dans ces cas, on voit distinctement les vaisseaux qui ont accompagné les fibres musculaires gagner la superficie du tendon, s'enfoncer ensuite dans sa profondeur et s'y ramifier sous forme de conduits très-fins et très-déliés.

Dans la seconde catégorie, qui comprend les tendons longs, aplatis, protégés par une expansion aponévrotique doublée d'un épanouissement cellulaire, on peut mieux constater le mode d'arrivée des vaisseaux qui parviennent au tendon par son insertion osseuse. Les artères articulaires sont celles qui, généralement, fournissent des ramuscules pour cette destination. Tantôt on voit ceux-ci parvenir directement et immédiatement aux tendons; d'autres fois, après s'être ramifiés dans le périoste, ils gagnent le point d'insertion des fibres tendineuses et là, lorsque l'injection a bien réussi sur le cadavre, on est frappé, en général, de l'abondante vascularisation de cette partie du cordon tendineux. Cette vascularisation est, du reste, en rapport avec celle de la membrane d'enveloppe des os. C'est chez les enfants et les jeunes sujets que cette disposition est surtout très-prononcée.

La troisième catégorie est formée par les vaisseaux qui se rendent aux tendons par l'intermédiaire de leurs gaînes d'enveloppe. Deux cas se présentent dans ce mode de distribution : lorsque la double gaîne cellulo-fibreuse est serrée et pour ainsi dire collée aux tendons, les vaisseaux qui s'y répandent parviennent promptement et directement à celui-ci, quoique par des réseaux extrêmement fins.

Lorsque, au contraire, le tendon glisse dans une gaîne séreuse, lâche, les vaisseaux semblent se terminer dans cette même gaîne, et l'on n'en peut suivre qu'un très-petit nombre jusqu'au tendon lui-même. C'est ainsi que l'on voit à peine quelques vaisseaux dans les longs fléchisseurs des doigts.

En résumé, ce que je viens de dire sur les vaisseaux des tendons peut être formulé dans les propositions suivantes :

1° La vascularisation des tendons est très-variable.

2° Elle est d'autant plus grande que le sujet est plus jeune.

3° Elle est plus grande aussi dans les tendons qui entourent les articulations larges et sont enveloppés d'une double membrane fibro-cellulaire, que dans ceux qui sont longs et revêtus d'un sac séreux ou d'une bourse muqueuse.

4° Les vaisseaux arrivent aux tendons : 1° par le muscle ; 2° par le périoste ; 3° par les gaînes proprement dites.

5° Les vaisseaux provenant du muscle sont plus considérables que ceux des autres origines.

Ajoutons que si l'on voit les vaisseaux se répandre à la surface des tendons, et que si l'on peut s'assurer qu'ils pénètrent dans leur substance, ce n'est qu'avec la plus grande difficulté qu'on peut les suivre dans la profondeur de celle-ci, surtout lorsque les fibres tendineuses sont très-rapprochées entre elles, et là où le tendon éprouve un frottement considérable, la délicatesse des vaisseaux devient si excessive, qu'on est tenté de dire qu'il n'y en a pas de traces.

Je traiterai de la physiologie des tendons, comme j'ai fait de leur anatomie, en ne m'arrêtant qu'à des points qui offrent un intérêt pratique.

Les tendons sont-ils des parties uniquement destinées à la transmission des mouvements et à la fixation des muscles aux leviers osseux? Ne possèdent-ils pas, au contraire, une sensibilité et une action propres?

L'un des principaux caractères du tissu des tendons, caractère indispensable au rôle mécanique qu'ils ont à remplir entre les os et les muscles, c'est l'inextensibilité et la force de cohésion. Ce caractère est si tranché, qu'on les voit, lorsqu'on leur fait subir un trop fort tiraillement, se rompre plutôt que de céder et de se laisser distendre.

Il ne faut pas oublier cependant qu'on peut voir les tendons éprouver un certain degré d'allongement lent, de même qu'ils subissent un raccourcissement; mais il est évident, dans ce cas, que le changement de longueur n'est pas dû à une propriété inhérente à la fibre tendineuse; c'est toujours un fait anormal, lié à un état pathologique ou à une modification dans le mode de nutrition.

Nutrition. — Au point de vue de la nutrition, les tendons sont sous l'influence des mêmes lois que les autres organes vivants; il est certain seulement que la nutrition et la vitalité n'y sont pas les mêmes à toutes les époques de la vie; ils sont cependant susceptibles de réparation, différant en cela essentiellement des cartilages articulaires qui, une fois divisés, ne se réunissent pas, et qui, une fois détruits, ne paraissent pas se reproduire.

Sensibilité. — On a longuement discuté, sans s'entendre, sur la sensibilité des tendons, et on les a tour à tour doués et privés de cette propriété vitale. Généralement, on les a comparés aux cartilages, à l'émail et aux divers produits inorganisés que l'on trouve dans le corps humain ; comparaison mal fondée, car ces derniers ne sont que de simples dépôts, tandis que les tendons sont de vrais organes puisqu'ils renferment en eux tous les éléments de la nutrition.

Mais pour qu'un organe soit doué de sensibilité, il ne suffit pas qu'il possède la nutrition ; il faut qu'il reçoive des nerfs, élément indispensable de toute sensibilité. Or, comme nous le verrons bientôt, les tendons ne reçoivent pas de filets nerveux. Leur continuité avec les muscles avait pu faire croire à leur sensibilité, mais ces fausses apparences n'ont pas tenu devant les lumières apportées par les vivisections.

Haller, le premier, par une série d'expériences rigoureuses, a établi péremptoirement l'insensibilité des tendons : « J'ai pris, dit-il, des animaux, et après avoir mis » à nu la partie que je voulais examiner, j'ai attendu que » l'animal cessant ses mouvements et ses plaintes, fût dans » un état de tranquillité. Alors, j'ai irrité cette partie avec » le souffle, la chaleur, l'esprit-de-vin, le scalpel, la pierre » infernale, l'huile de vitriol, le beurre d'antimoine. J'ai » examiné alternativement si en touchant, en coupant, en » brûlant, en lacérant cette partie, l'animal perdait sa tran» quillité, s'agitait, retirait la partie blessée, s'il venait » quelque convulsion, ou si rien de tout cela n'avait lieu. » Quel qu'ait été l'événement de ces différents essais, je l'ai » rapporté exactement sur mes mémoires. Que m'importe, » en effet, que la nature décide d'une façon ou d'une autre! » Et n'y aurait-il pas de la folie à hasarder la réputation » d'observateur fidèle et éclairé, pour un fait imaginaire » dont l'expérience la plus simple prouverait le faux à un » autre anatomiste qui voudrait la réitérer ? »

Voici, maintenant, les résultats observés par le grand

physiologiste de Berne, dont je tiens à citer encore textuellement les paroles, persuadé qu'elles doivent convaincre les hommes encore enclins aujourd'hui à professer ce doute qu'ils appellent à tort philosophique, puisqu'il résiste à l'évidence d'une démonstration matérielle.

« L'animal, dit Haller, dont on brûlait, lacérait, piquait » le tendon, restait tranquille sans donner la moindre » marque de douleur, et, quand on le lâchait, pourvu que » le tendon ne fût pas absolument coupé, il marchait avec » facilité et sans peine. J'ai vu un chien à qui l'on avait percé » dans le milieu les deux tendons d'Achille, marcher à deux » pieds, et un chevreau à qui j'avais coupé les mêmes ten- » dons à demi, se promener librement. Je gardai un autre » chien qui n'avait d'entier que le tendon soléaire seul et » dont ceux des muscles gastro-cnémiens, après leur section, » s'étaient retirés et formaient des nœuds, je ne remarquai » aucun symptôme extraordinaire; aussi les plaies des ten- » dons sont celles qui se guérissent avec le plus de facilité, » sans aucun secours et sans aucun accident, de sorte qu'il » n'y a rien d'étonnant dans l'observation de M. de la Faye » qui a vu le tendon du biceps coupé sans que le mouve- » ment du bras en fût altéré.

» On ne peut pas, ajoutait Haller, blâmer S. Vesling et » quelques autres d'avoir hardiment recommandé la suture » du tendon, et M. Bienaire de l'avoir hasardée après en » avoir fait l'essai sur un chien. M. Zimmermann n'a » trouvé aucun sentiment dans l'aponévrose de l'abdomen » en la touchant avec de l'huile de vitriol. »

Ainsi, les expériences de Haller venaient directement à l'encontre des opinions professées par la Faye, par Heister, par Garengeot, et pour ramener à la vérité, ce n'était pas trop d'une autorité semblable, à une époque où il était admis, non-seulement que les tendons étaient sensibles et, par conséquent, douloureux lorsqu'ils étaient intéressés, mais encore que leur lésion était grave et dangereuse. Haller avait cherché dans l'anatomie elle-même les raisons des différences capitales qu'il observait entre la vive sensibilité des muscles et la complète insensibilité du tendon. Il les trouvait présentement dans l'abondance des filets nerveux au sein du tissu musculaire, et dans l'absence de ces filets dans le tissu du tendon. Je n'insisterai pas sur la démonstration de ce fait anatomique qui ne peut pas être sérieusement contesté. Je dirai seulement, qu'en admettant que les tendons ne sont point pénétrés par des nerfs, je me suis assuré qu'on en trouve à leur surface. Il m'a semblé même, en examinant quelques-uns de ces faisceaux aponévrotiques qui servent à former les gaînes, que des filets nerveux s'y engageaient avant leur terminaison. Or, ce fait permettrait d'expliquer jusqu'à un certain point cette impression douloureuse que les malades accusent au moment de la rétraction des deux bouts d'un tendon coupé par la ténotomie. Il me paraît établi que les tendons sont insensibles ; toutefois, il est des hommes de l'art qui ont déclaré avoir découvert de la sensibilité morbide dans des tendons sur lesquels on n'avait jamais démontré l'existence de cette propriété.

L'illustre investigateur, secrétaire perpétuel de l'Académie, M. Flourens, a, par des vivisections intéressantes, cru avoir prouvé que les tendons peuvent devenir sensibles.

Je me suis rendu, le 30 octobre 1861, au laboratoire du Jardin des plantes pour assister à des expériences de M. Flourens, exécutées par M. le docteur Philippeau et destinées à démontrer que si les tendons ne sont pas sensibles à l'état sain, ils le deviennent à l'état morbide. Deux cochons d'Inde et un chien ont servi à ces expériences.

Sur le premier cochon d'Inde M. Philippeau a mis le tendon d'Achille a nu, et après l'avoir isolé de sa gaîne et soulevé à l'aide d'une sonde, il a pu le serrer entre les mors d'une pince sans que l'animal manifestât la moindre douleur.

Sur le second cochon d'Inde les deux tendons d'Achille avaient été mis à nu depuis plusieurs jours, et se trouvaient sous l'influence d'un travail inflammatoire. Malgré cela ils ont pu être serrés entre les mors d'une pince sans que l'animal manifestât aucune douleur.

Enfin, on a apporté un petit chien sur lequel le tendon d'Achille a été mis à nu il y a cinq jours. Il existe au niveau de l'endroit où l'opération a été pratiquée, une plaie longue de 3 à 4 centimètres, recouverte de bourgeons charnus, volumineux, au milieu desquels le tendon se trouve caché.

A peine touche-t-on ces parties que l'animal pousse des cris aigus et s'agite violemment. Il en est de même lorsque M. Philippeau veut soulever le tendon et passer au-dessous une sonde, ou lorsqu'il le serre en comprenant entre les mors de la pince le tendon et les bourgeons charnus qui le recouvrent. La section du tendon lui-même ne donne lieu à aucune douleur.

Cette expérience prouve que ce n'est pas le tendon qui devient sensible, mais bien la gaîne enflammée.

Le 7 novembre 1861, je pratique sur un chien de moyenne taille, une incision sur la partie postérieure du côté gauche du tendon d'Achille. L'incision ne comprend du premier coup que l'épaisseur de la peau et est accompagnée, comme à l'ordinaire, d'une très-vive douleur qui arrache des cris à l'animal. Les couches sous-jacentes sont coupées successivement et avec une grande précaution jusqu'au tendon d'Achille. Pendant ce temps, l'animal ne manifeste que les signes d'une douleur assez faible, douleur qui augmente très-sensiblement au moment où je pince les lèvres de la gaîne pour l'isoler du tendon. Cet isolement terminé, je puis pincer, lacérer, couper le tendon, sans que l'animal manifeste en aucune façon en avoir conscience. Si, au contraire, je saisis la gaîne entre les mors de la pince, ou que je la tiraille en divers sens, l'animal pousse des cris. Il en est de même si après avoir isolé la gaîne, je la lie fortement autour du tendon.

La même expérience faite sur un cochon d'Inde m'a donné les mêmes résultats.

La dissection pouvait faire prévoir tous les phénomènes observés dans ces vivisections.

Sur le chien on observe autour de la gaîne du tendon d'Achille, de nombreux filets nerveux qui proviennent des nerfs saphène externe et tibial postérieur. Le nerf saphène interne s'épuise dans les téguments de la partie antérieure du membre. Le saphène externe longe l'interstice des deux jumeaux, et arrivé au niveau de la partie supérieure du tendon d'Achille, se divise. Une branche considérable se porte entre les muscles de la région profonde et le tendon d'Achille, et se jette tout entière dans le nerf tibial postérieur qui longe le bord interne du tendon. Une autre branche beaucoup moins volumineuse se sépare immédiatement en de nombreux filets qui se répandent, sans s'y épuiser, dans la gaîne qu'ils abandonnent plus bas pour gagner ensuite les téguments du pied. Le nerf tibial postérieur fournit à la demi-circonférence interne de la gaîne des filets aussi nombreux et qui se comportent de la même manière que les précédents. Un de ces filets se dirige en avant du tendon d'Achille vers l'articulation astragalo-calcanéenne et vers le paquet adipeux qui sépare l'astragale de l'extrémité inférieure du tendon, ainsi que vers la petite bourse synoviale qui s'observe au-dessus du point d'insertion du tendon au calcanéum ; aucun filet nerveux ne se rend au tendon lui-même.

M. Périer, aide d'anatomie, a bien voulu m'aider dans ces dissections.

Les dissections faites sur de jeunes enfants m'ont permis de constater les mêmes dispositions anatomiques que chez les animaux. Le nerf tibial postérieur envoie aussi des filets nerveux à la gaîne ainsi que le nerf saphène externe. Chez l'homme, la gaîne du tendon d'Achille est aussi riche en filets nerveux que celle du chien et du cabiai, et le tendon ne reçoit aucun filet.

Il y a plus d'un siècle que l'on regardait les tissus blancs, et en particulier les tendons, comme très-sensibles, et en 1731, Garengeot dans son *Traité des opérations*, a exposé son opinion sur la sensibilité des tendons, qui est tellement vive, suivant lui, qu'elle peut produire la mort lorsqu'ils sont blessés. Il regarde les plaies des tendons comme funestes. Il parle des moyens qu'employaient, à son époque, les bons chirurgiens pour prévenir la mort en pratiquant la section complète des tendons pour faire cesser les douleurs : le calme se rétablissait après cette opération, parce que toute sensibilité avait cessé d'exister.

Mais lorsque le tendon est déchiré, coupé à moitié, ou piqué, on voit, dit-il, survenir au malade des douleurs très-violentes, une fièvre continue, le délire, des convulsions, et d'autres accidents très-fâcheux.

Plus tard l'opinion changea, et ce qui avait été démontré comme une vérité fut bientôt regardé comme une erreur.

Le grand Haller se mit à l'œuvre, et prouva d'une manière incontestable, par des vivisections très-bien faites, que les tendons et les aponévroses étaient insensibles.

Tous les observateurs qui depuis lors se sont occupés de ce sujet, ont reconnu la vérité de ce que Haller avait avancé.

Cependant des observateurs dignes de foi ont pensé que les tendons étaient sensibles pendant leurs maladies, et c'est précisément là ce qui établit la différence entre leur manière de voir et la mienne. Je ne pense pas, en effet, qu'une partie insensible dans l'état sain, puisse devenir sensible lorsqu'elle devient malade. L'élément qui donne la sensibilité et qui n'existe pas dans l'état sain, n'a pas pu, suivant moi, se développer de toutes pièces sous l'influence de la maladie.

D'ailleurs j'ai fait depuis quinze ans des expériences qui ne me paraissent laisser rien à désirer ; et toutes les expériences de Haller que j'ai répétées n'ont jamais révélé la moindre sensibilité des tendons.

Ce n'est donc que dans des exceptions et lorsque l'on a tiraillé une gaîne enflammée, ou que le travail inflammatoire a irrité les nerfs environnants, que le phénomène dont il s'agit a été produit.

Béclard admet que les tendons enflammés peuvent devenir sensibles.

La dure-mère est sensible par ce qu'elle reçoit des nerfs de la cinquième paire.

Avant de terminer cet aperçu sommaire de la physiologie des tendons, je crois devoir ajouter quelques mots sur leurs gaînes, dont il a été question au point de vue anatomique. Les usages de ces enveloppes se bornent-ils, comme on l'a vu déjà, à prévenir des déplacements dangereux, à favoriser le glissement, les frottements moins fatigants, à coopérer, par leur vascularité, à la nutrition des tendons ?

Je dois dire tout d'abord que les expériences que je rapporterai dans la suite prouvent clairement qu'il faut aller chercher ailleurs que dans les gaînes, les éléments essentiels de cette régénération. On doit admettre, cependant, que les gaînes et le tendon lui-même peuvent contribuer, dans une certaine mesure, à la réparation de la partie détruite. Haller, dont je me plais ici à suivre la trace lumineuse aussi longuement que le permettent les limites de ce travail, a donné un aperçu de ce mode de réparation dans le passage suivant :

« Les blessures des tendons, de quelque nature qu'elles » soient, ne doivent occasionner aucune crainte. La section » d'un tendon considérable peut faire boiter un malade ou » le priver de l'usage d'un membre sur lequel les muscles » n'ont plus d'action, mais cet accident est le seul qu'on » doive craindre. Quelquefois même la nature y remédie » tellement, par le secours des muscles voisins ou par une » *nouvelle toile cellulaire*, que le mouvement de cette » partie se fait avec la même facilité qu'auparavant. J'ai » vu une *nouvelle cellulosité bleuâtre* renaître en peu de » jours et réunir les bouts coupés du tendon d'Achille chez » un chien. Dès qu'elle fut née, l'animal ne se sentit plus » de son malheur et sauta avec la même facilité qu'aupa- » ravant sur les chaises et les tables. »

Ce passage prouve déjà que les tendons coupés se reproduisent, et, tout au moins, qu'il se produit après leur section une *lame cellulaire* qui fait l'office du tendon naturel.

Passons à l'historique des théories qui jusqu'à présent ont eu cours dans la science.

Mon but est de faire connaître les recherches qui ont été

soumises à l'attention des savants et de préciser les époques auxquelles elles ont paru. Chacun reconnaîtra ainsi son travail et pourra le comparer, s'il en a le désir, avec ceux qui l'ont précédé ou qui l'ont suivi.

CHAPITRE XI.

DES THÉORIES RELATIVES A LA RÉGÉNÉRATION ET A LA CICATRISATION DES TENDONS.

« Il y a environ un siècle que l'on se préoccupait de la réunion des tendons divisés, et que l'on conseillait de mettre les bouts en contact par la suture, sans jeter les yeux sur le mécanisme de leur réunion. Ce n'est que plus tard que cette question a intéressé les physiologistes et les pathologistes.

» Haller et Hunter ont parlé de la réunion des tendons, mais ils ne se sont occupés, pour ainsi dire, que du fait en lui-même, et Palmer, annotateur de Hunter, a surtout insisté sur l'endurcissement du tissu cellulaire et même son ossification, comme rétablissant la continuité entre les deux bouts du tendon.

» En France, en Angleterre et en Allemagne, on a éclairé cette grande question du mode de réunion des tendons à l'aide de la ténotomie. On a recherché ce qui se passait après cette opération, et comment se rétablissait la continuité du tendon. Pour cela, des expériences ont été entreprises par des hommes habiles : Stromeyer, Hamon, Duval, Bouvier, Jules Guérin, etc. L'observation sur l'homme et les vivisections intéressantes faites sur les animaux ont cependant conduit ces excellents observateurs à des résultats contradictoires. Nous rapporterons textuellement leurs opinions pour ne rien changer au fond de leur pensée.

» C'est ainsi que les uns ont admis un médium représenté par le tissu cellulaire qui se durcissait, les autres la déposition du sang, d'autres de la lymphe coagulable, les autres une modification dans l'état du muscle après la section du tendon, et d'autres un mélange de lymphe, de sang.

» On lit dans Hunter (1), au sujet de la réparation des tendons d'Achille :

« La rupture du tendon d'Achille ne s'accompagne que
» de peu d'inflammation. On observe un empâtement géné-
» ral vers la partie inférieure de la jambe et le cou-de-pied ;
» l'extravasation sanguine donne une coloration noire à la
» peau, et la lymphe coagulable qui s'est infiltrée dans les
» tissus les rend fermes au toucher. Cette induration du
» tissu cellulaire devient plus prononcée de chaque côté au
» niveau de la rupture, et contribue à maintenir le tendon
» à sa place. Cette inflammation n'exige à peu près aucun
» traitement particulier quand le pied est dans une position
» convenable. »

» J. Palmer, annotateur de Hunter, ajoute la note suivante (2) :

« En raison du peu de vitalité des parties tendineuses,
» la guérison parfaite se fait en général longtemps attendre,
» et il s'écoule plusieurs mois avant que l'organisation défi-
» tive du *médium* unissant soit effectuée. Les plaies des
» tendons par simple excision, comme dans l'amputation,

(1) Trad. Richelot, t. I, p. 493.

(2) Page 434 (25-6).

» guérissent sans difficulté; mais la guérison des tendons » rupturés est un phénomène beaucoup plus lent, ce qui » dépend de la lenteur avec laquelle s'opère le travail de » reproduction dans ces parties. D'abord, la réunion est » opérée par le tissu cellulaire qui, peu à peu, devient dur » et plus résistant.

» Très-souvent, ce tissu s'ossifie, comme cela est arrivé » chez Hunter lui-même. Dans beaucoup de cas, il reste » un noyau fibro-cartilagineux qui ne revêt jamais le carac- » tère tendineux. »

» Ainsi, l'habile chirurgien anglais n'a étudié que les phénomènes les plus généraux et les plus extérieurs qui suivent la rupture des tendons, et son annotateur, tout en s'occupant de la réparation de cet organe, à l'aide d'un *médium* qu'il croit formé surtout par un tissu cellulaire, ne paraît pas se douter de la régénération du tissu tendineux proprement dit.

» La ténotomie a permis de nos jours d'étudier ces questions de beaucoup plus près. En Allemagne, dans une thèse (1) accompagnée de dessins qui, malheureusement, font mal comprendre ce qui s'observe dans les vivisections, F. A. d'Ammon soutient qu'après la section d'un tendon, les bouts divisés se rétractent, surtout le bout supérieur; que du sang s'interpose entre ces bouts en assez grande quantité pour remplir l'intervalle qui existe entre eux, que ce sang se coagule et devient de plus en plus solide.

» Puis (au bout de deux jours), de la lymphe plastique est sécrétée autour du caillot qui est pénétré par elle. Enfin, le nouveau produit s'organise, et, au bout de quinze

(1) *De Physiologia tenotomiæ*, Dresden, 1837. Traduit dans *l'Expérience*, 20 décembre 1837.

jours, la solidité est assez grande pour que les fonctions du membre soient rétablies.

» Stromeyer, d'un autre côté, fait jouer un grand rôle à l'allongement musculaire après les sections des tendons, et n'admet entre les bouts divisés qu'un très-faible dépôt de substance nouvelle. « La contraction musculaire, dit-il, » persiste autant que le muscle est tiraillé par ses deux » attaches. Lorsque le tendon est divisé, le muscle est en » repos, et insensiblement il s'allonge pour venir rejoindre » le bout inférieur. La preuve de cet allongement est dans » le volume de la substance nouvelle qui se place entre les » deux bouts divisés. Dans un pied bot du plus haut degré, » par exemple, si le pied est entièrement renversé, le ten- » don d'Achille est fortement tiraillé. Lorsqu'on le coupe » et qu'on fait effort sur le pied pour le ramener dans sa » position normale, les deux bouts du tendon sont forte- » ment écartés. On peut, dans certains cas, placer tous les » doigts dans cet écartement. Après la cicatrisation, on sent » une substance intermédiaire à peine grosse comme une » forte bague, et, cependant, le pied a conservé sa position » normale. Comment expliquer ce phénomène, si ce n'est » par l'allongement musculaire? »

» En France, un médecin très-recommandable, M. Bouvier, a fait connaître le résultat de ses observations faites jour par jour, sur le mode de réunion des tendons chez les chiens. Je vais les citer textuellement (1) : « J'ai vu, dit-il, » du deuxième au troisième jour, la gaîne du tendon » épaissie et plus consistante que dans l'état naturel. Cette » gaîne forme une espèce de canal ouvert du côté seulement

(1) *Mémoire sur la section du tendon d'Achille dans le traitement des pieds bots* (*Mémoires de l'Acad. de médecine*, 1838, t. VII, p. 437).

» où l'instrument a pénétré, et embrassant à ses deux extré-
» mités les deux bouts du tendon qui fait saillie dans son
» intérieur. La surface interne de ce canal, fortement ecchy-
» mosée, et teinte d'un rouge vif et presque uniforme, est
» partout en contact avec elle-même ou avec les extrémités
» du tendon qui offrent à leur surface la même coloration.

» Le neuvième jour, la gaîne du tendon forme déjà un
» lien assez solide qui adhère à ses deux bouts. Sa substance,
» de couleur grisâtre, moins blanche que celle du tendon,
» n'offre point encore d'apparence de fibres. Son canal
» s'est rétréci et ne présente plus d'ouverture, celle qui a
» livré passage à l'instrument étant complétement fermée.
» Le plus souvent le canal est vide, et sa surface interne,
» d'une rougeur assez prononcée, est contiguë à elle-
» même. J'ai trouvé une fois sa cavité remplie de sang en
» partie liquide, en partie coagulé, qui lui donnait à l'ex-
» ploration une figure olivaire.

» Le douzième jour, la densité de la substance intermé-
» diaire a augmenté; son canal tend à s'effacer; les bouts
» du tendon sont encore distincts de cette substance qui leur
» adhère néanmoins dans leur plus grande étendue.

» Le dix-huitième jour, la nouvelle substance a la forme
» d'un cordon de même volume que le tendon, dont les
» deux bouts lui adhèrent fortement, quoique son aspect
» tranche avec le sien. Son canal est presque entièrement
» effacé, son tissu, serré, infiltré d'un peu de liquide séreux,
» commence à offrir une structure fibreuse.

» Le vingt-quatrième jour, la substance est assez sem-
» blable au tissu fibreux que j'ai trouvé sur l'animal qui
» m'a servi à cette époque, plus grêle que le tendon lui-
» même, dont les extrémités offraient un renflement consi-
» dérable qui tranchait encore davantage avec le peu d'é-

» paisseur de la nouvelle substance. Ce renflement des deux » bouts appartenait, non aux fibres tendineuses elles-mêmes, » mais à des prolongements du tissu fibreux nouveau qui » se trouvaient placés dans leur interstice, et qu'on pouvait » regarder comme du tissu cellulaire tuméfié, induré par » un travail inflammatoire trop intense. Il est donc probable » que la formation de ces petites tumeurs est un fait purement accidentel et, en effet, je ne les ai point rencontrées » sur les autres animaux que j'ai ouverts. La cicatrice tendineuse, longue de près de deux pouces, jouissait néanmoins d'une grande force de résistance ; elle adhérait solidement au tendon avec lequel seulement des fibres semblaient le continuer. Il n'existait plus autour d'elle aucune » trace du travail inflammatoire qui l'avait produite. Il » est probable qu'à la longue les deux bouts du tendon » auraient disparu et que son épaisseur serait devenue plus » uniforme.

» Enfin, sur un tendon qui avait été coupé trente-cinq » jours avant la mort de l'animal, la cicatrice intermédiaire » était parfaitement continue aux deux bouts, qui n'offraient » aucun renflement, et bien que la substance tendineuse » et la substance fibreuse nouvelle fussent encore très-distinctes l'une de l'autre.

» Sur un animal tué soixante-seize jours après la section, » le tendon offre à peu près la même apparence que le précédent, si ce n'est que la substance intermédiaire est encore plus solide. »

J'aurai à montrer par la suite que la nature médicatrice n'agit pas du tout de la manière indiquée par M. Bouvier ; mais avant d'entrer dans la discussion, je crois devoir continuer l'exposition des opinions qui ont cours dans la science.

Le docteur Vincent Duval a entrepris sur les animaux

une série d'expériences dont voici quelques extraits principaux (1) :

« Aussitôt, dit-il, que nous avons eu coupé le tendon » d'un lapin ou d'un chien, nous avons vu un vide se faire » sous la peau par la rétraction instantanée des muscles. » Quelques heures après, en visitant la section, nous avons » remarqué que le tissu cellulaire environnant et avoisinant » les extrémités du tendon divisé se remplissait de sang, » devenait rouge et enflammé, subissait enfin un état d'in- » filtration que nous avons toujours vu persister pendant les » trois à huit premiers jours.

» En même temps que nous avons observé cette infiltra- » tion des liquides blancs, il nous est quelquefois arrivé de » trouver entre les deux divisions un amas de matière rouge, » à peu près semblable à un caillot de sang qu'on aurait » lavé. De cette petite masse fibrineuse, quand nous la ren- » controns, nous voyons partir des filaments qui vont se » rendre au tissu cellulaire infiltré, et *vice versâ*. Trente- » six heures après la section, la substance de prolongement » avait parcouru tout le trajet d'une extrémité à l'autre et » réparé la solution de continuité, sous forme de mem- » brane ligamenteuse, toujours plus développée dans sa » partie supérieure que dans sa partie inférieure, ce qui » compliquait le commencement de sa formation autour » du fragment supérieur, et ce qui explique l'inégalité » des deux renflements que l'on sent sous la peau dans les » endroits répondant aux deux bouts du tendon coupé, le » lendemain et le surlendemain de l'opération.

» Le troisième et le quatrième jour, de nouvelles explo- » rations nous ont montré la substance intermédiaire con-

(1) *Traité pratique du pied bot*, 3e édition. Paris, 1859, p. 339.

» sidérablement épaissie, comme charnue, d'un rouge foncé » à l'intérieur et blanchâtre à l'extérieur. Du sixième au » huitième jour, elle offrait déjà une forme analogue à celle » du tendon lui-même. Sa circonférence était d'un gris » rougeâtre, et son intérieur encore rouge à cause de la » condensation de lames celluleuses. Entre le quinzième » et le vingtième jour, l'organisation ligamenteuse était » devenue complète, la rougeur avait disparu et le tissu de » nouvelle formation, résistant, solide, ne différait du ten- » don véritable que par sa blancheur un peu moins écla- » tante, et quelquefois aussi par une moindre épaisseur. »

L'opinion de M. Jules Guérin paraît à peu près identique avec celles de MM. d'Ammon et Duval. Ce médecin pense, en effet, qu'après la section du tendon, la lymphe plastique est le principal agent de la réunion.

« Le sang épanché dans cette plaie est divisé en deux » parties : l'une rentre dans la circulation, l'autre reste dans » la plaie et se coagule. Cette seconde partie abandonne » encore de sa substance à la résorption, de sorte qu'il ne » reste plus qu'un petit caillot fibrineux qui s'organise et » prend part à la vie générale. Le tissu cellulaire s'épaissit, » mais il n'a aucune importance dans la réunion des deux » bouts séparés. »

M. Phillips dit avoir tenté des expériences sur les chiens et les chevaux, et il atteste que ses résultats ont été semblables à ceux de M. Jules Guérin. Enfin, M. Pétry, vétérinaire belge distingué, a constaté chez divers animaux des effets semblables après la section tendineuse.

Je pourrais citer quelques faits qui ont rapport à la ténotomie, et qui, jusqu'à un certain point, pourraient se rattacher à l'ensemble des expériences ; mais comme cela m'entraînerait trop loin, sans se rattacher directement aux généralités de la science, je mentionnerai seulement un intéressant travail de MM. Demarquay et Leconte, intitulé : *De l'influence de l'air, de l'oxygène, de l'hydrogène et de l'acide carbonique, sur la guérison des plaies sous-cutanées.*

Dans ce travail, dont il a été donné connaissance à l'Académie des sciences, dans la séance du 25 avril 1859, on mentionne l'influence de ces gaz sur les tendons sectionnés.

Après avoir rapporté ces diverses opinions, qui laissent l'esprit flottant et plein de doutes, il me reste à chercher, à l'aide des faits, quelle est la véritable théorie. Mais qu'il me soit permis de dire encore, avant d'entrer dans l'exposé des faits, que les dissidences que nous trouvons parmi les auteurs tiennent moins à la diversité des cas, et aux difficultés réelles d'observer, qu'à l'impatience de trouver une explication, et au peu de persévérance et d'assiduité apportées à l'étude de la nature. Ainsi s'explique pourquoi les uns admettent l'existence constante d'un caillot sanguin entre les bouts des tendons divisés, et font jouer à ce caillot le rôle capital dans la réparation, tandis que d'autres n'ont pas même aperçu de traces de caillot. On comprendrait des dissidences quant à la forme, au volume et à la consistance du caillot, aux nuances de sa coloration; mais les contradictions sur la présence ou l'absence de cet élément essentiel ne peuvent tenir qu'à l'insuffisance de l'examen. N'est-ce pas de la même façon, et pour avoir trop vite cédé à une vue théorique, qu'on a admis une prétendue élongation des muscles après la section tendineuse, comme si un organe essentiellement rétractile pouvait, précisément alors qu'il est abandonné à toute sa puissance de rétractilité, s'allonger pour rétablir la continuité de ses parties divisées.

Au demeurant, et au milieu des différences d'opinion, un seul fait reste acquis à la science, à savoir : le rétablissement de la corde tendineuse après la division, et son rétablissement à l'aide d'un produit qu'on a diversement apprécié dans son origine, sa nature et le mécanisme de son évolution.

D'après les considérations sommaires d'anatomie et de physiologie qui forment, pour ainsi dire, le préambule de ces recherches, on peut juger que les tendons, de même que tous les tissus vivants, sont susceptibles d'éprouver un travail d'inflammation, et que ce travail doit souvent intervenir dans l'acte de la réparation après les solutions de continuité. On prévoit aussi que le processus inflammatoire doit y être généralement lent et toujours réglé sur le degré de vitalité des tendons.

Ce premier fait, de la présence ou de l'absence du travail inflammatoire dans la série de phénomènes à l'aide desquels les tendons se cicatrisent et se réparent, nous fournira un moyen de classer les divers modes de cette réparation. Ainsi, de même que l'on voit le type de l'inflammation différer suivant que le tendon a été coupé avec ou sans le contact de l'air, de même nous verrons le travail réparateur présenter des différences dans ces deux cas, et suivant qu'il y aura eu ou non suppuration.

Nous allons successivement étudier les phénomènes qui se présentent dans ces différents cas, c'est-à-dire :

1° Lorsque les tendons se réunissent par un produit intermédiaire déposé entre les deux bouts divisés : régénération ou reproduction ;

2° Lorsqu'ils se réunissent par un travail adhésif et sans suppuration : réparation ;

3° Enfin, lorsque la réunion se fait par bourgeonnement et après une suppuration plus ou moins prolongée : réparation.

CHAPITRE XII.

DE LA RÉGÉNÉRATION DES TENDONS.

Dans les articles qui suivront, il s'agira de la *cicatrisation* des tendons et du rétablissement de leur continuité, sans addition notable de substance organique nouvelle, tandis que, dans la reproduction ou régénération des tendons, le fait dominant consiste dans l'addition d'une certaine quantité de substance tendineuse de nouvelle formation.

Le travail à l'aide duquel cette reproduction a lieu, n'est pas moins admirable à observer, que celui qui se passe dans la fabrication première des organes pendant la vie embryonnaire.

Je vais aborder immédiatement l'étude de ce travail régénérateur, et je le suivrai attentivement dans tous les détails que l'observation permet de saisir, et dans toutes les périodes de son développement; j'ose espérer que mes efforts aboutiront à démontrer par quel mécanisme appréciable, et par quelles transformations successives, passe la matière nouvellement déposée pour arriver à la perfection tendineuse.

Je commencerai cette étude par des expériences, et je ferai connaître ensuite les phénomènes fournis par l'observation directe sur l'homme. J'irai ainsi au-devant d'une objection qui ne manquerait pas d'être élevée : si je ne rapportais que mes nombreuses vivisections, on dirait que c'est en établissant des analogies forcées, que nous avons conclu des animaux à l'homme.

Heureusement il m'a été possible de recueillir un certain nombre de faits qui ont d'autant plus d'importance, que la science n'a pas possédé jusqu'à ce jour de pièces d'anatomie pathologique relatives aux sections tendineuses, et surtout à la section du tendon d'Achille par la méthode sous-cutanée. L'examen attentif de ces pièces me paraît résoudre définitivement tout ce qui pourrait rester encore de douteux dans l'appréciation anatomique et physiologique de la régénération des tendons.

Je présenterai successivement la série des expériences qui montrent la régénération des tendons chez les chiens, et celle qui nous offre cette régénération parvenant à sa parfaite organisation chez de plus grands animaux.

Les expériences dont je vais rendre compte ont été faites à diverses époques, et je les ai variées et répétées souvent. Dans ces derniers temps, grâce à la bienveillance de l'illustre maréchal Vaillant, toujours prêt à obliger dans l'intérêt de la science, j'ai pu faire de nouvelles expériences sur de grands animaux ; elles me paraissent avoir complété mes recherches. MM. de Corbigni et Domergue ont été pour moi d'une obligeance et d'une bonté extrêmes. Je me plais à citer ici M. Niobey, jeune médecin habile et d'un mérite réel.

Dans ce chapitre, il sera question des faits qui ont rapport à la régénération des tendons, et je traiterai ensuite de l'évolution et des diverses métamorphoses qui ont lieu dans le produit avant sa complète organisation.

Les détails de chaque expérience permettront de démontrer que la reproduction des tendons n'a lieu qu'à de certaines conditions qu'il sera facile de comprendre, à mesure que l'expérimentation nous fournira des données suffisantes.

D'abord, pour que ce grand phénomène se produise, il faut que le tendon soit entouré d'une gaîne aponévrotique, puis d'une gaîne cellulo-vasculaire immédiatement appliquée sur le tendon. Ce sont ces dispositions anatomiques qui donnent au nouveau tendon sa forme et sa direction. Aussi avons-nous pris pour type de nos expériences le tendon d'Achille, qui offre ces dispositions au plus haut degré.

Nous avons pu établir en principe que, sous l'influence de cette structure, le tendon peut toujours avoir les caractères du tendon primitif, pourvu que le produit ne soit pas empêché dans sa formation par des causes diverses et qui se résument en l'absence du sang ou l'inflammation de la gaîne.

J'ai recherché sur les animaux vivants ce qui se passait heure par heure, jour par jour, et, en un mot, ce que devenait, sous l'influence du temps, ce liquide régénérateur.

1° Expériences sur les chiens. — Toutes les expériences qui vont suivre ont été pratiquées sur des chiens et des chevaux; je ne parlerai pas ici de celles que j'ai faites sur d'autres animaux, me réservant d'y revenir plus tard.

C'est par la méthode sous-cutanée que nos vivisections ont été exécutées. Nous ne ferons connaître que les détails nécessaires pour comprendre l'expérience, désirant n'ajouter rien d'inutile à la description.

1re et 2e *expériences*. — Le 9 octobre 1842, sur un bouledogue de forte taille, on a fait la section du tendon d'Achille du côté gauche, par la méthode sous-cutanée. Deux jours après cette opération, l'autre tendon d'Achille a été pareillement coupé, et, le 15 octobre, on a sacrifié l'animal.

A l'autopsie, on a trouvé, pour le premier tendon, un écartement de 3 centimètres environ entre les deux bouts divisés. La gaîne tendineuse ne présente aucune solution de continuité; son volume est à peu près le même que celui du tendon normal, au-dessus et au-dessous de la section. En ouvrant cette gaîne par une incision longitudinale, on voit qu'elle renferme une assez grande quantité de sang, dont une partie est ramassée en caillots, et dont l'autre, offrant des traces d'organisation bien manifeste, se trouve disposée en lames ou cloisons incomplètes étendues d'une paroi à l'autre du calibre de la gaîne. Ces cloisons incomplètes forment des cellules assez régulières, très-grandes, communiquant toutes les unes avec les autres ; leur nombre est de cinq à six environ. Elles contiennent plusieurs petits caillots sanguins ; la structure de ces cellules présente un aspect fibrineux.

Les parois de la gaîne sont épaissies, rouges, tapissées intérieurement par une couche de substance analogue à celle qui forme les cellules dont il vient d'être question. On voit aussi un pareil dépôt sur les extrémités tendineuses divisées. Cette substance que renferme la gaîne est d'un rouge noirâtre très-marqué, d'une apparence fibrillaire, d'une densité moyenne, et d'une élasticité déjà remarquable.

Le second tendon d'Achille, coupé quatre jours avant la mort de l'animal, n'offre pas un travail de réunion aussi avancé que le premier.

En examinant ce qui s'est passé, on trouve que la gaîne est encore épaissie, mais moins que la précédente. La continuité est parfaite; on ne retrouve pas le point par lequel l'instrument l'a pénétrée.

De même que la gaîne du premier tendon divisé, celle-ci renferme du sang, mais il est en partie solide, et en partie liquide. La partie liquide s'écoule en faisant l'incision de la gaîne ; quelques caillots, au contraire, restent logés dans les cellules en tout analogues aux cellules précédentes, excepté qu'elles sont moins parfaites. Cette trame organique semble formée aux dépens du sang qui se trouve renfermé dans la gaîne. Elle est beaucoup plus friable que la précédente.

Une partie même de cette trame se laisse entraîner par la simple immersion dans l'eau. Toutefois les brides les plus rapprochées des parois, étant plus solidement fixées, résistent à ces lavages, et peuvent même déjà supporter des tractions assez considérables sans se rompre.

3e et 4e *expériences.* — Le 11 septembre, sur un vieux bouledogue, on a fait la section sous-cutanée du tendon d'Achille, à la jambe droite ; cette section a produit un écartement considérable entre les deux bouts divisés, et de la claudication.

Une seconde expérience a été faite, sur le même animal, au bout de dix jours. Cette fois encore, la section du tendon d'Achille produisit la claudication, de la faiblesse, et de l'irrégularité dans les mouvements du membre. L'animal, après la double section, se traînait avec peine, le tarse appuyant comme la plante du pied sur le sol dans toute l'étendue de sa longueur. Sa démarche, accompagnée d'un balancement latéral du tronc, offrait quelque ressemblance avec celle du canard. Cette infirmité, au lieu de disparaître au bout de quelques jours (comme cela s'observait sur les autres chiens), a persisté chez celui-ci jusqu'à la mort.

Cet animal ayant été sacrifié le 7 octobre, voici l'état dans lequel se trouvaient les tendons.

1° *Tendon coupé en premier lieu.* — Malgré le long intervalle qui s'est écoulé entre cette section et la mort de l'animal (vingt-cinq jours), la réunion est incomplète. On trouve, en effet, entre les extrémités tendineuses une substance solide, d'un blanc jaunâtre, comme cartilagineuse dans les points les plus rapprochés des deux bouts divisés, plus molle, plus rétrécie et en moindre quantité vers la partie moyenne de cette substance intermédiaire.

Au voisinage des extrémités tendineuses, il y a un renflement notable, une sorte de noyau très-dur, intimement soudé avec le tendon. On observe un écartement de 3 centimètres environ. La substance de nouvelle formation paraît être parfaitement homogène dans toute son épaisseur, sauf une différence dans la densité, qui est d'autant plus considérable, qu'on se rapproche davantage des bouts divisés.

La gaîne tendineuse, facile à isoler au-dessus et au-dessous de cette nouvelle substance, semble se confondre avec elle au niveau de l'écartement.

2° *Seconde section.* — Ici, le travail de réunion est moins avancé. La substance de nouvelle formation est un peu plus molle et plus rouge que la précédente. Son volume, à peu près uniforme dans toute sa longueur, qui est de 2 à 3 centimètres, égale le volume du tendon d'Achille. Au centre de ce produit se trouvent les restes d'un caillot sanguin qui se confond avec lui et qui contribue à sa formation.

Cette substance jouit d'une élasticité remarquable et se trouve intimement unie et cicatrisée avec les extrémités de la section. La gaîne semble encore se confondre ici avec cette substance nouvelle, mais au-dessus et au-dessous, son isolement d'avec le tendon est chose très-facile.

5e *expérience.* — Le 20 octobre, on a fait sur un chien la section du tendon d'Achille. Trente-cinq jours après cette opération, l'animal a été sacrifié, et une injection de suif et de noir de fumée a été poussée dans l'aorte abdominale.

A l'examen de la pièce, on a trouvé le tendon dans l'état suivant :

Le tissu cellulaire sous-cutané, ainsi que la gaîne tendineuse sont imprégnés de sang noirâtre et de sérosité. La matière de l'injection n'a pas pénétré dans les petits vaisseaux qui entourent la gaîne tendineuse; elle est légèrement épaissie et se sépare facilement du tendon d'Achille, ainsi que du produit qui sert à rétablir sa continuité. Entre les bouts divisés, on trouve un écartement de 5 centimètres et demi, et cet espace se trouve en partie comblé par un tissu fibreux nouveau greffé sur les deux extrémités tendineuses. Ce produit est dur, d'un aspect plus terne que celui d'un tendon ordinaire; on n'y voit pas non plus cette disposition fasciculée qui caractérise les tendons proprement dits. Sa consistance est d'autant plus dense et plus ferme, qu'on l'examine dans le voisinage des extrémités du tendon.

A mesure qu'on s'éloigne de ces points, cette nouvelle substance devient plus rouge, et l'on y remarque des espèces de plaques sanguines assez bien circonscrites. Elle présente la forme de deux cônes dont la base est intimement adhérente aux deux bouts primitivement divisés, et dont les sommets libres n'arrivant pas tout à fait au contact laissent entre eux un espace de 9 millimètres environ.

Sans cet espace que l'on sentait très-bien à travers la peau, la réunion eût été parfaite.

Toutefois, on trouve dans ce point de nombreux filaments rougeâtres, disposés en une sorte de trame aréolaire. Ils sont étendus entre les sommets des deux cônes. On trouve encore une légère quantité de sang au centre de cette trame à cellules.

6e et 7e *expériences*. — Le 23 août, sur un chien fort et bien musclé, on a fait la section du tendon d'Achille à la jambe droite. Le 27 août, le tendon d'Achille du côté gauche a été divisé de la même manière, par la méthode sous-cutanée.

Le 8 septembre, l'animal a été sacrifié.

Premier tendon d'Achille droit. — Les deux extrémités tendineuses sont écartées de 6 centimètres environ, et le nouveau produit, qui les réunit, a de l'analogie, pour la forme, le volume et la densité, avec un tendon d'Achille ordinaire, et la continuité est bien rétablie. Cependant, un léger renflement existe au niveau de la section, et la densité le cède un peu à celle des deux extrémités divisées.

La couleur de ce nouveau tissu est plus terne et n'offre pas cet aspect blanc nacré qui caractérise les tendons. On n'y voit pas non plus de ces fibres réunies en faisceaux affectant une direction constante.

C'est un tissu homogène, dense et serré, qui se continue avec les deux bouts du tendon.

Il leur est si intimement soudé, qu'en exerçant une forte traction sur les bouts supérieur et inférieur du tendon d'Achille normal, le tissu de nouvelle formation paraît plutôt céder à la partie moyenne qu'au niveau des *soudures*.

Au centre de ce tissu, il n'existe plus aucune ride, ni aucune trace de caillot sanguin : c'est un tissu homogène dans toute son épaisseur.

La gaîne tendineuse est épaissie considérablement tout autour de ce nouveau tissu, et elle semble se confondre et former corps avec lui ; il est impossible de l'en séparer. Au-dessus et au-dessous de la section, au contraire, l'isolement devient facile, et à une légère distance, cette gaîne a repris tous les caractères normaux.

Il faut ajouter que le tissu de nouvelle formation, ainsi que la gaîne qui l'entoure, n'offre aucune trace de vascularité.

Deuxième tendon d'Achille gauche. — Ici le travail de réunion semble loin d'être proportionnellement aussi avancé que du côté droit.

En examinant ce tendon, on voit d'abord que les deux bouts sont distants l'un de l'autre de 4 centimètres. La gaîne, un peu épaissie au niveau de la section, forme une cavité cylindrique, un canal renfermant un petit caillot noirâtre, et un peu de sérosité. Ce canal n'est rempli qu'à demi par ce liquide, et en pressant légèrement sur ses parois, on les fait arriver facilement au contact sans résistance. Ici donc, la continuité est encore loin d'être rétablie avec les deux bouts.

Cependant ceux-ci donnent naissance à deux petits prolongements coniques qui marchent à la rencontre l'un de l'autre, et s'adossent par leur sommet. Ces deux petits cones charnus sont formés par la fibrine et sont déjà assez intimement fixés à leur surface.

8e *et* 9e *expériences.* — Le 15 août 1842, sur un bouledogue âgé de cinq ans, j'ai fait la section du tendon d'Achille gauche, à 1 pouce au-dessus du calcanéum, par la méthode sous-cutanée; aussitôt les deux bouts du tendon se sont écartés. L'animal, mis en liberté, a présenté de la gêne et de la faiblesse dans le membre opéré.

Le 19 août, quatre jours après la première expérience, j'ai coupé l'autre tendon d'Achille, par le même procédé et à la même hauteur, et j'ai pu encore observer de la faiblesse et de la claudication.

Le mardi, 23 août, le chien ayant été sacrifié, on a examiné les tendons.

Le premier tendon coupé présente sa gaîne parfaitement intacte, très-épaissie et infiltrée de sérosité jaunâtre qui a envahi le tissu cellulaire sous-cutané ambiant.

Ce tissu cellulaire sous-cutané semble former une seconde gaîne en dehors de la gaîne principale qui se trouve en quelque sorte doublée.

La gaîne du tendon renferme une assez grande quantité de sérosité, sans aucune trace de caillot sanguin. Ses parois sont épaissies, tapissées à l'intérieur par une membrane rouge.

Cet épaississement des parois de la gaîne rend son calibre peu considérable.

Les deux bouts du tendon sont également tapissés par cette membrane interne dont je viens de parler, et il semble même qu'elle envoie des prolongements entre les faisceaux tendineux. Aucun renflement n'existe au niveau de la section, et l'écartement des extrémités est de 2 centimètres à peu près.

Le deuxième tendon coupé offre une gaîne moins épaisse et moins dure. Elle est, comme la précédente, fermée de toutes parts et contient un caillot sanguin, solide, noirâtre, qui remplit exactement son calibre. Elle ne contient pas de sérosité; aucun tissu intermédiaire, aux deux bouts divisés, ne s'est encore formé.

10ᵉ *expérience.* — Le 7 août 1852, la section sous-cutanée du tendon d'Achille fut pratiquée sur la jambe gauche d'un fort chien de garde, âgé d'environ cinq ans.

Il n'y eut point d'écoulement de sang après l'opération, et la piqûre faite à la peau fut promptement cicatrisée.

Le chien marcha pendant quelques semaines, tenant en l'air le membre opéré, et ne commença qu'au bout d'un mois à poser le pied sur le sol.

Il parvint ensuite par degrés à recouvrir, quoique imparfaitement, l'usage du membre.

Cet animal boitait encore à l'époque où il fut sacrifié, c'est-à-dire le 4 novembre.

La peau de la jambe disséquée ne présente aucune adhérence avec les tissus sous-jacents, pas même dans le point qui a livré passage au ténotome.

La gaîne du tendon d'Achille est également normale et enveloppe, d'une manière complète, une substance d'une nouvelle formation interposée entre les bouts du tendon coupé.

Cette substance adhère fortement à la gaîne tendineuse au moyen d'un tissu dense. Les adhérences sont beaucoup plus intimes au point de contact ou de réunion du tissu tendineux ancien avec le nouveau, qu'elles ne le sont partout ailleurs.

Les deux bouts du tendon coupé sont écartés l'un de l'autre de 5 centimètres, et cet espace se trouve rempli par la substance nouvelle, ayant une longueur égale à ce degré d'écartement, et la même forme, mais un volume un peu moindre que celui du tendon.

Cette substance, divisée suivant sa longueur, est, à l'intérieur comme à l'extérieur, d'un blanc cendré; elle avait à la traction presque la densité et la résistance du tissu fibreux. Les fibres de ce dernier tissu, visibles à l'œil nu, en les examinant à la loupe, semblent disposées parallèlement à l'axe du tendon lui-même et fixées, par leurs extrémités, aux fibres correspondantes du tendon dont elles rétablissent la continuité. Cette portion tendineuse, ainsi régénérée, offre à ses extrémités un renflement, en apparence ganglionnaire, dans l'épaisseur duquel des fibres paraissent plus distinctes que dans les points intermédiaires. Ce renflement était en rapport avec une modification analogue, éprouvée par les deux bouts du tendon d'Achille qui se trouvent pareillement augmentés de volume.

La réunion de ces parties juxtaposées s'est opérée par une sorte de pénétration ou d'emboîtement réciproque. Les faisceaux fibreux appartenant aux extrémités du tendon d'Achille s'étant inégalement rétractés, ceux qui ont subi un moindre retrait pénètrent davantage dans le tissu nouveau qui, à son tour, envoie des prolongements assez loin pour atteindre les faisceaux dont la rétraction avait été plus considérable.

11e *expérience.* — Le 21 juin 1852, le tendon d'Achille du pied de derrière gauche, fut coupé à l'aide d'un ténotome, par la méthode sous-cutanée, sur un chien griffon de moyenne taille. Il n'y eut pas d'écoulement de sang par la plaie.

Le chien put marcher après l'opération, sans appuyer sur le pied malade. Il fut tué au bout de trois jours.

La plaie faite aux téguments était cicatrisée.

La gaîne offrait, au niveau de la section, un renflement fusiforme qui dépassait de près de moitié, le volume ordinaire du tendon. Elle était d'un rouge brun à l'extérieur, dans l'étendue de deux travers de doigt.

Intérieurement elle contenait un caillot de sang noir solidifié.

Dans son épaisseur, des stries blanchâtres, fibrineuses, avaient contracté des adhérences par tous les points, avec les parois de la gaîne elle-même, ainsi qu'avec les extrémités du tendon. Il y avait un écartement de 2 centimètres.

Du 25 au 30 juin, la pièce fut soumise à la macération. Au bout de quarante-huit heures, le caillot était décoloré, et en partie dissous.

Le cinquième jour, il avait totalement disparu, et les bouts du tendon, sur lesquels on avait remarqué une sorte d'exsudation plastique, en étaient complétement dépouillés.

12e *expérience*. — Section sous-cutanée du tendon d'Achille, pratiquée, le 21 juin 1852, sur la jambe gauche d'une jeune et forte chienne d'une taille élevée : hémorrhagie nulle après l'opération. L'animal retourne en boitant dans sa loge, et vit pendant neuf jours.

L'incision cutanée est cicatrisée, et la gaîne du tendon d'Achille offre çà et là une coloration rougeâtre. Elle n'adhère aux téguments qu'au niveau de la cicatrice.

Au lieu d'offrir un renflement, comme dans l'observation qui précède, la gaîne, au contraire, est réduite de près d'un tiers dans l'espace correspondant à l'écartement des extrémités tendineuses.

Ses parois sont épaissies ; les bouts du tendon sont éloignés l'un de l'autre de 2 centimètres. Dans cet intervalle on trouve une forte proportion de substance fibrineuse blanchâtre.

Le tout a la forme d'une corde formée par un tissu d'un blanc très-résistant, et qui s'attache, par ses deux bouts, aux extrémités du tendon.

Cette substance adhère également aux parois de la gaîne, mais peu intimement.

Les bouts du tendon affectent une forme légèrement conique ; ils n'ont pas subi intérieurement de modification de structure.

La macération dans l'eau décolore promptement le produit nouveau, sans détruire les adhérences solides qu'il a contractées avec les surfaces coupées.

13e *expérience*. — Section sous-cutanée du tendon d'Achille pratiquée à la jambe gauche, le 4 juillet 1852, sur une forte chienne âgée de cinq ans environ. Quelques gouttes de sang veineux s'écoulent par la plaie au moment de l'opération. L'animal entre dans sa loge sans appuyer sur le pied malade. La plaie se forme presque immédiatement. Les jours suivants et pendant tout le temps que cette chienne demeura en expérience, elle se nourrit comme avant d'avoir été opérée. Elle fut tuée le 19 juillet. Elle ne s'aidait presque pas alors de sa jambe malade. La peau disséquée n'adhérait aux tissus sous-jacents qu'au niveau de la cicatrice. L'intérieur de la gaîne était blanchâtre, et n'offrait rien de particulier quant à la couleur. Au niveau de la section, cette gaîne était à peine de la grosseur d'un tuyau de plume; son volume semblait réduit de plus de moitié.

Elle renfermait une substance d'un blanc terne, dure, résistante, d'une texture fibreuse, disposée à la manière d'un cordon rétablissant la continuité entre les parties divisées. Les adhérences entre ces parties étaient intimes, et les fibres du produit nouveau allaient se greffer et se confondre avec les fibres appartenant aux deux bouts du tendon d'Achille. A l'aide d'une traction assez forte et prolongée, on ne parvenait pas à détruire ce moyen d'union. Il n'y avait pas trace de sang dans la cavité de la gaîne. Les bouts du tendon étaient notablement renflés au point de contact et d'union avec le tissu nouveau. Celui-ci ne subit pas de modification appréciable sous l'influence de la macération dans l'eau. Les deux extrémités de l'ancien tendon étaient écartées l'une de l'autre de 2 centimètres et quelques millimètres.

14e *expérience.* — Le 6 juillet 1852, le tendon d'Achille de la jambe gauche, fut coupé transversalement, par la méthode sous-cutanée, sur un bouledogue de taille moyenne. Il n'y eut point d'écoulement de sang par la plaie.

L'animal fit quelques pas après l'opération, sans se servir du membre. Il vécut jusqu'au 18 juillet.

La plaie, alors, était cicatrisée, et la peau de la jambe n'était adhérente aux tissus sous-jacents que dans le point où elle avait été incisée.

La surface externe de la gaîne était, en plusieurs points, colorée en brun.

Un renflement fusiforme, d'un volume presque double de celui du tendon, s'était formé à l'endroit où celui-ci avait été coupé. Ce renflement consistait en un dépôt de substance fibrineuse, rougeâtre, très-dure. Au milieu de cette masse, on voyait renfermées, comme dans un foyer, quelques gouttes de sérosité sanguinolente. Par tous les points de sa circonférence, cette substance avait contracté des adhérences avec la surface interne de la gaîne, et principalement avec les deux bouts du tendon d'Achille.

Ces adhérences avec le bout supérieur étaient solidement établies. Une forte traction ne suffisait pas pour les détruire.

Il y avait un espace de 2 centimètres et demi entre les extrémités tendineuses. Celles-ci étaient un peu plus volumineuses que le corps du tendon, et n'avaient subi aucun changement dans leur épaisseur. Soumis à la macération dans l'eau pendant une semaine, le produit nouveau tomba en putréfaction avant d'être entièrement décoloré.

15ᵉ *expérience*. — Le 6 juillet 1852, un chien de garde vigoureux et de taille peu commune, fut soumis à la section sous-cutanée du tendon d'Achille du côté gauche.

Il se mit à courir, la jambe en l'air, aussitôt qu'il fut opéré. La plaie ne fournit pas de sang.

Au bout de vingt-deux jours, la claudication était encore marquée, et le membre blessé n'aidait que faiblement à soutenir le poids du corps. L'animal fut tué le 28 juillet.

La peau était cicatrisée et unie avec les parties au-dessous. La gaîne offrait partout une coloration blanchâtre, comme dans l'état normal. Elle fut ouverte suivant sa longueur, ainsi que la substance qu'elle contenait, et les deux bouts du tendon. Les parois de la gaîne avaient conservé leur épaisseur ordinaire. Elles étaient assez fortement unies avec la substance renfermée à l'intérieur. Cette substance avait la forme, le volume et la dureté du tendon d'Achille dont elle rétablissait la continuité. Elle était d'une couleur d'un blanc un peu plus prononcé vers ses extrémités qu'à sa partie moyenne. Dans ce dernier point, on remarquait çà et là, quelques îlots d'une teinte faiblement nuancée de rouge; ces îlots étaient au nombre de quatre et très-circonscrits.

Au même endroit, la consistance de la substance intermédiaire était sensiblement moins ferme que partout ailleurs. La couleur blanchâtre de ce tissu ne différait de celle du tendon lui-même que par un aspect plus terne.

Les fibres constituantes de chacun des bouts du tendon d'Achille n'avaient subi aucune modification au delà du point de réunion. Elles étaient entièrement soudées avec les fibres naissantes qui apparaissaient dans le produit nouveau. Une traction soutenue exercée sur ces parties, en sens opposé, ne pouvait les désunir. Il y avait 2 centimètres de distance entre les deux bouts du tendon coupé. Les parties environnantes étaient à l'état normal.

2° EXPÉRIENCES SUR LES CHEVAUX. — J'arrive aux résultats sur les chevaux.

Je vais successivement passer en revue les expériences faites sur ces animaux. C'est le seul moyen que nous ayons de rapprocher utilement les expériences précédentes de celles que nous allons exposer, afin de savoir si les données sont les mêmes.

1re *expérience.* — Le 21 mai 1852, la section sous-cutanée du tendon d'Achille fut pratiquée sur le pied gauche d'un cheval anglais, de taille moyenne, âgé d'une vingtaine d'années.

L'incision faite à la peau était fort petite, et l'écoulement du sang fut presque nul.

Après l'opération, l'animal put se redresser et marcher sans s'aider du pied malade, mais avec beaucoup de difficulté. Cet animal fut abattu six heures après l'opération.

Après avoir disséqué la peau qui recouvre le tendon, on constate que la gaîne est fortement ecchymosée dans presque toute sa circonférence, et dans l'étendue de 3 à 4 centimètres. Cette gaîne, ouverte par une incision faite suivant sa longueur, est remplie d'un caillot de sang noirâtre, très-dense et cylindrique. Ce caillot occupe l'écartement des deux bouts du tendon.

Cet écartement est de 4 centimètres environ. Le caillot n'a contracté aucune adhérence notable avec les parois de la gaîne, ni avec les surfaces tendineuses divisées. Ces dernières sont rouges, mais le sang qui les recouvre disparaît sous l'action d'un filet d'eau. Il n'y a pas d'infiltration du sang dans l'épaisseur des bouts du tendon.

La section a été faite à la partie inférieure du tendon d'Achille, 2 centimètres au-dessus de son insertion, et dans l'endroit où ce tendon est revêtu d'une *vaste membrane synoviale.*

2e *expérience.* — La section du tendon d'Achille a été exécutée le même jour et au même pied que la précédente, sur un cheval de race normande, peu vigoureux et âgé d'une douzaine d'années.

Après l'opération, l'animal s'est relevé assez facilement, mais il n'a pu marcher en s'appuyant sur le pied opéré. Il a été mis à mort au bout de douze heures.

L'incision faite aux téguments était cicatrisée, et la gaîne était rouge à l'extérieur; mais, au voisinage de la plaie, et dans une étendue d'une pièce de 5 francs, à l'intérieur, il y avait un caillot de sang noir, volumineux et d'une consistance assez marquée. Ce caillot occupait l'intervalle qui séparait les deux bouts du tendon, éloignés l'un de l'autre de 4 centimètres et demi.

Le caillot avait contracté des adhérences avec chacune des extrémités tendineuses; elles étaient plus solidement établies avec l'extrémité supérieure qu'avec l'inférieure. Une sorte de réseau filamenteux paraissait constituer ces moyens d'union.

Après avoir séparé le caillot, on voyait encore sur ces surfaces une couche mince de sang épaissi, plus rouge que le sang proprement dit du caillot, et qui ne disparaissait pas par le lavage.

Le caillot adhérait aussi, quoique plus faiblement, sur quelques points de la paroi interne de la *synoviale.*

3e *expérience.* — Le 29 mai 1852, un cheval boulonnais, très-vieux, fut soumis à la section sous-cutanée du tendon d'Achille, dans le même point et sur le membre abdominal gauche.

Par la plaie il s'écoula un peu de sang, le cheval ne put marcher en s'aidant du pied malade. Il fut abattu au bout de dix-huit heures.

L'incision faite aux téguments était réunie; la gaîne offrait çà et là quelques points rougeâtres, mais seulement au-dessous du niveau de la plaie. Elle renfermait, en outre, un caillot de sang d'un noir foncé; il était très-consistant et situé dans l'écartement des deux bouts du tendon d'Achille, adhérent un peu aux parois de la synoviale et ayant également contracté des adhérences avec les extrémités tendineuses coupées; mais ces adhérences étaient faibles et cédaient à la moindre traction. Il restait sur ces surfaces débarrassées du caillot une rougeur prononcée qui ne disparaissait point par le lavage, ni sous l'action d'un filet d'eau.

Aucune rougeur, aucune infiltration de sang n'existaient dans l'épaisseur des bouts du tendon. L'écartement était de près de 4 centimètres.

4e *expérience.* — Section sous-cutanée du tendon d'Achille sur un cheval anglais de haute taille, abattu vingt-quatre heures après l'opération; les lèvres de la plaie sont réunies et, à la surface externe de la gaîne, on voit quelques tâches brunâtres circonscrites; à l'intérieur de cette gaîne et entre les deux bouts du tendon, on trouve un caillot de sang volumineux, de couleur noirâtre, solide et adhérent de toutes parts à la surface interne de la capsule synoviale, ainsi qu'aux extrémités tendineuses; le caillot se détache en présentant quelque résistance.

Une couche de fibrine reste sur les deux bouts du tendon et s'enlève, en partie, en râclant avec la lame du scalpel, et, après une macération de huit jours dans l'eau, elle n'avait pas encore entièrement disparu.

Le caillot enlevé tout d'un pièce se déchire par traction, en laissant voir dans son épaisseur une multitude de filaments élastiques.

Les deux bouts du tendon ne présentent aucun changement de coloration dans leur épaisseur. Ils n'offrent également aucune modification, soit dans leur forme, soit dans leur volume.

La synoviale reste libre, lisse et polie autour des bouts inférieur et supérieur. Les adhérences du caillot avec la synoviale existent seulement dans l'espace compris entre les deux extrémités tendineuses rétractées.

5e *expérience.* — Le 2 juin 1852, le tendon d'Achille fut divisé par la méthode sous-cutanée, sur un cheval percheron encore jeune, et de taille ordinaire. L'animal, une fois opéré, ne put se relever qu'après plusieurs efforts. Il fit quelques pas, mais sans s'aider du pied malade. Une petite quantité de sang s'écoula par la plaie. Cet animal fut abattu quatre heures après l'expérience.

L'incision faite à la peau reste béante; il sort quelques gouttes de sang liquide pendant qu'on procède à la dissection.

La gaîne est rouge, infiltrée de sang dans les points correspondants à la section tendineuse; divisée largement suivant sa longueur, elle présente à l'intérieur un caillot de sang rougeâtre et d'une faible consistance. Ce caillot se détache, par son propre poids, des surfaces avec lesquelles il est en contact. Les surfaces du tendon coupé sont rouges et ne présentent aucune trace de tissu nouveau.

Ces surfaces, soumises d'abord au lavage, puis à l'action d'un filet d'eau, conservent une teinte rosée. Chacun des bouts du tendon divisé conserve à l'intérieur sa couleur blanche normale. Entre les deux parties tendineuses, il y a un écartement de 3 centimètres environ.

6e *expérience.* — Dans les premiers jours de juin 1852, la ténotomie sous-cutanée du tendon d'Achille, du côté gauche fut pratiquée sur un cheval anglais, d'une taille élevée et d'une maigreur considérable. Cet animal put encore marcher en s'appuyant, quoique faiblement, sur le membre opéré. Il fut tué au bout de vingt-quatre heures.

La peau était cicatrisée, la surface externe de la gaîne n'avait pas changé sensiblement de couleur, elle était uniformément blanchâtre. A l'intérieur, cette gaîne renfermait un caillot de sang noir et d'une consistance très-solide; ce caillot, situé entre les deux parties coupées, avait la forme cubique. Il avait contracté des adhérences avec la face interne de la synoviale, ainsi qu'avec les bouts du tendon. Il fallait, pour le détacher de ces parties, presser avec le manche du scalpel. Après l'avoir enlevé, on voyait, entre les extrémités du tendon, une couche de tissu rougeâtre nouvellement formée et très-adhérente.

Ce tissu nouveau ne disparaissait ni par le lavage, ni par la pression exercée avec le doigt. Il fallut la pointe du scalpel pour le séparer.

L'écartement entre les deux bouts du tendon n'était que de 2 centimètres et demi.

Le caillot et les parties tendineuses furent soumis à la macération dans l'eau, souvent renouvelée, pendant neuf jours. Au bout de ce temps, le caillot était encore assez ferme et offrait un état fibrineux manifeste ; il était décoloré, excepté à la partie centrale, qui conservait un aspect rouge brun. Quelques lambeaux du tissu de nouvelle formation se voyaient encore sur la coupe des extrémités du tendon.

7e *expérience.* — Le 7 juin 1852, la section du tendon d'Achille fut pratiquée sur un cheval cauchois, de moyenne force. Cette opération fut suivie à l'instant même de l'écoulement d'une petite quantité de sang. Au bout de quelques minutes il avait cessé, et l'animal pouvait retourner, en boitant, à l'écurie. Trois jours après, un travail traumatique étant survenu dans les parties divisées, l'animal fut abattu; la plaie alors était largement ouverte et laissait échapper un peu de sang liquide mêlé à du pus. La gaîne et les tissus environnants contenaient une notable quantité de sérosité sanguinolente.

Il n'y avait pas de caillot de sang entre les bouts du tendon d'Achille dans cet intervalle, qui était de 4 centimètres ; on trouvait une faible proportion de sang noirâtre, semi-liquide, un peu adhérent aux parois de la synoviale en quelques points.

Les deux bouts du tendon étaient rouges et restaient tels après avoir été lavés et trempés dans l'eau. Il n'y avait aucune couche ni apparence de tissu nouveau à leur surface.

8e *expérience.* — Section sous-cutanée du tendon d'Achille, pratiquée, le 7 juin 1852, sur un cheval de race anglaise d'une taille très-élevée. L'opération étant finie, l'animal s'est relevé assez facilement et a pu marcher en appuyant faiblement le pied malade. Les jours suivants, il est demeuré couché et s'est mal nourri. Il a été sacrifié le 11 juin, quatre jours après l'opération.

La plaie était cicatrisée, la gaîne offrait çà et là quelques tâches rougeâtres isolées, et renfermait un caillot de sang noir, volumineux et dense, dans l'épaisseur duquel on voyait un grand nombre de colonnes blanchâtres distinctes, ayant une apparence fibrineuse et contrastant manifestement avec la coloration du caillot. Leur consistance était également plus marquée; elles traversaient le caillot de part en part, et en divers sens, pour aller s'attacher, par leurs extrémités, soit aux points opposés des parois de la gaîne, soit sur les extrémités du tendon d'Achille.

L'adhérence de ces colonnes, ainsi que de toute la masse du caillot, était déjà bien établie avec les bouts du tendon; elle résistait à la traction, et le caillot se rompait ou se déchirait plutôt que de se détacher des surfaces tendineuses vulnérées. Sur chacun des bouts du tendon, il restait une couche de tissu rougeâtre. Il n'y avait rien d'anormal dans l'épaisseur des extrémités tendineuses.

L'écartement compris entre les extrémités était rempli par le caillot, il était de 5 centimètres. Le caillot, soumis à la macération aqueuse, s'est peu à peu décoloré. Au bout de huit jours, l'un des bouts du tendon d'Achille était entièrement débarrassé du sang et du tissu rougeâtre qui couvrait sa surface. Mais, sur l'autre bout, cette couche de tissu nouveau y était encore adhérente après douze jours de séjour dans l'eau.

9e *expérience.* — Section sous-cutanée du tendon d'Achille, pratiquée, le 12 juillet 1852, sur un cheval hongrois de taille moyenne, jeune, d'un embonpoint médiocre. Aussitôt après cette opération, l'animal se relève, marche, quoique avec difficulté, et sans appuyer sur le membre affecté. Quelques gouttes de sang s'écoulent par la plaie. Pendant tout le temps que le cheval reste en expérience, il ne survient ni gonflement, ni réaction inflammatoire apparente dans le membre opéré. Le 25 juillet cet animal fut abattu.

Les parties qui avoisinent et recouvrent le tendon coupé, sont à l'état normal. La peau n'est adhérente aux tissus sous-jacents que dans le point correspondant à la cicatrice. La gaîne, mise à découvert, ne présente aucune solution de continuité, et sa couleur est uniformément blanchâtre. On sent à travers les parois qu'elle renferme, entre les bouts du tendon, une substance qui en rétablit le volume et la continuité. Cette substance, mise à découvert par une incision longitudinale faite à la gaîne, offre les caractères suivants :

Elle est d'une couleur rouge clair, d'une grande consistance élastique, une peu moins ferme et d'une couleur plus foncée à la partie centrale que dans les autres points.

Elle renferme, dans son intérieur, un grand nombre de rayons ou de petites colonnes charnues, d'une teinte blanchâtre, qui vont s'insérer, par leurs extrémités, aux parois de la gaîne et aux deux bouts du tendon coupé. L'adhérence de ces colonnes avec les deux extrémités du tendon d'Achille est très-solide; elle résiste à une forte traction.

Les parois de la gaîne ne sont pas épaissies. La synoviale reste lisse et polie, au-dessus et au-dessous de la substance interposée aux bouts du tendon. Ceux-ci ne présentent intérieurement aucune altération de volume ni de texture, et sont éloignés l'un de l'autre de 4 centimètres et demi. Au bout de vingt-quatre heures de macération dans l'eau, la substance nouvelle était décolorée et commençait à prendre un aspect réticulé.

Exposée à l'air à plusieurs reprises, pour la dessécher, et à une température très-élevée, la pièce est tombée rapidement en putréfraction.

10e *expérience.* — Le 28 juillet 1852, le tendon d'Achille du côté gauche fut coupé transversalement sous la peau, sur une jument anglaise d'une taille élevée. Il se fit un léger suintement de sang par la plaie, et l'animal put marcher en traînant la jambe.

Au bout de trois jours, il y avait du gonflement autour de la plaie, ce gonflement augmenta et devint considérable. La jument était triste, se nourrissait mal et restait couchée. La plaie, qui s'était fermée, se rouvrit le huitième jour. Il en sortit du sang mêlé à du pus.

Une large ulcération s'établit tout autour et, par cette ouverture, du sang s'écoulait chaque fois que l'animal faisait des efforts pour se lever.

Enfin la jambe acquit un volume énorme, la jument, continuant à être plaintive et refusant toute nourriture, fut abattue.

La peau et la gaîne étaient détruites dans une étendue égale à celle de la paume de la main. Le bout inférieur du tendon d'Achille sortait à travers l'ulcération et faisait saillie à l'extérieur. La portion de capsule qui l'enveloppait avait une grande épaisseur. Il y avait un écartement de près de 7 centimètres entre les deux bouts du tendon. Une couche de sang noirâtre, en partie solide, en partie liquide, tapissait le fond de la plaie et l'espace intermédiaire aux deux bouts du tendon. Le bout inférieur était recouvert d'une couche mamelonnée de bourgeons charnus blafards, ayant plusieurs millimètres d'épaisseur.

Sur une autre portion de la surface, on voyait un prolongement charnu, de même couleur et de la grosseur du petit doigt. Ce prolongement se dirigeait vers le bout supérieur.

Le bout inférieur avait également sur toute sa surface un prolongement charnu, blanchâtre, de 2 centimètres de long, adhérent, et qui s'avançait à la rencontre du premier.

Ces deux prolongements n'arrivaient pas au contact; ils se terminaient en pointe et se trouvaient séparés par un sillon transversal, profond, lequel contenait du sang mêlé à de la matière purulente.

A l'intérieur, on ne voyait aucune vascularité dans le bout supérieur. La portion de gaîne qui remontait au-dessus du niveau de la section n'était pas épaissie ni altérée, la synoviale était adhérente dans une portion de son étendue avec les deux prolongements du tissu nouveau.

3e RECHERCHES ANATOMIQUES SUR LA RÉGÉNÉRATION DES TENDONS CHEZ L'HOMME. — Ne voulant pas parler ici d'expériences exécutées sur les moutons, les lapins, les singes, etc., dont il sera ailleurs question, je vais compléter les expériences précédentes par les recherches anatomiques que j'ai pu recueillir sur l'homme, et qui offrent une véritable importance en ce qui est relatif à la régénération des tendons.

OBS. I. — *Séquestre du tibia. — Trépanation. — Pied bot. — Réparation du tendon d'Achille. — Section datant de cinquante jours. — Sujet âgé de trente et un ans. — Mort par albuminurie.* — La dissection a permis de constater que la réunion du tendon était rétablie par un tissu fibreux qui réunit les bouts du tendon. Cette régénération a 3 centimètres de long, et à peu près les deux tiers de l'épaisseur du tendon normal. La gaîne lui adhère fortement et est, pour ainsi dire, identifiée avec lui. Si l'on ne prenait aucun soin pour l'isoler, on croirait à son épaississement.

La dissection minutieuse du tendon nouveau a fait reconnaître une structure analogue à celle du tendon d'Achille normal. C'est, en effet, un tissu fibreux avec une couleur terne. Il existait même des fibres tendineuses comme dans le tendon primitif. Toutefois, le tendon nouveau était moins rond, moins volumineux, et, par conséquent, était aplati et rubané. On y reconnaissait moins d'élasticité que dans le tendon, qui n'avait subi aucune section.

Enfin, on trouve derrière le tendon d'Achille un second

cordon, fort résistant, lequel n'est qu'une corde fibreuse accidentellement formée, étendue du point de la fracture du tibia à la partie postérieure du calcanéum, et à la partie inférieure du péroné.

Obs. II. — *Pied bot congénital. — Section des tendons d'Achille. — Fièvre typhoïde. — Phlegmon diffus. — Mort du sujet âgé de vingt-sept ans. — Dissection du membre, soixante-sept jours après la section des tendons d'Achille, des jambiers antérieurs et des extenseurs propres des orteils.* — Je ne ferai connaître que ce qui a rapport à l'anatomie pathologique et à la section des tendons.

1° *Tendon d'Achille droit.* — La dissection du tendon d'Achille permet d'étudier l'endroit où la section a été faite. La gaîne est lâchement unie au-dessus de la section, et l'on voit seulement quelques parcelles de graisse entre l'enveloppe et le tendon. La gaîne est confondue avec le tendon dans l'espace d'un centimètre et demi, et il existe, en ce même point, une substance d'un gris rosé qui lie les deux bouts du tendon. Il y a eu reproduction d'une substance tendineuse, sans toutefois que cette nouvelle substance présente la blancheur demi-transparente du tissu tendineux ordinaire. Elle est résistante, séparable par lames, et l'on y découvre des fibres qui ont la même direction que celles du tendon. Cette substance a une grande ressemblance avec les caillots fibrineux du sang.

a. *Tendon du jambier antérieur.* — Les deux bouts du tendon présentent un écartement de quatre travers de doigt et, cependant, ils sont réunis par un tendon grêle de nouvelle formation.

b. *Tendon du long extenseur propre du gros orteil.* — Le tendon du long extenseur propre du gros orteil a été divisé à la partie inférieure du tibia ; entre les deux bouts de ce tendon, on trouve un écartement de 4 centimètres. Dans sa gaîne existent quelques ecchymoses ; au-dessus et au-dessous de la section, le tendon est blanc nacré. Les deux extrémités du tendon sont continuées par une espèce d'appendice, d'un centimètre de long, qui va se perdre en pointe dans le tissu cellulaire. Le bout inférieur présente des parcelles de caillots sanguins.

2° *Tendon d'Achille gauche.* — La gaîne offre les mêmes dispositions que celles du côté opposé. La section a été faite dans le même point. La substance de nouvelle formation a la forme de l'ancien tendon, est un peu plus rosée que celle du côté droit, et est longue de 2 centimètres. A sa surface, on voit des fibres demi-nacrées qui se continuent avec les fibres tendineuses. Une section parallèle à la direction des fibres du tendon d'Achille, faite dans son épaisseur, démontre plus nettement encore la continuation des fibres du produit nouveau avec celles du tendon d'Achille. Ce produit est infiltré de beaucoup de sérosité, et, en le comprimant, on le réduit à un tissu fibreux résistant.

a. *Tendon du jambier antérieur.* — Les deux bouts du tendon sont réunis de la même manière que du côté opposé.

b. *Extenseur propre du gros orteil.* — Au niveau de l'extrémité inférieure du tibia, on a divisé le tendon de l'extenseur propre du gros orteil dont les bouts sont écartés de 4 centimètres. Entre ces bouts, le tissu de la gaîne est épaissi. Un peu de sang caillé se rencontre au bout inférieur.

Je ne parlerai pas des bourses muqueuses, formées par la pression, rencontrées dans le pied gauche, ni des courbures des veines, des artères et des nerfs, non plus que des subluxations des os du pied, et des changements de structure éprouvés par les muscles eux-mêmes.

Obs. III. — Il m'est difficile de rapporter d'une manière complète le fait dont il s'agit, parce que mes notes ne sont pas suffisamment développées. La pièce d'anatomie pathologique, seule, a été conservée, et il ne m'a été permis, par conséquent, que de m'en rapporter à mes souvenirs.

Le malade dont il s'agit a succombé à une diphthérite survenue pendant son séjour à l'hôpital.

L'examen de la pièce a fait constater :

1° La réparation du tendon par un produit nouveau.

2° Une adhérence de la gaîne à la substance de nouvelle formation.

3° Une dépression vers l'extrémité supérieure de la division du tendon et un peu au-dessous d'elle, ce qui fait croire à tort à un nœud formé par ce même bout du tendon.

4° L'extrémité calcanéenne se continue régulièrement avec ce nouveau produit : il existe donc une continuité parfaite entre les deux bouts du tendon.

5° Ce produit est formé des fibres qui s'étendent dans la longueur du tendon nouveau, d'une extrémité à l'autre de l'ancien tendon, de fibres obliques qui semblent se diriger d'un point de la gaîne à l'autre, et de fibres serrées transversales, qui ne nous semblent être autre chose que le réseau dont nous avons parlé dans nos expériences, lequel établit la liaison entre les fibres longitudinales et les fibres du tendon normal.

6° Les fibres sont blanchâtres à la superficie et dans les différents points de la longueur du tendon ; elles sont rouges, élastiques comme de la chair, surtout vers la portion calcanéenne. Il est évident qu'il s'agit ici d'une période de transition.

Le prétendu nœud dont on parle tant n'existe pas, et il paraît dû seulement alors à un défaut de niveau entre le produit nouveau et l'extrémité tendineuse du tendon d'Achille normal.

CHAPITRE XIII.

MÉCANISME ET ÉVOLUTION DE LA RÉGÉNÉRATION DES TENDONS.

Tels sont les faits que l'expérimentation et l'observation directe m'ont permis de constater tant chez l'homme que chez les animaux. Il suffit de les rapprocher des opinions diverses qui ont été passées en revue pour s'assurer que chaque théorie a roulé sur un point de détail observé incomplétement, et trop généralisé. C'est ainsi que les auteurs qui ont attribué tout le travail de régénération au tissu cellulaire ambiant, comme ceux qui l'ont principalement rapporté à la gaîne du tendon, ont constaté certains phénomènes, mais se sont aussitôt égarés sur leur valeur, et ont pris des apparences pour la réalité.

Il en est de même de ceux qui ont dit que la lymphe fait tout, et de ceux qui font tout provenir du caillot sanguin subissant un premier travail de résorption, et se combinant avec la lymphe. Je ne parle pas de l'opinion qui imagine une élongation immédiatement après la section. L'observation sur le vivant, comme les pièces anatomiques, prouvent surabondamment que cette opinion est une véritable chimère et, qu'au contraire, le fait constant et régulier, c'est la rétraction des bouts divisés, et le rétablissement de la continuité par un produit intermédiaire d'un ou plusieurs centimètres de long.

Sans doute, qu'après une section tendineuse, l'inflammation peut s'emparer des tissus divisés, et la gaîne fournir des sucs plastiques, et concourir *à la réparation;* mais partir de là pour établir une théorie, c'est prendre l'accident pour le fait et l'exception pour la règle. On sait, en outre, que ce n'est qu'accidentellement que des phénomènes inflammatoires accompagnent l'emploi de la méthode sous-cutanée, et que, dans la plupart des cas, non-seulement la gaîne ne s'enflamme pas, mais que sa lésion ne laisse aucune trace.

On peut en dire autant des opinions qui font tout dépendre de la lymphe. Il est certain qu'elle ne se dépose qu'autant qu'il existe un travail traumatique maintenu dans de certaines limites, soit dans la gaîne, soit suivant le trajet du ténotone; et le produit versé ne subit pas la transformation tendineuse, mais bien plutôt donne naissance à une membrane qui n'a rien de la structure du tendon.

J'aurai occasion de développer ce fait à propos de la myotomie oculaire.

Avant de formuler à mon tour une théorie, je rappellerai en peu de mots quels sont les phénomènes que l'expérimentation chez les animaux, l'examen direct et nécroscopique chez l'homme, ont fait ressortir d'une manière constante :

1° L'écartement plus ou moins considérable des deux bouts divisés immédiatement après la solution de continuité.

2° Le rétablissement de continuité de la gaîne, rétablissement qui se produit avec une rapidité et une perfection telles, que souvent, au bout de peu de jours, il est absolument impossible de retrouver le point par où l'instrument a pénétré pour couper le tendon.

3° Le dépôt du sang dans l'intérieur de la gaîne et dans l'intervalle qui sépare les bouts rétractés du tendon.

C'est de ce liquide que naît le produit tendineux sur la nature, l'origine et les caractères duquel nous allons fixer notre attention.

L'observation montre que cette substance que renferme la cavité de la gaîne n'est autre que du sang liquide, dans le principe, mais qui ne tarde pas à se solidifier. On découvre alors un caillot dans lequel se développent des lamelles qui s'étendent d'une paroi de la gaîne à l'autre, de manière à former des cloisons imcomplètes qui deviennent des cellules régulières communiquant toutes entre elles, et contenant chacune de petits caillots, lesquels subissent ensuite une transformation. La structure, en adhérant aux cellules, présente un aspect fibrineux. Par le lavage, on en détache les caillots, et les cellules se détruisent elles-mêmes d'autant plus facilement, qu'on est plus près du début de ce travail d'organisation. La partie la moins résistante est celle qui occupe le centre du canal; la plus solide adhère aux bouts divisés. Bientôt cette substance se solidifie davantage, acquiert une densité remarquable, et forme à son point de jonction avec l'ancien tissu tendineux un renflement dur et résistant.

Examiné anatomiquement à cette époque, ce tissu nouveau se présente avec une apparence fibreuse un peu plus rouge au centre qu'à la circonférence, mais sans aucune trace de cellules et de cavité.

L'aspect propre au tissu tendineux normal ne s'y montre

pas encore, mais on y constate des fibres de nouvelle formation, se continuant avec celles du tissu ancien et les parois de la gaîne.

On observe facilement alors dans ce tissu des fibres longitudinales, obliques et transversales, qui établissent une continuité parfaite entre les parois de la gaîne et les bouts du tendon.

Le caillot, ainsi organisé, ne forme donc plus qu'une masse charnue représentée par des fibres élastiques rouge brun adhérant fortement à l'intérieur de la gaîne et aux extrémités tendineuses. Ce n'est qu'après cette transformation accomplie que l'on voit apparaître une coloration d'un blanc terne qui s'étend des deux bouts du tendon vers le centre, et de la superficie vers la profondeur du nouveau tissu.

Ce sont là les métamorphoses que subit le sang dans l'intérieur de la gaîne, sans développement de vaisseaux et sans mélange d'une autre substance organique; le sang fait donc tous les frais de la régénération tendineuse.

L'exposition précédente représente la marche ordinaire que suit la nature dans l'évolution du caillot, et cependant le mécanisme peut subir des variations dans la succession des phénomènes, lorsque la quantité de sang est insuffisante, ou que celui-ci a subi une altération quelconque.

Lorsque la quantité de sang est insuffisante, les métamorphoses du caillot sont les mêmes, mais il y a arrêt dans son organisation et il n'y a qu'une continuité incomplète dans la longueur du caillot, ou absence de continuité.

Voici ce qui se passe alors : le sang, accumulé dans la gaîne, subit ses diverses métamorphoses plus vite à ses extrémités qu'au centre, et pour cette raison le caillot adhère aux deux extrémités du tendon divisé, et se présente sous l'apparence d'un double prolongement conique, dont les bases adhèrent aux extrémités tendineuses et dont les deux sommets marchent à la rencontre l'un de l'autre sans pouvoir parvenir au contact.

Quelquefois ces sommets ont été rencontrés tout à fait libres, et d'autres fois ils étaient fixés par plusieurs petites colonnes fibrineuses. Il nous paraît donc y avoir dans cette circonstance arrêt de développement par insuffisance de matière organique.

Tels sont, d'une manière sommaire, les phénomènes qui se sont constamment offerts à mon observation, sur les animaux, et qui prouvent incontestablement que le tissu tendineux, de même que les autres tissus simples, est susceptible d'une régénération sinon parfaite, du moins comparable à la formation première ou embryonnaire.

Cet ensemble et cette succession de faits m'ont amené à une conception théorique de leur origine et de leur cause, et c'est par là que je terminerai l'exposé de ces recherches.

Il ressort, selon moi, de l'examen des faits, que le tendon se reproduit, se régénère directement et complétement au moyen du sang qui vient, après la section sous-cutanée, remplir l'espace formé par la rétraction tendineuse.

Indépendamment des preuves résultant de l'inspection directe, et qui ont été suffisamment accumulées, je dois encore citer un argument tiré de l'anatomie, et qui établit que c'est bien dans le sang que le tendon puise son origine et son organisation progressive.

Il ne faut pas croire, en effet, que ces phénomènes de régénération puissent se produire sur tous les points du système tendineux.

Ils n'ont été observés que là où il existe un degré suffisant de vascularisation et de vitalité, c'est-à-dire là où l'abord du sang a lieu en suffisante abondance. Plus cette abondance sera grande, plus grandes seront l'activité et la perfection du travail régénérateur. Il y a aussi une conclusion chirurgicale à tirer de là, c'est que toutes les fois qu'il s'agira de pratiquer la ténotomie sur des tendons dont les tissus et les gaînes seront riches en réseaux sanguins, on aura de grandes chances de réussite; tandis que là où le sang artériel n'arrive qu'en très-petite quantité, comme dans les tendons longs et grêles, et qui glissent dans des coulisses séreuses, l'opération sera d'autant plus compromise, qu'il y aura moins de sang pour remplir l'espace laissé par la rétraction des deux bouts. C'est précisément dans ces cas, qu'au lieu d'une régénération on aura de simples cicatrisations, c'est-à-dire que chacun des deux bouts ira isolément se fixer sur une des parties voisines, et la continuité ne sera pas rétablie.

C'est donc du sang sorti de ses vaisseaux que découlent tous les phénomènes de régénération du tissu tendineux; mais ces phénomènes ne se passent pas du tout comme on l'a supposé dans les théories précédemment citées et qui font jouer un rôle plus ou moins considérable au caillot sanguin, lequel éprouverait un travail de résorption que l'observation comme le raisonnement démontrent purement imaginaire.

Le sang étant l'origine et l'agent de cette matière organique, il reste à apprécier la série des métamorphoses que cette matière subit depuis le moment où elle n'est encore que du sang sorti des vaisseaux, jusqu'à celui où elle est devenue un nouveau tendon.

Ces transformations peuvent être classées en périodes

distinctes, que je vais successivement énumérer et que je désignerai sous les noms suivants :

1° Période liquide;

2° Passage de l'état liquide à l'état de caillot;

3° Transformation du caillot en fibrine organisée;

4° Transformation tendineuse.

La première période est la plus courte; dès que le sang a fini de sortir des vaisseaux et qu'il a rempli la gaîne, il tend à se transformer et à passer à l'état de caillot. La limite entre l'état liquide et celui de caillot est presque impossible à déterminer. C'est d'abord une sorte d'amas de sang qui constitue cet état transitoire que l'on pourrait désigner sous le nom de *caillot naissant*.

Dans la seconde période on trouve un caillot, sans apparence de trame organique, n'ayant encore établi que de très-faibles rapports avec les parties voisines. Cette substance commence seulement à prendre la forme de l'enveloppe, ou plutôt de l'espèce de moule dans lequel elle est enfermée. On peut noter qu'elle a des dimensions plus étendues aux extrémités qu'au centre; de là cette forme constante de deux cônes réunis par leur sommet.

Cette seconde période, qui débute avec la formation du caillot, c'est-à-dire, au plus tard, au bout des six premières heures qui suivent l'opération chez les chevaux, paraît prendre la forme complétement solide, et contracte des adhérences avec la gaîne et les bouts du tendon sur ces mêmes animaux, au bout de vingt-quatre heures.

Le caillot est d'un rouge brun plus ou moins foncé. On dirait plutôt du sang veineux que du sang artériel; çà et là, du reste, si l'on fend la gaîne dans sa longueur, on y retrouve des nuances de coloration, depuis le brun très-foncé jusqu'au rouge tendre.

Souvent, au bout des premières vingt-quatre heures, le coagulum dont je parle a déjà tous les caractères d'un caillot. Il est élastique, résistant, et présente avec les surfaces qui l'entourent des adhérences souvent assez fortes pour n'être rompues qu'avec un certain effort de traction.

A ce degré il n'y a pas encore d'organisation régulière appréciable. On voit seulement la fibrine se déposer çà et là, sous forme de lamelles ou de fibres affectant des directions variées, et, au voisinage des extrémités tendineuses, on la voit se disposer comme une couche membraniforme adhérant à la surface tendineuse vulnérée.

C'est pendant la troisième période que le caillot se transforme en fibrine organisée, et que la matière déposée commence à prendre les apparences d'un tendon nouveau. Cette matière devient remarquable par son homogénéité, son élasticité, sa consistance et sa continuité avec les bouts anciens dont elle fera désormais partie.

La teinte foncée disparaît pour faire place à une teinte couleur de chair, semblable à celle de la fibre musculaire un peu décolorée. C'est alors qu'il est aisé de s'assurer que le nouveau tendon est entièrement fourni par la fibrine provenant du sang ; déjà, en effet, les fibres commencent à se dessiner nettement et peuvent être suivies.

La quatrième période se caractérise par la transformation tendineuse du produit épanché, transformation qui, de même que les précédentes, est plus lente chez l'homme que chez les animaux, et s'opère en procédant de la circonférence vers le centre. A ce degré, les fibres du tendon nouveau ont la même structure que celles de l'ancien tendon : la résistance, la solidité des deux tissus est la même, et il ne reste plus pour les distinguer que cette différence dans l'aspect et la couleur dont il a déjà été fait mention.

Telle est la série des transformations organiques que le sang éprouve pour constituer un tissu nouveau. Il est facile de s'assurer que cette évolution se passe de la même façon chez l'homme que chez les animaux, et que les faits observés peuvent être réunis dans un seul et même tableau, avec des différences secondaires dans la durée de chaque période de révolution.

CHAPITRE XIV.

DE LA RÉUNION DES TENDONS PAR UN TRAVAIL ADHÉSIF ET PAR BOURGEONNEMENT.

ARTICLE PREMIER.

RÉUNION DES TENDONS PAR UN TRAVAIL ADHÉSIF (RÉPARATION.)

Dans ce chapitre, il s'agit d'un autre mode de réunion que celui dont il a été question ailleurs. Cette fois la réunion est due au produit de nature plastique fourni par la gaîne, ou bien à un travail inflammatoire et à un dépôt de fibrine spontanément coagulable.

La régénération d'un tendon suppose toujours une gaîne vasculaire. Sans cette condition, il ne peut y avoir que réparation. Cela est si vrai que, lorsque la gaîne du tendon d'Achille est complétement coupée, il n'y a pas de régénération possible, le sang n'étant plus contenu dans le canal qu'elle représente.

Il est donc bien important, pendant la section du tendon, de ponctuer seulement la gaîne sans la diviser largement, afin de retenir le sang dans son intérieur. C'est d'ailleurs la disposition de la gaîne qui donne la forme au tendon.

Nous avons vu des cas dans lesquels, après l'opération ténotomique, les parois de la gaîne se rapprochaient, se recollaient et représentaient une véritable bandelette fibreuse. Ce recollement s'était fait au moyen de la lymphe.

Ce qui précède arrive donc lorsque la gaîne ne contient pas de sang. Il faut s'attendre alors à une réunion par le moyen de la lymphe plastique, qui rétablit la continuité entre les bouts du tendon et le reste de la gaîne.

Ce mode de réunion, que j'ai désigné encore sous le nom de *cicatrisation plastique*, peut avoir lieu et a souvent lieu chez les animaux, sans indices de véritable inflammation.

Il est difficile de comprendre que les pathologistes aient nié la possibilité de la réunion des tendons sans suppuration. Évidemment, cette opinion provenait, non de l'observation, mais de l'idée, acceptée à priori, sur la nature du tissu tendineux et sur son manque de vitalité; car l'expérience montre que la cicatrisation s'opère ici comme dans les autres organes.

Il ne sera pas sans intérêt de dire un mot de l'ouvrage de Garengeot, relativement à la division et à la réunion des tendons (1). Garengeot fait connaître l'opinion de son temps et s'appesantit surtout sur l'excès de sensibilité de ces organes. Il ne manque pas, comme on le verra par une courte analyse des passages qui ont rapport à ce sujet,

(1) *Traité des opérations de chirurgie*. Paris, 1731, 2e édition.

d'anéantir la douleur par la section complète, et l'on verra en même temps qu'il conseille une suture grossière qui comprend à la fois la peau et les tendons.

C'est en 1731 que, dans la deuxième édition de Garengeot (1), se trouve mentionné ce dont je vais donner une courte analyse. Il y a par conséquent cent trente et un ans qu'il a exposé ces erreurs scientifiques : « Les accidents qui » suivent les plaies des tendons sont très-funestes, et diffè- » rent suivant les différentes solutions de continuité. Par » exemple, si les douleurs d'un tendon piqué ou déchiré » sont si véhémentes et menacent même de la mort, comme » on l'a vu arriver, et que selon l'avis de tous les bons chi- » rurgiens, on coupe entièrement le tendon, alors on voit » tous les symptômes fâcheux cesser, et le malade repren- » dre son calme ordinaire; ce qui fait voir que la section » totale du tendon est, de toutes les indispositions qui peu- » vent arriver à cette partie, celle qui est le moins suivie » d'accident.

» Au contraire, lorsque le tendon est déchiré ou à moitié » coupé, piqué ou contus, on voit survenir au malade des » douleurs très-violentes, une fièvre continue, le délire, » des convulsions ou d'autres accidents très-fâcheux.

» Comme le tendon est un organe élastique et toujours » tendu, il est susceptible des moindres secousses, et con- » séquemment de vives douleurs. Et comme les fibres qui » restent d'un tendon à demi coupé ne peuvent résister que » faiblement à la violente contraction du muscle, à cause » qu'elles ont perdu celles qui partageaient avec elles une » partie de l'effort qui causait leur résistance, il ne peut » manquer de se faire des reflux violents et fréquents vers

(1) Tome II, chap. VII, p. 261 et 262.

» le cerveau, suivis sur-le-champ d'un retour d'esprit dans » la partie blessée, ce qui doit causer des douleurs très- » aiguës qui augmenteront à mesure que le tiraillement » deviendra plus considérable. »

Suivent des considérations sur la manière dont le reflux des esprits peut occasionner la fièvre, le délire, les convulsions (p. 264) :

« Si le tendon est piqué, la douleur se fait sentir non- » seulement dans l'endroit de la solution de continuité, » mais encore aux parties très-éloignées. Par exemple, si » le tendon du muscle profond fléchisseur des doigts est » piqué à l'extrémité du doigt, on sentira de la douleur » tout le long de la main, de l'avant-bras, et jusqu'au con- » dyle interne de l'humérus, où ce muscle a son attache » supérieure. Et comme les fléchisseurs de l'avant-bras » viennent s'insérer près de l'attache supérieure de ce » muscle, il est clair qu'il leur communique son inflamma- » tion ; et voilà la raison pour laquelle on sent de la douleur » à l'épaule et sous l'aisselle, que les glandes qui sont dans » cette partie se gonflent et se disposent à former des abcès. » Quand le tendon est contus, le sang et la lymphe qui » s'épanchent dans l'intervalle de ses fibres, fermenteront, » leurs sels se dégageront, deviendront plus grossiers, et, » par conséquent, plus capables d'irriter les fibres tendi- » neuses. Et comme j'ai dit qu'elles sont très-susceptibles » de trémoussement à cause de leur tension, il suit que la » douleur et les accidents deviendront considérables dans la » contusion du tendon. »

A propos du pronostic des plaies des tendons, qu'il considère comme dangereuses, pouvant être suivies d'abcès, de cicatrices douloureuses, etc., Garengeot dit (p. 266) :

« Quant à la cause de ces maladies, les anciens ne vou-

» laient pas que les tendons se fussent réunis, à cause, » disaient-ils, que les parties étaient spermatiques; et, » entraînés par ce même paradoxe, ils disaient que les plaies » du tendon d'Achille étaient mortelles. Mais ces parties » étaient nourries du sang comme toutes les autres; et les » os et les cartilages qui ont encore plus de solidité se » réunissant, il est d'une suite nécessaire que les tendons » se réunissent. »

Suit une observation qui prouve que les plaies du tendon d'Achille ne sont pas mortelles.

Puis, dans les cas de plaies des tendons, si la section est incomplète et qu'il y ait des accidents généraux graves, Garengeot conseille de compléter la section.

Si la section est complète, il considère deux cas :

« 1° Réunir, si la section est nette et les bouts coupés » sains;

» 2° Attendre et laisser suppurer, si les bouts coupés » sont très-écartés par suite de perte de substance, et qu'on » ne puisse pas les rapprocher; de même, si les deux bouts, » bien que pouvant se rapprocher, sont contus. Dans cer- » tains cas (extenseurs des doigts), on peut se dispenser de » réunir, et traiter par la position. »

A l'article *Opération de la section des tendons* (p. 272), Garengeot conseille la réunion à l'aide d'un fil double, traversant une lèvre, peau et tendon, puis l'autre, tendon et peau, de manière que les extrémités des tendons empiètent l'une sur l'autre. Le fil est assujetti par une cheville sur chaque lèvre. Il recommande ensuite une position appropriée au tendon.

Toutes les fois qu'un tendon est coupé, et que celui-ci est recouvert par une mince gaîne qui lui adhère fortement, il ne faut plus espérer qu'elle serve à quelque chose dans la forme de la cicatrice des bouts du tendon, parce qu'elle se retire avec eux. L'intervalle est donc occupé par du sang et du tissu cellulaire, et ce n'est plus que par la contiguïté du sang avec les deux bouts du tendon que la réunion peut se faire.

En peu de mots nous examinerons comment les tendons peuvent être divisés, et ce qui se passe alors. Deux cas peuvent se présenter : ou bien le tendon a été divisé sans lésion de la peau, ou bien elle a été accompagnée de la division de cette membrane. C'est dans le premier cas surtout qu'on a vu la réunion s'opérer par un simple travail adhésif et, pour ainsi dire, sans traces d'inflammation. La continuité se rétablit par le dépôt entre les deux bouts divisés d'un liquide plastique fourni par la gaîne tendineuse, et par une certaine quantité de fibrine venue du sang lui-même.

Dans le second, il semble qu'à cause de la division de la peau, il devrait y avoir nécrose du tendon ; mais l'expérience prouve que, soit à cause de la protection fournie par la gaîne, soit à cause du défaut de parallélisme entre la plaie du tégument et celle du tendon, celui-ci est préservé, et la continuité se rétablit par l'inflammation subséquente, ou même par une exsudation fibrineuse. Je vais en rapporter un exemple, dans un cas de division incomplète du tendon d'Achille par une balle qui, après s'être amortie contre un obstacle, était venue produire cette blessure par ricochet. Les accidents survenus pendant le traitement n'ont pas tenu à la lésion du tendon ; ils ont été le résultat d'un érysipèle provenant d'une cause épidémique, et la plaie extérieure a pu seulement déterminer le siége de cette inflammation diffuse.

Voici le fait :

Obs. I. — *Section incomplète du tendon d'Achille par arme à feu. — Réunion par première intention.* — Le nommé Arsène Jollin, garde-mobile, âgé de vingt-neuf ans, entre le 23 juin 1848, à l'hôpital Saint-Louis. Ce malade présente à la partie postérieure de la jambe gauche, au point où le tendon d'Achille va s'épanouir dans les fibres charnues des muscles du mollet, une petite plaie linéaire qu'il croit avoir été produite par une balle. Du reste, quoiqu'il ait été apporté à l'hôpital, il déclare qu'après avoir reçu cette blessure, il a pu marcher encore pendant un certain temps. En examinant cette blessure, on aperçoit une plaie transversale, de la largeur de 2 centimètres environ, sans bords mâchés; de sorte qu'on la dirait produite plutôt par un instrument tranchant que par un corps contondant.

Dans le fond de cette plaie, on voit le tendon d'Achille qui est à demi coupé dans son épaisseur; quelques-unes de ces fibres nacrées font saillie à travers la solution de continuité.

Le 25 juin, on applique un coussinet, une attelle sur la face antérieure de la jambe et du pied, de façon à obtenir une extension permanente du pied sur la jambe. (Cataplasmes froids; saignée du bras; diète.)

30 juin. — La plaie s'est réunie par première intention. On remplace l'appareil à extension par un autre plus simple qui consiste dans l'application d'une bande fixée à l'extrémité du pied, d'une part, et à la cuisse, de l'autre; de sorte qu'elle représente la corde d'un arc qui serait formé par la cuisse et la jambe fléchies l'une sur l'autre.

4 juillet. — Un mouvement fébrile avec frisson s'est montré. Embarras gastrique. La plaie est cicatrisée, mais autour on aperçoit plusieurs points érysipélateux. (Onctions avec la pommade au nitrate d'argent; diète.)

5 juillet. — Nouvelle onction avec la même pommade.

L'érysipèle s'est étendu en haut et en bas, et remonte tout près du genou.

9 juillet. — Les accidents fébriles ont diminué, mais l'érysipèle est devenu phlegmoneux. On est obligé de pratiquer deux larges incisions.

12 juillet. — Le membre est moins gonflé ; le malade est dans de bonnes conditions. (Trois portions d'aliments.)

29 juillet. — Le malade a été pris hier d'un mouvement fébrile avec frisson. On pratique deux incisions au-dessus de la plaie pour ouvrir un nouveau foyer. (Cataplasmes.)

4 août. — Le malade est aujourd'hui à quatres portions. Pas de fièvre. Les foyers se vident. Un peu de rougeur au-dessus de la plaie ; celle-ci ne forme plus qu'une cicatrice linéaire.

Lorsque la peau étant largement divisée, il y a en même temps section complète du tendon, la réunion par première intention et sans suppuration peut encore avoir lieu, bien que les bouts ne soient pas rapprochés d'eux-mêmes, comme dans les divisions incomplètes. Dans ces cas, l'art peut intervenir très-efficacement pour rapprocher les bouts écartés et faciliter la réunion par inflammation adhésive. Ainsi, MM. Roux, Gensoul, et Acher (1), ont démontré par des faits les avantages de la suture en pareil cas. J'ai obtenu, de mon côté, des résultats semblables. Seulement, je me suis assuré qu'il faut d'avance s'attendre à des effets très-différents, suivant la nature des tendons : ainsi, tous les tendons lisses et polis se refusent à la réunion par la suture. Il n'y a de réunion à attendre que pour les tendons vasculaires et pourvus d'une enveloppe cellulaire.

Obs. II. — *Plaie profonde de la face dorsale de la main*

(1) Thèse, 1837.

avec division des tissus et des tendons de l'extenseur commun du médius et de l'annulaire. — Opération. — Guérison. — Le nommé Jost (Henri), bardeur, âgé de vingt-cinq ans, est entré le 26 juin 1857 à l'Hôtel-Dieu, salle Saint-Côme, n° 38.

Plusieurs ouvriers étaient occupés à soulever des pierres sur un chantier de construction, lorsqu'un malencontreux voisin laisse tomber son cric sur la main gauche de Jost, qui ne lâcha cependant pas le sien pour épargner à son voisin de droite un semblable malheur. Il fut fortement blessé à la face dorsale de la main gauche, sur la région métacarpienne, à peu près en regard des articulations du médius et de l'annulaire avec les métacarpiens respectifs. La plaie intéressait à peu près toute la profondeur de la face dorsale, et les tendons de l'extenseur commun du médius et de l'annulaire étaient contus et sectionnés. La plaie fournit du sang. Après avoir tenu sa main pendant vingt minutes dans un seau d'eau froide, il vient à l'Hôtel-Dieu, 26 juin 1857. On constata : 1° l'existence de la plaie; 2° l'engorgement de la main et de l'avant-bras gauche; 3° un écoulement sanguinolent ; 4° l'engorgement des ganglions de l'aisselle.

La plaie, dont la profondeur peut être appréciée par les désordres graves signalés plus haut, présentait des lèvres écartées et inégales, éloignées de 12 millimètres. Un peu oblique au plan des articulations du médius et de l'annulaire, elle était par l'une de ses extrémités à la distance de 15 millimètres de l'annulaire, et par l'autre à 35 millimètres du médius. Sa longueur était de 4 centimètres.

Les extrémités supérieures des tendons intéressés avaient subi un mouvement de retrait, et les inférieures débordaient.

M. Jobert pratiqua, à la visite du matin, la suture entrecoupée des tendons ; un point de suture pour ramener au contact les extrémités de chaque tendon divisé; en tout, deux points de suture. Pour cela, l'opérateur place la main et l'avant-bras dans l'extension complète, et, prenant de petites aiguilles en fer de lance légèrement courbées à la pointe et bien acérées, il passe des fils ordinaires à 4 ou 5 millimètres des tendons inégalement divisés. Il a soin, en perçant les tendons, de ne pas couper en travers les fibres tendineuses parallèlement disposées. Dans ce but, il conduit l'axe qui passe par les deux tranchants de l'aiguille parallèlement à la direction des fibres.

De plus, chaque anse de fil comprend les deux bouts des tendons. Après avoir noué les fils, le chirurgien en coupe un de chaque nœud, et ramène l'autre, par le rayon le plus court, à la surface des téguments.

Puis, M. Jobert réunit les bords de la plaie au moyen de trois épingles, qu'il fixe convenablement à l'aide d'un fil ciré. Le pansement se fait avec de la charpie trempée dans du vin aromatique.

Le membre est immobilisé et placé sur une palette de bois ; le tout est maintenu par un bandage faiblement serré. Le malade fut saigné et mis à un régime sévère.

Le 29 juin, les fils qui rapprochaient la peau furent coupés et bientôt il survint un relâchement.

Comme il existait de l'œdème, des compresses trempées d'eau-de-vie camphrée furent appliquées, un purgatif fut administré.

Le 30, le trouble fonctionnel qui s'était montré depuis quelques jours et qui tenait à un état général épidémique, diminua. On vit successivement disparaître l'œdème, quelques rougeurs partielles, et les lèvres de la plaie perdirent leur tuméfaction. La suppuration fut presque nulle, et bientôt les fils qui fixaient les tendons tombèrent par une simple traction exercée sur eux.

Le 8 juillet, la cicatrisation de la plaie des téguments était complète, et ce ne fut cependant que le 15 du même mois qu'il fut permis au malade de fléchir et d'étendre le médius et l'annulaire ; ces mouvements s'exécutèrent sans difficulté. Jusqu'au 15 juillet, Jost a eu la main soutenue par une palette ; elle n'a pas été un seul instant abandonnée, et les pansements ont été rares. Ce malade est sorti le 17 juillet de l'hôpital. Le rétablissement des fonctions des doigts était complet. Le médius et l'annulaire s'étendaient à des degrés variables, selon la volonté du malade. Une cicatrice linéaire transversale, rosée, existait à la face dorsale de la main. La cicatrice avait 4 millimètres de largeur et plus de 4 centimètres de longueur. Il n'existait aucune difformité, si ce n'est un léger relief à l'endroit où la suture des tendons avait été faite et où ils avaient été mis en contact.

Il y a donc eu séparément suture de la peau et suture des tendons. On lira avec intérêt le passage suivant emprunté au travail de M. Acher, sur la suture des tendons.

« Je l'ai vu employer pour la première fois par M. Gen-
» soul, chirurgien en chef de l'Hôtel-Dieu de Lyon. Le
» malade sur lequel il a opéré était un menuisier qui s'était
» coupé le tendon extenseur de l'annulaire de la main
» gauche, en aiguisant le fer d'un rabot. Cet homme ne
» fut pas admis à l'hôpital, alors encombré de malades. Je
» n'ai donc pu suivre les progrès de la guérison et obser-
» ver tous les moyens qui ont été mis en usage pour aider
» au succès. Tout ce que je sais de ce malade, c'est que je
» l'ai revu un mois après à l'Hôtel-Dieu, parfaitement

» guéri et se servant de sa main comme avant l'accident.
» Ce fait avait vivement piqué ma curiosité et jeté quelques
» doutes dans mon esprit sur la théorie à laquelle j'avais
» ajouté jusque-là une si ferme croyance.

» L'occasion de m'éclairer me fut bientôt fournie par un
» jeune militaire de la nombreuse garnison qui occupait
» alors Lyon. Ce jeune homme avait reçu dans un duel un
» coup de sabre sur le dos de la main droite. La plaie était
» oblique et peu profonde. La seule partie importante qui
» avait été blessée, était le tendon du médius coupé dans
» toute son épaisseur, à environ quatre lignes de l'articula-
» tion du métacarpe avec la première phalange. Rien ne
» s'opposait à l'action du muscle fléchisseur ; le doigt mé-
» dius était fortement fléchi dans le creux de la main, et
» certainement ici la nature n'aurait jamais produit le re-
» dressement de cette difformité ; car l'écartement des
» deux bouts était énorme, la portion musculeuse du muscle
» ayant, par sa contraction, fait remonter le bout supérieur
» jusqu'au niveau du ligament annulaire qui s'est sans doute
» opposé à un écartement plus grand encore, et le bout in-
» férieur étant en bas par la forte flexion dans laquelle le
» doigt était porté.

» De la sorte, il y avait un écartement de près de trois
» pouces entre les deux extrémités coupées. Craignant
» qu'un délai de plusieurs heures ne rendît l'opération
» beaucoup plus difficile, je me déterminai à la pratiquer
» tout de suite, sans attendre M. Gensoul qui ne devait
» venir à l'Hôtel-Dieu que le lendemain matin.

» Aidé d'un de mes collègues, j'allai d'abord à la recher-
» che du bout supérieur, qui devait être plus difficile à sai-
» sir ; je me servis d'une pince à disséquer ayant ses extré-
» mités terminées par une tige mince. Je la fis pénétrer à

» une assez grande hauteur sous la peau du dos de la main, » dans la direction du tendon. L'introduction de cet instru- » ment ne fut pas aussi difficile que je l'avais craint d'abord ; » car j'étais guidé par l'espèce de canal que le tendon avait » laissé ouvert en se retirant. Je reconnus que j'étais arrivé » sur l'objet de mes recherches par la résistance que » j'éprouvais. L'ayant saisi, je l'amenai au dehors; alors, » comme je ne le tenais que d'une manière peu sûre et » tout à fait à son extrémité, je le saisis plus haut avec une » pince à pansements que je confiai à mon aide; puis, » m'armant d'une aiguille courbe munie d'un fil ciré, je » traversai le tendon dans toute son épaisseur, ayant le » soin de porter le tranchant de mon aiguille parallèlement » aux fibres tendineuses, pour éviter autant que possible » de les couper, et me contentant de passer entre elles en » les écartant. Ensuite, je redressai le doigt, et, renversant » fortement la main, je tendai à rapprocher les deux extré- » mités du tendon. Cette manœuvre seule diminuait con- » sidérablement l'écartement de la solution de continuité. » Ayant ensuite traversé avec la même précaution l'extré- » mité inférieure, je serrai mon fil suffisamment pour » affronter exactement les deux bouts ; je fis un nœud et je » coupai les fils de très-près, décidé à le laisser dans la » plaie et à réunir par première intention. Je pratiquai » cette réunion avec des bandelettes agglutinatives, ayant » le soin de tirer la peau du dos de la main vers les doigts » le plus qu'il m'a été possible, voulant par là éviter que » la plaie du tendon correspondît à celle de la peau et que, » la cicatrisation venant à les réunir ensemble, les mouve- » ments du tendon ne fussent gênés par son adhérence à » la peau. Ayant ensuite placé une planche sous la main, » je la renversai fortement et la fixai dans cette position

» d'extension forcée au moyen de tours de bande passés sous
» les doigts et venant s'appuyer sous le coude qui était lui-
» même fléchi. Par là, je détruisais complétement l'action
» du muscle extenseur. Il est vrai que le fléchisseur devait
» se contracter avec plus de force; mais la planche que
» j'avais mise s'opposait suffisamment à ses contractions,
» et l'extenseur ne se trouvait nullement tiraillé. Cet
» appareil fatiguait beaucoup le malade. Cependant il
» fut supporté pendant douze jours et renouvelé une
» seule fois pendant cet intervalle. La plaie de la peau
» étant réunie par première intention, et n'ayant pas
» suppuré, n'avait pas nécessité de pansements plus fré-
» quents.

» Le quinzième jour, quelques gouttes de suppuration
» se firent jour à travers la plaie, et le fil sortit en même
» temps. Ce petit abcès fut bientôt cicatrisé, et le malade
» sortit parfaitement guéri, le vingt-deuxième jour après
» l'accident. Il se servait de sa main comme auparavant;
» le tendon que l'on sentait à travers la peau offrait une
» petite nodosité à l'endroit de la réunion. »

Le procédé de suture des tendons, tel qu'il vient d'être rapporté, est tout à fait semblable au procédé des anciens; et quoique le résultat ait répondu à l'attente de l'opérateur, il n'en est pas moins vrai qu'il expose à l'inflammation consécutive et à des abcès, par le séjour du fil, qui fait l'office de corps étranger.

Dans cette opération tout est mécanique, et l'on a réuni les bouts du tendon comme on l'aurait fait pour une autre région du corps.

Les procédés que j'ai mis en usage ressemblaient d'abord à celui-ci; mais bientôt je compris qu'on pouvait obtenir un résultat complet sans exposer le malade à des accidents.

Dans cette opération, il n'y a pas de régénération, mais bien une simple réparation.

J'ai eu soin de ne comprendre dans la ligature que les deux extrémités de la gaîne de chaque tendon, sans saisir le tendon. On peut mettre un seul fil, mais il vaut mieux en mettre deux ou trois. On consolide la suture par un simple nœud ou par un double nœud, et l'on retranche alors un fil de chaque suture. On réunit ensuite la peau par des bandelettes, et mieux par la suture entortillée.

La plaie est maintenue dans un travail adhésif par des compresses trempées dans de l'eau froide, qu'on renouvelle de temps en temps. Après la guérison, le bout supérieur a de l'influence sur le bout inférieur par la volonté, et il suffit de la continuité dans les tissus qui composent les deux bouts du tendon pour que les fonctions se rétablissent après la section. Mais, pour que les usages de l'organe soient complets, il faut que la force des muscles s'exerce à peu près sur la même longueur que dans l'état normal; autrement ils sont imparfaits. Là où le tendon coupé se fixe, la puissance musculaire s'exerce. C'est ce que l'on observe à la suite des amputations, des extirpations, après lesquelles on voit les extrémités tendineuses s'implanter sur un os, un organe, et agir sur eux dans des circonstances déterminées.

Des phénomènes tout à fait analogues se produisent à la suite des plaies et des amputations. On voit la lymphe plastique venir à la surface d'une plaie ou d'un moignon, et, fournie par le travail inflammatoire adhésif, agglutiner le bout du tendon aux parties voisines, et bientôt, en s'endurcissant et s'organisant, le fixer solidement sur les lèvres de la plaie ou de l'un des lambeaux de l'amputation, ou bien sur les os, où il s'attache par une expansion membraniforme de longueur et d'épaisseur variables. Et qu'il me soit permis, sans sortir du cadre de mon sujet, d'ajouter que le chirurgien, en pareille occasion, doit savoir mettre à profit l'observation dont il s'agit et ne pas perdre de vue que, grâce à une heureuse implantation des tendons divisés sur un point des os rapproché de l'insertion primitive, ces tendons balancent l'action musculaire antagoniste, laquelle tend, lorsqu'elle ne rencontre pas d'opposition, à renverser et à déformer les membres, et va même jusqu'à produire des luxations complètes.

ARTICLE II.

RÉUNION DES TENDONS PAR BOURGEONNEMENT (RÉPARATION).

On peut le dire d'une manière générale, et malgré l'opinion contraire de divers auteurs, un tendon, une fois découvert et mis en contact avec l'air, s'exfolie inévitablement. Ceux qui l'ont nié ont été trompés par l'apparence ; ils ont pris la gaîne des tendons pour le tendon même. Tant que le tendon reste recouvert de sa double enveloppe aponévrotique et celluleuse, sa vitalité n'est pas compromise; mais aussitôt qu'il en est dépouillé, elle est atteinte d'autant plus promptement, que la vascularité et la vitalité y sont moindres, comme dans les tendons lisses et polis. Au contraire, dans les tendons très-vasculaires, on peut voir une dénudation partielle n'être pas suivie de mortification.

Ainsi, les tendons du crural antérieur, du ligament rotulien, du triceps brachial, peuvent être dénudés sans que la vitalité cesse; c'est alors que la lymphe plastique est déposée sur le tendon et ses extrémités, comme protectrice de ces parties. Des bourgeons s'y développent et établissent des rapports avec la peau et les parties environnantes. Après la guérison, il existe une adhérence des extrémités tendineuses avec les organes précités. Quand les adhérences sont courtes et peu étendues, elles ne s'opposent pas aux fonctions du tendon, et bientôt elles cessent d'être douloureuses.

Quoi qu'il en soit, lorsqu'un tendon est dénudé de sa gaîne, il perd sa vitalité, et dès qu'il l'a perdue, il se dessèche, perd son brillant, la suppuration s'établit dans les parties environnantes, et peu à peu tout ce qui est mort finit par se séparer, se ramollir ou tomber en détritus. Pendant que ce travail s'opère, la vascularisation s'exagère autour du point nécrosé, un bourgeonnement s'établit dans les environs, et la perte de substance est réparée de cette manière.

CHAPITRE XV.

CONSIDÉRATIONS GÉNÉRALES SUR LES SECTIONS TENDINEUSES.

L'étude attentive des difformités du corps humain, et l'impossibilité bien reconnue de faire disparaître un grand nombre d'entre elles à l'aide de mécaniques, ont conduit les chirurgiens modernes à tenter la section des tendons, que l'on considérait jadis comme une opération pleine d'inconvénients et de dangers.

Ce n'est pas du premier coup que l'on est parvenu à

constituer cette partie si importante de la thérapeutique chirurgicale, et à lui donner ce haut degré de régularité et de précision auquel une expérience suivie et des connaissances physiologiques avancées pouvaient seules permettre d'atteindre.

Aussi longtemps que l'on supposait que la section des tissus blancs devait inévitablement entraîner après elle de redoutables accidents généraux et locaux, ce n'était qu'en tâtonnant et presque en tremblant que le chirurgien osait porter le bistouri sur une partie déformée et tendue.

Entre cette époque d'hésitation et celle de l'établissement des principes réguliers qui guident aujourd'hui le chirurgien dans les cas les plus divers, et en apparence les plus compliqués, il y a une série d'efforts, de progrès et de découvertes, dont il serait intéressant de donner l'histoire; celle notamment qui se rapporte à la démonstration de l'innocuité complète de la section des tendons, lorsque cette opération est faite à l'abri du contact de l'air, c'est-à-dire par la méthode sous-cutanée. Mais cet historique sortirait du cadre de ce travail purement chirurgical et pratique.

Le but de la ténotomie, en général, est tout à la fois de relâcher les parties tendues par suite d'une altération anatomique, et de faire cesser le spasme et la contracture musculaire qui tendent à déformer les articulations et à raccourcir les membres.

Lorsqu'un tendon ou un muscle éprouvent ainsi une rétraction par une cause quelconque, ils agissent bientôt à la manière d'une bride inodulaire sur les parties mobiles voisines ; ils exercent un tiraillement qui en altère le jeu, et, pour ramener ces parties à leur position normale, pour rétablir leur action régulière, il faut que l'obstacle soit détruit. Cela étant fait, on voit aussitôt, l'action rétractile cessant, les membres et les articulations recouvrer leur forme et leurs usages normaux.

Ainsi, la section d'un tendon se présente d'abord comme un fait dont la conséquence immédiate, purement mécanique, est de faire cesser l'action des fibres musculaires sur le point fixe du tendon; et comme le tiraillement des fibres était la cause de la douleur et de la difformité, on comprend que celles-ci cessent aussitôt après la section. Enfin, cette opération a encore une action consécutive, incontestable, sur les phénomènes vitaux de la partie qui était le siége de la tension. Soit que cette action consiste dans une modification du système nerveux, soit qu'elle résulte simplement du repos qui naît de cette espèce de détente de la fibre musculaire, il est certain qu'un effet aussi remarquable que constant de l'opération est, avec la cessation de la tension et de la douleur, de suspendre l'influence maladive et de disposer le muscle et les autres parties à revenir à leurs conditions normales, en sorte que la ténotomie détruit, non-seulement l'effet des rétractions, mais elle replace encore les parties dans un état tel, que la corde tendineuse coupée tend à se reproduire sans raccourcissement nouveau.

Cette dernière considération nous conduit à admettre que, dans les opérations sur les tendons, il faut voir deux choses : 1° la section du tendon raccourci; 2° la reproduction d'un tendon nouveau, ou plutôt la formation d'un tendon plus long pour remplir les fonctions de l'état normal. S'il y a eu antérieurement une perte de substance du tendon, l'opération est le point de départ de sa régénération. C'est à ce point de vue que la section tendineuse rentre dans la classe, aujourd'hui si riche, des opérations de la *chirurgie plastique*, et qu'il en résulte une véritable *prothèse*, par la déposition des liquides sanguins qui serviront à rétablir la continuité organique interrompue.

Avant de passer à l'examen des faits qui établissent ces premières données, nous devons donner place ici à quelques autres remarques qui se rattachent à ce point particulier de notre sujet et qui découlent de son étude anatomique. De ce que l'expérience apprend que les tendons peuvent être coupés sans danger; qu'après la section, non-seulement ils se réunissent, mais qu'ils se reproduisent et se régénèrent, il ne faut pas conclure que la ténotomie soit applicable à tous les cas de rétraction, que tous les tendons puissent se régénérer par suite de son application. L'expérience prouve que cette régénération a lieu dans tous les tendons, tels que ceux du sterno-mastoïdien, les rotuliens, les tendons d'Achille, ceux du triceps brachial, du biceps, la portion tendineuse des muscles de l'avant-bras et de la jambe, partout enfin où les tendons offrent une structure vasculaire et sont enveloppés de gaînes puissantes.

Là, en effet, le chirurgien est sûr de trouver toutes les conditions voulues pour que le travail réparateur se produise. Mais il n'en saurait être de même s'il s'agissait d'opérer sur des tendons lisses, peu vasculaires, tapissés de membranes synoviales jusqu'à leur insertion. Ici les tissus ne sauraient fournir, après leur section, la quantité de sang nécessaire pour la formation d'un tissu tendineux supplémentaire. C'est à peine si l'on peut espérer qu'un travail inflammatoire fournît une quantité de fibrine suffisante pour rétablir, d'une manière quelconque, la continuité entre les deux bouts divisés. On doit s'attendre à voir le plus souvent les extrémités tendineuses flotter au milieu de la gaîne ou venir se fixer isolément aux parties dures par de faibles tractus membraneux.

Il est encore des tendons qui, tout en présentant des dispositions anatomiques, en apparence très-favorables à la réunion, ne permettent guère d'attendre de bons effets de leur section, à cause de l'éloignement brusque et considérable des bouts, lors de l'opération. Aussi, faut-il avoir le soin lorsque les tendons sont très-longs, très-mobiles, de les attaquer dans le point où les bouts divisés devront subir le moins d'éloignement possible. Cette remarque s'applique aux tendons qui ne sont pas maintenus dans une gaîne fixe et invariable. Dans ces cas, en effet, la réunion ne s'opère pas, ou si elle a lieu, ce n'est que par des filaments membraneux sans résistance et sans solidité.

Lorsque les expansions fibreuses des muscles qui entourent une grande articulation ont été sectionnées, on ne peut espérer que fort peu de résultats de la section tendineuse; aussi voit-on ordinairement les membres ainsi sectionnés n'obéir qu'avec hésitation aux ordres de la volonté. Si l'on examine un homme debout, dans ces conditions, on peut remarquer combien son attitude manque de fixité, soit qu'il exécute des mouvements de progression, soit qu'il veuille s'établir dans la station verticale. L'anatomie pathologique a donné l'explication de ces particularités. Elle a montré que les moyens d'union des muscles, avec les leviers osseux, ne se faisaient plus comme dans l'état normal; que les tendons se cicatrisaient isolément sur des points variables et plus ou moins distants du point le plus convenable, ou par des adhérences peu proportionnées à l'importance des muscles.

Il résulte de ces données anatomo-physiologiques, que cette précieuse ressource de la ténotomie n'est pas applicable à tous les cas indistinctement; et, pour mieux distinguer encore quels sont les cas où l'on peut s'en passer et ceux qui la réclament impérieusement, il convient de bien distinguer les faits qui se rapportent à une *rétraction des muscles*, de ceux qui appartiennent à la *contracture musculaire.*

La *contracture* n'est autre chose qu'une contraction permanente et aiguë qui se produit sous l'influence des causes agissant sur le système nerveux ou directement sur la fibre musculaire. La contracture par cause indirecte, est souvent le résultat d'une ulcération, d'une fissure, d'une irritation synoviale, cellulaire ou même névrilématique.

Dans tous les cas, la contraction anormale cède souvent à l'emploi des moyens médicaux, et l'on doit bien se garder de penser à sectionner le muscle ou le tendon, avant d'avoir épuisé ces moyens, et à leur défaut, l'application de l'extension mécanique. Nous dirons, avant de passer outre, que si l'on veut obtenir de cette dernière ressource tout le succès qu'elle peut donner, il ne faut jamais perdre de vue que c'est seulement par une extension très-ménagée et non forcée, que l'on parviendra à redresser un membre. Par un redressement inconsidéré, on n'arrive qu'à aggraver le mal et à produire des ruptures musculaires.

L'étiologie de ces espèces de contractures par causes indirectes ou par action nerveuse, offrirait un intéressant sujet d'étude. Comment se fait-il que ces contractures persistent souvent, pendant longtemps, sans lésion matérielle, appréciable, sans rétraction proprement dite? Comment se fait-il que certaines positions des membres tendent à produire des contractures? Nous nous bornons à formuler ces problèmes. Lorsqu'au contraire, il s'agit d'une *rétraction* proprement dite, c'est-à-dire d'une lésion matérielle ayant entraîné le raccourcissement du muscle, lorsqu'il y a une modification appréciable dans l'état de la fibre musculaire, des os ou des parties molles voisines, il est évident que la guérison ne peut être obtenue et ne doit être tentée que par l'instrument tranchant.

Il est encore un genre de raccourcissements musculaires, qui n'a pas attiré suffisamment l'attention des praticiens, je veux parler du raccourcissement proprement dit des fibres congénital ou accidentel. Tous les pathologistes se sont occupés des vices de conformation congénitaux des différents organes; on a énuméré et décrit les anomalies des artères, des veines, du système nerveux, des os; mais on a généralement passé sous silence les anomalies musculaires, considérées comme causes de difformités et de maladies. Il est certain cependant que les muscles, comme les tendons, peuvent s'arrêter dans leur développement, se dévier de leur position normale et éprouver un raccourcissement originel ou accidentel. C'est par un raccourcissement de cette espèce que se produisent fréquemment le strabisme et le pied-bot.

C'est enfin à ce groupe peu étudié des difformités, qu'appartiennent ces rétractions qui résultent, plus ou moins promptement, de l'habitude d'imprimer à un organe des mouvements trop répétés dans le même sens.

Des faits assez nombreux m'ont donné la conviction que les convulsions donnent lieu de même à des déformations musculaires, par une altération encore inconnue, soit du névrilème, soit du nerf qui se rend aux muscles. Enfin, la simple destruction, par une cause quelconque, de l'équilibre entre les forces musculaires d'une partie, suffit à produire des rétractions. L'observation que je cite, d'une déviation du pied (à la suite d'une amputation par la méthode de Choppart, ne peut s'expliquer que par un défaut d'équilibre entre les muscles de la partie antérieure et ceux de la partie postérieure de la jambe. Tous ces détails ont surtout pour objet de bien faire comprendre toute l'importance pratique de l'étiologie dans la question qui nous occupe, et de démontrer comment la recherche attentive des causes et de l'influence qu'elles ont exercée peut être utile, soit qu'elle conduise à l'application de la ténotomie, soit qu'elle amène à s'en abstenir.

La ténotomie étant reconnue nécessaire, on peut dire que le plus souvent elle ne rencontrera pas de difficultés dans son application. C'est une opération simple, rapide et dont les suites ne sont autres qu'une certaine gêne due à un reste d'engorgement ou de roideur du tissu.

Nous avons étudié, dans un travail (1), ce qui se passe après la ténotomie, et par quels procédés la nature opère la guérison. Nous n'y reviendrons pas ici. Ces procédés, comme tout ce que fait la nature, sont simples, toujours les mêmes, les différences n'étant qu'accessoires. C'est ainsi que la forme du moyen d'union, qui se produit après la section, peut varier suivant la région : rond là où existe une gaîne tendineuse cylindrique ; large et membraniforme là où la substance nouvelle se dépose dans une gaîne plate ou entre deux lames aponévrotiques. Mais ces particularités et d'autres encore n'ont pas de portée pratique.

Une dernière question seulement, avant que d'aborder les faits :

Peut-on admettre des sections partielles, c'est-à-dire

(1) *Mémoire sur la régénération des tendons.*

n'intéressant qu'une partie des fibres d'un muscle ou d'un tendon? Ce point, s'il était admis, conduirait à admettre également des rétractions et de contractures partielles, et, enfin, des reproductions partielles. Des hommes d'une incontestable habileté ont adopté cette opinion, particulièrement pour le sterno-mastoïdien, lequel, à raison de l'apparente séparation de ses faisceaux, semblait plus exposé que d'autres à être affecté de spasmes dans une de ses parties séparément. J'ai cherché à vérifier ce point, et je dois dire que l'expérience n'a pas confirmé ces prévisions. Dans tous les cas où j'ai cru avoir affaire à la contracture d'une partie seulement du sterno-mastoïdien, j'ai fini par reconnaître que l'autre partie était le siége du même mal, et j'ai dû appliquer la ténotomie.

Chez plusieurs malades, avant l'opération, il nous semblait que la portion claviculaire était intacte; mais les choses nous paraissaient bien autres lorsque, cette première portion du muscle étant coupée, nous procédions à l'examen de la branche claviculaire qui était évidemment rétractée. Chez certains malades, cette dernière partie du muscle nous ayant paru tendue, nous avons voulu différer la division, et plus tard nous avons été forcé de la ténotomiser.

Jamais je n'ai rencontré les muscles masséter, tibiaux, palmaires, péroniers, biceps, brachial antérieur, etc., rétractés partiellement. Toujours il m'a été donné de vérifier l'état de maladie de toutes les fibres musculaires et tendineuses. Mais il est certain que des fibres tendineuses et musculaires peuvent offrir un moindre degré d'altération et de rétraction que d'autres.

CHAPITRE XVI.

DES RECHERCHES EXPÉRIMENTALES SUR LE CAL RELATIVES A LA RÉUNION IMMÉDIATE.

Les théories sur le cal peuvent être utilisées pour la thérapeutique des fractures ; on peut en tirer partie, en pathologie et en mécanique, pour la confection des appareils destinés à leur traitement. C'est donc et sur la pathologie et sur la thérapeutique que doivent porter nos considérations. Les expériences sur les animaux et les observations sur l'homme démontrent d'une manière irrécusable que l'anatomie pathologique peut jeter une vive clarté sur certaines questions chirurgicales relatives au traitement des fractures.

Dans l'étude sur le cal, nous avons cherché à démontrer, par des expériences, sa triple origine. Les os ne diffèrent pas des parties molles par leur mode de réunion, puisque pour eux aussi on admet une cicatrisation immédiate par les deux modes précédemment indiqués, et une cicatrisation par bourgeons.

Le sang sert à la cicatrisation des os, lorsqu'il est déposé sous formes de couches peu épaisses entre les fragments ou à leur surface. Ce liquide n'est plus alors un corps étranger, mais une fibrine vivante sortie des vaisseaux, et en rapport de vitalité avec les parties environnantes.

Cette fibrine semble donc vivre aux dépens des parties environnantes, et, lorsqu'il en est autrement, elle ne sert plus à la réunion, et le cal ne se forme pas s'il n'intervient un autre mode de cicatrisation.

D'où il résulte que tous les efforts du chirurgien doivent tendre à obtenir la réunion en évitant l'altération du sang et en favorisant ses transformations successives. C'est dans ce but que l'on doit condamner à l'immobilité le membre ou tout au moins l'os fracturé.

La seconde indication, à mon avis capitale, consiste à prévenir toute compression forte, tout mouvement violent entre les fragments, toute contraction musculaire, toutes causes présentant du danger puisqu'elles tendent à détruire et à désorganiser le sang.

Le cal est *mixte*, lorsque le sang se trouve mêlé à de la lymphe fournie par le périoste. Il provient alors de deux sources différentes, l'une représentée par la fibrine venue du sang directement, l'autre par la fibrine spontanément coagulable, résultant de l'irritation de la membrane d'enveloppe des os.

Le cal par bourgeons indique de la suppuration, l'exfoliation superficielle ou profonde d'un os, et l'apparition tardive de bourgeons semblables à ceux fournis par les parties molles.

Conditions de formation de la première espèce de cal.— Pour que dans un os brisé la réunion ait lieu par le premier mode, il faut que cet os soit vasculaire, que les fragments soient en contact, le périoste conservé en tout ou en partie, le sang plastique. Dans ces conditions, la réunion se fait par de la fibrine, et le cal est plus ou moins régulier, plus ou moins volumineux, suivant la quantité de liquide déposé.

Conditions de formation du cal mixte. — Une contusion de l'os et des chairs, une fracture comminutive, le décollement du périoste et ses déchirures par des fragments, des irritations provoquées dans les parties molles et le périoste, sont autant de causes déterminantes de l'espèce de cal dont il s'agit.

Cal par bourgeonnement, par seconde intention ou par suppuration. — Les plaies qui mettent l'os à découvert, l'inflammation et la destruction du périoste, les abcès, les inflammations diffuses, le ramollissement du sang, sont autant de complications qui provoquent la formation du cal par bourgeons.

CHAPITRE XVII.

DE LA RÉUNION CONSIDÉRÉE DANS LES ORGANES D'UNE STRUCTURE COMPLEXE.

Dans ce que j'ai à dire il ne sera plus question des tissus simples, des tissus qui se reproduisent ou se régénèrent, mais bien d'organes complexes par les éléments divers qui entrent dans leur composition.

Il sera question, par conséquent, de la réunion des plaies pénétrantes du crâne, de la poitrine, de l'abdomen, et de certains organes contenus dans ces cavités.

On peut établir, en principe, que toute plaie pénétrante doit être réunie, parce qu'il n'y a pas de blessure qui soit plus favorablement disposée pour la réunion immédiate que celles dont il s'agit.

L'abondance du tissu cellulaire, le nombre des vaisseaux divisés, l'épaisseur des chairs, l'existence de membranes séreuses qui fournissent un liquide plastique, justifient suffisamment l'application de la réunion immédiate aux lésions de ces diverses parties.

Que le crâne, le thorax, l'abdomen, les articulations soient ouvertes, il est urgent de réunir la plaie. Les épanchements de sang dans la poitrine et dans l'abdomen ne doivent, à mon avis, apporter en aucun cas un obstacle à la réunion immédiate, et c'est même le moyen d'arrêter l'écoulement du sang.

Mais on doit s'abstenir de réunir les plaies du crâne, lorsqu'un vaisseau ouvert peut donner lieu à un épanchement intra-crânien lequel pourrait occasionner une compression du cerveau. C'est alors sur le vaisseau ouvert qu'il convient de porter les moyens hémostatiques.

Les moyens dont on se sert pour assurer le contact parfait des lèvres de la plaie varient suivant la cavité intéressée, l'étendue et la forme de la blessure.

Pour les blessures de la poitrine, il suffit d'un pansement méthodique et d'une compression régulière. Quelquefois la compression peut suffire ; mais, en général, c'est à la suture entrecoupée ou entortillée qu'il faut recourir pour déterminer sûrement la fusion des lèvres de la plaie.

A l'exception de quelques plaies par piqûre ou avec issue de l'épiploon, la suture est indispensable pour prévenir les hernies consécutives qui se montrent toutes les fois que la cicatrice des plaies de l'abdomen est large.

Les organes creux contenus dans la poitrine et l'abdomen ne se réunissent qu'à la condition que les lèvres de la plaie seront mises en contact dans une certaine étendue de leur surface, et ce n'est certainement que par la réunion immédiate que l'on peut prévenir la diffusion des liquides et des gaz qu'il renferment.

L'œsophage, l'estomac, les intestins se cicatrisent promptement, quand il n'existe pas de complications, et lorsqu'on met exactement en contact leurs surfaces séreuses, ou la surface dartoïde. La trachée-artère ne se réunit pas par ses bords, et l'on ne peut espérer une réunion immédiate que par l'agglutination des deux points opposés de la gaîne cellulaire qui l'entoure. Les expériences faites sur les animaux et les observations sur l'homme ne me paraissent laisser aucun doute relativement à ce résultat. Je vais rapporter une observation de plaie de la trachée, qui complétera ce que j'avais à dire de la réunion immédiate de ce conduit.

OBS. — *Plaie pénétrante du cou. — Lésion de la trachée-artère. — Suture entrecoupée. — Réunion par première intention. — Guérison.* — Le nommé Chopin (Nicolas) âgé de trente-neuf ans, peintre, est entré à l'Hôtel-Dieu, le 23 mai 1855, salle Saint-Côme, n° 7. Ce malade était en proie, depuis deux ou trois jours, à des hallucinations, s'imaginant qu'on l'électrisait, et croyant à tout instant que des agents de la force publique venaient pour l'arrêter. Dans un de ces moments de délire, il voulut se suicider : il prit un rasoir et se fit vers la partie moyenne du cou, une plaie transversale, longue de 5 à 6 centimètres. La plaie intéressa le tégument, le tissu cellulaire sous-jacent, les muscles et la trachée elle-même. A trois reprises il introduisit ses doigts dans la solution de continuité, espérant agrandir la plaie et arriver au résultat qu'il désirait ; mais la douleur provoquée par ces manœuvres l'arrêta. Il s'écoula une assez grande quantité de sang veineux provenant du plexus thyroïdien. Ceci se passait le 22 mai.

Les lèvres de la plaie furent réunies par deux points de suture entrecoupée, qui comprenaient la tunique externe ou dartoïde au-dessus et au-dessous de chaque lèvre du conduit aérien, et les extrémités des fils furent maintenus à l'extérieur. On pansa à plat, en entourant la tête d'une bande à deux chefs noués sur la partie antérieure de la poitrine, afin de tenir la tête inclinée vers le thorax. Le lendemain de son entrée, le pansement fut laissé intact, et le 24, à la visite du matin, la plaie des téguments fut réunie par trois points de suture entrecoupée, et les fils de la suture trachéale maintenus dans l'angle droit de la plaie.

Les jours suivants, une légère rougeur érythémateuse s'empara de la plaie.

Le 30 mai, le fil qui occupait l'angle droit fut enlevé, et les autres points de suture sont laissés intacts.

Le 1er juin, un peu de suppuration se montre à l'endroit indiqué; le reste de la plaie ne suppure pas.

2 juin. Les deux autres fils sont coupés, et la réunion dans cette partie est complète.

3 juin. Apparition de bourgeons charnus à l'endroit où a été coupé le premier fil ; pas traces de pus ailleurs.

Pendant sa maladie, Chopin a encore eu des hallucinations : ainsi, un matin, à la visite, il nous affirmait voir M. Arnal, son médecin, arrêté par les agents de la police, et il demandait à sortir pour aller le délivrer.

Le malade reste à l'hôpital pendant ce mois de juin. Les bourgeons charnus, développés dans la moitié droite de la plaie, sont de temps en temps réprimés par le nitrate d'argent.

3 juillet. Les fils de la suture trachéale tombent, après quelques tractions exercées sur leurs extrémités.

7 juillet. Le malade présente l'état suivant : plaie linéaire entièrement cicatrisée ; un peu de rougeur et de dépression à l'endroit où les fils ont été passés; mouvements de déglutition à peine gênés, le malade peut manger sans souffrance aucune ; voix légèrement enrouée, mais cet enrouement

diminue tous les jours. Le malade va et vient dans la salle comme un homme bien portant; depuis un mois environ, il n'a plus été observé chez lui le moindre signe d'aliénation mentale ; il sort guéri de l'hôpital.

Comme on le voit, j'ai pu réunir la plaie de la trachée en me servant seulement de la tunique d'enveloppe, et en pratiquant la suture entrecoupée. Ce tissu a donc fait les frais de la cicatrisation, en exhalant de la lymphe plastique, qui a servi tout à la fois de moyen de réunion et de solidité, en augmentant l'épaisseur de la tunique engaînante de la trachée.

CHAPITRE XVIII.

DE LA RÉUNION IMMÉDIATE DANS LES LÉSIONS DE LA VESSIE CHEZ LA FEMME.

Les solutions de continuité de la vessie peuvent se cicatriser et la réunion sera obtenue immédiatement par l'adossement des lèvres d'une plaie, qui intéresserait la portion de cet organe revêtue par la séreuse, ou celle qui est entourée par du tissu cellulaire filamenteux. Les parois de la vessie sont trop minces, dans cette région, pour qu'elles puissent être réunies par leurs surfaces saignantes; voilà pourquoi il est indispensable de les adosser en les renversant vers l'intérieur du réservoir. On a fait sur des animaux des expériences intéressantes relativement à la suture de la portion pubienne de la vessie.

Si la réunion immédiate de la portion sus-pubienne de

la vessie ne réussit qu'autant que les lèvres sont adossées avec elles-mêmes, il n'en est pas de même de son bas-fonds, lequel, réuni à la paroi antérieure du vagin, forme une *cloison épaisse* dont les lèvres saignantes peuvent être mises en contact avec elles-mêmes.

C'est à une époque où l'on regardait les réunions immédiates de la vessie comme impossibles que nous nous efforcions de prouver le contraire. N'avons-nous pas démontré qu'un lambeau pris aux dépens d'une autre région (fesse), adhérait à la surface de la fistule ravivée? Quoique nous eussions péremptoirement prouvé nos assertions, un esprit chagrin s'est néanmoins refusé à reconnaître la vérité, en disant que l'urine frappait de mort les tissus avec lesquels elle est en contact immédiat. Rien n'est plus faux, et il suffit, en effet, pour prévenir de semblables accidents, de mettre exactement en contact les surfaces saignantes.

Pour rendre un compte exact de ce que l'on peut obtenir dans la cicatrisation et la réunion immédiate de la vessie dans les plaies et les fistules de cet organe, il est important de prendre la question d'un peu haut, et de dire comment la vessie guérit spontanément, et comment aussi s'établit la fistule qui nécessite des soins chirurgicaux pour obtenir la cicatrisation immédiate de ses lèvres ravivées et mises en contact.

Nous ne voulons, en parlant du traitement, qu'exposer des idées générales; car, déjà, dans la chirurgie plastique, nous avons décrit tout ce qui a rapport à la méthode et au procédé dans le but d'arriver à la guérison. Autant que possible, l'accoucheur doit chercher à éviter une compression trop prolongée sur les organes contenus dans le bassin. C'est le meilleur moyen assurément de prévenir la gangrène et, partant, les fistules. Il est donc nécessaire d'éviter le séjour prolongé de la tête et quelquefois du siége dans l'excavation du bassin, afin de permettre à la circulation de se faire et de ne pas être trop longtemps interrompue. M. le professeur Stoltz (de Strasbourg) s'est expliqué là-dessus très-nettement en conseillant de soustraire le plus tôt possible les parties à la compression, et de hâter l'accouchement. M. Pajot professe une opinion semblable; nous allons citer ses paroles :

« Appliquez l'instrument quand le col est dilaté, quand » les eaux sont rompues, le col effacé, quand les contractions » utérines se ralentissent, deviennent plus faibles, avant » que l'épuisement et l'inertie n'arrivent. »

Pour que le traitement prophylactique réussisse, il est bon, indispensable même, de soustraire les organes à la compression, en retirant les matières solides ou liquides qu'ils peuvent contenir : retirer l'urine de la vessie au moyen du cathétérisme, vider le rectum des matières fécales qu'il contient. D'ailleurs, la tête ou toute autre cause comprimante a moins de prise sur des organes vides, et l'application du forceps n'en devient que plus facile.

Quand les urines s'écoulent par le vagin, il y a une fistule; mais celle-ci ne doit pas être regardée comme permanente quand elle est récente, et surtout lorsque la membrane pyogénique n'est pas encore organisée; car ce n'est que lorsqu'elle est à l'état de véritable membrane perfectionnée que la fistule doit être considérée comme permanente. La nature alors ne peut plus rien pour la malade, et c'est à la chirurgie qu'il faut avoir recours. Quand la membrane est récente et molle, quand des vaisseaux y apportent le liquide sanguin, lorsque des bourgeons isolés, de volume variable, vermeils, couvrent la surface contuse, il n'y a pas encore de fistule définitive, et la guérison peut être espérée. C'est alors qu'il est nécessaire d'introduire une sonde dans la vessie, et d'étaler dans le vagin un linge enduit de cérat. M. le docteur Aubinais (*Journal de la Société de médecine de la Loire-Inférieure*, 1852-1853) a obtenu la guérison d'une fistule urinaire traumatique, chez une femme, par le tamponnement du vagin et l'emploi de la sonde à demeure dans la vessie. Il n'y avait pas de perte de substance à la cloison vésico-vaginale, et notre confrère, immobilisant d'ailleurs complétement le bassin de manière à empêcher tout mouvement et par suite toute traction sur les lèvres de la fistule, a réussi par les moyens indiqués à guérir complétement sa malade.

Il faut épier les efforts de la nature, les suivre pas à pas, laisser les bourgeons se réunir et se confondre, en les cautérisant légèrement avec le nitrate d'argent lorsqu'ils deviennent trop exubérants. Les bourgeons une fois rapprochés et confondus, la guérison suivra bientôt par l'apparition de la membrane des bourgeons.

Nous pourrions citer ici des faits qui démontrent qu'à ce degré de la maladie la guérison peut être obtenue. Toutefois il n'en saurait être ainsi lorsque le délabrement sera considérable, que les bourgeons ne pourront plus se réunir. Il ne faut pas alors fatiguer les malades par l'introduction des sondes, mais se contenter de les calmer par des injections émollientes, de prévenir les brides par les cautérisations, par l'introduction de liquides froids lorsque les malades peuvent les supporter. Il n'y a pas lieu d'espérer que les seuls efforts de la nature préviennent la formation de la fistule.

Doit-on alors tenter une opération, ou convient-il d'attendre?

A cette époque, toute opération échouerait, parce que

les tissus étant sécables, les résultats ne justifieraient pas les espérances du chirurgien. Ce n'est que lorsque le bourgeonnement a eu lieu, que les lèvres de la fistule seront assez consistantes, qu'elles seront recouvertes d'une cicatrice blanche, que l'on pourra pratiquer une opération réparatrice. Avant que d'arriver à une méthode rationnelle, l'histoire de l'art a dû enregistrer bien des procédés inutiles, dangereux même ! Ce n'est qu'à une époque peu éloignée de nous qu'on a compris qu'il fallait donner issue à l'urine par la voie normale en fermant la fistule.

J. L. Petit avait eu l'idée de tamponner seulement le vagin pour forcer l'urine à revenir par la voie naturelle. Ce procédé ne pouvait servir qu'à augmenter les accidents en retenant l'urine et en augmentant les souffrances de la malade. Il eut cependant l'idée de fermer la fistule par la suture, mais il ne la mit pas à exécution.

Desault et son école firent faire un pas à la thérapeutique en faisant placer dans la vessie une sonde évacuatrice. Personne, cependant, n'avait songé à agir directement sur la fistule pour en obtenir l'oblitération, lorsque M. Lallemand (de Montpellier) commença à rechercher la meilleure manière de rapprocher les lèvres de la fistule après les avoir ravivées; MM. Laugier, Leroy (d'Etiolles), etc., etc., suivirent la même voie, mais sans obtenir de résultats satisfaisants. A une certaine époque, Dupuytren eut recours à l'application du fer rouge ; de même M. J. Cloquet, lequel a exposé ses doctrines et ses vues, à l'occasion du traitement des ouvertures accidentelles par ce moyen.

La suture unie au ravivement a été couronnée de succès. Nous pourrions nous-même en citer des exemples.

L'infibulation, employée dans certains pays pour fermer momentanément la vulve, conseillée par Vidal (de Cassis), pratiquée par Bérard, doit être repoussée, et ne peut être légitimée que par des circonstances très-rares. Nous en montrerons un jour l'utilité et l'importance pour ces cas particuliers.

La science en était là, lorsque nous nous mîmes à l'œuvre, bien convaincu qu'on ne pouvait obtenir la guérison des fistules urinaires chez la femme, que par la réunion immédiate et la réparation de la perte de substance. Tout d'abord, nous tentâmes la suture et le ravivement. En 1830, voulant faire l'application des principes que nous avions formulés en 1826, en proposant l'adossement des surfaces analogues et semblables, nous entreprîmes pour les fistules urinaires chez la femme ce que nous avions fait pour les séreuses, en opérant par inflexion, c'est-à-dire en renversant vers la vessie les lèvres de la plaie ravivée, lesquelles étaient ainsi affrontées par leurs surfaces saignantes. Mais ce renversement, difficile à obtenir, nous fit recourir à l'élytroplastie, procédé emprunté à la méthode indienne et qui au premier abord remplissait nos vues, puisqu'il indiquait de réparer la perte de substance et de mettre en contact deux surfaces saignantes, consolidées par la suture.

On sait que notre procédé consiste à tailler un lambeau aux dépens de la fesse ou des grandes lèvres, après le ravivement préalable de la fistule, à le hisser vers la fistule, et à adosser les deux surfaces saignantes, de manière à fermer l'ouverture par un tampon. Par ce procédé, nous obtînmes deux succès complets. Chose digne de remarque! Un lambeau ainsi transplanté, en conservant son pédicule pendant le temps nécessaire à la fusion, n'en continue pas moins, après la section pédiculaire, à se nourrir comme auparavant et à fonctionner comme par le passé; il se couvre de poils, contrairement à l'assertion de Diffenbach, qui prétendait qu'après l'autoplastie les poils tombaient pour ne plus repousser. Le lambeau, en effet, est plus vivant, plus vasculaire et plus sensible, la sensibilité étant toujours proportionnée à la vitalité, c'est-à-dire à la vascularité du lambeau.

Afin d'éviter cette opération autoplastique sérieuse, j'ai affronté immédiatement les lèvres ravivées de la fistule sans interposer de lambeau pris au loin, en déplaçant l'organe lui-même ou en l'amenant à se prêter à une réunion facile de la plaie.

Nous admettons, en principe, que les fistules sans perte de substance peuvent guérir par la suture et le ravivement, tandis que celles qui sont accompagnées de perte de substance ne peuvent ordinairement guérir sans réparation. C'est à la cystoplastie par locomotion que nous avons eu recours, et l'expérience a justifié l'idée que nous nous en étions faite. Elle consiste à relâcher les lèvres de la fistule, à les rapprocher sans efforts, à faire glisser les tissus les uns vers les autres, glissement qui permet de réparer la perte de substance et d'affronter les lèvres par contact immédiat jusqu'au moment de la fusion parfaite.

Ainsi, par notre méthode de glissement ou de locomotion, on répare de grandes pertes de substances, on remédie à des difformités considérables, on ferme des ouvertures étendues.

Fondée sur ces principes et sur l'anatomie, la cystoplastie par glissement a depuis longtemps pris rang dans la science.

La réunion immédiate du bas-fond de la vessie et du vagin ou de la cloison vésico-vaginale s'obtient donc au moyen de la suture avec relâchement préalable des lèvres de la plaie, ou sans relâchement, lorsqu'il n'existe pas de perte de substance.

Les communications faites aux Académies et à d'autres sociétés savantes, les articles publiés dans les journaux relativement aux recherches que j'avais entreprises à diverses époques, m'imposent le devoir de présenter quelques réflexions sur ce sujet, afin que l'on puisse être éclairé sur ce point de la science; et d'exposer sous forme de statistique les faits qui se sont présentés à moi pendant une certaine période.

Il y a longtemps que des rapporteurs éclairés, MM. Lallemand, membre de l'Institut, et Blandin, professeur à la Faculté de Paris, ont exposé devant des corps savants le résultat d'opérations que j'ai pratiquées devant eux.

On sait que le premier a fait connaître à l'Institut mes recherches sur l'application de ma méthode par glissement, et que M. Blandin, longtemps auparavant, avait parlé devant l'Académie de médecine des résultats obtenus par l'élytroplastie, et l'on se rappelle qu'à cette époque des contradicteurs se sont élevés avec énergie contre les assertions de MM. Lisfranc et Blandin. Se refusant à examiner les malades, ils ont parlé dans le sens hypothétique, en voulant prouver que, sous l'influence de l'urine, les tissus ne se réunissaient pas.

Ces personnes avaient le talent de nier la lumière, et beaucoup d'autres, acceptant leur opinion, niaient aussi purement et simplement le fait si facile à constater.

Où en était la pathologie des fistules urinaires? On peut dire que tout se résumait à la dénomination de fistule vésico-vaginale; et pourtant il existait une curieuse et intéressante observation de M. Stoltz sur les fistules vésico-utérines. Madame Lachapelle les avait aussi indiquées et les regardait comme incurables; mais enfin on n'avait nulle connaissance des fistules vésico-utéro-vaginales superficielles et profondes. J'ai, par conséquent, distingué toutes ces fistules entre elles, ainsi que leur anatomie pathologique, le mécanisme de leur formation, et le traitement chirurgical qui leur convient.

Le meilleur, le véritable moyen de donner une idée aussi complète que possible des résultats obtenus depuis le commencement de mes recherches jusqu'à ce jour, m'a paru être celui de la publication. J'ai donc cru convenable de soumettre au jugement public les faits que j'ai pu observer, me promettant de le faire avec tout le soin dont je suis capable.

Je passerai sous silence tout ce qui a précédé l'emploi de la méthode par glissement et l'emploi du procédé emprunté à la méthode indienne, pour ne parler que des opérations faites d'après ma nouvelle méthode, et des procédés qui en découlent.

On verra que toutes ces opérations sont établies sur l'état de simplicité de la fistule, ou sur l'existence d'une perte de substance ou autre complication; c'est-à-dire que, dans une première catégorie, se trouveront les fistules simples, qui guérissent par le ravivement, la suture entrecoupée, ou qui s'obstruent d'elles-mêmes; et, dans une seconde catégorie, les fistules qui présentent une perte de substance et exigent ainsi une réparation.

Je ne terminerai pas ce qui a trait à la réunion des fistules urinaires chez la femme, sans exposer les résultats obtenus qui démontrent que la réunion a été tantôt complète dès la première opération, et tantôt incomplète en laissant un trajet fistuleux ou un orifice imperceptible.

Résumé statistique des faits observés depuis 1835 jusqu'à 1860.

Désireux de bien fixer les esprits sur les opérations que j'ai pratiquées dans le but d'oblitérer les ouvertures accidentelles qui livrent passage à l'urine, en la déviant de la voie naturelle et normale, j'ai dû faire remonter mes observations à une époque éloignée. Depuis 1835 jusqu'à ce jour, j'ai eu l'occasion d'observer un grand nombre de fistules urinaires chez la femme; et, soit que j'aie procédé seulement à l'examen, soit que j'aie eu recours à l'opération, j'ai pris des notes sérieuses sur chacune d'elles. Mon intention, du reste, n'est pas que de parler des fistules opérées, mais bien aussi de celles qui n'ont subi aucun traitement. C'est en rassemblant les faits, et en notant les particularités qu'ils peuvent offrir, que j'espère jeter quelque lumière sur ces questions scientifiques délicates et controversées, ne me laissant pourtant pas aller à la douce illusion de convaincre tout le monde, arrêté comme je le sais par la triste conviction de l'existence d'incrédules qui ne croiront jamais.

En rassemblant les observations que j'ai pu recueillir ou faire recueillir dans mon service d'hôpital ou dans ma clientèle, j'ai trouvé cent quarante-sept femmes affectées de fistules urinaires, comprenant dans ce nombre tant les fistules simples que les fistules compliquées. Par cette étude statistique il m'a été permis d'établir d'importantes différences sur leur fréquence et le mécanisme le plus commun de leur mode de formation. Grâce à des notes soigneusement prises, j'ai pu reconnaître que les causes variées de ces fistules portaient principalement leur action sur la cloison vésico-vaginale, sur la vessie, la cloison, l'utérus et enfin sur la vessie et l'utérus; conséquemment, ce sont les fistules vésico-vaginales qui sont les plus communes; l'expérience parle, en second lieu, en faveur des fistules vésico-utéro-vaginales; en troisième ligne se trouvent enfin les fistules vésico-utérines.

Le dépouillement des cent quarante-sept observations de fistules que j'ai pu suivre m'a fait constater quatre-vingt-deux guérisons, vingt-six morts, deux résultats négatifs; dix malades n'avaient pas été opérées et vingt-sept avaient gagné une amélioration notable, puisque la fistule était réduite à un simple pertuis.

Pour compléter ce qui a rapport à la statistique de ces lésions et aux résultats obtenus, il faut exposer une à une chaque espèce de fistule, suivant en cela l'ordre de fréquence et d'apparition qu'on y observe. Les fistules vésico-vaginales se présentent donc en première ligne. Leur nombre s'est élevé à quatre-vingt-deux; cinq fois, j'ai opéré par l'élytroplastie, c'est-à-dire en bouchant la fistule avec un lambeau pris aux dépens de la fesse ou de la grande lèvre : deux malades ont guéri, deux ont conservé leur fistule, et la cinquième a succombé. Les soixante-dix-sept fistules vésico-vaginales restantes ont été traitées par la méthode par glissement. Trente-sept ont guéri, dix-sept sont mortes de maladies intercurrentes diverses, telles que fièvre typhoïde, diphthérite, phthisie, accidents cholériques, troubles cérébraux, pourriture d'hôpital, péritonite, phlegmon, tétanos; aucune opération n'a été pratiquée sur cinq d'entre elles, et quinze autres ont conservé de petits trajets fistuleux.

Ces résultats réclament d'ailleurs quelques réflexions, car si ces faits étaient exposés sans explication, la statistique, si importante en chirurgie et en médecine, deviendrait en cette circonstance une source de graves erreurs; c'est pour cela que j'ai noté avec soin la cause de la mort de ces femmes ainsi atteintes de fistules, et qui ont succombé.

Voici les faits tels qu'ils ont été observés :

La nommée Aurone (Génie), entrée le 30 mai 1848 à l'hôpital Saint-Louis, y fut opérée le 20 juin de la même année; il survint une péritonite mortelle. Le péritoine était sans lésion traumatique.

La nommée Dorf (Geneviève), âgée de vingt-sept ans, fut opérée d'une fistule vésico-vaginale de six lignes de diamètre transverse et de sept à huit lignes de diamètre antéro-postérieur. L'opération fut pratiquée par la méthode indienne : le lambeau fut taillé aux dépens d'une grande lèvre. Il survint une phlébite vaginale et une infection purulente. On trouva dans le péritoine des fausses membranes et de la sérosité purulente. Les ovaires contenaient du pus.

La nommée Manheim, d'une faible constitution, portait une fistule qui comprenait toute la cloison vésico-vaginale : elle fut opérée par l'élytroplastie. La pourriture d'hôpital s'était emparée de la plaie de la fesse, du vagin, du col de l'utérus. A l'autopsie, on s'assura que l'urèthre, le col utérin, ainsi que les restes du vagin étaient détruits. Ce conduit contenait en outre une grande quantité de liquide fétide. Les viscères ne contenaient pas d'abcès symptomatiques.

Au mois de janvier 1847, la nommée Hutin entra à l'hôpital Saint-Louis, où elle fut opérée d'une fistule vésico-vaginale; il survint une diphthérite et des phénomènes ataxo-adynamiques qui produisirent la mort. A l'autopsie, on découvrit de la sérosité dans les ventricules cérébraux, la poitrine, le péricarde, et des abcès dans le poumon. Il n'y avait pas de traces de pus dans le ventre. La vessie était étroite, les uretères n'étaient pas enflammés, mais les lèvres de la fistule étaient ulcérées ; le vagin ramolli présentait des plaques ulcéreuses et du putrilage ; les ovaires contenaient du pus ; le col de l'utérus était ramolli et désorganisé. Le foie était sain, et la rate était grosse.

La mort est évidemment due à la diphthérite.

La nommée Claire, venant d'Alexandrie, fut opérée d'une fistule vésico-vaginale d'une immense étendue. L'urine s'écoulait entièrement par le vagin, et la vessie herniée formait une tumeur du volume d'un œuf de poule : elle sortait par la vulve. La vessie fut refaite avec les restes du vagin et l'application de quinze points de suture entrecoupée. Une diphthérite buccale et pharyngienne, suivie d'adynamie, détermina la mort.

La nommée Gaillac, entrée à l'Hôtel-Dieu en 1849, subit l'opération de la fistule vésico-vaginale par glissement le 30 octobre. Le surlendemain, à la suite d'une vive impression, le tétanos se déclara et la malade succomba, seize jours après l'opération. L'autopsie montra de la sérosité dans les ventricules du cerveau et une injection de la moelle épinière. En portant le doigt dans le vagin, je reconnus que la sonde évacuatrice avait été enfoncée dans le vagin, au travers de la suture, pendant le cathétérisme exécuté au milieu de la nuit par une infirmière. Rien au poumon, rien au cœur ; point de réunion de la fistule. Le péritoine était sain et intact.

La nommée Gredé entre à l'Hôtel-Dieu le 28 mars 1850. La fistule vésico-vaginale dont elle est porteur, est large et la vessie fait hernie. L'opération pratiquée, il se déclare un état diphthéritique de la vulve et du vagin. Des vomissements survinrent, suivis d'une diarrhée violente, et la malade, qui avait instamment réclamé sa sortie, alla mourir chez elle.

La nommée Macaire (Florence), entrée en juin 1849 à l'Hôtel-Dieu, a été opérée en 1851 au mois de juillet. Cette première opération avait laissé un petit trajet fistuleux qui nécessita une deuxième opération exécutée le 12 avril 1852 : deux points de suture y furent appliqués et les fils retirés le 16 du même mois. Il est survenu une diphthérite vaginale, qui a été suivie de pleurésie, de délire et de mort. L'autopsie a fait voir un double épanchement pleurétique purulent, le vagin réduit en pulpe, et un large trou comprenant le bas-fond de la vessie, l'urèthre, le vagin et le col de l'utérus. Dans la vessie, on rencontre des fausses membranes qui sont enlevées par le lavage.

La nommée Marie Mabille, âgée de trente ans, est entrée à l'Hôtel-Dieu le 15 décembre 1850. La fistule avait 2 centimètres de diamètre transverse, et un centimètre et demi de diamètre vertical; il existait dans le vagin des brides, des indurations. Le 6 janvier 1851, les brides sont divisées, les lèvres de la fistule sont ravivées et réunies. Des douleurs de ventre, des vomissements surviennent, et la malade meurt le 8 janvier. Le péritoine est intact, mais il contient du pus. La vessie est rouge et épaisse; les ovaires couverts de fausses membranes. Les veines ne contiennent pas du pus.

A propos de ce fait, il ne faut pas négliger de faire remarquer qu'à ce moment les salles d'hôpital pullulaient d'érysipèles, de diarrhées et d'affections cholériformes.

La nommée Gazor (Marie), mariée, âgée de trente-cinq ans, entre à l'Hôtel-Dieu le 25 avril 1851. La fistule occupe le col de la vessie. L'opération pratiquée le 23 mai permet de détruire les brides et d'appliquer deux seuls points de suture. Le 25, la malade éprouve des vomissements, des douleurs abdominales et le 29 elle succombe. A l'autopsie, on trouve une péritonite diffuse, du pus et des fausses membranes dans le petit bassin. Le péritoine n'a pas été lésé; la fistule est bien réunie; la vessie et l'utérus sont sains.

Le 10 décembre 1851, Bellet, âgée de vingt-quatre ans, entre à l'Hôtel-Dieu; elle a une fistule pour laquelle, avant son entrée à l'hôpital, on a pratiqué cinq cautérisations au fer rouge. Le 14 janvier 1852, elle fut de nouveau opérée, par le ravivement des bords et la suture; les fils sont retirés le 18. La malade vomit, éprouve de violents frissons, et meurt le 29. L'autopsie dévoile l'existence d'une péritonite avec induration des ligaments larges : le point de départ de la péritonite a donc pris naissance dans les ligaments larges.

La femme Giraudon, entrée le 10 janvier 1852 à l'Hôtel-Dieu, y est opérée le 21 avril; elle éprouve des douleurs de ventre, des vomissements, de la diarrhée, et rend le 1er mai deux vers lombrics. Il survient de la stupeur, le dévoiement continue, le visage se plombe, les urines se suppriment, la mort arrive. L'examen du cadavre nous montre : le cerveau sain, et la rate contenant un foyer purulent du volume d'un œuf; les parois antérieures et postérieures du vagin détruites par la diphthérite; les deux reins contiennent un pus crémeux et abondant; les uretères sont enflammés et présentent des fausses membranes.

Madame Libelland (Fougeroles), préalablement soumise à l'influence du chloroforme, subit une opération de fistule vésico-vaginale le 9 mai 1852. Une deuxième opération pratiquée le 11 octobre est suivie d'érysipèle et enfin de pleurésie à laquelle la malade succombe.

Le 24 octobre 1853, une opération a été pratiquée sur la nommée Andrieux, âgée de quarante-neuf ans et présentant un trajet fistuleux. Examinée soigneusement le 28, la plaie est parfaitement réunie ; les fils ne sont pas enlevés. Le même jour, des selles liquides et abondantes ont lieu ; il se manifeste un trouble nerveux grave avec tremblement dans la voix et incertitude dans les idées, et la mort survient. L'autopsie n'a pu être faite, mais jamais opération ne fut plus rapide, plus simple, moins douloureuse, et cependant elle a été l'occasion d'accidents nerveux mortels. Le chloroforme a-t-il eu quelque influence sur ce fâcheux résultat ?

Lassalle, âgée de trente-six ans, entre à l'Hôtel-Dieu le 24 février 1855, avec une fistule vésico-vaginale, une oblitération de l'urèthre et des brides vaginales. Elle est opérée le 4 mai, et le 5 surviennent des douleurs dans la fosse iliaque et le petit bassin, de la chaleur à la peau, de la fréquence du pouls. Il s'est écoulé un peu de sang après l'opération, mais une lamelle d'agaric a suffi pour arrêter cette légère hémorrhagie. Un trouble fonctionnel grave se déclare et la mort survient rapidement. L'examen cadavérique révèle un péritoine intact, et un phlegmon diffus dans l'épaisseur du ligament large, existant depuis longtemps sous forme d'abcès enkysté.

Madame de H..... portait une fistule vésico-vaginale, des brides et une déchirure du périnée. Elle a subi plusieurs opérations et la dernière, pratiquée le 6 juin, accompagnée d'inhalation de chloroforme, a été suivie de somnolence, de délire, et de mort le 12 juin. L'autopsie n'a pu être faite. Le choloforme n'a-t-il pas eu encore quelque influence sur ce trouble cérébral ?

La femme Jourdain, d'une mauvaise constitution, rachitique, entra le 29 décembre 1858 à l'Hôtel-Dieu pour y subir l'opération d'une fistule vésico-vaginale. Un succès incomplet nécessita une deuxième opération qu'elle subit le 19 janvier 1859, et qui se compliqua de frissons, de prostration, de sueurs abondantes, et de tous les signes de la fièvre typhoïde à laquelle elle succomba dans le courant de janvier. L'autopsie ne put être faite. Observons qu'il régnait alors dans la salle une constitution érysipélateuse et typhoïde.

La nommée Couvé est opérée de deux petites fistules vésico-vaginales. L'opération est prompte et peu douloureuse, et cependant il se déclare des vomissements, des troubles fonctionnels extrêmement graves, une diarrhée incoercible cholériforme qui tue la malade. A l'autopsie, on trouve des follicules développés dans le canal intestinal. La vessie et le péritoine sont sains. Les lèvres de la fistule sont réunies par de la lymphe plastique qui n'offre point la même solidité dans tous les points.

Sabine Thobie, opérée une première fois à l'hôpital Saint-Louis le 2 novembre 1848, subit une deuxième opération le 28 novembre 1849, et une troisième en 1851. Cette dernière est suivie de mort; mais l'autopsie montre qu'elle a succombé à une maladie de poitrine. Le poumon gauche est creusé d'une vaste caverne; les deux poumons sont d'ailleurs parsemés de tubercules et d'indurations. Le bassin est étroit et déformé.

Les altérations cadavériques nous rendent donc suffisamment compte des insuccès qui ont suivi les diverses opérations pratiquées sur cette femme. Le trouble des fonctions, l'altération du sang par suite des lésions du poumon, nous autorisent à penser que le liquide plastique n'avait ni la vitalité voulue, ni la cohésion suffisante pour obtenir la réunion des lèvres de la fistule.

Si l'on ne tient compte que de la circonstance étiologique qui a trait à la fréquence, on verra que les fistules vésico-utéro-vaginales viennent en première ligne après les fistules vésico-vaginales. Dans mes notes se trouvent relatées quarante-huit observations de ce genre de fistules, parmi lesquelles seize y sont observées comme fistules vésico-utéro-vaginales superficielles et trente-deux comme fistules vésico-utéro-vaginales profondes. Sur les seize premières nous comptons deux cas de mort indépendante de l'opération, et attribuée à des diarrhées et à des accidents cholériques; trois cas de femmes incomplétement guéries; un cas de fistule non opérée, à cause des accidents dysentériques survenus chez elle pendant son séjour à l'hôpital, et un autre cas de fistule non opérée à cause d'une hémoptysie. Restent donc par conséquent neuf femmes guéries, dont une a conservé des envies fréquentes d'uriner après la guérison.

Les fistules vésico-utéro-vaginales profondes nous ont offert vingt guérisons; cinq morts, dont deux ont été déterminées par des troubles cérébraux, deux autres par la fièvre typhoïde, et une par une diphthérite. Quatre malades ont été incomplétement guéries et trois n'ont subi aucune opération.

Parmi les malades qui ont guéri, nous devons en noter une qui a présenté plus tard une ulcération du tissu inodulaire, et par suite un trajet fistuleux.

Entrons maintenant dans quelques détails sur les malades qui ont succombé, afin de préciser les diverses causes de mort.

La nommée Rurtaud, après avoir été opérée, succombe à une fièvre typhoïde ataxique. Et l'on peut en effet constater, par l'autopsie, l'injection de la pie-mère, la présence d'un liquide dans l'intérieur des ventricules du cerveau, de la sérosité dans le péricarde. Le canal intestinal est rouge, les follicules sont développés et malades. La suture est du reste en bon état; la vessie et le vagin ne contiennent pas de pus.

Madame de M..... a succombé à des accidents cérébraux, après l'opération d'une fistule vésico-utéro-vaginale profonde. Cette dame avait, à l'âge de onze mois, éprouvé tous les symptômes d'une fièvre cérébrale; et depuis elle a conservé une susceptibilité nerveuse très-prononcée, devenue plus grande encore après la mort de son père.

Accouchée une première fois d'un enfant mort, madame de M....., après une seconde grossesse, a dû être accouchée par la céphalotripsie. Une première cystoplastie est faite avec le reste du col ravivé; il en résulte un trajet fistuleux qui est attaqué par la suture métallique et entrecoupée; en octobre 1852, époque de la troisième opération, il survient un trouble cérébral, consistant dans la double vue, l'embarras de la parole et le délire. Aucun accident ne se montre du côté des voies urinaires, et la sonde fonctionne sans donner issue au pus.

Marie Detain a eu un premier et très-heureux accouchement, mais un second a été accompagné d'accidents et suivi d'une fistule vésico-utéro-vaginale profonde. La mort survient cinquante-six heures après l'opération; et l'on trouve, à l'autopsie, des traces récentes de péritonite, d'épanchement séreux dans le petit bassin. Le péritoine n'a pas été lésé; il n'y a pas d'abcès dans le tissu cellulaire profond, et les fils de suture étant enlevés, on voit que les lèvres de la plaie sont réunies par la lymphe.

Cette malade avait été prise d'une irritation gastro-intestinale et d'un dévoiement abondant dès le jour de son entrée à l'Hôtel-Dieu. Nous sommes donc autorisé à penser que les accidents ne prennent pas leur point de départ à la fistule, mais bien au canal intestinal.

Marie Corbin a eu neuf enfants et le dernier accouchement seul a été suivi de fistule.

Prise le 11 janvier 1849 de dévoiement violent et d'une irritation gastro-intestinale qu'elle nous avait cachée avec soin, cette malade est opérée le 28 janvier, sur son ardente sollicitation. Le soir même de l'opération, elle se plaint de douleurs abdominales vives; elle a des nausées; son ventre se ballonne et elle succombe le 1er février. Deux points de suture avaient été appliqués. L'ouverte du cadavre permet de voir des fausses membranes sur les intestins, de la sérosité dans le bassin, des fausses membranes sur la face inférieure du diaphragme. Les ovaires sont enflammés et adhérents aux ligaments larges; le péritoine ne présente pas de lésion traumatique. La vessie est étroite, l'utérus rétroversé et adhérent aussi aux ligaments larges. Au moment de l'entrée de la malade à l'hôpital, il régnait une épidémie de diarrhée.

La femme Lavocat portait une fistule vésico-utéro-vaginale profonde, lorsqu'elle est entrée à l'Hôtel-Dieu le 23 mars 1851. Elle a eu sept enfants, et le dernier, très-volumineux, est mort-né. C'est à la suite de cet accouchement que l'ouverture fistuleuse s'est établie; elle était large, ovalaire, et la vessie formait une hernie du volume d'un œuf de pigeon.

Pendant l'introduction du spéculum univalve, l'élève en poussant et pressant l'instrument avec trop de promptitude déchira la paroi postérieure du vagin, dans le cul-de-sac utéro-vaginal postérieur.

L'opération fut pratiquée le 4 avril. Le même soir, survinrent des douleurs de ventre qui, le lendemain, permirent de diagnostiquer une péritonite, et le 8 avril la mort arriva. Nous reconnûmes à l'autopsie une péritonite purulente et une déchirure du cul-de-sac utéro-vaginal postérieur, à bords irréguliers, d'un centimètre d'étendue à l'endroit où s'appuyait le spéculum univalve. Les lèvres de la fistule sont en contact et les trois fils sont demeurés en place. La cavité de l'utérus est saine et le vagin est rempli de pus fétide. Ajoutons que le vagin avait été gangrené trois mois avant cette opération, ainsi que le col de l'utérus pendant l'accouchement. Il en était résulté la formation d'un tissu inodulaire qui a cédé et s'est rompu sous la pression du spéculum.

La femme Billot portait depuis quatre ans une fistule vésico-utéro-vaginale superficielle de 2 centimètres de diamètre. Après avoir subi l'opération, elle est prise d'une diarrhée violente et succombe. Le scalpel fait découvrir une péritonite, de la sérosité dans l'abdomen, de la rougeur dans l'intestin. La cause de la mort ne doit pas ici être rapportée à l'opération, mais bien à l'affection intestinale qui est épidémique dans nos salles.

Deux autres femmes qui se trouvent en même temps dans la salle, succombent aussi, sans avoir subi d'opération.

La nommée Louget (Françoise), entrée le 8 mars 1852 à l'Hôtel-Dieu, a eu quinze enfants : le dernier seulement a donné lieu à une fistule vésico-utéro-vaginale profonde. L'ouverture fistuleuse a été ravivée, trois points de suture ont été placés, et le 29 mars une diphthérite s'est déclarée. Le 13 mai, Louget subit une deuxième opération, suivie comme la première de diarrhée, de prostration, de diphthérite vaginale qui se manifeste par plaques et est suivie d'hémorrhagie.

L'auscultation a signalé une pleurésie, mais l'autopsie n'a pu être faite.

Voilà donc une nouvelle observation de diphthérite survenant en même temps qu'un affaiblissement général et une prostration prononcée : sans nul doute la même cause débilitante a produit ici et le trouble général et le désordre local.

Fistules vésico-utérines.

Les fistules vésico-utérines, dont on ne connaissait dans la science qu'un seul fait détaillé, sont cependant assez fréquentes, puisque nous avons pu recueillir treize observations qui nous ont permis de tracer l'histoire complète de cette affection.

Sur les 13 malades qui font le sujet de cette étude, 11 ont complétement guéri, une a succombé à une péritonite et la treizième a conservé un pertuis fistuleux.

Les fistules vésico-utérines ne sont donc pas rares et les résultats sont extrêmement heureux, puisqu'une seule femme a succombé. C'est la femme Choquet : après deux grossesses qui n'avaient pas été sans danger pour cette mère, un troisième et dernier accouchement a dû se terminer par la mort de l'enfant, la destruction d'une grande partie du col et du conduit utérin. Deux mois après, la fistule était parfaitement établie, et la malade venait se faire opérer le 28 mai 1858. Quelques jours auparavant elle avait ressenti tous les effets d'une diarrhée épidémique. — L'urèthre oblitéré fut rétabli, et la fistule ravivée fut réunie par trois points de suture entrecoupée. — Dès le lendemain, la diarrhée, la sensibilité du ventre se montrèrent de nouveau, tous les signes d'une entéro-péritonite se dessinèrent, et la malade mourut le septième jour. Pour toute autopsie nous ne pûmes qu'ouvrir la cavité abdominale et constater de la rougeur sur l'intestin grêle, des adhérences partielles de quelques circonvolutions, et la présence d'un liquide séreux dans la cavité abdominale.

Nous avons eu ici une récidive, en quelque sorte, des phénomènes morbides qui s'étaient manifestés avant l'opération : mais ce n'est pas la première fois que nous voyons des malades éprouver, après avoir été opérées, les mêmes symptômes d'une affection épidémique qu'elles avaient présentés auparavant.

Je terminerai la statistique des fistules urinaires chez la femme par les fistules vésico-vaginales compliquées de fistules recto-vaginales. Il serait nécessaire de posséder un plus grand nombre de faits pour résoudre la question que j'ai voulu éclairer et que voici : est-il préférable d'opérer les doubles fistules immédiatement, ou de les opérer les unes après les autres et à des époques différentes? Il serait curieux aussi de savoir si cette double opération est plus grave qu'une seule. Pour ma part, il m'a semblé que ces deux opérations faites en même temps n'offraient pas plus de traumatisme que lorsque la vessie et le rectum étaient attaqués isolément ; je peux même assurer que les résultats sont plus heureux lorsque l'on supprime à la fois les deux causes irritantes, l'écoulement de l'urine et celui des matières fécales.

Je possède trois observations de fistules vésico-vaginales compliquées de fistules recto-vaginales, et j'ai par conséquent vu sur chaque sujet en même temps l'une et l'autre fistule. Sur ces trois malades, affectées chacune de fistule recto et vésico-vaginale, deux ont complétement guéri par l'opération immédiate des deux fistules, et la troisième femme a guéri de sa fistule vésico-vaginale, tandis que la fistule recto-vaginale a laissé après elle un trajet fistuleux.

Les opérations faites séparément fournissent des résultats

certainement moins avantageux, ainsi que l'expérience me l'a démontré.

Cette revue rétrospective m'a permis de mettre sous les yeux du lecteur le nombre des femmes qui ont succombé sans avoir subi d'opération, celui de celles qui ont perdu la vie après la réparation de la fistule, celui enfin des malades qui ont conservé soit une fistule, soit une fistulette. Dans les résultats obtenus, nous avons noté les divers écoulements de sang qui ont pu avoir lieu après l'opération, et qui n'ont jamais pris un caractère sérieux et grave. Jamais, en effet, nous n'avons vu d'hémorrhagie mortelle suivre les autoplasties par glissement, et c'est à tort que des médecins ont adressé ce reproche à notre méthode.

Dans les cas exceptionnels, rares, où nous avons vu l'écoulement sanguin prendre un caractère hémorrhagique, nous avons toujours pu nous en rendre maître, soit par l'usage des réfrigérants, soit par l'application de lamelles d'amadou ; et encore n'a-t-on vu ces rares écoulements de sang que lorsque la réparation avait dû être faite sur une grande étendue de la circonférence du vagin et de la vulve. Deux fois cependant, sur une Espagnole et sur une Italienne, nous avons observé deux hémorrhagies vésicales graves, passives, et, même dans ces circonstances, nous n'avons pas eu à regretter la mort de nos malades, puisque l'opération a été suivie de succès. Nous parlerons plus loin de ces hémorrhagies qui n'appartiennent pas au traumatisme.

Sur un aussi grand nombre d'observations, n'est-il vraiment pas curieux de n'avoir jamais eu à regretter la mort de nos opérées par suite de la formation immédiate d'un phlegmon diffus du petit bassin, du périnée, etc., etc. ? Nos observations, au contraire, nous ont démontré que les incisions et les décollements énormes se cicatrisaient rapidement, et que ce n'est que lorsque des diphthérites se déclaraient que cette funeste complication venait interrompre le merveilleux travail de la cicatrisation.

Dans aucun des faits rapportés il n'est fait mention de la lésion du péritoine.

Les fistules et les fistulettes qui ont persisté après l'opération sont dues à plusieurs causes : tels sont, le ravivement incomplet des lèvres de la fistule, ce qui peut avoir lieu lorsque cette dernière est cachée par les côtés du bassin ; le défaut de plasticité de la lymphe, qui n'offre point partout la même vitalité ; la pénétration de la sonde mal dirigée à travers la suture pendant le cathétérisme, en détruisant la lymphe qui réunissait les lèvres de la plaie ; la section prématurée d'un des points des bords de la fistule plus ramolli que les autres, et enfin l'inflammation diphthéritique qui a envahi les lèvres de la fistule. D'ailleurs, l'existence d'un écoulement involontaire d'urine par un pertuis plus ou moins rétréci, n'empêche nullement la malade de s'estimer très-heureuse de sa nouvelle position, et nous avons vu des femmes extrêmement satisfaites de ne plus sentir l'urine s'écouler continuellement et la vessie se déplacer et venir faire hernie à la vulve. C'est certainement un beau résultat que celui que l'on obtient en s'opposant à la hernie de la vessie et aux sensations douloureuses qu'elle produit.

En résumé, si nous examinons avec attention la manière dont la mort est survenue chez les femmes opérées, il nous sera possible d'en retrouver la cause dans des accidents étrangers à l'opération elle-même. C'est ainsi que les abcès dans les ligaments larges, parfaitement enkystés, ont évidemment causé la mort ; l'épaisseur du kyste, son existence ancienne, nous disent assez qu'ils n'ont pu être le résultat de l'opération. Les diphthérites, les diarrhées épidémiques, qui depuis longtemps régnaient dans les salles, sont encore autant de causes sérieuses qui ne trouvent non plus leur origine dans l'opération : n'avons-nous pas vu en effet des femmes affectées de fistules vésico-vaginales succomber à ces mêmes accidents sans avoir subi d'opération ?

Toutes les fois que les érysipèles, les diphthérites, les phlegmons diffus, se sont présentés dans nos salles, on a vu l'affection puerpérale régner dans la salle d'accouchements placée au-dessus de la nôtre, et réciproquement; aujourd'hui encore, 25 mai 1862, on vient de fermer la salle d'accouchements où régnait la fièvre puerpérale, et déjà depuis quelques semaines règnent dans notre salle Saint-Maurice, les érysipèles, les diphthérites, les fièvres typhoïdes. Dans ces constitutions médicales nous voyons naître des complications qui, le plus ordinairement, tuent les malades, et cela par une influence délétère, connue seulement par ses désastreux effets. Il suffit alors, dans cet état de choses, de s'armer d'un bistouri pour produire ces terribles accidents, faire avorter la réunion de la plaie, et compromettre la vie de la malade.

Mais d'ailleurs il n'est pas nécessaire de pratiquer la plus petite opération pour amener les graves désordres qui déciment nos malades : j'ai eu occasion, dans mon résumé statistique, de relater de pareils faits.

Comme on le voit, la réunion par première intention du bas-fond de la vessie est démontrée, et désormais elle ne sera plus abandonnée sous aucun prétexte. Les faits que j'ai exposés prouvent mieux que toutes les théories possibles l'importance de la réunion immédiate dans les lésions de la vessie; mais c'est à la condition qu'elle sera exécutée avec le plus de simplicité possible, et sans être entourée de ces complications qui exposent les chirurgiens à des insuccès.

Il m'est impossible d'abandonner cette grande question de la chirurgie sans jeter un coup d'œil sur des procédés qui ont pris leur origine dans les instruments, les méthodes et les procédés que j'ai inventés.

M. Bozeman a fait connaître en France un moyen qu'on regardait alors comme nouveau et que l'on appliquait à la rèunion immédiate des fistules urinaires chez la femme : on lui donnait le nom de méthode *américaine*. Voyons en quoi elle consiste et quels sont les changements qu'elle a apportés dans la thérapeutique de ces lésions.

Il est des chirurgiens qui la qualifient du nom de procédé, et il en est d'autres qui pensent qu'il faut seulement en faire la description sans lui donner même la modeste dénomination de procédé.

Suivant nous, cette manière de traiter les fistules ne peut acquérir les proportions d'une méthode, et ce moyen considéré en lui-même ne peut se rattacher qu'aux procédés de suture compliquée.

On a entendu à l'Académie de médecine une lecture qui avait pour but de vulgariser le procédé américain et d'appeler sur lui l'attention du monde médical (1). Aussi, quoique nous n'ayons pas l'intention de nous appesantir sur ce procédé, ne croyons-nous pas qu'il faille le passer sous silence; il sera facile, je crois, de prouver que tous les éléments complexes dont il est composé n'ont pas pris leur première source en Amérique.

Lorsqu'en 1829-1830 je me suis occupé des fistules vésico-vaginales, j'ai voulu sérieusement savoir quelle serait la position la plus commode à donner aux femmes. J'ai successivement employé le décubitus dorsal, le décubi-

(1) *Bulletin de l'Acad. impériale de méd.* 1860, t. XXVI, p. 173 et su

tus ventral et latéral, et ces positions ne m'ont pas paru indifférentes pour la malade et pour l'opérateur.

La position qui convient le mieux à la malade est certainement celle du décubitus dorsal; il n'est d'ailleurs pas besoin d'insister pour prouver que le décubitus antérieur est pénible, douloureux, fatigant, et que le premier, au contraire, est facile, et permet au chirurgien d'agir avec sûreté pendant tout le temps de l'opération. Quelle position que celle qui consiste à placer une malade sur les genoux et les mains pendant trois ou quatre heures! Disons cependant que je suis le premier à l'avoir employée dans l'élytroplastie et dans la cystoplastie; il en est question dans ma *Chirurgie plastique*, et MM. Lenoir et Bérard, si regrettables pour la science, l'ont mise en usage et l'ont abandonnée. Je n'en parle, du reste, que parce qu'on lui a accordé des avantages illusoires.

On sait que MM. Sims et Bozeman étaient réunis en collaboration pour une clinique des maladies de femmes. M. Sims raconte qu'en 1845 l'idée lui est venue de rechercher le moyen de guérir les fistules vésico-vaginales. Il a poursuivi cette idée jusqu'en 1847 sans obtenir de résultats, et il avoue qu'il a échoué jusque-là; mais lorsqu'il a adopté le fil métallique de plomb ou d'argent, les choses se sont passées tout autrement, il a marché de succès en succès, parce que, suivant lui, le fil métallique ne coupe pas; comme si la nature du lien dont on se sert devait toujours suffire pour guérir les fistules. En 1852 il publia son procédé dans l'*American Journal* (2e série, vol. XXIII), et, en 1858, parut une brochure (1), dans laquelle il se plaint amèrement de son collaborateur qui a voulu s'emparer de sa découverte, que M. Sims élève très-haut, en disant qu'une *ère nouvelle*

(1) *Silver sutures in surgery.*

s'ouvre pour la chirurgie. Dans cet exposé il n'est question que de lui et de M. Bozeman, et cela n'a pas empêché un médecin de me reprocher de n'avoir pas cité Bozeman; or, mon *Traité de chirurgie plastique* avait paru en 1849, et mon *Traité des fistules vésico-utérines, vésico-utéro-vaginales superficielles et profondes*, en 1852, justement à l'époque où son procédé était rapporté dans un journal américain. Plusieurs années avant la publication de mes ouvrages précités, différents journaux scientifiques avaient parlé de ma méthode, de mes procédés, et avaient cité des observations à l'appui de mes recherches. Il faut avouer que je n'avais pas à me défendre contre une aussi injuste récrimination.

Mais laissons cet historique, et passons successivement en revue l'action du fil métallique, le ravivement et les instruments qui servent dans l'opération de la fistule.

Les instruments dont les Américains se sont servis pour explorer les organes sont une répétition des miens avec des modifications qui ne me semblent pas heureuses. On sait que j'emploie un spéculum univalve, de largeur variable, représentant une véritable gouttière dont la concavité regarde en haut ou l'axe du vagin, et dont la convexité sert à déprimer la cloison recto-vaginale. Un manche coudé à angle droit, facilite le jeu de l'instrument, et empêche la main de l'aide de masquer l'orifice vulvaire. Je me sers en outre de deux leviers de métal, véritables lames aplaties, dont les manches sont confiés à deux aides chargés de déprimer et d'écarter les parois latérales de la vulve.

Je m'étais servi aussi de leviers très-larges, de métal, construits par M. Charrière, dans le but d'explorer les organes génitaux, mais j'ai été forcé de les abandonner, à cause de leur poids excessif et de leur largeur qui nuisait à la manœuvre.

M. Bozeman a fait construire un large spéculum, représentant une gouttière métallique, se continuant avec une tige que l'aide tient dans sa main : il sert à relever fortement la cloison recto-vaginale ; on prétend qu'avec ce spéculum on déplisse le vagin comme on le veut, et que, de la sorte, on explore très-facilement les diverses parties de ce conduit.

Nous avons deux espèces de spéculums univalves de bois : l'un qui offre une certaine largeur, et l'autre des dimensions moyennes ; nous les mettons alternativement en usage, suivant les dimensions du vagin. La gouttière, un peu étalée, permet à la lumière d'être réfléchie sur la surface vaginale.

Nos leviers et notre spéculum, qui peuvent se déplacer à volonté, ne nous ont jamais fait tomber dans l'erreur, et nous ont toujours permis de découvrir la fistule avec facilité, quelles que fussent ses dimensions, et sans occasionner la moindre douleur.

On prétend que mes instruments exigent l'emploi de trois aides au lieu de deux : ce n'est véritablement pas une objection ; aussi ne la réfuterons-nous pas parce qu'elle n'est pas sérieuse ; la délicatesse et l'importance de l'opération font promptement justice de pareils arguments. Que dirons-nous de la prétendue obstruction du vagin par la multiplicité des valves, des abaisseurs, etc., si ce n'est qu'on n'a jamais pu constater un pareil fait, lorsque ces instruments sont méthodiquement mis en usage. Rapportons un passage emprunté à la thèse de M. L. Labbé, mon élève, prosecteur de la Faculté : « A ce propos, un fait dont je fus témoin en 1859 » me vient au souvenir. Au mois d'août 1859, mon ami le » docteur Dolbeau, chirurgien des hôpitaux de Paris, » remplaçait à l'hôpital Cochin le professeur Gosselin. Il » eut occasion d'examiner une fistule vésico-vaginale assez

» profondément située, et procéda à sa recherche avec l'as-
» sistance de son interne, mon excellent ami P. Tillaux...
» Ces messieurs se servirent du spéculum de Bozeman et ne
» purent arriver à mettre la fistule à découvert que fort
» incomplétement. M. Dolbeau me parla de ce fait; je lui
» proposai de procéder de nouveau avec lui à cette inspec-
» tion en me servant des instruments employés par M. Jo-
» bert, dont le maniement m'était familier. Nous pûmes
» immédiatement apercevoir la fistule dans toute son éten-
» due, grâce surtout à la dépression exercée sur les parois
» latérales par les leviers. » (1).

MM. Sims et Bozeman ont employé pour leur suture le plomb et l'argent : maintenant ils s'en tiennent aux fils très-fins d'argent; on prétend qu'ils coupent moins facilement les chairs que les fils de chanvre, que les cordonnets de soie; et ils soutiennent que les succès qu'ils ont obtenus sont dus à l'emploi des fils d'argent, et par conséquent à leur nature qui divise difficilement les tissus.

J'ai tour à tour expérimenté les fils de soie et les fils d'argent, et j'ai vu que, lorsque les cordonnets de soie et les fils métalliques étaient appliqués ensemble et sur les mêmes tissus, la section était plus prompte par les fils métalliques que par les autres, si le nœud était aussi bien fait, ce qui est plus difficile avec le fil d'argent qu'avec le fil de soie.

D'ailleurs l'expérience se charge parfaitement de répondre à cela. M. Follin a vu sur sa malade un fil intéresser les tissus. M. Foucher a vu la section complète au huitième jour, et la chute totale de l'appareil dans le vagin. Dans mes opérations, lorsque les tissus n'étaient pas ramollis, et même lorsqu'ils avaient subi un travail inflammatoire et

(1) *Quelques réflexions au sujet du traitement des fistules génito-urinaires chez la femme*, thèse de doctorat. Paris, 1861, pages 16-17.

que les fils étaient serrés à point, ni trop, ni trop peu, tout pouvait demeurer en place huit, dix, douze, quinze jours, et moins longtemps lorsque la consistance des tissus était diminuée : sur la région utérine, j'ai pu les laisser en place vingt jours.

Pourvu que le lien soit facilement maniable, je m'inquiète fort peu qu'il soit de chanvre ou de soie, parce que l'action du fil est proportionnée au degré de constriction, et à l'état des tissus.

Je n'en dirai pas autant des fils métalliques, même quand la constriction est bien faite.

Dans le procédé américain, on passe d'abord des fils de soie, puis des fils métalliques dans les lèvres de la plaie; c'est ce que j'ai fait différentes fois, mais j'en ai reconnu les inconvénients, et les voici :

1° On a peu de parties molles comprises dans l'anse, et par suite la section se fait plus vite.

2° Toute la partie qui se trouve en rapport avec la vessie verse le sang dans sa cavité, et c'est certainement là qu'habituellement le sang s'écoule en plus grande quantité; c'est ce qui est arrivé dans l'observation rapportée par notre habile confrère M. Follin. Tandis qu'au contraire, lorsque les fils pénètrent du vagin dans la vessie, de celle-ci dans le vagin, je suis sûr de prévenir tout écoulement de sang par la compression régulièrement exercée sur les lèvres ravivées de la plaie. Je sais bien qu'on dit que c'est le moyen d'avoir de petites fistules que de pénétrer dans la poche urinaire ; mais cela n'arrive jamais, à moins que les fils ne demeurent trop longtemps en place, cas dans lequel le trajet s'organise. Je n'ai eu l'occasion de voir un pareil résultat qu'une seule fois.

Dans le procédé américain on préfère donc les fils métalliques et l'on en applique le plus grand nombre possible : nous, nous professons une manière de voir diamétralement opposée, et depuis bien longtemps déjà j'ai émis cette idée à propos des sutures intestinales, de la vessie, etc. : Moins les applications de fil sont nombreuses, plus on se met à l'abri d'une inflammation exagérée, si contraire à la réunion immédiate, si nuisible à la vitalité de la lymphe plastique. Le spirituel professeur de médecine opératoire est loin de souscrire à l'enthousiasme américain relativement à la multiplicité des points de suture. A quoi bon multiplier les moyens de réunion, quand le rapprochement des lèvres de la plaie seul suffit pour les maintenir en un contact exact ; il semblerait que les médecins américains emploient les sutures multipliées dans le seul but de faire autrement que ceux dont l'expérience a depuis longtemps jugé cette question. Nous sommes déjà loin de l'époque où je conseillais d'éviter l'emploi exagéré des points de suture, et c'est, suivant moi, en rendant la suture nuisible par cet abus, qu'on avait malheureusement cru devoir la remplacer par des moyens de réunion insuffisants.

Nous faisons donc un usage sobre de la suture, et nous évitons par là des inflammations dangereuses, des sections promptes, rapides, et la destruction de la lymphe. Nous disons que dans l'application de la suture la grande affaire n'est pas de se préoccuper de la nature du fil, mais bien du degré de constriction et de la manière dont il est exécuté. On a rempli la principale indication en rapprochant les lèvres de la plaie, en les maintenant en contact sans froissement, et bornant le travail physiologique aux limites du travail plastique ; évitant, par conséquent, d'atteindre l'inflammation et le ramollissement du liquide coagulable.

Dans l'application de la suture, le but important est de mettre surface saignante contre surface saignante, sans pousser la constriction jusqu'à couper les tissus sécables, comme cela a lieu dans les ligatures d'artères et les sutures intestinales; dans ces dernières, en effet, on veut obtenir la section des tuniques interne et moyenne des vaisseaux artériels, les tuniques interne et moyenne des intestins.

M. Labbé, à la page 23 de sa thèse, rapporte des expériences dues à M. Malgaigne, qui toutes ont rapport au mode d'action des fils métalliques, des fils de lin et des fils d'une autre nature.

Voici ces expériences :

« D..., dix-huit ans, lingère, entrée le 23 novembre, est d'une forte constitution. Dans la nuit du 28 au 29 novembre, cette fille s'étant placée sur un pot de chambre qui se brisa sous elle, se fit à la fesse droite une plaie longue et profonde.

» Il se fit une hémorrhagie considérable, et le 29 elle vint à l'hôpital. A notre visite du soir nous constatâmes l'existence sur la fesse droite d'une plaie ayant la forme d'une L, commençant à 1 centimètre environ de l'anus, se dirigeant en bas, puis en avant, la branche verticale ayant 5 centimètres environ et la branche horizontale 4; il n'y avait pas d'hémorrhagie; la profondeur de la plaie était cependant de 2 à 3 centimètres; peu de gonflement. — Pansement simple.

» Le 30, à la visite du matin, M. Malgaigne voit la malade, pense que la plaie doit être réunie par les sutures, et croit que le cas est favorable pour expérimenter la suture métallique comparativement à la suture avec le fil de soie.

» En conséquence, six sutures métalliques sont appliquées pour réunir la portion horizontale de la plaie; elles sont séparées les unes des autres de moins de $0^{m},01$, et, faute d'anneau de plomb, il est fait un double nœud, comme pour un fil ordinaire; puis la portion horizontale de la solution de continuité est réunie avec un fil de soie ciré, de même diamètre que le fil métallique. Les derniers points de suture sont un peu plus distants les uns des autres que ceux de la première.

» La réunion finie, un pansement simple est appliqué.

» 1er décembre. Le lendemain la plaie est en bon état. M. Malgaigne trouve le pansement simple inutile; un simple linge fin suffit.

» Le 2, une garderobe solide; les bords de la plaie sont un peu rouges, tuméfiés et douloureux, mais légèrement.

» Le 3, nous cherchons à nous rendre mieux compte que les jours précédents de l'état de la plaie, et surtout à comparer les résultats des deux variétés de suture employées.

» Or, voici ce que nous constatons : une plaie qui paraît réunie par première intention dans toute son étendue, cependant ses bords sont assez rouges dans une étendue de 3 à 4 centimètres; la rougeur est un peu plus marquée au niveau de l'angle que forment les deux branches de l'L, c'est-à-dire là où finissent les sutures métalliques et où commencent les sutures animales; très-peu de gonflement; douleur au niveau seulement de la ligne de réunion et également marquée dans toute l'étendue de celle-ci.

» Des six sutures métalliques, la première est tombée, elle a donc divisé complétement la portion de tissu comprise dans son anse; et des cinq autres, les unes ont divisé partiellement, les autres ont causé un travail ulcératif à peu près nul; les quatre sutures animales ont toutes à peu près complétement disparu dans l'épaisseur des bords; les nœuds qui correspondent à la réunion seuls se voient.

» Le 4, les lèvres de la plaie se sont écartées, la réunion n'est pas immédiate, l'écartement existe surtout dans la portion médiane, et les tissus paraissent également coupés par les sutures métalliques et animales; pas de garderobe.

» Le 5, même état; l'inflammation des bords de la plaie, qui n'a jamais été considérable, est encore moindre aujourd'hui.

» Le 6, toutes les sutures sont enlevées, moins la deuxième métallique; la première était tombée le troisième jour, et le 7 la dernière suture est enlevée.

» Voici le résultat définif de l'expérimentation. (Sutures métalliques et sutures animales ont, les unes et les autres, également divisé la peau.)

» *Sutures métalliques.* — 1re : tombée le troisième jour.

» 2e : lèvre interne complétement divisée.

» 3e : les deux lèvres incomplétement divisées.

» 4e : lèvre externe respectée; l'interne complétement divisée.

» 5e : lèvre externe complétement respectée; lèvre interne coupée.

» 6e : les deux lèvres incomplétement coupées.

» *Sutures avec le fil de soie.* — 1re : lèvre interne complétement coupée; lèvre externe presque complétement divisée.

» 2e : lèvre interne à peu près coupée; lèvre externe entièrement divisée.

» 3e : lèvre externe entière; lèvre interne coupée.

» 4e : lèvre interne entière; lèvre externe divisée complétement.

» En résumé, les sutures animales ont toutes divisé complétement une lèvre, et deux ont enfoncé profondément l'autre lèvre; les deux autres l'ont respectée, moins la peau, bien entendu.

» Des six sutures métalliques, dans trois nous remarquons que des deux lèvres, nulle n'est complétement divisée; mais d'un autre côté, une, la première, est tombée le troisième jour, ce qui explique, en partie, le peu d'épaisseur de tissu compris dans l'anse. Remarquons encore que les sutures métalliques occupaient la partie supérieure de la plaie, et nous croyons, de plus, qu'elles étaient moins serrées que les sutures avec le fil de soie.

» *Sutures à fil métallique comparées aux sutures à fil végétal.* — G..... seize ans, constitution moyenne, lymphatique, est entré le 13 décembre 1860 chez M. Malgaigne, pour une carie du gros orteil droit, carie qui a débuté il y a sept mois et s'accompagne aujourd'hui de plusieurs trajets fistuleux, s'étendant jusqu'à l'os. Le 15 décembre, désarticulation du gros orteil par le procédé en raquette. Une seule artère donne beaucoup de sang et ne saurait être liée à cause de sa situation profonde. Cette circonstance fait qu'on ne tente de réunir que la partie supérieure de la plaie, c'est-à-dire la portion correspondante au sommet du V qu'elle figure.

» *Sutures.* — Un fil métallique et un fil végétal de même calibre sont employés à cet effet. Trois points de suture séparés sont établis à 7 millimètres de distance et sont ainsi constitués à partir du sommet de l'angle.

» 1° Suture métallique;

» 2° Suture ou anse végétale;

» 3° Suture ou anse métallique.

» Les deux premières sont placées dans des tissus sains; la troisième traverse de côté un tissu friable, enflammé par le voisinage d'un de ces trajets fistuleux présignalés. Le rapprochement des deux lèvres se fait d'ailleurs assez bien et sans tiraillement considérable; toutefois le maximum de traction s'exerce sur la troisième suture, c'est-à-dire sur celle qui déjà est le plus désavantageusement placée au point de vue de l'état des tissus.

» Dès le lendemain 16, cette dernière a coupé presque complétement la lèvre malade (lèvre droite).

» La deuxième suture, ou suture végétale, offre également un commencement de section à la lèvre droite.

» La première, c'est-à-dire la plus rapprochée du sommet de l'angle, est intacte. Le gonflement général des tissus est modéré.

» Troisième jour. Suture troisième : section progressive de la lèvre droite. Deuxième suture : section prononcée de la même lèvre, mais notablement moins avancée que la précédente. Première suture : intégrité complète.

» Le quatrième jour. Suture 3; section complète de la lèvre droite; l'anse métallique est enlevée, étant désormais inutile. Suture 2 : pas de progrès dans la section.

» Suture 1 : lèvres toujours intactes. L'état général du malade est très-bon et sa plaie offre un bon aspect.

» Cinquième jour. Hier, frisson, fièvre, douleur dans la plaie et dans l'aine correspondante. Aujourd'hui, mêmes symptômes, angioleucite; les bords de la plaie restent en contact, mais ils suppurent. D'ailleurs pas de particularités nouvelles relativement aux deux sutures restantes.

» Le sixième jour, persistance des accidents généraux ; la suture métallique (première) est plus mobile, à cause de l'élargissement ulcéreux de son trajet à travers les tissus.

» Le septième jour. État général plus satisfaisant après un vomitif; la plaie suppure convenablement, mais les deux lèvres se coupent inégalement au niveau de chaque suture.

» Le huitième jour. La section est presque complète pour l'une et l'autre suture, sections affectant pour chacune une seule lèvre (lèvre droite pour la suture 2, lèvre gauche pour la suture 1); la plaie ne paraît pas réunie et suppure; l'angioleucite persiste au même degré et s'étend à toute la face dorsale du pied.

» Le dix-huitième jour. Les deux sutures sont enlevées; elles offrent sensiblement le même degré de section, chacune sur une lèvre différente de la plaie. Cette dernière n'est point réunie et ses bords suppurent; elle présente d'ailleurs un aspect satisfaisant dans toute son étendue.

» Amputation des deux premiers orteils et résection de la tête du premier métatarsien : réunion avec des sutures métalliques et avec des fils de soie.

» L'opération fut effectuée le 11 décembre 1860. Les lèvres des deux plaies furent réunies par des sutures faites alternativement avec des fils de soie et des fils métalliques de même volume.

» Le 17, on a constaté les effets suivants.

» *Première plaie, réunie par huit sutures.*— La première suture en soie est entière; pour la deuxième (suture métallique), la lèvre supérieure de la plaie est incomplétement coupée, la lèvre inférieure est entière. Pour la troisième suture (fil de soie), la lèvre inférieure est coupée. Pour la quatrième (fil métallique), les lèvres sont entières. La cinquième suture (fil de soie), la sixième (fil métallique), la septième (fil de soie), et la huitième (fil métallique), sont entières.

» *Deuxième plaie réunie par trois sutures.*— La première suture (métallique) est entière; pour la deuxième (soie), une lèvre est coupée; la troisième (métallique) est entière.

» 18 décembre. — Un fil de soie et un fil métallique ont coupé les lèvres de la plaie; le 20, grande plaie au niveau des deux premières sutures, la plaie paraît réunie ainsi à partir de la quatrième jusqu'à la septième.

» Petite plaie : elle paraît aussi réunie par première intention.

» Les deux dernières sutures sont enlevées : la suture métallique n'a divisé complétement aucune lèvre; la suture de soie a complétement divisé la lèvre interne.

» Le 27, la première et la deuxième suture ont été enlevées, il ne reste plus que trois sutures : deux métalliques et une de fil, lesquelles ont parfaitement respecté les tissus, surtout celle de fil, qui est très-lâche. »

Doit-on comprendre dans l'anse du fil la totalité ou une partie de l'épaisseur des lèvres de la fistule? En toutes circonstances, à quelques exceptions près, j'ai établi qu'il convenait, en règle générale, de comprendre dans la suture toute l'épaisseur des lèvres de la fistule. Ce n'est que lorsque les bords rafraîchis de l'ouverture accidentelle ne sont pas enflammés et offrent une grande épaisseur de tissus, que l'on peut s'en dispenser, en ayant soin toutefois d'en comprendre les trois quarts dans l'anse du fil, et d'avoir préalablement ravivé toute l'épaisseur des lèvres de la fistule. Je n'ai jamais vu, une fois exceptée, qu'en traversant toute l'épaisseur des parois de la vessie et du vagin, il en résultât le moindre inconvénient, à moins qu'un fil ne restât à demeure pendant un temps suffisamment long pour organiser un trajet autour de lui. Pour que cet accident survienne, il faut donc que l'anse du fil séjourne pendant longtemps, les bouts du fil ayant été coupés ras le nœud, dans le vagin.

M. Hayward (de Boston) ainsi que les Américains ont

conseillé de placer le fil en dehors de la vessie, afin d'éviter la formation de trajets fistuleux consécutifs à l'enlèvement des fils. Je me suis autrefois servi de ces sutures, que j'avais employées pour le canal intestinal, ayant pour but d'abandonner le fil à lui-même et de le laisser tomber dans le vagin ou dans l'intestin, sans m'en préoccuper davantage, puisqu'il doit tomber de lui-même.

Quoi qu'en disent les Américains, je n'ai pas vu les résultats confirmer mes prévisions, et voilà pourquoi je comprends dans l'anse du fil toute l'épaisseur des lèvres de la fistule. Les partisans de la méthode américaine veulent qu'on la coupe le neuvième ou le dixième jour, et, comme règle, ils établissent que la suture doit demeurer en place pendant tout cet espace de temps. Il n'y a là rien de nouveau, tout cela était dit depuis longues années; et voulant me conformer à l'expérience et aux résultats obtenus, j'avais écrit que l'on pouvait faire la section des fils le septième, le neuvième, le dixième, le onzième, le quinzième et même le vingtième jour. Cette manière de faire est conforme à la vérité et à l'expérimentation : car il n'est pas possible d'admettre que toutes les fistules se guérissent dans le même espace de temps, et qu'elles exigent la même durée en ce qui concerne le séjour des fils.

L'époque de l'extraction des fils exige qu'on ait égard à l'état des lèvres de la fistule, enflammées ou modifiées dans leur résistance; à la constitution du sujet; à la vitalité des tissus, qui n'est certainement pas la même partout; à l'existence du tissu inodulaire, et enfin aux complications et à l'étendue de la perte de substance.

Il est évident qu'on doit examiner la suture pour savoir ce qui se passe, afin de prendre une détermination tirée des changements qui peuvent survenir entre les lèvres de la plaie.

Les Américains se servent, pour conduire l'urine au dehors, d'une sonde d'argent ou d'aluminium, percée à son extrémité vésicale, taillée en gouttière à son extrémité libre, plus ou moins recourbée en crochet. Il y a bien longtemps que j'ai abandonné les sondes d'argent disposées en gouttière, pour la partie vésicale, ou percée de trous nombreux.

Encore ici, les partisans de la méthode américaine ont reproduit les instruments que j'avais abandonnés depuis longtemps. En donnant ainsi aux sondes ou autres instruments des conformations singulières, ils ont cru par là leur donner un cachet d'invention. Depuis plus de vingt ans, je me sers de sondes de gomme élastique, terminées à leur extrémité libre par une petite gouttière en diachylon, qui sert à conduire l'urine dans un vase. Cette algalie est légère et fonctionne admirablement, en portant l'urine au dehors. La sonde est fixée à un bandage de corps à l'aide de fils de laine ou de coton. La vessie supporte facilement, en général, les sondes de gomme élastique ; et lorsque le spasme vésical, comme cela se voit encore assez souvent, ne permet pas qu'on les laisse à demeure, nous nous servons du même instrument pour vider la vessie de l'urine qu'elle contient. Toutes les deux heures, nous nous sommes trouvé forcé, sur un certain nombre de cas, d'introduire une algalie de gomme élastique pour vider le réservoir vésical.

Il est un point sur lequel on ne peut guère s'entendre avec les défenseurs du procédé américain, et qui a rapport à l'autoplastie des fistules des voies urinaires. Les Américains veulent qu'on rejette complétement les incisions, les débridements, et par conséquent tout déplacement d'organe, sous prétexte que le bistouri expose à des accidents de plus d'une sorte ; lorsqu'il existe une perte de substance à la face, au crâne, au cou, à la poitrine, à l'abdomen, etc., etc., personne ne se refuse à réparer la perte de substance et personne ne s'oppose à mettre en pratique la prothèse animale, et à déplacer les parties pour amener au contact les surfaces, ou à détacher un lambeau pour recouvrir une surface ravivée; cette dernière était préalablement le siége d'une difformité ou d'une ouverture accidentelle. Mais ce principe ne paraît pas du goût de tout le monde, puisque les soutiens de la prétendue méthode américaine se refusent à détacher, à déplacer l'organe, aimant mieux déchirer les tissus par la suture, et nécessairement renoncer à tous les bénéfices qu'offre, dans ces circonstances, l'autoplastie. Et cependant, avant moi, la suture avait bien des fois été mise en usage, et l'on peut dire que les insuccès avaient été aussi nombreux que les opérations mêmes.

Tous les chirurgiens, à l'époque où je démontrais qu'il était indispensable de réparer la perte de substance, applaudirent à l'idée de relâcher les tissus pour cette réparation et pour obtenir la fusion des lèvres de la fistule ravivée.

Mais les Américains ont repoussé les incisions et les débridements, afin d'établir sans démonstration l'immense différence qui existe entre leur manière de faire et la nôtre.

Dans les opérations de fistules urinaires chez la femme, tout doit tendre au rapprochement des lèvres de la plaie, et par conséquent le chirurgien doit s'efforcer d'obtenir l'agglutination sans tiraillement de la lymphe plastique qui doit établir la fusion entre les deux lèvres.

On sait que nous avons admis que la réunion d'une fistule peut être obtenue par la simple suture, sans être forcé d'en relâcher les lèvres, quand il y a une simple plaie de la vessie; mais il n'en est pas ainsi lorsque la fistule existe avec perte de substance. Ceux qui professent l'opinion américaine, en admettant que dans tous les cas on peut se dispenser de l'autoplastie, portent assurément la contradiction bien loin pour ne pas voir tout de suite que la réparation n'est pas possible sans rapprocher du centre les tissus éloignés, à l'aide du bistouri qui incise seulement, ou bien qui dissèque, ou enfin qui décolle.

M. le professeur Malgaigne a adopté ces idées, et il la soutient de la manière suivante (1) :

« J'estime donc qu'en ce qui touche les sutures, le procédé ancien aura à gagner à se rapprocher du procédé nouveau ; mais il est une autre question qu'il ne faut pas confondre avec la précédente, savoir, si le procédé nouveau est destiné, comme il en témoigne l'assurance, à remplacer les procédés autoplastiques de M. Jobert. A cet égard, je n'hésite pas à affirmer le contraire. Partout où la réunion pourra se faire sans tiraillement, que l'on se borne à la suture, cela est tout à fait rationnel ; mais en cas de tiraillement manifeste, que l'on ne veuille pas s'y opposer : c'est contrevenir à plaisir aux lois de la chirurgie. Il y a autre chose en médecine opératoire que des procédés et des instruments : il y a des médications ; et l'indication de supprimer le tiraillement dans l'affrontement des plaies est une de celles qu'il serait le plus imprudent de violer. Les résultats du procédé américain montrent du reste, dans un bon nombre de cas, l'insuffisance de la suture simple. »

Notre collègue, M. Richet (2), n'hésite pas à accepter sans réserve notre opinion. M. Richet s'exprime ainsi : « C'est fondé sur ce mode de connexion du vagin et de l'utérus avec le bas-fond et la paroi postérieure de la vessie, que M. Jobert a institué sa belle opération de cystoplastie

(1) *Manuel de médecine opératoire.*

(2) *Traité pratique d'anatomie médico-chirurgicale*, 2e édition, 1860, p. 798.

par locomotion, dans les cas de fistules vésico-vaginales larges et profondes, réputées avant lui incurables. Ayant observé que la principale raison qui faisait échouer la réunion était le tiraillement exercé sur les lèvres de la plaie par la suture, cet habile chirurgien imagina de diviser le cul-de-sac du vagin, à son union au col, et, après avoir pénétré dans l'espace précédemment cité, de disséquer et isoler le bas-fond de la vessie, de manière à faire cesser le tiraillement exercé sur la lèvre postérieure de la fistule. Treize cas de guérison publiés dans le *Traité de chirurgie plastique* plaident élogieusement en faveur de cette méthode. »

1° Tantôt il suffit, ainsi que nous l'avons dit, de détacher le vagin du col de l'utérus par une incision circulaire pour rapprocher les lèvres de la plaie et pratiquer la suture.

2° Il est des cas dans lesquels, lorsque la cloison vésico-vaginale est détruite, on est obligé de détacher à droite et à gauche les restes de cette cloison, afin de pouvoir les rassembler, pour les rapprocher et les réunir par la suture.

3° Lorsque le col de l'utérus est détruit, ainsi que la cloison, on doit alors fermer, avec les restes du col, la fistule, en détachant le vagin de ses insertions latérales, afin que le col de l'utérus ne soit pas tiraillé.

4° J'ai été dans la nécessité, à plusieurs reprises, dans des circonstances graves, de détacher la muqueuse vaginale, entre le clitoris et l'urèthre, et d'abaisser légèrement celui-ci pour réunir la lèvre antérieure à la postérieure.

5° Si l'on ne détruit pas les brides qui tiraillent la fistule, par le bistouri ; si l'on ne détache pas avec le bistouri boutonné la fusion de la lèvre postérieure de la fistule avec la paroi postérieure du vagin, comment pourra-t-on pratiquer l'opération de la suture sans ces préliminaires nécessaires?

6° Enfin j'ai pratiqué des débridements latéraux et antéro-postérieurs à la fistule, lorsqu'un petit débridement suffisait pour rapprocher les lèvres de la plaie les unes des autres, afin d'empêcher toute traction, tout tiraillement entre l'utérus et le vagin. Ces débridements comprenaient la muqueuse et une petite épaisseur du vagin. Ces incisions étaient faites en avant de la suture, derrière la suture, et sur les côtés. Ce sont ces débridements qu'on a cru dans ces derniers temps avoir inventés. Ces petits débridements donnent lieu à un faible écoulement de sang, et relâchent merveilleusement bien la suture. Comment pourra-t-on remplacer ces incisions libératrices par le procédé américain? Comment, dans un ravivement d'une fistule située sur les côtés du bassin, rapprocher les lèvres de la plaie sans tailler un petit lambeau latéral, comme chez la nommée Delaistre? Comment fera-t-on pour réparer une large perte de substance, quand il faut à tout prix relâcher les tissus pour les amener au contact? Comment détruira-t-on les brides, et de quelle manière arrivera-t-on à forcer le tissu inodulaire à se prêter à la réunion? Enfin, comment parviendra-t-on, dans le rétrécissement vulvaire du vagin, à rapprocher la lèvre antérieure de la postérieure sans des débridements latéraux, et d'avant en arrière?

Chez une dame Saunia, qui demeurait rue de la Ferme-des-Mathurins, 59, dans la maison de notre distingué confrère M. Caffe, j'ai pratiqué la section d'une bride qui tiraillait en dehors les lèvres d'une fistule vésico-vaginale, et, immédiatement après, j'ai pu mettre en contact les bords de la fistule ravivée. Nombre de fois, la malade avait été cautérisée avec le nitrate d'argent et le fer rougi à blanc, par un de nos confrères. M. le professeur Cloquet a assisté à cette opération, qui a été pratiquée en 1858 et couronnée d'un plein succès. Mais n'est-il pas vrai que rien n'agit contre l'esprit de système, contre un parti pris et contre une résolution née de la contradiction !

Ravivement. — Dans le procédé américain, on ravive, dit-on, facilement les lèvres de la fistule sans toucher à la muqueuse vésicale, et l'on ajoute que c'est là un point important de l'opération, dont on ne doit pas s'écarter. Il me paraît impossible d'accepter une semblable proposition, d'autant plus que l'exécution en serait à peu près impossible, à moins qu'on ne veuille obtenir un ravivement incomplet, et partant s'exposer à un insuccès. Comment, par exemple, lorsque les lèvres de la fistule n'ont qu'un demi-centimètre ou un centimètre d'épaisseur, comment enlever la membrane pyogénique qui se continue avec la membrane vaginale et la muqueuse vésicale, sans toucher à celle-ci ?... D'ailleurs, j'affirme que je n'ai jamais vu aucun inconvénient résulter d'un ravivement qui porte sur toute l'épaisseur des lèvres de la fistule.

Il est des circonstances dans lesquelles on croirait pouvoir se dispenser de faire porter le ravivement sur la muqueuse vésicale : mais c'est bien certainement là un tort grave, puisque l'urine peut s'échapper par là et compromettre l'opération.

Sans nous arrêter aux inconvénients que présente ce ravivement, disons qu'il ne prévient pas l'écoulement du sang dans la vessie ; n'a-t-on pas vu une hémorrhagie vésicale se montrer chez une malade opérée par un des fauteurs du procédé américain ! Je dis donc que l'anatomie pathologique repousse une semblable manière de faire : car, en ne touchant pas à la muqueuse vésicale, on ne doit pas enlever la totalité de la membrane pyogénique, qui établit une communication directe et inévitable avec la membrane interne de la vessie.

Dans le procédé américain, on conseille de raviver largement; mais il y a bien longtemps que je l'ai établi en règle, et je n'ai jamais cessé de professer cette opinion dans mes ouvrages, dans mes cours, et dans les mémoires que j'ai lus à l'Institut. J'ai constamment conseillé le ravivement sur une grande surface; je l'ai écrit et je l'ai dit, en ayant soin d'agir sur tout le tissu inodulaire qui entoure la fistule, Le ravivement complet assure l'opération et en est un des points les plus importants.

Autrefois, mon ravivement portait en grande partie, autour des lèvres de la fistule, sur les parois du vagin, lorsque je désirais obtenir la guérison par inflexion. J'ai vu que le procédé emprunté à cette méthode était moins sûr, et je l'ai abandonné pour raviver complétement les lèvres de la fistule, et dans une surface assez étendue de son pourtour vaginal. Sous ce rapport, il n'y a donc rien de nouveau dans le procédé américain.

Ce procédé se compose encore des crampons de M. Sims, des plaques de M. Bozeman; cette addition a pour but d'empêcher les fils de couper promptement les tissus. Comme on l'a vu, ils n'empêchent rien du tout; ce sont des corps étrangers qui irritent et ulcèrent le vagin.

A une époque déjà éloignée, j'avais mis des petites lames de diachylon et d'amadou entre la suture et la surface vaginale, sur les côtés de la fistule et même au milieu de celle-ci, dans les cas où les tissus semblaient avoir perdu de leur consistance. Mais la section n'en a pas moins eu lieu : j'ai donc abandonné ce moyen de protection.

Dès mes premières recherches sur les fistules urinaires, j'ai fait faire des instruments de différentes espèces pour mettre à découvert les surfaces malades, et permettre à la lumière d'éclairer l'intérieur du vagin, de manière à reconnaître la couleur, la forme, le siége, les complications, etc., etc., de ces conduits accidentels. En 1830, je recherchais la meilleure manière d'examiner et d'explorer les organes sans déterminer ces violentes douleurs provoquées par les spéculums mis jusqu'alors en usage, et c'est alors aussi que je faisais construire des spéculums univalves et des leviers, afin d'écarter les parties molles qui pouvaient s'opposer à un examen sérieux des organes génitaux, de la vulve et du vagin. C'est à l'aide de ces moyens que j'ai pu éclairer ces grandes questions de pathologie, et distinguer les fistules entre elles, ce qui n'avait, il faut le dire, jamais été fait avant moi ; et c'est aussi, à dater de ce moment que des opérations d'une extrême délicatesse ont pu être entreprises et menées à bonne fin, sans risquer d'intéresser des tissus qui doivent être respectés.

Sans l'emploi de ces instruments simples et utiles, il est impossible d'arriver à des connaissances d'anatomie pathologique suffisantes pour éclairer la thérapeutique et pour guider le chirurgien dans ses manœuvres opératoires.

Il y avait déjà bien longtemps que je faisais usage de ces agents explorateurs, dans mes leçons publiques, en présence de médecins de tous les pays, lorsque des chirurgiens américains firent la description d'instruments construits d'après les mêmes principes, et dont il est fait mention dans les brochures de MM. Sims et Bozeman.

Longtemps, donc, avant l'apparition de ces brochures, j'avais commencé par éclairer le vagin avant de pratiquer les opérations, et je m'étais servi d'abord des valves de mon spéculum, puis ensuite d'un spéculum univalve ou abaisseur de la cloison recto-vaginale ; enfin, successivement, j'ai fait faire des leviers dans le but d'écarter les parties molles, afin d'éviter qu'elles ne tombent sur la vulve et qu'elles ne s'opposent à la pénétration des rayons lumineux.

Ils sont loin de meurtrir ces mêmes parties molles, comme l'a dit un écrivain moderne. Sans doute, c'est une erreur échappée au chirurgien qui a écrit ces lignes regrettables, car ce n'est qu'exceptionnellement que j'introduis un levier dans le vagin pour écarter un lambeau de bride ou pour refouler la vessie herniée dans le reste de sa cavité.

Ces moyens d'exploration ont été mis en usage par moi, alors qu'on ne songeait plus en France à traiter les fistules urinaires chez les femmes. Ce sont ces moyens qui m'ont permis de découvrir des lésions et des fistules inconnues jusque-là.

Nous n'avons encore pu retrouver jusqu'à présent les choses neuves dont on parle si longuement dans les journaux quotidiens et dans les brochures hebdomadaires, et il me reste à examiner les résultats pratiques obtenus en France par le procédé dit *méthode américaine*.

Le procédé américain est un moyen de réunion, et, en un mot, un procédé de suture compliquée, dont les éléments principaux, comme on a pu le voir, sont empruntés à d'autres sources qu'à celles de Sims et de Bozeman. On ne retrouve dans ce procédé qu'un agent mécanique sans principe.

La méthode américaine ressemble, par conséquent, à tous les procédés de suture, et n'en diffère que par sa complication : aussi ne peut-on rien réparer avec elle. Aussi ne l'a-t-on appliquée jusqu'à présent qu'aux petites fistules ; elle ne peut, par conséquent, réparer une perte de substance et remédier aux larges ouvertures.

D'ailleurs, il est évident que ceux qui ont rassemblé tous les éléments du procédé n'ont pas songé aux espèces de fistules, à leur variété, à leur siége et à leurs complications.

Il est évident qu'une méthode a des procédés variés, suivant qu'on a affaire à une fistule récente ou ancienne, à une fistule simple ou compliquée, et enfin suivant le siége qu'elle occupe. Il est clair, par exemple, que la méthode par glissement offre des modifications, suivant que les organes peuvent ou non être déplacés, suivant qu'on a affaire à une grande perte de substance ou à une simple fistule, suivant qu'elle occupe la cloison vésico-vaginale, la vessie et l'utérus, et enfin la vessie, l'utérus et le vagin. Cela veut dire que la réparation de l'organe se fait de différentes manières, et que les procédés qui découlent de la grande méthode doivent nécessairement offrir des différences.

Depuis qu'on s'occupe de la thérapeutique des fistules urinaires chez la femme, qui ont communication avec le vagin, on a vu de ces lésions se guérir d'elles-mêmes, se fermer par une simple compression et le séjour d'une sonde dans la vessie ; on a obtenu l'oblitération de certaines fistules par la cautérisation, par la suture simple ou compliquée. Mais tout cela n'est pas applicable à toutes les fistules, et autant de temps qu'on n'a pas eu égard au mode de production de la fistule, à son état de simplicité ou de complication, autant on est demeuré dans le vague en ce qui concerne leur thérapeutique.

Par conséquent, tout ce qui n'est pas fondé sur un principe, sur l'absence ou l'existence d'une perte de substance, ne peut être regardé comme un traitement rationnel et positif. On dit cependant que le procédé américain a obtenu de grands succès, à l'étranger surtout ; et, en France, on note les résultats obtenus comme satisfaisants.

Les résultats obtenus en France sont connus, et l'on peut en conséquence en parler. En 1858, M. Bozeman fit connaître et exécuta son procédé sur une femme placée dans le service de M. Alph. Robert. Une première fois elle fut opérée par M. Verneuil, qui fit usage de la suture simple et qui appliqua cinq fils. Insuccès. Une seconde fois elle fut opérée par M. Alph. Robert (procédé de M. Gerdy). Une troisième fois elle fut opérée par M. Bozeman (dix fils d'argent et une plaque). — Le résultat a été incomplet par suite de la conservation de l'uretère dans le vagin, dans lequel l'urine était versée par ce conduit excréteur.

En mars 1858, trois mois après l'accouchement, M. Follin a pratiqué par la méthode par glissement une opération de fistule vésico-vaginale qui avait 4 centimètres d'étendue. Le quatrième jour il est survenu une hémorrhagie. On a obtenu la réunion de la fistule dans l'étendue de 2 centimètres.

En mars 1859, l'opération a été pratiquée par le procédé dit de Bozeman. Une hémorrhagie intravésicale a eu lieu. L'opération a duré trois quarts d'heure. A la levée de cet appareil, on s'est aperçu qu'un point de suture avait entamé la cloison. La malade a guéri. Pourquoi M. Follin, qui avait déjà obtenu un demi-succès par notre méthode, n'a-t-il pas de la même manière opéré la seconde fois? car, enfin, il a complété la guérison, et cela ne lui donne pas le droit d'établir un jugement définitif, puisqu'il a obtenu un résultat par chaque opération qu'il a pratiquée.

Le 25 juillet 1860, notre distingué confrère M. Foucher opère une femme à l'hôpital Necker, qui y était entrée pour deux fistules vésico-vaginales datant de quatre ans. La fistule postérieure avait 2 centimètres et demi, et l'antérieure quelques millimètres seulement d'étendue. Il mit dix fils pour la première et six pour la seconde; l'opération dura quatre heures.

Le 4 août, on s'aperçut que les fils de la fistule antérieure avaient coupé les chairs.

Le 14 août, la réunion était obtenue pour la fistule postérieure, mais l'autre fistule n'est pas réunie. Dans le service de M. Laugier, cette malade fut réopérée le 8 septembre 1860 par M. Foucher. Il plaça sept fils pour un petit pertuis. L'opération dura environ deux heures.

Le 18 septembre, les fils avaient encore coupé les chairs : malgré cela, la cicatrisation eut lieu.

Le 12 octobre 1860, M. Bauchet pratique une opération de fistule vésico-vaginale par le procédé Bozeman, sur la nommée Corrège, âgée de vingt-cinq ans. Il place cinq fils métalliques; l'opération dure deux heures et demie.

A la levée de l'appareil, il n'y a réunion que dans une étendue de 1 centimètre environ.

Le 22 décembre 1860, M. Bauchet pratique une nouvelle opération sur la même femme. Application de quatre fils d'argent, que l'on retire le 1er janvier : réunion par des adhérences faibles qui ont promptement cédé. La malade sort de l'hôpital non guérie et entre dans mon service le 4 février 1861. Le 10 février, il se déclare une diphthérite de la vulve, assez grave, qui retarde l'opération et nécessite le départ de cette femme du service, le 2 avril.

Le 27 mars 1861, M. Robert pratique une opération de fistule vésico-vaginale sur une femme de vingt-deux ans, par le procédé Bozeman; la fistule, située à 5 centimètres environ de l'orifice du vagin, avait à peine 6 millimètres de diamètre. Le onzième jour de l'opération, les symptômes le péritonite apparaissent, et la malade meurt le 12 avril, quinze jours après l'opération. A l'autopsie, on constate une péritonite de l'excavation, du côté droit. Il y avait du pus dans le ligament large de ce côté. La fistule n'était nullement réunie, les bords en étaient tuméfiés et de couleur violette.

Le 19 janvier 1860, M. Verneuil pratique une nouvelle opération sur une femme qui portait une fistule au devant du col utérin et qui avait 15 millimètres d'étendue. L'opération échoua. Cette opération a été suivie d'une nouvelle fistule créée par la plaque de plomb, à côté de la première. M. Verneuil attribue l'insuccès, non au procédé opératoire, mais à lui-même, qui a fait usage d'une plaque trop longue et trop peu courbée.

Le 4 avril, une cautérisation fut pratiquée avec le galvano-cautère : à la suite de cette cautérisation se sont développées une cystite et une uréthrite assez graves. Le 13 juin, il opéra de nouveau cette malade deux fois de suite, et ce n'est qu'à la troisième opération qu'il obtint la guérison. La fistule avait alors 12 millimètres.

Dans la deuxième opération, notre confrère se servit de petites plaques de plomb latéralement appliquées sur les lèvres de la fistule, et, à la troisième, il remit en pratique la plaque de M. Bozeman.

Les opérations pratiquées à Paris ne peuvent suffire pour établir une statistique ; mais au moins elles font connaître les inconvénients qu'offre ce procédé tant vanté. Il est vrai que pour établir un jugement et pour asseoir une opinion, on a tout à fait pris en considération les faits qui ont été observés en Amérique. Nos confrères ont une grande confiance dans les observations publiées, et cependant elles sont loin d'enlever tous les doutes qui peuvent exister relativement à ces publications.

Il ne suffit pas, en effet, d'indiquer le nom d'une maladie et le résultat, pour éclairer le lecteur sur l'espèce de fistule et sur ce qui s'est passé pendant et après l'opération.

Pour porter la conviction dans l'esprit du lecteur, il ne suffit pas de désigner sa maladie, mais il faut encore en tracer l'histoire d'un manière complète. A en croire les médecins étrangers, on aurait eu affaire constamment à des fistules vésico-vaginales, ce qui ne peut être admis.

Nous avons dit que M. Verneuil avait réussi à guérir une petite fistule de 3 millimètres d'étendue, et qui était en voie de guérison.

On a également vu que sur une autre malade deux opérations sans succès avaient été pratiquées, et que la troisième opération sur la même malade avait réussi.

Nous avons fait remarquer que M. Follin avait obtenu une amélioration de deux centimètres dans la fistule, par notre procédé, et qu'il avait fermé la fistule en dernier lieu par le procédé de M. Bozeman.

M. Bauchet a échoué deux fois, par le procédé américain, sur la même femme.

M. Foucher, au huitième jour, a vu tout l'appareil tomber dans le vagin. Lorsqu'on lit les observations des malades opérées, on voit tout de suite que les inconvénients de ce procédé sont nombreux. Parmi ce nombre, il en est un sur lequel, de l'avis des médecins américains et de ceux qui professent la même manière de voir, on ne doit pas compter : c'est la section des lèvres de la plaie par les fils.

En résumé, on voit que la méthode américaine a été appliquée à Paris sur sept femmes qui ont subi onze opérations, sur lesquelles on compte trois succès et huit insuccès. Sur ces huit insuccès il y a une mort, sur une fistule uréthro-vaginale de quelques millimètres à peine.

Mais ce ne sont pas là les seuls accidents : et l'on a vu des ulcérations déterminées par la plaque sur la malade de M. Follin ; on a également rencontré une perforation de la cloison vésico-vaginale sur une malade de M. Verneuil (*fistule*).

N'a-t-on pas rencontré des hémorrhagies après l'application de ce procédé ?

Quant au ravivement, il est impossible de le pratiquer de la manière dont le conseillent les Américains, c'est-à-dire en enlevant le tissu inodulaire sans toucher à la muqueuse vésicale avec laquelle il se continue.

Si l'on ne regarde pas la durée de l'opération comme un inconvénient, disons que les femmes qui subissent une opération, trois ou quatre heures, dans une position fatigante, sont de véritables martyres. Avouons que la simple suture, avec des cordonnets de soie, sans cet apareil formidable, quand il n'y a pas de perte de substance, réussit beaucoup mieux, si la temporisation seule ne suffit pas.

Je ne terminerai pas sans dire que le prétendu procédé de Bozeman est oublié. Ainsi tout ce mouvement scientifique se résume, en dernière analyse, à faire ce que je faisais et à employer seulement un fil métallique au lieu d'un fil de soie.

Il ne sera pas sans intérêt de rapporter ici quelques observations recueillies par trois de mes élèves distingués, MM. Charpentier, Boissarie et Périer.

OBS. I. — *Fistule vésico-vaginale recueillie par M. Charpentier.* — Le 1er novembre 1861, entre à l'Hôtel-Dieu la nommée Céline Tollard, ouvrière en soie, âgée de trente-un ans.

C'est une femme d'une forte constitution, d'une stature élevée, sans vices de conformation du bassin, qui a été réglée pour la première fois à seize ans.

A vingt-deux ans, première grossesse qui se passe très-régulièrement, bien que la femme se soit levée le troisième jour après son accouchement; les règles se sont rétablies au bout d'un mois.

A vingt-huit ans, deuxième grossesse.

Au huitième mois, elle fait une chute, et accouche normalement, au bout de quinze jours, d'un fœtus qui n'était pas tout à fait à terme. Elle se lève au bout de quinze jours. Les règles reparaissent au bout de quatre mois.

Dix-huit mois après, elle devient enceinte pour la troisième fois, et c'est après cette grossesse que se sont développés les accidents qui ont déterminé son entrée à l'hôpital.

La grossesse a été moins belle que les deux précédentes; il y a eu de l'œdème des jambes, des coliques et des douleurs abdominales fréquentes.

L'accouchement s'est fait dans les conditions suivantes :

Le lundi, 29 août, le travail a commencé à neuf heures et demie du matin. Douleurs assez courtes et légères jusqu'à une heure du matin, époque à laquelle elles deviennent beaucoup plus vives et plus longues. La poche des eaux se rompt le mercredi matin, et l'accouchement ne se termine que le jeudi matin, sans application de forceps.

Enfant très-volumineux, à terme, et qui n'est mort, dit la malade, que quelques moments après la délivrance.

Pendant toute la durée du travail, la malade a uriné très-naturellement. Immédiatement avant l'accouchement, elle a été prise d'un ballonnement considérable du ventre avec de vives douleurs, qui ont cédé à l'application de dix sangsues.

Le jeudi, les urines sont parfaitement normales, et leur expulsion volontaire.

Le vendredi 2 juillet, elle s'aperçoit qu'elle ne peut plus retenir ses urines; les envies d'uriner se suppriment, et elle est continuellement mouillée. Elle ne peut dire si elle a rendu des fausses membranes par le vagin.

Levée au bout de quinze jours, elle entre à l'hôpital le 1er novembre 1861.

Voici l'état dans lequel elle se trouve :

Envies d'uriner supprimées, mais pas complétement; la malade sentant parfois le besoin d'uriner, mais étant dans l'impossibilité de retenir ses urines, qui coulent continuellement, surtout lorsqu'elle est debout, qu'elle marche ou fait des efforts.

Le 5 novembre, premier examen au spéculum :

La malade étant couchée sur le dos, les cuisses fléchies sur le bassin, un flot d'urine coule par le vagin et baigne la malade.

Erythème des fesses et des grandes lèvres. Urine au fond du vagin. Au premier aspect, on ne découvre pas la fistule qui est cachée au fond d'un tissu cicatriciel occupant la cloison vésico-vaginale au niveau de l'insertion au col utérin.

La paroi antérieure du vagin est diminuée de longueur; la paroi postérieure est intacte.

L'urèthre est perméable, et une sonde introduite par le canal vient heurter une sonde cannelée introduite par la fistule.

En faisant, à l'aide d'érignes, tirer le vagin à droite et à gauche, on s'aperçoit que la fistule se prolonge en hauteur dans l'épaisseur de la cloison, son extrémité supérieure aboutissant à une autre masse de tissu cicatriciel. La fistule occupe ainsi presque toute la hauteur de la cloison, s'étendant jusqu'au milieu des restes du col qui sont représentés par du tissu inodulaire.

Urèthre rétréci et contracté spasmodiquement. La vessie, qui a conservé sa largeur, a perdu de ses dimensions en hauteur.

Le 4 décembre, l'opération est pratiquée comme il suit :

La malade étant couchée sur le dos, M. Jobert (de Lamballe) procède à l'avivement, qui porte sur toute l'épaisseur des lèvres de la fistule ; puis deux fils de soie sont passés, distants l'un de l'autre d'un centimètre environ, et dirigés d'avant en arrière en pénétrant jusque dans la vessie ; puis, comme les tissus semblent tiraillés à gauche par une bride de tissu inodulaire, M. Jobert pratique la section de cette bride, et une sonde de gomme élastique est mise à demeure dans la vessie.

Le 5 décembre. — Rien de nouveau qu'un spasme assez fort de la vessie qui chasse la sonde hors de l'urèthre avec quelques douleurs abdominales et un peu de fièvre. La sonde, repoussée vers la vessie, fonctionne très-bien. Un peu de réaction générale.

6, 7 décembre. — Rien de nouveau ; la malade ne se sent pas mouillée du tout. Les douleurs de ventre ont disparu ; moins de spasme de la vessie.

8, 9 décembre. — Bien. Etat général parfait.

10 décembre. — On examine la malade au spéculum (spéculum univalve, leviers) ; l'érythème des fesses et des grandes lèvres a presque complétement disparu. Pas d'envies d'uriner. Muco-pus, sans traces d'urine au fond du vagin. On enlève en entier un des fils, qui vient en conservant intacte la concavité de son anse. Les tissus, à ce niveau, sont intacts, sans la moindre trace de section. On coupe le deuxième fil, et l'anse restant dans la plaie, on l'y laisse. La partie où l'on a enlevé le premier fil semble complétement réunie. On reporte la malade dans son lit et l'on remet la sonde.

11 décembre. — Même état de la malade, qui conserve la sonde.

12 décembre. — Nouvel examen au spéculum. Le deuxième fil n'a pas bougé de place. La malade, complétement sèche, est sondée, et l'on retire de la vessie environ huit cuillerées d'une urine parfaitement limpide.

14 décembre. — On enlève la sonde. Dans la journée, les envies d'uriner reparaissent, mais sans que la malade, malgré ses efforts, puisse les satisfaire. On est obligé chaque fois de la sonder, et l'on retire un demi-verre d'urine. Elle n'est aucunement mouillée. On la sonde six fois dans les vingt-quatre heures.

15 décembre. — On remet la sonde, qu'elle retire elle-même dans les vingt-quatre heures.

Le 16, les envies d'uriner reparaissent plus fortes, plus impérieuses. La malade urine seule, d'elle-même, six fois dans les vingt-quatre heures. Elle ne se mouille nullement pendant les intervalles.

Le 17, elle urine huit fois dans les vingt-quatre heures. Etat parfait. Elle se lève pour la première fois.

A partir de ce moment jusqu'au 28 décembre, la malade se lève tous les jours. Elle reste parfaitement sèche, allant et venant dans les salles sans être mouillée, éprouvant le besoin d'uriner six ou sept fois par jour, et rendant chaque fois un demi-verre d'urine. Elle remarque elle-même que la quantité d'urine qu'elle rend devient de plus en plus abondante.

28 décembre. — On examine, et l'on enlève le fil que l'on avait laissé en place. Toute la fistule est parfaitement réunie; le fil n'a nullement coupé les tissus, qui sont intacts, sans traces d'inflammation ni de suppuration. Pendant la journée, la malade est maintenue au lit, reste sèche et urine sept fois volontairement pendant les vingt-quatre heures.

Elle se lève le 31 décembre, ne perd pas une goutte

d'urine. Elle sent très-bien le besoin d'uriner, et chasse avec bruit l'urine dans le vase.

Le 5 janvier, après un dernier examen, où l'on constate la guérison parfaite de la fistule, elle quitte l'hôpital.

OBS. II. — *Fistule vésico-vaginale* (recueillie par M. Boissarie, interne). — Boulay (Claire), vingt-neuf ans, journalière. Malade depuis le 26 février 1860, entre le 27 novembre 1861.

Réglée à seize ans. Bonne santé jusqu'à son accouchement. Mariée à vingt-sept ans. Devenue enceinte cinq mois après. Grossesse très-belle. Le 24 février 1860, les douleurs ont commencé à paraître, et le travail a duré quarante heures. Les médecins qui ont assisté à l'accouchement ont voulu intervenir activement, mais privés de forceps, ils n'ont pu faire que des tentatives inutiles. L'un d'eux s'est servi d'un casse-noisette avec lequel il a déchiré le cuir chevelu de l'enfant, et après lui avoir perforé le crâne, a sorti les os par fragments. A la suite de cette opération, l'accouchement s'est fait seul. La malade a conservé une vive douleur dans les membres inférieurs avec gonflement manifeste ; surtout à gauche. Pendant un an il lui a été presque impossible de marcher.

Dès le deuxième jour, après l'accouchement, elle s'est aperçue qu'elle perdait ses urines. Les envies d'uriner se sont supprimées. Ce n'est que le 27 novembre 1861, dix-huit mois après l'accouchement, qu'elle entre à l'hôpital.

Examinée au spéculum, on constate : Érythème de la vulve avec ulcération superficielle de la fourchette. Vagin peu profond, cloison saine en avant. La perte de substance siége à l'insertion du vagin sur le col, qui est altéré. La lèvre antérieure est détruite. La lèvre postérieure se présente sous l'apparence de petits tubercules. Une sonde introduite par l'urèthre est facilement sentie par le vagin. La fistule permet l'introduction de l'index et mesure environ 2 centimètres et demi dans son étendue antéro-postérieure.

Le 6 janvier, M. Jobert (de Lamballe) pratique l'opération. Le ravivement est fait dans toute la surface fistuleuse; il s'écoule peu de sang. On passe deux lacets de soie, et l'orifice est complétement fermé par le rapprochement des lèvres de la plaie. Une sonde de gomme élastique est placée dans l'urèthre sans être maintenue. Pendant toute la journée, la sonde est chassée par des contractions de la vessie; aussi a-t-on été obligé, jusqu'au 10 janvier, c'est-à-dire pendant quatre jours, de ne plus la laisser à demeure et de ne l'introduire que lorsque la malade éprouvait le besoin d'uriner.

7 janvier. — État parfait.

8 janvier. — 30 grammes d'huile de ricin. — Selles nombreuses.

Jusqu'au 14 janvier, rien de notable. La sonde fonctionne très-régulièrement, est changée lorsqu'elle se bouche ou qu'elle est chassée hors de la vessie.

Le 14 janvier, on examine la malade au spéculum et l'on enlève un premier fil. A ce moment, la vessie contenait une assez grande quantité d'urine, que l'on retire par le cathétérisme. L'enlèvement de ce premier fil donne issue à une petite quantité de sang. Le deuxième fil reste en place jusqu'au 25 janvier, sans amener aucune trace de section dans les tissus, qui sont intacts. La vessie est encore vidée par le cathétérisme.

Depuis le jour de l'opération, la malade a conservé ses urines; la vessie, considérablement diminuée de capacité, reprend ses dimensions; la miction devient de moins en moins fréquente. Pendant plusieurs jours cependant la malade dit qu'elle se sent mouillée lorsqu'elle prend certaines positions et surtout lorsqu'elle est couchée sur le côté. La sonde est retirée à partir de cette époque, et la malade se lève.

Depuis ce moment, la malade a été examinée deux fois. Chaque fois il a été facile de constater que toute ouverture fistuleuse avait disparu. La plaie, sous forme de cicatrice linéaire, est nette; un seul point rouge et incomplétement cicatrisé apparaît à l'extrémité postérieure. Cautérisé à deux reprises avec le crayon de nitrate d'argent, il n'a donné lieu à aucune filtration d'urine.

La malade est restée dans les salles jusqu'au 19 février, jour où elle est sortie radicalement guérie.

Obs. III. — *Fistule vésico-utéro-vaginale superficielle* (recueillie par M. Périer, interne). — Femme Chevallier, vingt-neuf ans, opérée en ville, passage Saint-Dominique, 10. Femme d'une petite taille, mais bien proportionnée, sans vices de conformation. Réglée pour la première fois à seize ans. Menstruation très-irrégulière.

Mariée à vingt-six ans. Devient enceinte huit mois après. Grossesse très-pénible. Douleurs lombaires extrêmement vives.

Le 13 août 1859, à six heures du matin, sans douleurs préalables, sans chute, elle perdit les eaux. Immédiatement après, fut prise de douleurs de l'enfantement qui se répétèrent fréquemment. Cependant, le 14 août au soir, l'accouchement n'étant pas terminé, on applique les fers, mais inutilement. Deux saignées sont pratiquées dans la nuit.

Le 15 août, on applique de nouveau les fers après avoir pratiqué deux incisions sur les côtés de la vulve. On amène l'enfant mort. Il présentait une tête extrêmement volumineuse.

Trois heures après l'accouchement, les envies d'uriner se font sentir, et la malade urine volontairement. Dès lors les envies se suppriment, et dès le 16 août elle se sent continuellement mouillée. Elle reste couchée pendant huit mois, par suite d'une paralysie du plexus sacré, avec douleurs dans toutes les branches de ce plexus.

Pendant les deux premiers mois, on lui mit tous les jours la sonde à demeure, mais elle ne pouvait la supporter; jamais, d'ailleurs, il ne sortait d'urine par la sonde. Les incisions pratiquées sur les côtés de la vulve furent très-longues à se cicatriser, à cause du contact de l'urine.

Un mois après l'accouchement, il se fit un abcès en arrière de l'anus. On l'incisa. Il se fit alors de petits trajets fistuleux qui ne se cicatrisèrent qu'au bout de deux mois.

Enfin, au mois de mars, elle finit par se rétablir, et sur les conseils de M. Fleury (de Clermont), elle vint à Paris pour se faire opérer par M. Jobert (de Lamballe).

A l'examen, M. Jobert reconnaît une fistule vésico-utéro-vaginale superficielle. Située en avant et à gauche, elle repose sur le col, et comprend la cloison vésico-vaginale qui s'y insère, ainsi qu'une partie superficielle du col, sans que le conduit utérin ait été touché. Il existe une bride large, épaisse, dure et résistante, qui part des parois du vagin à gauche, et va se fixer sur le même point que la fistule en tiraillant le col de son côté. La vessie est constamment vide. L'urine coule continuellement, et il en résulte un érythème de la vulve, du pourtour de l'anus et de la partie interne et supérieure des cuisses.

Le 10 décembre, on pratique l'opération. A l'aide de leviers et du spéculum univalve, on met la fistule à découvert. Une érigne double porte le col utérin à droite.

L'avivement, fait sur place à une assez grande profondeur, à l'aide de pinces à dents, du bistouri et des ciseaux, porte sur la cloison et le col utérin qui a été écorcé. Trois points de suture entrecoupée mettent en contact les lèvres de la fistule. Le passage des fils et des aiguilles est très-difficile. Ensuite la large bride est incisée dans toute son épaisseur. Sonde à demeure.

Le huitième jour, 18 décembre, on enlève les fils, qui n'ont nullement coupé les tissus. Réunion linéaire dans toute l'étendue de la fistule.

21 décembre. — On cesse l'emploi de la sonde. Depuis, envies d'uriner. Miction volontaire, six ou sept fois par vingt-quatre heures.

31 décembre. — Les règles reparaisssent avec quelques coliques.

Le même jour, l'examen permet de constater la cicatrisation complète. La vessie contient une urine limpide. La cicatrice est encore rosée. On retrouve avec le doigt les restes de la bride insérés au col de l'utérus et à l'extrémité opposée de la fistule.

Depuis le moment même de l'opération, la malade n'a pas présenté le moindre trouble dans son état général.

Obs. IV. — *Fistule vésico-utéro-vaginale profonde* (recueillie par M. Charpentier). — F. Goux, vingt-huit ans, parfumeuse. Entrée le 3 novembre 1861.

Femme de taille moyenne. Pas de vices de conformation.

Réglée à quatorze ans très-régulièrement. Mariée à vingt-six ans. A vingt-sept ans, elle devient enceinte de l'enfant cause première de sa maladie. Grossesse extrêmement difficile. Étouffements, douleurs de ventre, maux de tête, toux.

Le 15 juin, à six heures du matin, les premières douleurs ont commencé. La présentation de l'enfant était en occipitoiliaque gauche antérieure, et l'on constate sa mort le 16 juin, à onze heures du matin. La rupture de la poche des eaux, opérée d'elle-même le 17 juin, a donné issue à environ 500 grammes (d'après le médecin accoucheur) d'un liquide verdâtre, d'une odeur infecte, annonçant d'une manière certaine la mort de l'enfant.

Le 18 juin, les fers ont été appliqués très-facilement, et l'on a extrait un enfant mort à terme, et dont la tête était extrêmement volumineuse.

Il y a eu déchirure du périnée, et la délivrance n'a pu être opérée qu'après plusieurs tentatives, par suite de la rupture du cordon à son insertion placentaire. Une hémorrhagie a nécessité la compression de l'aorte pendant vingt minutes. Une péritonite s'est déclarée six heures après la délivrance et n'a cédé que le douzième jour.

Pendant dix jours, les urines ont continué leur cours habituel, et ce n'est que le onzième jour que des troubles se sont déclarés dans la miction. Pendant deux jours, les urines se sont complétement supprimées, et ce n'est que le treizième jour qu'elles se sont écoulées involontairement par le vagin. A partir de cette époque, elle a été continuellement mouillée. Levée au bout de six semaines.

Elle entre à l'Hôtel-Dieu le 3 novembre 1861.

4 novembre. — Examen au spéculum. Érythème des grandes lèvres, des fesses. Vessie complétement déviée à gauche par des brides de tissu inodulaire. Quand on veut tourner à gauche l'extrémité d'une sonde introduite dans le canal de l'urèthre, qui est libre et non rétréci, on est brusquement arrêté à gauche. Il n'y a plus que des restes du col utérin, au milieu desquels suinte l'urine. La fistule, qui est très-étendue, n'occupe pas seulement la cloison, mais encore tout le col utérin, qui est presque entièrement

détruit. Sur la cloison vésico-vaginale, on aperçoit un tissu inodulaire blanc, résistant, induré, se prolongeant en bas jusqu'aux tubercules qui représentent les restes du col, au centre desquels existe un pertuis par lequel suinte l'urine. La cloison presque entière est occupée par la fistule, qui communique avec ce qui reste du canal utérin.

A gauche de la cloison est une énorme bride de tissu cicatriciel qui empêche la cloison de se déplacer et la maintient dans cette direction.

Les envies d'uriner ne sont pas complétement perdues; loin de là, la malade éprouve le besoin d'uriner, mais si brusque et tellement impérieux, qu'elle n'a pas le temps de demander le bassin, ce qui tient à la position. Les règles, qui se sont reproduites six semaines après l'accouchement, ont reparu il y a huit jours.

Pendant vingt-neuf jours, la malade est restée en observation; elle a éprouvé quelques symptômes du côté des voies respiratoires, et de petits abcès se sont formés aux environs des parties génitales.

Enfin, sur les instances de la malade, et malgré un petit furoncle de la face externe de la grande lèvre droite, l'opération est pratiquée le 3 décembre 1861.

La fistule est avivée dans toute son étendue, ainsi que les tubercules représentant les restes du col, et qui servent à boucher l'orifice de la fistule. Trois fils de soie sont passés, et l'on débride à gauche la bride qui déviait la vessie dans ce sens.

4 décembre. — Beaucoup d'agitation. La malade est extrêmement inquiète. Toux légère, bronchite légère. (Potion gommeuse.)

5 décembre. — Pas de fièvre. Moral toujours très-déplorable.

6 décembre. — Pas de fièvre. Pas d'écoulement d'urine.

7 décembre. — Point de côté gauche, frisson, fièvre. A l'auscultation, respiration soufflante avec râles crépitants à gauche. Gros râles sous-crépitants à droite. Rien du côté du ventre. Les règles apparaissent et se font par la vessie. L'urine est teinte de sang. (Saignée de deux palettes.)

8 décembre. — Les règles coulent très-abondamment par l'urèthre. Souffle, râles crépitants, dyspnée. Pouls à 120. Quelques douleurs de ventre.

9 décembre. — Les phénomènes du côté de la respiration vont en diminuant, moins de souffle. Râles sous-crépitants. Le ventre se prend. Douleurs de ventre plus vives. Tympanite. Vomissements de matières bilieuses. Langue rouge à la pointe, très-sèche. Pouls à 120. Les règles disparaissent. Le soir, ventre très-ballonné. Facies altéré. (Frictions mercurielles, 5 centigrammes d'opium.)

10 décembre. — Douleurs de ventre extrêmement vives. Pouls petit, à 120. Vomissements continuels (30 sangsues). Ballonnement considérable du ventre. Les phénomènes du côté du poumon ont disparu. Diarrhée abondante, séreuse. (Cataplasme laudanisé.)

11 décembre. — Mieux. Pouls moins fréquent. Peau moins sèche. Toujours beaucoup de diarrhée qui devient blanchâtre.

12 décembre. — Les douleurs du ventre ont reparu avec la tympanite et les vomissements qui deviennent incessants. Face grippée. Selles continuelles prenant la teinte de plus en plus blanche, avec des grumeaux albuminoïdes, et analogues à l'eau de riz. La malade va sous elle. Les urines se suppriment. Pouls à 160, filiforme. Elle meurt à onze heures du soir.

Autopsie trente heures après la mort.

A l'ouverture du ventre, on constate une tympanite énorme des intestins distendus par des gaz.

Légère injection de la paroi abdominale antérieure.

Congestion veineuse de l'épaisseur de l'intestin qui est sain à l'intérieur. Gros intestin rempli de matières blanchâtres analogues à celles qui ont été rendues par les selles.

Poumons sains. Reins légèrement congestionnés.

Quelques cuillerées de sérosité louche dans le petit bassin, avec productions pseudo-membraneuses légères sur quelques anses intestinales.

La coupe du bassin étant faite de manière à enlever tous les organes génito-urinaires avec le rectum, voici ce que l'on constate :

Vue par la partie supérieure du bassin, intégrité complète des culs-de-sac recto et vésico-utérins. Pas de traces d'injection. Utérus, ovaires sains. Pas de traces de phlébite.

Tissu cellulaire prévésical entre la vessie et le pubis parfaitement sain, sans trace de pus.

La vessie, ouverte par sa partie supérieure, laisse voir sa cavité parfaitement saine, sans traces d'inflammation. Un peu d'urine vers le bas-fond.

La fistule, examinée par l'intérieur de la vessie, paraît complétement cicatrisée. L'orifice est entièrement occupé par le tubercule qui représentait les restes du col.

La pièce étant retournée, et la cloison recto-vaginale fendue avec des ciseaux jusqu'au-dessous de la fistule, voici ce que l'on constate :

Intégrité parfaite du vagin, sans traces de pus ni d'urine. Les lèvres de la fistule sont en contact immédiat, sans suppuration, sans traces de section des tissus. La ligne de cicatrisation suit exactement dans ses contours les bords de l'avivement, et l'adhérence est complète partout.

A droite, sur la partie latérale de la fistule, on aperçoit encore une anse de fil qui a été détachée et coupée mais laissée en place. Cette anse vient sans aucun effort quand on tire sur elle. La réunion est tout à fait linéaire, et la ligne de cicatrice, sans trace de suppuration, s'étend depuis le sommet de la fistule jusqu'au col, dont les restes ont servi à boucher la perte de substance. On constate la trace des deux autres points de suture sur les lèvres de la cicatrice. Du côté de la vessie, en arrière du bas-fond, on observe un orifice qui communique avec la cavité du conduit utérin. C'est par cet orifice que le sang des règles a passé dans la vessie pendant les premiers jours qui ont suivi l'opération.

Remarques sur les quatre observations de fistules vésico-vaginales et vésico-utéro-vaginales recueillies dans le service, à la fin de l'année 1861, *par MM. Charpentier et Périer.* — De ces quatre observations, les deux premières ont trait à des fistules vésico-vaginales, les deux dernières à des fistules vésico-utéro-vaginales, l'une superficielle, l'autre profonde.

Dans le premier cas, c'est-à-dire pour les deux fistules vésico-vaginales, l'avivement a porté uniquement sur la cloison vésico-vaginale; dans le second cas, il a porté également sur le col utérin qui a été abrasé.

Dans les quatre opérations, les surfaces avivées ont été mises en contact à l'aide de cordonnets de soie, que l'on a enlevés vers le septième jour; un fil est resté en place jusqu'au vingt et unième jour, et aucun n'avait sectionné les tissus.

Les incisions pratiquées dans le but de permettre le glissement du vagin ne l'ont été que d'un côté, parce que, dans les quatre cas, il n'y avait de tiraillement de la fistule que d'un côté. Aucun accident n'a été la suite de ces incisions.

La quatrième opération a été faite en quinze minutes, les autres en un temps qui a varié de dix à douze minutes; et la position des malades, pendant ce temps, ne leur a causé ni fatigue, ni douleur.

La réunion a eu lieu par première intention, dans les quatre cas.

Le résultat a été complet chez les trois premières malades. La quatrième a succombé à des accidents qui ne peuvent, en aucune manière, être attribués à la méthode opératoire.

Si maintenant nous revenons sur certains détails de ces opérations, nous voyons d'abord que lorsqu'il s'est agi d'aviver la cloison vésico-vaginale, l'avivement a porté sur toute l'épaisseur de la cloison, de manière à détruire tout le tissu inodulaire qui forme le pourtour de l'ouverture fistuleuse. L'avivement ainsi pratiqué a permis d'affronter les surfaces dans toute leur hauteur, de telle sorte que du côté vésical la réunion se trouve linéaire et ne présente ni bourrelets, ni anfractuosités, pouvant permettre à l'urine de s'arrêter et de séjourner au niveau des points en contact. Les fils employés pour rapprocher les surfaces ainsi avivées, ont été des rubans de soie de 3 à 4 millimètres de largeur. La largeur des fils a l'avantage de maintenir mieux les surfaces en contact. Espacés d'un demi à 1 centimètre environ, le nombre en est assez restreint.

En effet, dans chacune des opérations, deux points de suture entrecoupée ont été placés sur la cloison vésico-vaginale; dans les deux dernières, un troisième point a été appliqué sur le col utérin, une fois dans la paroi antérieure (IIIe observation), une fois dans la paroi postérieure (IVe observation).

Dans les quatre cas, le fil avait traversé les tissus de part en part, une portion de l'anse se trouvant ainsi dans la cavité vésicale.

Ces fils n'ont aucunement sectionné les tissus. Du reste, il est évident que c'est là un résultat qui dépend du degré de constriction des fils, quelle que soit leur nature. Le nœud doit être arrêté dès que les surfaces avivées sont au contact. En ne dépassant jamais cette limite, on n'aura jamais aucun défaut à reprocher au fil de soie. Et si avec des fils métalliques on n'observe pas les mêmes règles, on verra tout de suite survenir l'inflammation et la section des tissus.

D'ailleurs, si l'on pouvait attribuer quelques désavantages à la nature des fils de soie, on aurait eu tout le temps nécessaire pour les constater.

En effet, dans l'observation Ire, un des fils est resté en place depuis le 4 décembre, jour de l'opération, jusqu'au 28, c'est-à-dire pendant vingt-quatre jours.

Dans la IIe observation, l'un des fils est resté depuis le 6 janvier jusqu'au 25, c'est-à-dire pendant vingt et un jours.

Dans la IIIe observation, les fils enlevés le huitième jour ont laissé voir une cicatrice parfaite.

Au moment où l'on enlevait les fils, on pouvait constater facilement qu'ils n'avaient nullement bougé de place, et qu'ils n'étaient pas plus mobiles dans les points où ils avaient été passés qu'au moment de l'opération.

Dans tous les cas, après l'ablation des fils, on a trouvé à la place de la fistule une cicatrice linéaire d'un blanc rosé, résultant de la réunion immédiate de la plaie.

Quant aux points par où les fils avaient pénétré dans la vessie, on a pu voir qu'aussitôt que ceux-ci avaient été enlevés, les parois du trajet se sont trouvées en contact et que la cicatrisation était complète le lendemain du jour où on les a enlevés. Il en est toujours ainsi. C'est par prudence et pour ne pas permettre à la cicatrice de se déchirer dans les mouvements et à l'urine de distendre la vessie, que la malade est maintenue au lit, et la sonde replacée dans l'urèthre dès que les fils ont été enlevés.

Aussitôt après l'ablation des fils, chacune des malades a pu être considérée comme guérie.

Dans l'observation II, par exemple, la cicatrice est complète, blanc rosé partout, sauf en un point qui reste rouge. Or, quel est ce point? C'est celui où est resté le dernier fil. Mais ce n'est qu'un retard sur la cicatrisation, et la preuve c'est que l'urine ne sort nullement par ce point, malgré les cautérisations au nitrate d'argent, et nous n'avons pas besoin de rappeler ici que c'est un des meilleurs moyens de découvrir les petites fistules qui sont si souvent cachées au milieu des débris de tissu cicatriciel. Aussitôt qu'un point fistuleux est touché avec la pointe du crayon de nitrate d'argent, l'urine sort sous forme d'une gouttelette qui vient sourdre en ce point.

Reste le point le plus attaqué, nous voulons parler des incisions qui ont pour but de séparer le vagin du col utérin en avant, ou que l'on pratique sur la continuité des parois du conduit vaginal, incisions qui font de cette opération une véritable autoplastie.

Ces incisions sont inutiles, a-t-on dit. M. Jobert (de Lamballe) les pratique dans tous les cas, quel que soit le genre de fistule. Cela n'est pas. Oui, dans certains cas, elles sont inutiles; mais dans d'autres, elles sont indispensables. D'ailleurs, n'avons-nous pas tous entendu dire à M. Marion-Sims, lors de l'opération qu'il a faite à l'Hôtel-Dieu, dans le service de M. le professeur Laugier, qu'il avait été obligé de recourir quatre fois sur six à la méthode de M. Jobert (de Lamballe) ?

Il est bien évident que, lorsque les tissus se déplacent facilement, qu'ils ne sont nullement déviés par des brides de tissu cicatriciel, que les points de suture ne sont pas tiraillés, il est inutile, par des incisions, de relâcher la suture ou de déplacer le vagin de son insertion du col. Personne, M. Jobert (de Lamballe) pas plus que d'autres, n'y a recours alors.

Mais en est-il donc ainsi le plus habituellement? Loin de là. Gêné le plus souvent par des brides de tissu inodulaire qui rétrécissent le vagin, qui dévient la vessie d'un côté ou de l'autre (obs. III et IV), qui la rétrécissent dans un sens ou dans l'autre (obs. I, III, IV), ou lorsqu'il existe de larges pertes de substance, l'opérateur est obligé d'opérer sur place, au fond du vagin, sans pouvoir faire glisser les tissus les uns sur les autres ; c'est le plus souvent au milieu même de ce tissu inodulaire que s'ouvrent les orifices fistuleux.

Une fois l'avivement pratiqué, les points de suture appliqués, les lèvres de la plaie sont tiraillées par ces brides de tissu cicatriciel et tendent à s'écarter. Une simple section du tissu pénétrant à une profondeur qui varie avec le tiraillement, l'épaisseur même de ces tissus les relâche, permet l'adhérence plus intime des surfaces saignantes, et favorise la cicatrisation. N'est-ce pas ce que l'on fait tous les jours dans les cas d'autoplastie pratiquée sur la face, sur les membres? N'est-ce pas la condition indispensable du succès? N'est-ce pas ce tiraillement continuel des deux lèvres de la plaie qui fait échouer si souvent les opérations de staphylorrhaphie? Pourquoi ne pas admettre pour la cloison vésico-vaginale, ce que l'on admet pour les autres parties du corps?

Que serait-il arrivé, en effet, dans les quatre cas, si l'on n'avait pas pratiqué d'incisions? Sur quoi ont-elles porté? Est-ce sur des tissus sains? Non. C'est sur les brides qui, avant l'opération, déviaient la fistule et en écartaient les lèvres. Si, au lieu de ces fistules simplement déviées, il s'était agi de ces fistules représentées par de larges pertes de substance qui détruisent une plus ou moins grande partie de la paroi vaginale et réduisent souvent la vessie à une simple paroi, ou à peu près, M. Jobert n'aurait pas hésité à décoller le vagin à son insertion au col de l'utérus, à pratiquer son opération de cystoplastie par glissement. D'ailleurs, ces incisions ne donnent lieu à aucun écoulement de sang susceptible d'être noté. Il est évident aussi que, dans les cas que nous présentons, sans elles l'adhérence n'eût pas eu lieu.

Cette pratique donc, loin de mériter les reproches qu'on lui adresse, devrait au contraire être considérée comme un des points capitaux de l'opération, et c'est pour cela que M. Jobert (de Lamballe) y attache une grande importance. A chaque point de suture qu'il applique, M. Jobert s'assure, en portant son doigt au fond du vagin, sur l'orifice même de la fistule, du degré de tension qui se produit, du point sur lequel porte cette tension, et de la partie qui la détermine.

S'il n'y a pas de tiraillement, il ne pratique pas d'incisions. Dans le cas contraire, il sectionne la partie qui détermine ce tiraillement, ayant toujours son doigt appliqué sur la fistule, de manière à s'arrêter quand le relâchement des tissus a atteint le degré nécessaire pour la guérison. Le plus habituellement il ne pratique d'incision que sur un point. Mais si plusieurs cicatrices ou plusieurs masses de tissu inodulaire tendent les lèvres de la plaie, il n'hésite pas et porte son bistouri sur chacun de ces points, faisant ainsi des incisions multiples, bien persuadé, et avec raison, que c'est la condition indispensable du succès.

Pour terminer les remarques que nous avions à faire, nous dirons que, quant à la malade qui a succombé au neuvième jour de l'opération, il suffit de se rappeler les antécédents, la péritonite grave qu'elle avait eue après son accouchement, l'état général dans lequel elle se trouvait au moment de l'opération, et à cause duquel on refusait de l'opérer, puis de suivre la marche des symptômes et de se reporter aux lésions cadavériques, pour voir que la terminaison fatale ne peut en aucune manière être attribuée au manuel opératoire. C'est là un fait qui ne nous semble pas mériter de discussion.

CHAPITRE XIX.

DE LA RÉUNION IMMÉDIATE DU PÉRINÉE CHEZ LA FEMME.

J'ai prouvé ailleurs que la réunion immédiate s'obtenait merveilleusement dans les blessures de la vessie et du vagin. Il est facile de démontrer par les faits que la réunion du périnée ne se fait pas moins heureusement lorsque les surfaces saignantes de celui-ci sont rapprochées et maintenues dans cet état pendant un temps suffisant. Le périnée, chez la femme, est fréquemment le siége de déchirures, de ruptures et de perforations. Ces plaies sont superficielles ou profondes, elles intéressent une partie ou la totalité de l'épaisseur du périnée.

Les travaux de MM. Chailly-Honoré (1), Evrat, Moreau ont jeté un grand jour sur cette question. Un mode de blessure, longtemps contesté et généralement admis aujourd'hui, est la perforation centrale du périnée avec conservation des parties vulvaires et rectales de la cloison intermédiaire à la vulve et au rectum.

Au reste, toutes ces variétés de lésion ont été observées sur la femme, et personne ne les conteste aujourd'hui.

Dans les déchirures du périnée, l'important est de savoir quand il convient de recourir à la réunion immédiate, et jusqu'à quelle époque il est permis de compter sur les efforts de la nature pour remédier à l'accident.

Lorsqu'il existe une perforation et que les lèvres de la plaie sont en contact, la réunion peut avoir lieu par les seuls efforts de la nature. Il en est de même lorsque la déchirure est partielle; car alors, si la réunion ne se fait pas immédiatement, elle aura lieu plus tard par bourgeonnement.

On peut donc admettre que, si le périnée est déchiré superficiellement, ou qu'il se trouve intéressé à une profondeur assez considérable, la guérison peut avoir lieu par première et par seconde intention sur le même sujet.

Mais il n'en est plus de même si le périnée a été déchiré dans toute son épaisseur, et à plus forte raison si le rectum et le vagin ont subi la même déchirure. Il faut s'attendre alors à une cicatrisation isolée des bords de la plaie et à une difformité contre laquelle la chirurgie seule est toute puissante.

(1) *Bulletin général de thérapeutique*, décembre 1850.

On a prétendu qu'arrivée à ce degré, la déchirure pouvait guérir à la longue. C'est tout au plus si l'on peut espérer quelque amélioration survenue par le resserrement inodulaire des lèvres de la plaie.

Lorsque la déchirure du périnée est produite par une cause active, s'il n'y a pas de complication, il convient de réunir immédiatemet.

Mais après l'accouchement, faut-il procéder de la même manière, et doit-on, sans plus tarder, pratiquer la suture? Cette question est controversée, car elle est résolue affirmativement par les uns, et négativement par d'autres.

Nous sommes de l'avis de ceux qui veulent qu'immédiatement après l'accident on tente la réunion immédiate, alors qu'aucun travail inflammatoire ne s'est emparé des lèvres de la plaie. Il est indispensable, dans ce cas, que la suture soit modérée et la constriction faible.

Si le chirurgien n'est pas présent au moment où a lieu l'accident, et si plusieurs jours se sont écoulés depuis lors, il vaut mieux attendre, pour tenter l'opération, que le dégorgement des parties ait eu lieu.

Le meilleur moyen de prévenir une violente inflammation est de pratiquer la périnéorrhaphie, lors même que quelques liquides irritants baignent la plaie. Mais toute opération sera proscrite, l'inflammation une fois confirmée et vive.

Si la réunion immédiate, à la suite des amputations, a soulevé des débats et des contradictions, il n'en a pas été de même lorsqu'on l'appliqua à la guérison des ruptures du périnée; elle fut acceptée sans difficulté.

Ce mode opératoire comprend trois temps principaux: l'avivement, le rapprochement des lèvres de la plaie, la suture.

L'avivement portera sur la cloison recto-vaginale et sur le

périnée; il sera pratiqué largement; et l'on se préoccupera peu du sang fourni par les artères, la suture devant arrêter d'elle-même l'écoulement de ce liquide.

Les surfaces saignantes seront maintenues en contact parfait, sans quoi la réunion sera superficielle, et il s'établira un pont entre le périnée, l'anus et le vagin, c'est-à-dire une ouverture de communication permettant aux matières fécales de passer du rectum dans le vagin.

C'est ce que dernièrement, nous avons pu observer, MM. Velpeau, Michon et moi, sur une femme qui avait subi la périnéorrhaphie.

A diverses époques abandonnée puis remise en honneur, ce n'est guère que dans les temps modernes qu'on a fait de la suture une opération régulière. Aujourd'hui encore, faute de principes bien arrêtés, cette opération est suivie souvent d'insuccès.

On employait tantôt la suture entrecoupée, tantôt la suture entortillée; ailleurs c'était la suture emplumée, et quelquefois la réunion de celle-ci avec la suture entrecoupée.

Tous ces procédés de suture ont eu leurs succès; mais à mon avis, ils laissent à désirer, et il me semble que l'on ne réussira qu'autant que les points de suture ne seront ni trop rapprochés ni trop éloignés; que les lèvres de la plaie seront relâchées par l'autoplastie qui anéantit le tiraillement exercé par les muscles.

Ce procédé remplit toutes les indications, et d'autant mieux que la cloison recto-vaginale et le périnée sont maintenus invariablement surface contre surface par la suture que j'appelle *serpentine*.

Je vais exposer brièvement les procédés de suture qui ont cours dans la science, et qui prouveront que les chirurgiens ont souvent agi au hasard.

Guillemeau, contemporain d'Ambroise Paré, réussit par la suture entrecoupée.

Mauriceau, Lamotte, Smellie ont conseillé, pour réparer le périnée, la suture à points passés.

Noël (de Reims) et Saucerotte (de Lunéville) pratiquèrent cette opération avec succès, vers la fin du siècle dernier, le premier au moyen de la suture entortillée, le second, en employant la suture à surjet.

Dubois père et M. Paul Dubois l'ont pratiquée à la Maternité, sans résultat satisfaisant, en se servant de la suture entortillée. Roux donna beaucoup d'importance à la périnéorrhaphie par le nombre de ses opérations et de ses succès. Cependant, outre plusieurs insuccès, Roux perdit une malade. Pour la première fois, il eut recours à la suture entortillée : quatre longues aiguilles furent placées dans l'épaisseur du périnée, préalablement avivé, et chaque aiguille fut maintenue par un fil ciré. Le septième jour, les fils furent retirés, la réunion était nulle.

Roux nie que Dupuytren ait pratiqué cette opération; mais il reconnaît que M. Montain jeune a pratiqué une opération semblable à la sienne. Le récit de ce fait se trouve exposé en entier dans la *Revue médicale*.

En Allemagne, on s'est beaucoup occupé de la déchirure du périnée; les chirurgiens de ce pays se servent, les uns de la suture à points passés, les autres de la suture entortillée. Quoi qu'en ait dit un auteur classique, Dieffenbach, qui s'est occupé de cette question, n'a jamais employé la suture enchevillée, mais bien la suture entrecoupée, et une fois seulement la suture entortillée.

Parmi les sept observations mentionnées dans la *Chirurgie* de Dieffenbach par M. Charles Phillips, la suture entortillée est nommée une fois seulement.

Cinq malades ont guéri, et deux ont dû subir plusieurs opérations avant que le résultat fût complet.

Pour relâcher la suture, Dieffenbach s'était servi, une seule fois, d'incisions latérales.

Sur plusieurs malades, le périnée seul était déchiré ; sur le plus grand nombre, la lésion s'étendait au rectum et au vagin.

Dans ces cas, Dieffenbach appliquait isolément des points de suture entrecoupée sur le rectum, sur le vagin et enfin sur le périnée.

Le sixième et le septième jour, il enlevait les fils.

Il est incontestable que l'on peut obtenir la réunion du périnée en adaptant exactement les lèvres récentes ou ravivées de la plaie par la suture. L'expérience et les résultats obtenus confirment ce que j'avance.

Les sutures entortillée, enchevillée, à points passés ont réussi à réparer les lésions traumatiques du périnée. Quelques doutes cependant me restent sur les résultats de la suture à points passés.

Parmi ces sutures, toutes ne comptent pas un égal nombre de succès.

La suture entortillée a rarement réussi parce qu'elle comprime une trop grande surface, tiraille les tissus et tend à les déchirer, parce qu'enfin les aiguilles maintiennent irrégulièrement en contact les surfaces saignantes : d'où une inflammation vive et des déchirures.

La suture à points séparés me semble supérieure à toutes les autres ; c'est elle que l'on a le plus souvent essayée pour coudre le rectum, le vagin et le périnée.

Les raisons ne manquent pas pour établir sa supériorité, et pour démontrer la préférence qu'elle nous semble mériter : 1° elle est d'une facile application ; 2° elle n'embrasse que les tissus que l'on désire maintenir en rapport ; les points de suture peuvent être serrés au gré du chirurgien ; on peut sans embarras multiplier ces mêmes points.

Roux donne la préférence à la suture emplumée qui lui paraît rapprocher plus complétement les surfaces saignantes de manière à en obtenir la fusion, en exerçant une pression régulière sur toute la profondeur du périnée. Faisons remarquer, cependant, qu'elle n'a pas toujours réussi, et que même elle a été suivie d'accidents mortels. Je préfère, quant à moi, un procédé qui permet de rapprocher exactement les surfaces saignantes, de les relâcher, et de favoriser leur fusion sans exercer de tiraillements sur elles, sans les exposer à l'inflammation et à la déchirure. C'est en ajoutant les incisions latérales à la suture serpentine que l'on atteindra ce but. Le procédé que je propose se compose de trois temps : 1° avivement ; 2° application de la suture serpentine ; 3° débridements latéraux.

Premier temps. — L'avivement doit porter également sur les tissus de la cloison recto-vaginale et sur les restes du périnée déchiré et rétracté. On ne doit laisser aucune trace de l'ancienne cicatrice et tout doit être rendu saignant. L'avivement doit continuer jusqu'à la fin, sans se préoccuper du sang fourni par les artères, lequel s'arrêtera dès que la suture sera terminée.

Deuxième temps. — Une bonne application de la suture décide du résultat de l'opération. Pas de fusion possible, en effet, des lèvres de la plaie, si la suture ne réunit pas à la solidité l'action constante des fils. J'arme de cordons de soie des aiguilles courbes, de moyenne dimension, pour manœuvrer avec plus de facilité. Je plonge l'aiguille dans l'angle supérieur gauche du périnée, de dehors en dedans, puis l'instrument est de nouveau plongé à 1 centimètre dans l'épaisseur de la cloison. On comprend ainsi les tissus cinq ou six fois de suite jusqu'à l'extrémité de l'autre angle du périnée, et l'on termine cette série d'anses contenant des parties molles, par une dernière anse comprenant de dedans en dehors l'angle opposé du périnée.

On applique ainsi plusieurs fils, au milieu, aux angles et dans toute l'épaisseur de la cloison recto-vaginale.

Bientôt on pourra pratiquer la suture à double nœud, chaque nœud occupant la ligne médiane du périnée. Les surfaces saignantes sont maintenues régulièrement en rapport, et la réunion a lieu exactement entre le périnée et la cloison.

Mais pour éviter le tiraillement produit par la suture, il convient de la relâcher par le débridement.

Troisième temps. — Il est constitué par des incisions latérales, qui relâchent les lèvres de la plaie et préviennent leur déchirure.

Les fils pourront être enlevés dès le septième jour.

Par ce procédé, je n'ai pas vu d'hiatus persister entre le périnée et la cloison recto-vaginale.

Je terminerai ce qui est relatif à la réunion dans les déchirures du périnée, en relatant quelques observations à l'appui de ce que j'ai avancé.

OBS. I. — *Déchirure complète du périnée. — Perte de substance à la cloison recto-vaginale. — Incontinence des matières fécales. — Suture serpentine continue entrecoupée; deux incisions latérales. — Guérison.* — Au mois de septembre 1852, madame L..... vint à Paris, réclamer mes soins pour une déchirure complète du périnée.

Madame L....., âgée de trente-quatre ans, quoique paraissant être d'une constitution molle et lymphatique, se porte habituellement bien. Dans son enfance, elle a présenté les signes de la scrofule, et a offert, à l'âge de vingt-deux mois, une courbure des membres inférieurs. Le régime tonique et des bottines mécaniques modifièrent l'état de cette malade. On dit que les membres se redressèrent.

A quatorze ans, apparition de la chlorose, qui dura plusieurs années, et qui ne disparut complétement que vers l'âge de dix-huit ans, à l'apparition de la menstruation. Sous l'influence périodique de la menstruation, l'état fonctionnel des organes s'améliora, et la santé générale devint bonne.

Mariée à vingt-trois ans, madame L..... devint enceinte au bout de quelques mois, et, sans cause appréciable, accoucha, le sixième mois, d'un fœtus qui paraissait mort depuis quinze jours : elle se remit promptement. Plusieurs années après, il y eut une seconde grossesse, qui fut heureuse; mais l'accouchement, après un travail pénible de trois jours, ne put être terminé que par l'application du forceps. L'enfant ne vécut que quelques heures. Très-volumineux, son extraction produisit une déchirure du périnée. Malgré cet accident, l'accouchée se leva au bout de neuf jours, et la santé générale n'en subit aucune altération; mais, après six semaines, apparition d'une incontinence de matières fécales et de gaz intestinaux. Cette incontinence était intermittente, et les matières s'échappaient, qu'elles fussent dures ou molles. Il survint une nouvelle grossesse, suivie d'un accouchement, qui se fit sans difficulté, en quelques heures, le 7 décembre 1848.

A la suite de cet accouchement, l'incontinence des matières fécales qui, ainsi que nous l'avons déjà dit, n'avait été qu'intermittente, s'établit d'une façon permanente, et se produisit dans les divers états de mollesse ou de dureté des matières fécales.

Son médecin ordinaire l'adressa à un accoucheur célèbre; aucune opération ne fut pratiquée. Revenue de Paris à Bordeaux, madame L.... devint de nouveau enceinte; et, sur l'avis de son médecin, elle vint me consulter après son accouchement. Après avoir constaté l'état des parties externes et la possibilité de remédier aux désordres dont elles sont le siége, je reconnus l'existence d'un engorgement du col utérin, qui devait être traité tout d'abord. Plusieurs cautérisations au fer rouge furent faites; l'engorgement disparut, et, le 11 décembre 1852, l'opération de la périnéoplastie fut pratiquée, en présence de plusieurs médecins distingués.

Madame L... présente l'état suivant : Les grandes et les petites lèvres sont saines; mais, en les écartant, on voit immédiatement que l'orifice vulvaire se prolonge jusqu'à l'anus, et forme, avec le vagin, un vaste entonnoir, dont la paroi inférieure et postérieure n'est autre que la cloison recto-vaginale elle-même, qui se continue sans ligne de démarcation jusqu'à l'ouverture anale. Dans ce dernier point, et sur cette même cloison, il existe une perte de substance, qui a la forme d'un croissant ou d'un arc de cercle ouvert en avant. Il résulte de cette disposition que l'orifice de l'anus est complétement déformé dans sa demi-circonférence antérieure, car elle se trouve comprise dans la perte de substance dont nous venons de parler. La demi-circonférence postérieure, au contraire, est inexacte, et l'on voit sur son contour les plis rayonnés qui caractérisent son état normal. Sur la partie inférieure de l'orifice vulvaire et de chaque côté, il existe des tubercules saillants, qui résultent de la cicatrisation des parties qui ont été le siége de la déchirure; ces tubercules se rencontrent sur les côtés qui représentent les restes du périnée.

La malade, étant préparée pendant plusieurs jours, les parties génitales ayant été rasées, l'opération est pratiquée, le siége de la malade est placé sur le bord du lit, les jambes écartées, fléchies sur les cuisses, celles-ci sur le bassin, et maintenues invariablement dans cette position.

Les grandes et les petites lèvres sont écartées à droite et à gauche, de manière à mettre en évidence les parties qui sont le siége de la lésion.

A l'aide d'une pince à dents et du bistouri, toute la partie inférieure de l'entonnoir est ravivée; un mince lambeau est enlevé sur toute la surface recouverte d'une membrane pyogénique : l'instrument est ainsi promené d'une extrémité de la déchirure à l'autre, c'est-à-dire du côté gauche au côté droit, en passant sur la cloison recto-vaginale, qui est rendue saignante. Cet avivement, fait dans une étendue de 3 à 4 centimètres en largeur, comprend les tubercules cicatriciels, la membrane de nouvelle formation, une couche du vagin et du rectum. Les inégalités sont mises au niveau de la surface de la plaie, en employant les ciseaux.

Les parties avivées sont réunies sur la ligne médiane, au moyen de quatre points de suture entrecoupée. Les fils, plats et cirés, sont noués et coupés ras du nœud; à droite et à gauche, et en dehors de la périnéorrhaphie, deux incisions en demi-lune sont pratiquées d'arrière en avant, suivant l'axe de la cloison recto-vaginale, et s'avançant en bas, jusqu'à la région fessière. Ces incisions sont destinées à faire disparaître les tiraillements qui pourraient exister au niveau des points de suture, à favoriser le contact des parties réunies, et à réparer la perte de substance.

Après plusieurs injections d'eau froide, des lamelles d'agaric sont appliquées sur les parties saignantes au niveau de la suture et entre les lèvres des incisions de débridement ; ces dernières ont pour but de prévenir l'écoulement du sang. Le tout est maintenu en place au moyen d'un bandage en T, et la malade, reportée dans son lit, a les jambes fléchies et un coussin est placé sous les jarrets.

La première journée qui suivit l'opération se passa bien; il ne s'écoula qu'une très-petite quantité de sang. Toutes les deux ou trois heures, l'urine contenue dans la vessie est évacuée au moyen de la sonde. (Tilleul sucré et quelques bouillons.)

Les 12 et 13, rien de nouveau; on continue de la sonder toutes les fois qu'elle éprouve le besoin d'uriner; l'agaric est enlevé.

Le 15, j'examine l'état des parties, et je retire deux fils. Sans pousser plus loin l'examen, après une injection vaginale, la malade est portée dans son lit.

Le lendemain 16, madame L..... eut ses règles. Celles-ci durèrent jusqu'au 20, jour où, après un nouvel examen, j'enlève les deux derniers fils. La réunion est complète.

Les jours suivants, on continue d'introduire la sonde dans la vessie.

Le 23, la malade prend un bain.

Le 28, un nouvel examen permet de reconnaître que les surfaces saignantes mises en contact sont parfaitement réunies sur la ligne médiane, où par leur réunion elles forment un raphé. La solidité de la cicatrice est telle, que je peux introduire le doigt dans le rectum, sans déterminer par la distension aucun déplacement, tant le périnée est bien soudé avec la cloison recto-vaginale. Il n'y a aucun hiatus. Il est facile de voir alors que le périnée est entièrement refait et d'autant plus solide qu'il se trouve soutenu à droite et à gauche par deux espèces de piliers qui s'avancent dans le vagin sur les côtés de la suture.

Le 29, madame L..... prend une cuillerée à bouche de magnésie anglaise.

Le 30, garderobe liquide et rendue sans efforts.

Le 31, un verre d'eau de Sedlitz qui provoque plusieurs selles liquides.

On cesse d'introduire la sonde, et la malade éprouve en urinant des douleurs qui disparaissent au bout de quelques jours sous l'influence d'une tisane de graine de lin et de quelques bains d'amidon.

Enfin, le 3 janvier 1853, elle est examinée une dernière fois. Nous constatons l'état suivant :

La cloison recto-vaginale est réunie d'avant en arrière d'une manière complète, on y aperçoit une cicatrice résistante. L'ouverture anale est circonscrite, limitée en avant par les deux lèvres de la cloison fusionnées ; elle est normale, rayonnée et permet l'introduction facile du doigt.

A gauche et à droite, on voit deux cicatrices se prolongeant en dehors de l'anus et en dedans du vagin.

En dedans de ces deux lignes cicatricielles sont deux reliefs formés par les prolongements du vagin détachés de la région ano-vaginale.

Le bulbe est un peu plus saillant qu'à l'état normal. La malade ne rend plus involontairement ni matières fécales ni gaz intestinaux.

Obs. II. — *Déchirure complète du périnée. — Perte de substance à la cloison recto-vaginale. — Incontinence de matières fécales et de gaz. — Suture serpentine entrecoupée ; deux incisions latérales. — Guérison.* — Madame A...., âgée de vingt-sept ans, d'une constitution lymphatique et molle, a toujours joui néanmoins d'une très-bonne santé. Réglée à l'âge de onze ans et demi, la menstruation n'exerça sur son organisme aucun effet sensible.

Mariée à vingt-six ans, elle devint enceinte au bout de six semaines. La grossesse ne présenta rien de particulier. Le travail de l'enfantement dura trente-six heures. Faibles pendant les douze premières heures, les douleurs devinrent plus intenses ensuite, mais sans avancer le terme de la délivrance ; puis elles se calmèrent de nouveau et cessèrent même presque complétement. Les médecins qui assistaient la patiente durent recourir à l'emploi du forceps.

L'enfant fut extrait après de fortes tractions ; mais son passage détermina une déchirure du périnée complète. Malgré cet accident, l'accouchée put jusqu'au lendemain retenir les matières fécales et les gaz, qui ne s'échappèrent que le second jour, tout à coup, sans cause appréciable, en grande quantité et en produisant un grand bruit. Dès ce moment, les gaz et les matières fécales liquides s'échappaient librement sans que la malade pût s'y opposer.

Il en était de même pour les lavements qu'elle ne pouvait garder ; les matières solides seules pouvaient être retenues quelque temps. Les médecins qui avaient assisté à l'accouchement et qui avaient constaté la déchirure du périnée, conseillèrent à la malade le repos au lit avec décubitus latéral. Elle resta, en effet, dans cette position pendant six semaines ; mais au bout de ce temps, ne voyant aucun changement survenir dans son état, elle vint à Paris réclamer mes soins, le 24 décembre 1852.

J'examinai l'état des parties, et je constatai, outre l'existence de la déchirure périnéale, une ulcération avec engorgement du col utérin.

Cette ulcération, accompagnée d'un écoulement leucorrhéique assez abondant, fut touchée avec un pinceau trempé dans du nitrate acide de mercure. Madame A..... fut soumise pendant quinze jours à un traitement qui la mit dans des conditions plus favorables pour subir l'opération de la périnéoplastie, qui fut pratiquée le 7 janvier 1853, en présence de MM. J. Cloquet et Rayer.

Avant l'opération, on constate l'état suivant :

Les tissus qui ont été le siége de la déchirure sont cicatrisés.

Les grandes et les petites lèvres ne présentent rien de particulier ; mais en les écartant, il est facile de voir que l'ouverture vulvaire se prolonge en bas et en arrière jusqu'à l'anus. Le vagin, vu de cette façon, se présente sous la forme d'un vaste entonnoir dont la vulve constitue la grande circonférence, sur la partie inférieure de laquelle existent quelques tubercules saillants, provenant de la cicatrisation isolée des parties qui avaient été déchirées. Quant aux parois de l'entonnoir, elles sont formées en haut et sur les côtés par la cloison vésico-vaginale, en bas et en arrière par la cloison recto-vaginale qui se continue directement jusqu'à l'ouverture anale. Au niveau de cette dernière il existe une perte de substance ayant à peu près la forme d'une demi-lune ou d'un V ouvert en avant, en d'autres termes, plus considérable sur la ligne médiane que sur les côtés. De cette disposition il résulte que l'orifice anal est le siége d'une déformation complète de sa demi-circonférence antérieure, laquelle ne présente plus, en effet, les plis rayonnés que l'on constate sur le contour de la demi-circonférence postérieure restée intacte.

D'après ce que nous venons de dire, il est facile de comprendre que celle-ci dépasse de beaucoup la première qui est en quelque sorte rentrée dans le vagin. Cette disposition devient plus évidente encore si l'on introduit l'indicateur dans le rectum.

La portion de la cloison recto-vaginale qui borde l'anus est le siége d'un boursouflement qui se présente sous la forme de deux bourrelets muqueux rouges, vasculaires et saillants à droite et à gauche de la ligne médiane.

L'état général est d'ailleurs satisfaisant ; et rien ne s'opposant à l'opération, celle-ci est pratiquée, le 6 janvier 1853, de la manière suivante :

La malade est couchée sur le dos, le siége placé sur le bord du lit, les jambes écartées, fléchies sur les cuisses, celles-ci sur le bassin, en un mot, dans la position donnée aux femmes qui subissent l'opération de la fistule vésico-vaginale.

Les grandes et les petites lèvres sont écartées de manière à mettre bien à découvert les parties qui ont été le siége de la lésion.

A l'aide d'une pince et de ciseaux, les deux bourrelets muqueux sont excisés. Cette excision donne lieu à un écoulement assez considérable de sang et nécessite la ligature d'une artériole.

Avec une pince à dents, le bistouri ou les ciseaux, j'avive toute la partie inférieure et antérieure de l'entonnoir, c'est-à-dire qu'à partir du point où a commencé la déchirure à gauche, j'enlève un lambeau mince de membrane muqueuse jusqu'au point où a commencé la déchirure à droite, et, en promenant ainsi mon bistouri d'une extrémité à l'autre, je passe au-dessus du bord antérieur de la cloison recto-vaginale, lequel est rendu lui-même saignant. Cet avivement peut être de 3 centimètres en profondeur et en largeur.

Les tubercules cicatriciels s'y trouvent naturellement compris ; et, s'il demeure quelques saillies, elles sont excisées.

Les parties avivées sont réunies sur la ligne médiane au moyen de quatre points de suture entrecoupée, placés à un centimètre environ de distance l'un de l'autre. Les fils plats et cirés sont noués et coupés ras du nœud. A droite et à gauche et en dehors des parties réunies, deux incisions profondes en fer à cheval, à concavité vaginale et à convexité externe, d'arrière en avant, suivant l'axe du vagin, sont pratiquées. Elles s'étendent jusque dans la région fessière, et dépassent en arrière l'ouverture anale qui se trouve ainsi entourée en quelque sorte par ces deux incisions à forme semi-elliptique. Elles ont pour but et pour résultat de faire cesser le tiraillement exercé sur les parties saignantes réunies, de permettre le rapprochement des lèvres de la plaie, et de réparer la perte de substance, en fournissant deux lambeaux. Le résultat est tel, que les parties avivées viennent pour ainsi dire d'elles-mêmes se mettre en contact.

Après plusieurs injections d'eau froide, des lamelles d'agaric sont appliquées sur les parties saignantes, et la malade est reportée dans son lit où elle est couchée sur le dos, les jambes légèrement soulevées au moyen d'un coussin placé sous les jarrets et rapprochées l'une de l'autre.

Toutes les deux ou trois heures elle sera sondée, afin qu'aucune goutte d'urine, tombant sur les parties opérées, ne vienne compromettre la réunion par première intention.

Les jours qui suivirent l'opération ne présentèrent rien de particulier.

Le 8, les lamelles d'agaric sont enlevées.

Le 9, je coupe les quatre points de suture, et je constate que les parties mises en contact sont réunies par première intention, et que leur adossement sur la ligne médiane forme dans ce point un raphé d'autant plus apparent qu'il est augmenté par l'épaisseur des piliers qui existent à droite et à gauche.

Le 13, nouvel examen. En écartant les grandes et les

petites lèvres, il sort du vagin une assez grande quantité de pus. Toutes les parties sont d'ailleurs dans un état satisfaisant : ainsi, en dehors, deux sillons profonds qui s'avancent jusque dans le vagin et qui forment deux plaies recouvertes de bourgeons charnus de bonne nature ; en dedans, deux reliefs qui s'avancent également dans le vagin en suivant la même direction que les sillons dont nous venons de parler ; plus en dedans, les lèvres réunies de la cloison recto-vaginale, et qui, par la réunion, forment un raphé médian recouvert encore de quelques bourgeons charnus qui lui donnent une apparence mamelonnée. Ce raphé, qui n'est autre chose que le résultat de la cicatrisation des lèvres ravivées, s'avance jusqu'à l'ouverture anale qu'il circonscrit d'une manière exacte en avant, en reformant avec le périnée la demi-circonférence antérieure de cet orifice.

Le 17, les choses sont légèrement modifiées depuis le dernier examen : sous l'influence d'une imprudence de la malade ou de la garde, la cicatrice a été rompue dans un point, la déchirure heureusement est petite, et n'entravera pas sans doute la guérison.

La malade prend tous les jours de la magnésie anglaise ; elle n'a pas eu de selles depuis le jour de l'opération.

Le 23, selles copieuses, dures, formant tampon ; la cicatrice, déjà solide, résiste aux efforts nécessités par l'évacuation de ces matières.

Le 28, état satisfaisant ; réunion d'autant plus parfaite qu'elle est soutenue par les deux reliefs cités plus haut.

Le 4 février, nouvel examen : la suppuration est abondante ; plaies latérales presque cicatrisées. Il existe seulement, ainsi que sur le raphé, quelques bourgeons charnus qui sont touchés avec le nitrate d'argent.

Le 13, les plaies sont cicatrisées ; enfin le 15, madame A..... est examinée une dernière fois en présence des personnes qui avaient assisté à l'opération, et l'on constate l'état suivant :

Les tissus sont cicatrisés ; la malade placée dans la même position que pour l'opération, les grandes et les petites lèvres écartées, on remarque de chaque côté et en dehors une cicatrice rosée qui s'avance jusque dans l'intérieur du vagin, en haut, et qui s'étend, en bas et en arrière, jusqu'à la partie postérieure de l'anus, qu'elle dépasse même dans une certaine étendue et dont elle est distante de quelques centimètres.

Ces deux cicatrices sont semi-lunaires comme les incisions à la suite desquelles elles se sont formées.

En dedans de ces cicatrices, deux piliers en relief et qui s'étendent également jusque dans l'intérieur du vagin. Lorsque les parties génitales externes ne sont pas tiraillées en dehors, ces deux reliefs se mettent tout à fait en contact, et forment comme une espèce de pont au-dessus de la cicatrice médiane.

Sur la partie médiane de la cloison recto-vaginale, on aperçoit une cicatrice linéaire solide, résultant de la réunion des parties mises en contact par la suture ; elle a une étendue de plusieurs centimètres et s'avance jusqu'à l'anus dont elle forme la demi-circonférence antérieure, en réparant aussi complétement que possible le périnée, qui avait été déchiré.

Les matières fécales ne sont plus rendues involontairement et parcourent la voie normale.

OBS. III. — *Déchirure du périnée, compliquée de perte de substance. — Incontinence de matières fécales. — Suture serpentine entrecoupée. — Deux incisions latérales. Guérison.* — Madame X..., âgée de vingt-neuf ans, d'une forte constitution, bien portante habituellement, accoucha, au mois de novembre 1853, de son premier enfant. L'accouchement, quoique naturel, fut long et laborieux ; le passage de la tête produisit une déchirure du périnée, dont on essaya, mais vainement, d'obtenir la réunion au moyen de serres-fines. Depuis ce moment, la malade fut sujette à tous les inconvénients liés à son accident. Deux mois après l'accouchement, la menstruation se rétablit, mais fut moins régulière qu'auparavant.

Arrivée à Paris, madame X... fut examinée, et nous présenta l'état suivant : Santé générale très-bonne. Le périnée est le siége d'une déchirure qui fait communiquer l'anus avec la vulve; en d'autres termes, l'orifice vulvaire, prolongé en bas jusqu'à l'ouverture anale, est transformé en une longue fente, dont les bords sont déchiquetés et recouverts de tissu cicatriciel, à partir de l'endroit où la déchirure a commencé. Ces bords vont en s'écartant d'autant plus que l'on se rapproche davantage de l'anus; de sorte que, considérée dans son ensemble, la vulve représente un triangle, dont le sommet est supérieur et la base inférieure.

Lorsque la malade va à la garderobe, les matières fécales passent par la vulve, et sortent involontairement lorsqu'elles sont liquides ou demi-liquides.

Après avoir préparé la malade pendant quelques jours par un régime approprié, des bains et un purgatif, je pratiquai l'opération, le 14 mai 1854.

Placée dans la position des femmes qui subissent l'opération de la fistule vésico-vaginale, les grandes et les petites lèvres de la malade étant écartées, la paroi vésico-vaginale maintenue relevée, la malade subit le ravivement, avec une pince à dents et un bistouri droit ou des ciseaux ; toute la partie inférieure de l'orifice vulvaire recouverte de tissu cicatriciel est avivée à une profondeur de 2 centimètres environ, de telle sorte que tous les tissus appartenant au périnée et qui ont été le siége de la lésion sont rendus saignants. Le bourgeon charnu lui-même est compris dans cet avivement.

Trois points de suture entrecoupée sont appliqués et servent à maintenir en contact les parties saignantes; les fils, plats et cirés, sont serrés et noués sur la ligne médiane et compriment dans leur anse une grande quantité de tissu. De cette manière le périnée se trouve refait.

Pour qu'aucun tiraillement ne puisse compromettre la solidité de la suture, je pratique sur les côtés de cette suture deux incisions demi-circulaires, profondes, qui s'étendent jusqu'à la région fessière. Ces deux incisions mettent les lèvres de la plaie dans un relâchement complet. Elles commencent en haut et en avant sur les côtés de la vulve et se prolongent jusqu'à la partie postérieure de l'ouverture anale, en décrivant autour de la suture une espèce de croissant; quelques lamelles d'agaric servent à prévenir l'écoulement du sang, et un bandage en T maintient les différentes pièces du pansement.

Enfin la malade est portée dans son lit; elle sera sondée toutes les trois heures. (Tilleul sucré; potion calmante.)

Le 15, les lamelles d'agaric sont enlevées et les plaies pansées à plat. (Pouls à 80; bouillon.)

Le 16, continuation du bouillon de poulet.

Le 17, les plaies sont lavées avec de l'eau de guimauve; un dépôt de lymphe plastique recouvre en partie les fils.

Le 18, les points de suture sont enlevés; la lymphe, déjà organisée, maintient en contact les lèvres de la plaie. On continue le cathétérisme.

Le 21, les règles ont paru abondamment; la malade a un

peu de fièvre ; quelques douleurs aux parties génitales. L'introduction de la sonde est très-douloureuse. On permet à madame X..... d'uriner seule, et de prendre une petite quantité d'aliments solides. (Lotions émollientes.)

Le 23, les règles ont cessé.

Le 25, parfaite réunion des lèvres de la plaie. (Un léger purgatif.)

Le 28, un bain.

Le 29, madame X..... croit avoir senti des gaz sortir de la vulve. Un nouvel examen de la paroi recto-vaginale ne me permet d'y découvrir aucune solution de continuité.

Le 6 juin, dernier examen qui permet de constater : 1° sur la ligne médiane et à la place de la déchirure, une cicatrice s'étendant de la partie inférieure de la vulve jusqu'à l'anus et simulant aussi bien que possible le raphé normal ; 2° à droite et à gauche de cette cicatrice, on aperçoit deux autres cicatrices encore rosées qui circonscrivent en dehors deux espèces de piliers charnus qui ont servi à réparer le périnée, complétement refait aussi bien suivant sa longueur que suivant son épaisseur, ce dont il est facile de s'assurer en introduisant le doigt indicateur dans le rectum ; 3° la vulve a ses dimensions normales.

Obs. IV. — *Déchirure complète du périnée. — Perte de substance de la cloison recto-vaginale. — Réparation : suture serpentine entrecoupée ; deux incisions latérales. — Guérison.* — Madame G..., d'une constitution pléthorique, n'a jamais eu de maladie. En 1845, elle accoucha de son premier enfant. Le travail fut long et laborieux, et ne se termina qu'après deux applications de forceps ; l'enfant fut retiré mort. Deuxième grossesse trois mois après. L'accouchement fut pénible encore, ne fut terminé que le quatrième jour. On dut pratiquer plusieurs incisions et appliquer le forceps. L'enfant était mort et la délivrance ne se fit qu'au bout de douze heures.

Une déchirure complète du périnée, compliquée de la gangrène des parties lésées, fut le résultat de cet accouchement, dont les suites s'accompagnèrent d'accidents graves qui faillirent compromettre les jours de la malade. Sa santé en fut notablement ébranlée, et pendant quatre années la menstruation ne se rétablit pas. Cette absence des règles fut compensée par une application de sangsues renouvelée tous les mois. Au bout de quatre ans, l'apparition des règles apporta quelque amélioration à la santé générale; mais l'irritation qu'occasionnait sur les parties le contact du sang menstruel était pour notre malade la cause de vives douleurs.

Ces différents symptômes augmentaient d'intensité sous l'influence d'une marche trop prolongée. Lorsque la malade allait à la garderobe, les matières fécales étaient projetées vers la vulve. Cependant madame G .... ne soupçonnait pas l'existence de sa maladie.

La malade fut prise d'un péritonite aiguë qui l'engagea à entrer à l'hôpital. C'est alors qu'elle réclama mes soins pour la déchirure du périnée, lorsque la péritonite eut disparu.

L'opération fut proposée et acceptée par la malade: voici quelles étaient les lésions qui se présentèrent à l'examen :

Le périnée est non-seulement le siége d'une déchirure, mais encore d'une énorme perte de substance; cet organe manque complétement, de sorte qu'en considérant les parties génitales externes dans leur ensemble, on voit que la vulve, qui s'étend inférieurement jusqu'à l'anus, est constituée par une énorme fente qui va s'élargissant à mesure que l'on se rapproche de l'orifice anal, et qui se trouve, les cuisses étant écartées, avoir la forme d'un triangle dont la base, située inférieurement, correspond à la cloison recto-vaginale dont elle occupe toute la largeur, et à la surface de laquelle on aperçoit un tissu cicatriciel. La grande lèvre du côté gauche se continue avec la partie supérieure de la cicatrice du même côté; celle du côté droit se termine un peu plus en dehors où elle forme une espèce de petit lobule. A la marge de l'anus existent deux petites tumeurs hémorrhoïdales.

Après avoir préparé la malade par un traitement approprié et un régime convenable, l'opération est pratiquée, le 29 juin 1854, de la manière suivante :

La malade est maintenue dans la position donnée aux femmes qui subissent l'opération de la fistule vésico-vaginale.

Toute la partie inférieure du triangle décrite plus haut, c'est-à-dire celle recouverte de tissu cicatriciel, est avivée au moyen d'une pince à dent et du bistouri.

En allant de la partie inférieure de la grande lèvre du côté gauche à la même partie de la grande lèvre du côté droit, l'instrument tranchant ravive ce qui reste de la cloison recto-vaginale. Il en résulte une énorme plaie de plusieurs centimètres de profondeur, et dont l'affrontement des lèvres est d'autant plus difficile que leur écartement est plus grand.

Trois points de suture furent appliqués : l'un supérieur, près de la vulve, l'autre au milieu, le troisième près de l'anus. Celui du milieu fut appliqué le premier, ce qui était le plus difficile à faire, car là se trouvait le plus grand écartement, là aussi se trouvait la plus grande quantité de tissu à comprendre dans l'anse de fil, entre les lèvres destinées à être affrontées. Voici comment la difficulté fut surmontée : je fis une suture que l'on pourrait appeler *suture entrecoupée à points en devant*, ou suture par froncement des tissus.

Une aiguille courbe armée d'un fil plat, ciré, et portée sur un porte-aiguille, est introduite à un demi centimètre environ du bord saignant gauche ; elle traverse ce dernier de dehors en dedans et va sortir à 1 centimètre et demi environ de l'ouverture d'entrée ; puis elle est introduite de nouveau en continuant d'aller de gauche à droite, et ressort à 2 centimètres de la lèvre droite de la plaie. Enfin, elle pénètre une dernière fois dans la plaie, à 2 centimètres et demi de son bord, pour aller ressortir à un demi-centimètre en dehors et à droite, en traversant la peau.

Les autres points de suture ont été appliqués comme à l'ordinaire, l'aiguille traversant chaque lèvre de la plaie et la paroi recto-vaginale, en pénétrant à 5 millimètres en dehors de la surface saignante du côté gauche et sortant à la même distance du côté opposé. Cela fait, les parties saignantes sont exactement affrontées, et les fils noués et coupés sur la ligne médiane. A 2 centimètres et demi de la suture, dans la région fessière, deux incisions latérales semi-elliptiques sont pratiquées ; elle s'étendent de la partie inférieure et externe des grandes lèvres jusqu'à la région anale, où elles se terminent sur les côtés et un peu en arrière de l'anus. La lèvre externe se renverse un peu en dehors, tandis que l'interne, tirée par la suture, glisse, ainsi que le lambeau intermédiaire, vers la ligne médiane, en réparant la perte de substance et en s'opposant à toute espèce de tiraillement qui pourrait compromettre la solidité de la suture.

Deux lamelles d'agaric sont appliquées sur les parties saignantes, et par-dessus quelques compresses trempées dans de l'eau froide. Le tout est maintenu par un bandage en T; puis la malade est remise dans son lit; elle est sondée toutes les trois heures.

La journée et la nuit se passent sans accident.

Le lendemain, l'agaric et les compresses sont retirés et remplacés par un linge troué enduit de cérat. Le même pansement est continué les jours suivants. Le deuxième jour, un peu de rougeur au voisinage de la plaie; elle se dissipe sous l'influence de quelques lotions émollientes. Les lèvres de la suture sont parfaitement appliquées l'une contre l'autre; pouls normal. (Potages.)

1er juillet.—Les règles se sont montrées pendant la nuit.

Le 4, les points de suture sont enlevés; les bords adhèrent entre eux. État général satisfaisant. (Pansement avec du linge troué enduit de cérat.)

Le 6, la malade est gênée par l'accumulation des gaz dans l'intestin. (Lavement émollient.)

Le 7, elle prend un purgatif qui procure trois selles sans accidents.

Le 9, les parties sont examinées. La réunion est parfaite. Les incisions de débridement ne sont pas encore cicatrisées. La malade peut se coucher sur le côté. Les jours suivants, alimentation plus substantielle, et garderobes naturelles.

Le 15, un bain.

Enfin le 18, dernier examen, en présence de MM. Andral et Rayer.

Le périnée est entièrement réparé, d'autant mieux que la suture, remplacée par une cicatrice linéaire, simule exactement le raphé normal. Cette cicatrice, un peu rosée, s'étend de la vulve à l'anus.

La vulve a ses dimensions ordinaires; il en est de même

de l'anus et du rectum. Il n'existe aucune communication anormale entre ces deux conduits.

A droite et à gauche de la cicatrice médiane, on en aperçoit deux autres, rosées, semi-elliptiques, comme les incisions desquelles elles résultent. Ces cicatrices circonscrivent, à gauche et à droite de la cicatrice médiane, deux espèces de piliers charnus. Pris au départ de la région fessière, ces piliers se sont portés en dedans et ont concouru à réparer le périnée, tout en servant à maintenir la solidité de la suture d'abord, de la cicatrice ensuite.

Obs. V. — *Déchirure complète du périnée. — Fistules vésico-vaginale et recto-vaginale. — Suture serpentine entrecoupée pour les fistules vésico-vaginale, recto-vaginale et la déchirure du périnée. — Autoplastie. — Sonde à demeure. — Guérison.* (Observation recueillie par M. Brun.) — Madame G..... habite Marvejols (Lozère). Elle est âgée de vingt-huit ans, d'une taille au-dessous de la moyenne, d'apparence frêle et délicate. Elle ne présente toutefois aucun vice de conformation ; les diamètres du bassin sont en rapport avec sa stature. Elle n'a jamais eu de maladie grave. Les règles se sont établies à quinze ans, et ont toujours paru régulièrement depuis cette époque.

Mariée à l'âge de vingt-six ans, elle devint immédiatement enceinte. Sa grossesse fut parfaitement normale ; mais il n'en fut pas de même de l'accouchement, qui ne se termina que par l'application du forceps.

Les premières douleurs se manifestèrent à une heure du matin et acquirent bientôt une grande violence. Deux heures après, la poche amniotique se rompit. A sept heures, la tête de l'enfant occupait l'excavation ; elle se trouvait en position occipito iliaque droite antérieure. L'accoucheur et la sage-femme s'attendaient à voir l'accouchement se terminer régulièrement d'un moment à l'autre. Cependant, malgré les douleurs énergiques et se succédant à des intervalles très-rapprochés, la tête n'avançait pas, et le cuir chevelu soulevé par une grande quantité de sérosité sanguinolente, formait une tumeur volumineuse entre les grandes lèvres. La malade resta quarante-trois heures dans cette position, sans que le médecin et la sage-femme fissent rien pour la délivrer. Ce ne fut qu'après cette longue attente qu'on appela un deuxième médecin qui termina l'accouchement par l'application du forceps. L'enfant était mort depuis plusieurs heures.

La délivrance se fit presque en même temps ; et dans les premiers moments les suites de l'accouchement furent très-simples. Vingt-quatre heures après, la malade n'avait pas uriné. Le cathétérisme fut pratiqué et donna issue à une grande quantité d'urine.

Le lendemain, les urines ne s'écoulant pas d'elles-mêmes, on voulut pratiquer de nouveau le cathétérisme. Ce fut alors qu'on s'aperçut que la vessie était à peu près vide. Le lit de la malade était imbibé d'urine, et l'on trouva dans les draps un lambeau membraneux de la grandeur d'une pièce de 5 francs, qui avait été expulsé par le vagin. La malade ne s'était aperçu de rien et avait cru n'être mouillée que par les lochies qui coulaient avec abondance. Un examen attentif fit alors voir que le périnée et une grande partie du rectum étaient détruits et présentaient une large surface ulcérée, dégageant une odeur gangréneuse et imprégnée de matières fécales délayées dans une urine sanguinolente. En même temps, le doigt porté en haut traversait, au niveau de l'urèthre, la paroi antérieure du vagin et pénétrait dans la vessie. Le vagin ne formait plus qu'un cloaque dans lequel se mêlaient l'urine et les matières fécales.

A dater de cette époque, la malade perdit continuellement ses urines et eut des selles involontaires. Épuisée par ces différentes lésions, elle resta dix mois dans son lit, et ce ne fut qu'un an après l'accouchement qu'elle reprit assez de force pour venir à Paris, chercher les soins de M. le professeur Jobert, qui la trouva dans l'état suivant :

Les grandes et les petites lèvres, ainsi que le pourtour de l'anus, sont le siége d'un érythème très-vif et de pustules urinaires occupant la face externe des grandes lèvres et la partie supérieure des cuisses.

A la place du périnée, se voit une large fente intéressant dans toute sa longueur la cloison recto-vaginale. En écartant les lèvres de cette fente, on voit à nu la muqueuse du rectum, dont la surface, d'une couleur grisâtre, sécrète une abondante quantité de mucosités fétides. Les lèvres de la perte de substance sont rouges, fongueuses, saignant avec la plus grande facilité. Elles se réunissent en haut à angle aigu, de manière à former une sorte de V ouvert en bas, et dont la pointe aboutit à un tissu dur, résistant, comme cartilagineux. Ce tissu constitue une espèce de croissant représenté par une bride cicatricielle saillante dans le vagin et appréciable seulement par le rectum.

A l'entrée de la vulve, se voit une tumeur rougeâtre de la grosseur d'une petite noix. Sa surface est recouverte d'une muqueuse offrant quelques légères ulcérations. Cette tumeur est constituée par la paroi antérieure de la vessie faisant hernie à travers la cloison vésico-vaginale. On peut s'en assurer en introduisant par l'urèthre une sonde à l'aide de laquelle on réduit aussitôt la tumeur. On voit alors la sonde pénétrer dans le vagin à travers une ouverture qui présente l'aspect et les dimensions suivantes :

Elle est transversale, située au niveau de la vessie, qu'elle intéresse dans toute son étendue ainsi que les trois quarts postérieurs de l'urèthre. Ce canal est réduit à un anneau irrégulier, laissant facilement passer une sonde de femme. En arrière de cet anneau, toute la paroi postérieure du canal est détruite et confondue dans la fistule. Celle-ci présente 4 centimètres dans son diamètre transversal. Quant à l'écartement antéro-postérieur, il varie suivant la position de la malade.

Toutefois, le doigt indicateur traverse aisément la fistule et pénètre dans la vessie. Celle-ci est évidemment revenue sur elle-même et offre une capacité beaucoup moins grande qu'à l'état normal; il est facile de s'en assurer en y promenant une sonde qui permet de mesurer approximativement le retrait subi par le réservoir urinaire.

Si, introduisant le doigt plus profondément dans le vagin, on cherche à reconnaître l'état du col, on constate encore de nouveaux dégâts : le doigt est arrêté à 2 centimètres et demi environ par un cul-de-sac formé de tissus durs résistants, cicatriciels en un mot, dans lequel viennent se confondre les parois antérieure et postérieure du vagin. Ce cul-de-sac, constitué par une bride irrégulière, oblique de gauche à droite et d'avant en arrière, est formé d'un tissu cicatriciel épais dans lequel se trouvent confondus les derniers débris du col utérin, contus et déchiré pendant l'accouchement. Les règles n'ont pas reparu depuis la grossesse.

Il s'agit donc ici d'une double fistule vésico-vaginale et recto-vaginale avec destruction complète du périnée. La cause n'en est pas douteuse. La tête du fœtus dont le volume était, à ce qu'il paraît, considérable, a été arrêtée dans l'excavation pelvienne, au-dessus du détroit inférieur ; elle est restée pendant près de quarante heures contenue dans le vagin, qu'elle a distendu et comprimé. La violence des contractions utérines, tendant à produire les mouvements de rotation et d'extension sous l'arcade pubienne, n'a abouti qu'à appliquer avec force l'occiput contre la partie postérieure de cette arcade, où il a comprimé étroitement la paroi vésico-vaginale. La grosseur insolite de la tête rendant le dégagement naturel impossible, il en est résulté au bout de quelques heures une mortification complète des tissus ainsi comprimés.

Quoi qu'il en soit, madame G.... ne pouvait plus quitter son lit, d'où s'exhalait une odeur ammoniacale repoussante. Un suintement d'urine continuel baignait les draps, et la malade était obligée de changer plusieurs fois par jour ses alèzes souillées par les matières fécales. Un pareil état était incompatible avec la santé qui, déjà profondément altérée, ne se soutenait que par l'espérance d'une prochaine guérison.

Après avoir préparé la malade par des soins appropriés, M. Jobert pratique l'opération le 28 mai 1855, en présence de MM. Vernois, Hervez de Chégoin, Arnal, Fiévée et de plusieurs de ses élèves.

La malade est placée sur le bord d'un lit de sangle convenablement consolidé, le siége élevé, les jambes fléchies sur les cuisses et les cuisses sur le bassin. Deux aides écartent les grandes et petites lèvres au moyen de leviers. M. Jobert s'occupe d'abord de réparer la cloison vésico-vaginale. Il commence par pratiquer deux incisions dirigées d'avant en arrière sur la bride cicatricielle formant le sommet de la fente recto-vaginale. Cette double incision dégage aussitôt la partie du vagin située au-dessus de la perte de substance, et permet de la dilater, afin d'agir avec plus d'aisance sur la cloison vésico-vaginale.

La hernie de la vessie est alors réduite au moyen d'une

sonde de femme, introduite par l'urèthre. M. Jobert, à l'aide d'un bistouri et d'une pince à griffes, procède au ravivement des lèvres de la fistule. Les bords, rendus saignants, sont affrontés par deux points de suture entrecoupée, dirigés d'arrière en avant. Trois incisions, intéressant toute l'épaisseur du vagin, sont aussitôt pratiquées, deux sur les côtés, une troisième en arrière de la fistule. De cette manière, le chirurgien prévient tout tiraillement et relâche les sutures, et permet à la paroi vaginale de glisser pour faciliter l'affrontement des lèvres saignantes.

Restait une autre partie délicate de cette difficile opération : le ravivement de la fistule recto-vaginale à l'aide du bistouri ou des ciseaux. M. Jobert procède comme pour la fistule vésico-vaginale, avive largement les deux lèvres de la fente recto-vaginale. Il s'agissait ensuite de réunir ces deux lèvres saignantes dans toute leur étendue, au moyen de fils profondément introduits dans le vagin ; M. Jobert y parvint de la manière suivante :

Une pince à griffes soutient et tend la partie la plus reculée de la lèvre gauche de la fistule ; une longue aiguille, montée sur un manche et tenue de la main droite, traverse cette même lèvre de dehors en dedans et de gauche à droite, et vient montrer sa pointe au sommet du V que décrit la perte de substance. Cette pointe est saisie avec des pinces plates, l'aiguille est tirée au dehors et entraîne avec elle le fil. Elle est alors montée de nouveau sur le porte-aiguille et portée vers l'autre lèvre qu'elle traverse en sens opposé, c'est-à-dire de dedans en dehors et de bas en haut. Quatre autres fils sont placés de la même manière, mais avec beaucoup moins de difficulté, et réunissent la plaie dans toute son étendue. M. Jobert pratique ensuite, à la partie interne des fesses, deux incisions semi-elliptiques profondes, destinées à relâcher les tissus et à faciliter leur glissement. Un pansement à plat est appliqué sur la surface de ces incisions. Des lamelles d'agaric sont introduites dans le vagin, et le tout maintenu par un bandage en T.

La malade est mise dans son lit, les jambes écartées et fléchies, soutenues par deux petits coussins placés sous le jarret. Une sonde à demeure est introduite dans la vessie et donne immédiatement issue à de l'urine sanguinolente. La journée se passe sans aucun accident; à peine y a-t-il un peu de réaction fébrile. (Tilleul, potion diacodée.)

Le lendemain, 29, la malade n'a pas dormi pendant la nuit. La sonde est bouchée par quelques caillots sanguins. Une autre sonde est introduite et donne issue à une ou deux cuillerées d'urine sanguinolente. On enlève les lamelles d'agaric introduites dans le vagin. Pansement des incisions extérieures. Pouls dur, à 80 pulsations. (Limonade, potion diacodée.)

Le 30, la malade a parfaitement reposé. La sonde fonctionne très-bien; l'urine est à peine striée de quelques filets de sang. La surface des incisions latérales paraît vivement enflammée. La fièvre est très-modérée. (Lotions émollientes, deux bouillons de poulet.)

Le 31, même état. La surface des incisions est moins enflammée; les urines sont limpides.

Le 5 juin, huitième jour après l'opération, l'état de la malade étant des plus satisfaisants, M. Jobert constate à l'examen l'intégrité des sutures. Les deux sutures paraissent parfaitement réunies. Un des fils, appartenant à la suture rectale, est enlevé, la sonde marche parfaitement et remplit deux urinals par jour. (Bouillons et potages, eau vineuse.)

Le 8 juin, onzième jour après l'opération, deuxième examen : les parties sont dans le meilleur état. L'appétit commence à se faire sentir.

Même régime.

Depuis l'opération, il n'y a pas encore eu d'envies d'aller à la garderobe.

Les jours suivants, on s'aperçoit que les urines sont moins limpides et laissent déposer un sédiment calcaire qui incruste les parois de la sonde.

Le 17, M. Jobert enlève le dernier fil du rectum et un des fils de la vessie. La cloison recto-vaginale est parfaitement rétablie. La malade n'a pas encore été à la selle. M. Jobert prescrit une bouteille d'eau de Sedlitz. La malade, sous l'influence du purgatif, rend, dans la soirée, une grande quantité de matières fécales accumulées dans l'intestin. Cette évacuation n'a pas lieu sans difficulté. On est même obligé de faciliter avec le doigt le passage de quelques bols de matières fécales durs et volumineux. La nouvelle cloison résiste, d'ailleurs, parfaitement à cette épreuve, qui n'a pas duré moins de deux heures, et se conserve complétement intacte.

Le 20 et le 22, deux selles normales, accompagnées de douleurs assez vives, bien qu'on ait soin d'administrer auparavant un demi-lavement d'eau de guimauve. Les urines sont toujours épaisses et déposent sur les parois de la sonde. (Eau de Vichy aux repas.)

Le 25, vingt-huitième jour, M. Jobert enlève le dernier fil de la suture vésico-vaginale. La plaie est parfaitement réunie. Les incisions latérales sont tout à fait cicatrisées. On retire la sonde à demeure. Deux heures après, la malade éprouve le besoin d'uriner, et rend par l'urèthre une petite quantité d'urine.

A partir de ce jour, elle se lève et peut se promener en voiture.

Le 29 juin, trente-deuxième jour, dernier examen fait par MM. Jobert et Hervez de Chégoin. Les deux cloisons sont réparées. La cloison recto-vaginale est épaisse et résistante. Le périnée est parfaitement rétabli et présente à peu près son étendue normale. Toute communication est interceptée entre la vessie et le vagin, qui est parfaitement sec. La malade ne perd plus ses urines quand elle est couchée. Elle sent deux ou trois fois dans la nuit le besoin d'uriner. Quand elle est debout, les besoins sont beaucoup plus fréquents et la malade est obligée d'y satisfaire dès qu'ils se manifestent, sans quoi l'urine s'écoule, le col de la vessie n'ayant pas encore recouvré l'énergie nécessaire pour retenir le liquide accumulé dans la cavité vésicale, dont la capacité est encore peu considérable.

Le vagin présente une profondeur de 2 centimètres et demi et se termine par un cul-de-sac résultant de la fusion de ses deux parois.

L'état général est des plus satisfaisants.

La malade quitte Paris le lendemain.

Obs. VI. — *Déchirure du périnée avec perte de substance de la cloison recto-vaginale. — Suture entrecoupée et serpentine continue.* — La femme B....., âgée de trente-cinq ans, couturière, est entrée le 3 novembre 1856, à l'Hôtel-Dieu, salle Saint-Maurice, nº 12. Cette femme est d'une bonne constitution et n'a jamais été malade.

Réglée pour la première fois à treize ans ; aucun trouble fonctionnel ne s'est manifesté à cette époque. Menstrues régulières, rouges, mais peu abondantes ; pas de flueurs blanches dans l'intervalle. Mariée à trente et un ans, elle eut sa première grossesse quatre ans après. Celle-ci n'offrit rien de particulier à noter. Le 12 septembre 1856, elle fut prise des douleurs de l'enfantement. Après cinq heures de fortes contractions, les douleurs cessèrent, la poche des eaux se rompit, et le médecin, ayant reconnu une présentation du sommet, appliqua le forceps. Il amena un enfant vivant, assez bien constitué; mais pendant cette manœuvre, le périnée avait été rompu, ainsi qu'une partie de la cloison recto-vaginale. Une suture fut pratiquée pour refaire le périnée ainsi que la cloison. Quelques jours après cette tentative, on s'aperçut que les parties les plus extérieures adhéraient bien, mais qu'en arrière existait une fistule recto-vaginale par laquelle passaient les matières fécales et les liquides des lavements. Les fils enlevés, la désunion fut complète. Au reste, les suites de couches furent heureuses.

Elle entre à l'Hôtel-Dieu, six semaines après l'accident survenu pendant le travail. On constate alors que le périnée manque complétement, ainsi qu'une portion de la cloison recto-vaginale; qu'il existe le long de la perte de substance un rebord de couleur rosée; que les matières liquides ne peuvent être retenues dans le rectum; les matières solides seules sont conservées. Les gaz s'échappent involontairement; les matières fécales passent par le vagin, lorsque la malade a la diarrhée. La malade ayant subi les préparatifs nécessaires pour subir l'opération, elle est pratiquée le 12 novembre.

Dans un premier temps, les bords de la solution de continuité sont avivés de manière à rendre les surfaces saignantes. Dans un deuxième temps, la suture serpentine entrecoupée continue est exécutée, c'est-à-dire qu'au moyen d'une aiguille courbe portée sur un manche, un fil pénètre par le côté gauche des parties qui doivent constituer le périnée au côté droit, en lui faisant traverser les restes de la cloison recto-vaginale.

Deux fils sont ainsi passés. Enfin, dans un troisième temps, je pratique, en dedans des tubérosités ischiatiques, deux incisions semi-elliptiques à concavité tournée en dedans, longues de 5 à 6 centimètres et destinées à relâcher les tissus. Le pansement est maintenu par un bandage T, et la malade remise dans son lit, les cuisses rapprochées l'une de l'autre, les jarrets pliés et maintenus dans cette position par un coussin dur. Elle est sondée avec soin, de manière que l'urine ne vienne pas baigner la plaie.

Le soir et les jours suivants, la malade va bien. Elle prend quelques bouillons et de légers potages. On administre des pilules d'opium pour retarder le plus possible la défécation.

Le 18 novembre, les fils sont coupés. La réunion paraît être complète ; le périnée a une certaine largeur.

Le 25, la malade va pour la première fois à la garderobe. Ses selles sont dures et en grande quantité. Une petite partie de la suture se rompt ; mais on peut constater que la cloison recto-vaginale est bien rétablie, qu'il n'y existe pas de solution de continuité, que le périnée a peu de largeur, mais qu'il existe.

La malade quitte l'hôpital le 8 décembre.

La cloison recto-vaginale est parfaitement refaite, et le périnée, bien qu'offrant peu d'épaisseur, n'en est pas moins très-réel et convenablement refait. Les incisions faites en dedans des ischions ne sont pas encore tout à fait cicatrisées ; mais elles sont en bonne voie de guérison.

Obs. VII. — *Déchirure du périnée avec perte de substance de la cloison recto-vaginale. — Réparation de la perte de substance. — Suture serpentine.* — La femme L....., âgée de trente-sept ans, journalière, est entrée à l'Hôtel-Dieu le 3 décembre 1856, salle Saint-Maurice, n° 10. Cette femme, pâle, à chair molle, d'un tempérament lymphatique, a eu une fièvre typhoïde à vingt-quatre ans. Réglée à vingt-deux ans seulement, la menstruation s'établit régulièrement depuis cette époque, et durait chaque fois quatre jours. Elle se maria à vingt-six ans et a eu sept enfants. Treize mois après ses premières couches, elle mit au monde un second enfant, après quatre heures de douleurs très-vives; elle ne peut dire si la tête resta longtemps à la vulve. Ce qui est certain, c'est qu'elle a senti quelque chose craquer, et qu'elle porte depuis ce moment l'infirmité qui l'amène à l'Hôtel-Dieu. Aucune tentative de réunion ne fut faite, et la malade se leva trois jours après son accouchement pour faire son ouvrage. Depuis l'âge de trente ans, elle accoucha successivement de cinq enfants, y compris le dernier qu'elle mit au monde dans les derniers jours de septembre.

Au dire de la malade, les grandes douleurs durèrent une heure environ, et, presque à chaque accouchement, le périnée a éprouvé des déchirures auxquelles on n'a pas remédié : elles n'empêchent pas les matières fécales d'être retenues; mais, lorsqu'elles sont liquides, elle les perd involontairement. Elle ne peut retenir les gaz qui sortent avec bruit.

En examinant les organes, nous voyons que le périnée manque totalement, et qu'une portion de la cloison recto-vaginale, de plus de 3 centimètres, fait également défaut. On voit, à l'extérieur, là où se trouvait le périnée, deux petits tubercules rouges; et, si l'on pratique le toucher, on sent que la déchirure se prolonge assez loin jusqu'à l'anus, en représentant une large gouttière en bas et moins large en haut.

La malade étant préparée, l'opération fut faite le 16 décembre 1856.

Elle fut placée sur le bord du lit, les jambes fléchies sur les cuisses, et celles-ci sur le bassin; les organes mis en évidence par l'écartement des fesses, on procède ainsi à l'opération :

On saisit avec une pince à dents les bords de la solution de continuité, et on les ravive au moyen de ciseaux et du bistouri. Dans le second temps, deux fils sont passés dans l'épaisseur des chairs, en comprenant la peau et la cloison recto-vaginale, ainsi qu'il a été dit à propos de la description du procédé de suture serpentine. Les points de suture sont faits et les fils sont coupés ras le nœud. Dans un troisième temps, on pratique en dedans des fesses deux incisions semi-lunaires pour relâcher les tissus.

Des lamelles d'agaric et un pansement simple, maintenus par un bandage en T, sont appliqués sur la plaie. La malade sera sondée chaque fois que besoin sera.

Le 23 décembre, la section des fils est pratiquée; les tissus sont agglutinés. Je fais prendre à la malade de la rhubarbe; une selle a lieu le 28, et les matières sont expulsées difficilement.

Le 29, j'ai pu introduire deux doigts, l'un dans le rectum, l'autre dans le vagin, et constater la solidité de la réunion.

Le 7 janvier 1857, la réunion est parfaite; les deux incisions semi-circulaires de la peau, se regardant par leur concavité, ont servi à fournir les lambeaux réparateurs. La cloison est intimement unie à ces lambeaux, qui forment un tout solide avec elle, en reconstituant le périnée. La défécation s'opère régulièrement. Dans l'intervalle des évacuations, les matières sont retenues; de plus, l'aspect froncé des cicatrices extérieures n'a rien de disgracieux, et rappelle, au contraire, l'état naturel des parties.

Le 8, la malade demande et obtient sa sortie.

Obs. VIII. — *Déchirure du périnée.* — *Suture serpentine.* — *Deux incisions latérales.* — *Guérison.* — Le 7 novembre 1859 est entrée à l'Hôtel-Dieu, salle Saint-Maurice, n° 12, la nommée P... (Octavie), journalière, âgée de quarante et un ans, née à Léchelle (Aisne). Cette femme est bien constituée et n'a jamais eu de maladie grave. Il y a quinze mois, elle arriva sans accident au terme de sa première grossesse. Le travail fut assez pénible, dura un jour et une nuit; au bout de ce temps, l'enfant fut expulsé violemment; il pesait 4 kilogrammes. Le périnée fut déchiré dans toute sa longueur. Le médecin seul observa d'abord la lésion; mais, bientôt, la malade elle-même s'aperçut qu'elle ne pouvait plus que difficilement recevoir des injections; les matières fécales n'étaient plus retenues, pour peu qu'elles fussent liquides; les gaz s'échappaient continuellement par la vulve. Après être restée au lit pendant cinq semaines, elle put se lever. Le médecin qui l'avait accouchée se contenta de cautériser les surfaces de la déchirure, dix-sept fois avec le nitrate d'argent et une fois avec un caustique que la malade ne peut désigner. Elle n'a retiré aucun bénéfice de ce traitement.

A son entrée à l'hôpital, je l'examinai et je reconnus :

1° Une déchirure qui occupait la totalité de l'épaisseur du périnée ;

2° Les plis de la muqueuse rectale ;

3° La division de la cloison recto-vaginale.

Toutes ces lésions constituaient un énorme hiatus produit par la déchirure du périnée et de la cloison recto-vaginale. L'anus et la vulve ne forment plus qu'un vaste hiatus; ces surfaces sont recouvertes d'une membrane pyogénique. Prolapsus partiel du vagin à droite.

D'après des préceptes bien connus aujourd'hui, je prépare la malade à subir l'opération, qui est exécutée, le 14 novembre, de la manière suivante :

La malade est placée sur le bord d'un lit élevé, les jambes et les cuisses légèrement fléchies sur l'abdomen. Assis en face du périnée, je saisis, au moyen d'une pince à griffes, les lèvres de la déchirure, et, avec un bistouri à lame étroite, j'enlève tout le tissu inodulaire et rend saignante toute la surface de la division, depuis la partie inférieure jusqu'à la cloison recto-vaginale. Ceci terminé, je prends une aiguille courbe chargée d'un cordonnet plat, ciré, et portée sur son manche; et, tandis qu'une forte pince, tenue de la main gauche, soutient les tissus, je fais pénétrer l'aiguille à 1 centimètre en dehors de la surface saignante du côté gauche, un peu en avant de l'anus. Cette aiguille vient sortir une première fois, vers le milieu de cette surface saignante; de là, elle est reportée en haut et va embrasser le sommet de la division, à travers la cloison recto-vaginale, pour aller sortir sur le milieu de la lèvre droite, en dedans; puis elle est reportée de dedans en dehors et vient sortir sur la surface cutanée de cette même lèvre, à 1 centimètre à peu près en dehors de la solution de continuité. Un second point de suture est placé de la même manière immédiatement en arrière de la vulve. Les fils sont chacun isolément serrés et fixés par un double nœud sur la ligne médiane. On comprend l'action de ces fils, qui ont traversé les tissus en serpentant : du moment qu'on exercera sur eux une traction, ils devront rapprocher et maintenir exactement en contact les deux surfaces de la division, depuis la partie inférieure jusqu'au sommet.

Ceci étant fait, je pratique, à peu près à 2 centimètres en dehors de la suture et de chaque côté, une incision légèrement courbe ; les tissus compris entre ces deux incisions, attirés qu'ils sont par les points de suture, vers la ligne médiane, subissent un certain déplacement qui constitue une véritable autoplastie par glissement.

Après l'opération, on applique, sur les deux incisions et sur la suture, un linge troué, enduit de cérat, quelques compresses, le tout maintenu par un bandage en T.

Dans la journée, la malade souffre peu, mais urine difficilement.

Le 15 novembre, même état.

Le 16, les envies d'uriner sont plus vives et plus fréquentes ; la vessie se distend ; à quatre heures du soir, on est obligé de la sonder ; la nuit est bonne.

Le 17, plaie douloureuse, toujours des envies fréquentes d'uriner ; léger état diphthéritique de la plaie. Les fils sont coupés, une sonde est placée à demeure dans la vessie.

Le 18, on continue l'application de la sonde, la malade prend de la nourriture ; pas de selles.

Le 19, je retire la sonde, la malade urine seule ; quelques frissons lorsque l'urine passe sur la plaie.

Du 20 au 23, pansement simple avec linge, cérat et compresses sur la vulve ; la malade se trouve bien.

Le 23, expulsion de matières fécales accompagnée de douleurs ; pas d'accidents.

Le 25, nouvel examen : la partie postérieure de la vulve est encore à vif ; il est difficile de juger, quant à présent, du résultat final.

Le 1er décembre, la malade demande sa sortie. Mais, après l'avoir examinée, dans la crainte que des mouvements trop répétés ne viennent détruire une réunion récente, je l'engage à rester encore quelques jours.

Le 5 décembre, dernier examen. La réunion est complète et solide. La suture est linéaire et se présente sous l'aspect d'un raphé médian qui s'étend de la vulve à l'anus; les deux incisions latérales sont cicatrisées.

Les faits que je viens de rapporter prouvent que les sutures réunies, entrecoupée et serpentine continue, suffisent pour maintenir en contact la plaie du périnée et de la cloison recto-vaginale. La suture entrecoupée peut suffire avec l'autoplastie, mais elle n'est jamais aussi solide que lorsque la suture serpentine est combinée avec la suture entrecoupée. Ordinairement je fais la section des fils le sixième, le septième et le huitième jour, et quelquefois le neuvième, le dixième et le treizième jour.

Il est des circonstances où il convient de pratiquer plus tôt la section des fils, c'est ce que nous avons fait lorsque les tissus étaient enflammés et ramollis.

Nos observations démontrent qu'après l'emploi de notre procédé, nous n'avons pas observé d'hiatus entre la cloison recto-vaginale et le périnée. Elles enseignent encore que les opérations en deux temps, conseillées par M. Laugier, deviennent inutiles, puisqu'il est possible de réunir le périnée et la cloison recto-vaginale par une seule opération, la suture entrecoupée serpentine.

Les faits que j'ai rapportés mentionnent le séjour de la sonde dans la vessie et le cathétérisme pratiqué par intervalles, afin d'éviter que la suture soit baignée par l'urine pendant la durée du traitement.

J'insiste sur l'importance et sur la nécessité de ce moyen qui nous a rendu de si grands services.

La précaution de vider la vessie a contribué pour beaucoup à la guérison, chez une femme sur laquelle une triple opération de fistules vésico-vaginale, recto-vaginale et de rupture du périnée avait été pratiquée. L'observation dont il s'agit a été rapportée plus haut.

CHAPITRE XX.

DE LA RÉUNION IMMÉDIATE DANS LES LÉSIONS DES ORGANES GÉNITAUX CHEZ L'HOMME.

La verge et le scrotum sont le siége de lésions diverses et, par suite, de fréquentes opérations, pour le pansement desquelles les chirurgiens sont loin d'être d'accord, si l'on en juge par leurs appréciations différentes. Les observations concordent si peu, en effet, les résultats sont si opposés, qu'on n'a pu jusqu'ici établir une préférence pour tel ou tel autre pansement. La variété d'opinion des praticiens, sur l'application de la réunion immédiate, que les uns regardent comme impossible, que les autres adoptent d'une manière générale, ne doit point trouver d'autre cause, tous ces débats n'ont d'autre source que dans la manière de faire, différente, de chacun d'eux. N'est-il pas constaté que des procédés estimables, après avoir échoué entre des mains plus habiles, ont cependant réussi dans des mains plus heureuses? C'est évidemment là ce qui a dû arriver dans la réunion des plaies des organes génitaux. Tout repose, je crois, sur le *modus faciendi*, et sur le pansement qu'on emploie pour affronter les lèvres de la plaie.

Le scrotum et la verge renferment en eux tous les éléments d'une bonne réunion, puisqu'on y trouve des tissus, très-favorisés sous le rapport de leur vitalité, et capables de fournir une abondante lymphe coagulable. La réunion immédiate de ces plaies doit donc toujours être tentée, et il faut alors éviter avec soin tout obstacle à l'agglutination de leurs lèvres. Les Anglais la mettent en pratique déjà depuis longues années, et les résultats obtenus sont si heureux, qu'ils persistent, avec raison, à l'employer encore. L'école de Montpellier a partagé les idées anglaises, et Serres et Delpech, qui en ont fait un grand usage, se sont félicités de l'avoir adoptée : l'expérience m'a prouvé qu'ils étaient dans la vérité. Roux n'a pas accepté la réunion immédiate d'une manière absolue, puisque dans l'opération de la castration, il la repousse complétement.

Ces quelques détails historiques passés en revue, j'aborde maintenant quelques particularités sur la réunion des plaies de la verge et du scrotum.

Ces plaies doivent être réunies ; leurs lèvres doivent être affrontées avec soin pour obtenir leur fusion : sans cette précaution, la minceur de la peau, sa mobilité s'opposeraient certainement à cette réunion immédiate. Il faut que la peau ne puisse point se replier en dedans et l'assujettir par la suture ou des serres-fines : ces dernières trouvent parfaitement leur application lorsque la plaie est superficielle; mais si la plaie est profonde, il faut recourir à la suture entrecoupée en évitant toutefois de trop comprimer la surface de la plaie ; une compression peu méthodiquement exercée a souvent entraîné, en effet, la gangrène de ces parties. Une compresse fine et légère, trempée dans de l'eau froide, servira à modérer l'irritation et à presser doucement la surface de la plaie.

Urèthre.

Faites à l'intérieur, les déchirures de l'urèthre peuvent se réunir par première intention, à l'aide d'une douce compression faite sur la surface externe, et de l'introduction d'une sonde dans la vessie. Les plaies accidentielles ou artificielles de ce conduit peuvent être réunies par la suture; la réunion s'opère par une adhésion primitive, mais pour que cette réunion puisse s'obtenir, il faut avoir soin de mettre toujours en contact les lèvres de la plaie, soit par la suture entortillée, soit par la suture entrecoupée. Certainement l'urine est un obstacle à la réunion immédiate; néanmoins on obtient fréquemment cette réunion, même quand il y a une perte de substance : on prend alors un lambeau aux environs de la plaie ou de la suture ravivée; et, pourvu que cette suture soit pratiquée à des intervalles convenables, et que la compression soit modérée, afin de ne pas atteindre la vitalité de ce lambeau, on peut compter sur un succès.

Amputation de la verge.

Cette amputation, une fois pratiquée, laisse à découvert une surface saignante qui va suppurer. Il s'établit d'abord une espèce de froncement qui va de la circonférence au centre, augmente avec le temps et finit par gagner l'urèthre, déterminé qu'il est par l'action du tissu inodulaire de nouvelle formation. Ce resserrement des tissus ne porte donc pas que sur la surface des corps caverneux; il atteint l'urèthre et celui-ci perd de ses dimensions, de son calibre, et tend à s'oblitérer.

Au mois d'avril 1860, j'ai reçu à l'Hôtel-Dieu un homme

qui avait subi l'amputation de la verge, chez lequel était survenue une infiltration urineuse scrotale, à la suite du rétrécissement de l'orifice de l'urèthre. C'est à peine si une bougie filiforme pouvait le pénétrer; mais en arrière de ce resserrement, le canal avait subi une large dilatation : ce fait est en contradiction avec l'opinion de M. Velpeau, qui supposait qu'on n'avait rien à craindre du rétrécissement survenu après cette amputation de la verge. M. Alphonse Guérin parle d'une tendance à la coarctation qu'il aurait observée chez des malades, et moi-même j'avais déjà autrefois constaté chez un malade opéré par M. Richerand le rétrécissement de l'urèthre après l'amputation de la verge : ce malade ne pouvait faire disparaître les douleurs que lui causait la miction qu'en introduisant une bougie dans le canal.

C'est pour prévenir un pareil accident que j'ai ramené, sur la plaie des corps caverneux, une petite manchette de peau saignante, maintenue en place par la suture entrecoupée. J'ai obtenu sur un malade une réunion immédiate, et prévenu ainsi la suppuration et les rétrécissements des corps caverneux aussi bien que de l'urèthre.

Castration.

Dans les quelques réflexions à ce propos, je dirai un mot de la réunion de la plaie, résultat de l'extirpation du testicule ou de sa résection.

Dans le cas où les tissus seront malades, imprégnés de pus, que le cordon lui-même en serait infiltré, qu'ils seront ou ramollis ou gangrenés, on ne devra point tenter la réunion immédiate; il suffira d'un pansement simple : un linge troué enduit de cérat, recouvert de charpie, le tout maintenu par des linges : tel est l'appareil, qui, appliqué sur la plaie, la protégera et absorbera les liquides qui s'en exhalent. Mais lorsque les tissus seront sains, il est indispensable de recourir à la réunion immédiate.

Tous les chirurgiens sont loin cependant de partager cette manière de voir, et parmi ceux qui désapprouvent la réunion immédiate nous devons citer Roux. Cet opérateur remplissait la plaie de charpie, la laissait ainsi suppurer, l'abandonnant aux efforts de la nature, qui, en amenant un affaissement lent et graduel des lèvres de la plaie, en déterminait enfin la guérison. Mais on comprendra que ce chirurgien ait repoussé la réunion immédiate, si l'on songe qu'il opérait par le procédé ordinaire, c'est-à-dire qu'il laissait toujours une cavité profonde, dont les parois ne peuvent être maintenues en contact, et dont les lèvres, lâches et sans soutien, ne peuvent être parfaitement affrontées. La conservation d'une aussi grande quantité de chairs expose nécessairement, en effet, à la tuméfaction, à l'engorgement, à l'inflammation violente, à la suppuration. Roux a persisté dans son opinion, ne cherchant point la cause de ses insuccès, et il s'est exprimé, trop légèrement, nous paraît-il, sur les modifications apportées par les Anglais à la castration. Suivant lui, la résection d'une portion de la peau et la suture ne permettent pas plus d'espérer une réunion immédiate et une guérison plus prompte que si l'on n'eût pas tenté la réunion : il survient, dit-il, un travail inflammatoire, et les bords de la plaie sont coupés par les fils. A cela nous répondrons par des faits, prouvant ainsi qu'il était tombé dans une étrange erreur, en refusant d'admettre les heureux résultats obtenus par les chirurgiens anglais. Il est étonnant que le chirurgien de l'Hôtel-Dieu n'ait pas établi une grande différence, entre la réunion médiate qui fait suppurer la plaie, et la réunion immédiate qui abrége toujours la durée du traitement, qu'elle ait été complète, ou qu'elle ait été incomplète; et nous ne pouvons par conséquent admettre cette phrase de Roux dans laquelle il admet que « la plaie provenant de la castration ne » guérit jamais qu'après un même laps de temps, soit » qu'on ait pratiqué ou non la réunion. »

Serres (de Montpellier) nous a rapporté des faits qui ne permettent pas de douter un seul instant des bons effets de la réunion immédiate et de la suture après la castration. Pourquoi Roux n'a-t-il pas compris qu'en exposant le cordon à la suppuration, on pouvait donner naissance à une inflammation diffuse du ventre et du péritoine? Pourquoi n'a-t-il point vu que dans les grandes plaies qu'on est obligé de faire pour découvrir la tumeur dans le ventre, le long du canal inguinal, les sutures sont indispensables, la réunion immédiate nécessaire?

Un simple raisonnement donnerait déjà raison à la doctrine anglaise, si l'expérience ne venait la confirmer. Ainsi donc, tout procédé qui, après l'opération de la castration, évitera une plaie profonde où pourraient séjourner des liquides, qui permettra aux surfaces saignantes de se maintenir en rapport, sans obstacle, remplira les indications favorables à la réunion immédiate.

J'ai introduit dans la science un procédé qui atteint ce but; le nom que je lui ai donné me semble faire connaître la disposition des lambeaux et, jusqu'à un certain point, sa valeur. La dénomination de *procédé en coquille* ou *en tabatière* me paraît assez juste parce que les lambeaux sont superposés, et qu'il suffit d'un très-faible effort pour les maintenir en place; il n'y a qu'à serrer faiblement les parties, et l'on fixe les lambeaux dans leur position respective ; la déchirure, que redoutait tant Roux, n'est pas à craindre.

Un exposé de ce mode opératoire donnera une plus exacte idée des avantages qu'il fournit, et, pour l'exposer avec plus de clarté, nous le diviserons en trois temps :

Premier temps. — Il est d'une facile exécution ; le bistouri promené de la racine de la verge à la partie libre de la tumeur, gagne ensuite le côté externe de l'anneau inguinal. Par cette incision préliminaire on forme deux lambeaux, l'un antérieur, l'autre postérieur, représentant chacun un demi-cercle à convexité inférieure, à concavité supérieure, et formés par la peau, le fascia superficialis, le dartos, des vaisseaux, des nerfs, etc., etc.

Deuxième temps. — La dissection de la tumeur, celle des lambeaux, occupent le second temps de l'opération. On a saisi la tumeur avec une érigne, un élève l'a soulevée et le chirurgien détache le lambeau postérieur pour s'occuper d'isoler ensuite l'antérieur. On sépare donc la tumeur des lambeaux et l'on sectionne le cordon dont les artères sont liées à mesure qu'on les divise.

Troisième temps. — La tumeur enlevée, il ne reste donc plus qu'à rapprocher les lambeaux : c'est le troisième temps de l'opération. On a lié les vaisseaux artériels qui donnaient du sang, et procédé ensuite à la juxtaposition des surfaces saignantes : cette application des lambeaux l'un sur l'autre se fait d'elle-même, et il n'existe aucune cavité lorsqu'ils sont ainsi affrontés ; il ne serait même pas nécessaire d'employer des moyens de contention, s'il n'existait dans les deux lambeaux des contractions qui tendent à les déplacer et qui nécessitent l'emploi de la suture ou des serres-fines pour les maintenir en contact. Bien qu'il n'y ait point ainsi de surface saignante, il est bon de recouvrir cette plaie avec un linge enduit de cérat et d'appliquer une compresse trempée dans de l'eau fraîche.

Six jours après l'opération, on peut déjà retirer les fils de la suture; mais il vaut mieux ne les enlever que le neuvième ou le dixième jour afin d'éviter ainsi la destruction de la lymphe coagulable, par les tiraillements qu'exercent les contractions du dartos et du crémaster.

Le procédé dont il vient d'être question m'a fourni les plus heureux résultats sous le rapport de la réunion immédiate, et je ne doute point qu'on n'arrive aux mêmes données, si on l'exécute de la même manière que je l'ai pratiqué. Ses nombreux avantages se déduisent de la forme des lambeaux, de leur situation, de l'absence de plaie profonde, et de la facilité de mettre les surfaces en contact et de les maintenir au moyen de la suture.

On peut, au reste, modifier le procédé, lorsque la tumeur est considérable, en diminuant l'étendue des lambeaux, et en les limitant, pour ainsi dire, à la racine du cordon par deux petits lambeaux en demi-lune.

Obs. I. — *Fistule tuberculeuse. — Amputation par le procédé en coquille.* — Le 30 janvier 1850, est entré dans la salle Saint-Côme, n° 34, le nommé Cru, âgé de trente ans, exerçant la profession de cannier. Né de parents sains, il avoue avoir contracté, il y a dix ans, une blennorrhagie simple, sans complication de chancre ou de bubon et qui a duré six semaines. Depuis lors, rien n'est apparu du côté de l'urèthre, mais depuis six mois une suppuration s'est établie dans les fosses nasales, et il en est résulté la nécrose d'un cornet. Il y a trois ans qu'il reçut un coup sur le testicule, lequel augmenta dès lors graduellement de volume, et finit par acquérir le volume d'un œuf. Par l'examen des parties, il nous est permis de constater les progrès de la maladie et d'apprécier la marche de l'altération; la peau est saine et sans adhérence aux tissus sous-jacents; la tumeur est dure, bosselée, irrégulière, indolente à la pression. Les frictions iodurées, employées à l'extérieur, les ferrugineux administrés à l'intérieur ont constitué tout le traitement que ce malade a subi depuis son entrée à l'hôpital; mais le repos a fait disparaître l'inflammation du cordon.

La tumeur a résisté à toutes les médications propres à la combattre : aussi me suis-je décidé à pratiquer l'opération : il s'agissait, en effet, d'une désorganisation du testicule par de la matière tuberculeuse ramollie.

Un seul coup de bistouri parti de la racine de la verge, terminé, en contournant la base de la tumeur, au côté externe du canal inguinal, dessine deux lambeaux demi-circulaires. Saisie par une érigne, la tumeur est soulevée par un aide, et ainsi devient plus aisée la dissection des lambeaux; l'isolement du cordon, sa section et la ligature des artères terminent l'opération.

La plaie est ensuite lavée avec de l'eau froide, les lambeaux sont appliqués à la manière de deux valves de coquille et maintenus en place au moyen de huit serres-fines.

Quelques jours après, les serres-fines sont enlevées et la réunion par première intention est obtenue.

Notre diagnostic s'est vérifié par la dissection de la tumeur : le corps du testicule et l'épididyme étaient désorganisés : on n'apercevait plus que de la matière tuberculeuse, et il n'existait plus de traces de l'organisation normale de cet organe.

Obs. II. — *Sarcocèle. — Extirpation du testicule droit par le procédé dit en coquille.* — Le malade qui fait le sujet de cette observation nous présentait un testicule droit, du volume du poing d'un adulte, de forme arrondie, globuleuse, sans bosselure ; il était dur, résistant à la pression, dans toute son étendue, à l'exception d'un point cependant où l'on percevait la sensation d'une fausse fluctuation ; mais une ponction exploratrice fit reconnaître que la tumeur était solide dans toutes ses parties. La pression donne lieu à de la douleur ; cette tumeur est habituellement le siége de douleurs sourdes, gravatives, qui vont en augmentant pendant la marche et la station verticale ; du reste, le cordon spermatique est parfaitement sain ; il n'y a pas d'engorgement ganglionnaire dans l'aine ; il n'y en a pas davantage dans le bassin ; la santé générale est bonne : bref, tout concourt à démontrer que la lésion est locale, et l'opération est pratiquée le 10 mars par le procédé en coquille.

Une incision, dont le point de départ est à la racine de la verge, va aboutir au côté externe du canal inguinal. La peau du scrotum est alors divisée en deux lambeaux dont l'un postérieur et l'autre antérieur ; ce dernier, rond, plus petit, représente assez bien la forme d'une coquille ; il est disséqué jusqu'au niveau du ligament de Fallope, ou, pour mieux dire, jusqu'au niveau d'une ligne qui réunirait les deux extrémités de la première incision, et relevé ensuite sur les parois du ventre ; la partie antérieure de la tumeur et du cordon spermatique est ainsi à découvert. Quant au lambeau postérieur, il se rétracte et la tumeur est, pour ainsi dire, mise à nu ; partant, sans dissection de ce lambeau, des érignes implantées alors sur celle-ci permettent de la relever et de détruire avec le bistouri et jusqu'à l'anneau, les brides celluleuses qui l'unissent à la peau. La tumeur est ainsi complétement isolée : la section du cordon est alors faite en deux temps afin de pouvoir lier les artères au fur et à mesure qu'elles se présentent. Cinq ligatures sont placées, deux sur des artères du cordon, trois sur des vaisseaux artériels du scrotum. Des points de suture entortillés maintiennent les lèvres de la plaie en contact, et le pansement est terminé par l'application d'un linge troué et de minces compresses trempées dans de l'eau froide.

Pas de traumatisme, le soir; pas de troubles fonctionnels.

Le 11, il n'y a pas de mouvement fébrile ; les bourses sont soutenues par un coussin. On ne change rien au pansement.

12 mars. — Pas de fièvre ; la plaie paraît réunie partout; on enlève cinq épingles, mais on laisse les fils en place.

13 mars. — Les deux épingles restantes sont enlevées ainsi que les fils; la plaie paraît cicatrisée au centre, mais la circonférence est un peu rouge.

14 mars. — Le centre de la plaie est parfaitement cicatrisé, mais la circonférence fournit une légère suppuration de bonne nature. Les fils qui ont servi à lier les artères tombent (18 mars). Les ligatures du cordon sont enlevées le huitième jour, et le gonflement qui avait suivi l'opération a disparu.

La suppuration de quelques points des bords de la plaie est à peu près tarie.

Le 28 mars, tout gonflement des bourses a disparu. Le 7 avril, le malade demande son *exeat*. On constate alors une cicatrice régulière, et un scrotum en apparence normal, du moins pour ceux qui n'ont pas vu pratiquer cette opération.

Évidemment, nous avons obtenu ici une réunion immédiate, malgré la petite quantité de pus fournie pendant quelques jours; la présence des fils doit seule être considérée comme la cause de cette légère suppuration.

Obs. III.—*Tumeur scrotale.* — Je me bornerai à citer le fait, très-intéressant, observé sur un de mes amis, qui malheureusement a succombé à un épanchement pleural dû à un refroidissement. La tumeur scrotale à laquelle je fais allusion s'est développée dans le scrotum gauche d'un homme âgé de soixante-huit ans, fortement constitué et jouissant habituellement d'une santé parfaite. L'existence de cette tumeur remonte à vingt ans et elle a été aperçue alors à la partie inférieure des bourses. Peu à peu, elle a augmenté de volume, elle a chassé le testicule au-dessus d'elle; mais elle n'a pas déterminé d'accidents à proprement parler, et ce n'est même qu'en ces derniers temps que le volume, ayant considérablement augmenté et rapidement égalé celui de la tête d'un adulte, a gêné la marche du malade et déterminé des douleurs que son poids énorme n'a fait qu'augmenter. La marche est devenue tout à fait impossible, et l'ablation de la tumeur a été décidée dans une consultation provoquée à cet effet.

La tumeur est extraite par le procédé en coquille, et la réunion immédiate est pratiquée à l'aide de dix points de suture entrecoupée. Les lèvres de la plaie se réunissent sans suppurer, excepté pourtant autour des ligatures.

L'examen anatomique de la tumeur nous prouve qu'elle est formée de deux produits, l'un graisseux, en occupant la partie supérieure, l'autre fibro-plastique, qui contient de la matière gélatiniforme et des épanchements de sang entourés de matière encéphaloïde. Le testicule et l'épididyme sont situés à la partie supérieure et se sont conservés dans leur état normal. Quant à la peau, elle est saine et n'a contracté aucune adhérence avec la tumeur.

Je ne rapporterai pas un plus grand nombre d'observations, car elles deviendraient absolument inutiles. La réunion immédiate que j'obtiens par mon procédé est une vérité si bien reconnue, que je crois pouvoir me dispenser de fournir de nouvelles preuves, et d'ajouter de nouveaux faits à ceux déjà publiés. Les observations sont, en effet, en assez grand nombre pour mettre hors de tout de doute l'importance de notre procédé opératoire.

La région scrotale est donc loin de faire exception, et l'on peut sans crainte la ranger parmi celles que l'on soumet aux règles de la réunion immédiate. Les plaies du scrotum rentrent ainsi dans les lois communes à la réunion, puisque les obstacles qui s'opposaient autrefois à l'agglutination de ces plaies et qui étaient sous la dépendance de la défectuosité du procédé que l'on mettait en usage, disparaissent devant le procédé actuel.

Lorsque la tumeur est très-volumineuse, on taille de petits lambeaux demi-circulaires dans le voisinage de l'anneau inguinal. J'ai dernièrement opéré de la sorte un homme qui portait un sarcocèle du poids de trois livres et demie. Le scrotum gauche a beaucoup aidé au rapprochement des lèvres de la plaie; huit points de suture, à points séparés, ont servi à fixer les lèvres de la plaie. Le cinquième jour, les fils ont été coupés : la réunion était complète, à l'exception des points par où sortaient les ligatures d'artères.

CHAPITRE XXI.

DE LA RÉUNION DANS LES HERNIES.

Les hernies qui s'étranglent et qui exigent une opération sanglante pour lever l'étranglement, réclament-elles l'emploi de la réunion immédiate, ou convient-il de laisser suppurer le sac et d'attendre la guérison par bourgeonnement? Si l'on consulte les auteurs, on est tenté de croire que les chirurgiens des époques passées ont agi plutôt au hasard que d'après une opinion sérieusement formulée après un mûr et minutieux examen des faits observés. Il me semble qu'ils n'ont pas recouru à l'expérience raisonnée pour établir une règle de conduite de laquelle ils ne devaient pas s'écarter. Les principes manquent donc, et nous nous voyons ainsi réduits à exposer les faits sans les rattacher à aucune règle.

Franco réunissait les plaies par la suture, et Rousset en 1580 avait recours au même moyen. Ambroise Paré, Pigrai, etc., opéraient de la même manière.

Vers la fin du XVIIIe siècle, on introduisait une mèche jusque dans le bas-ventre et on la retirait lorsque la suppuration était établie. On a pensé que les chirurgiens qui agissaient ainsi avaient pour but de livrer passage aux liquides formés au dedans, et aussi de prévenir le déplacement consécutif des organes.

De ces deux méthodes, si différentes, si contradictoires même, on ne doit ni admettre l'une dans tous ses détails, ni rejeter l'autre d'une manière absolue. C'est dire que la réunion, souvent admissible, doit quelquefois aussi être rejetée.

Morand avait accepté la pratique des anciens chirurgiens, et regardé la plaie de la hernie opérée comme une plaie simple, que l'on doit réunir. La guérison était en effet obtenue en huit jours, quand on réunissait; en six semaines ou deux mois, quand on se servait de mèches et que l'on faisait suppurer la plaie.

Leblanc partage le même avis, et Sabatier, pénétré de la justesse de ses idées pratiques, adopte la réunion immédiate après l'opération de la hernie.

En 1828, Delpech change d'opinion (1) et fait connaître les raisons qui le portent à abandonner son premier principe. Pour lui, la lymphe, dans la réunion immédiate, devient cellulaire et, par cela même, n'offre aucune résistance, aucun obstacle à la sortie des viscères. Lorsqu'au contraire, au lieu de réunir, on tamponne le collet du sac, que celui-ci suppure, c'est du tissu fibreux qui colle les parois de la poche, et qui alors résiste au nouveau déplacement des organes. Ici, Delpech se sert de sa théorie inodulaire pour expliquer son changement d'opinion, mais cette explication ne m'a en aucune manière convaincu, et je crois qu'il n'est pas dans le vrai. Les hernies se reproduisent, en effet, aussi bien lorsqu'elles ont suppuré que lorsque la réunion a été immédiate. Nous repoussons donc la manière de voir de Delpech, parce qu'elle expose à des accidents et parce que la guérison se fait plus longtemps attendre. Les corps étrangers placés dans le sac n'exposent-ils pas, ainsi que la suppuration, à la gangrène de la poche herniaire, à l'inflammation diffuse, à la péritonite, à l'infection purulente, etc., etc.?

Mais quoique la réunion immédiate soit en général pré-

(1) *De l'orthomorphie par rapport à l'espèce humaine.* Paris, 1828.

férable, il n'en est pas moins vrai qu'elle souffre des exceptions, même assez nombreuses. C'est ainsi qu'on ne réunira pas, lorsqu'il y a à craindre la gangrène du sac, lorsque l'intestin est trop gros, ou d'une couleur douteuse, lorsque l'épiploon a été contus par le taxis, qu'il est froid et volumineux, etc., etc. Mais toutes les fois que les tissus seront sains, que les organes seront en bon état, il conviendra de réunir immédiatement, de rapprocher les lèvres de la plaie, de les maintenir par la suture entrecoupée, et d'exercer une légère pression sur toute la surface de la plaie. Du quatrième au septième jour les fils doivent être enlevés. On ne doit jamais compter sur une guérison radicale, à moins que l'épiploon ne fasse tampon et ne bouche le trajet parcouru par les viscères.

Les recherches que je vais exposer sur la cure radicale des hernies, dans le but d'éclairer autant que possible cette question, prouveront, contrairement à l'opinion de Delpech, que l'on ne peut obtenir une guérison complète, ni par la suppuration du sac, ni par la déposition d'un produit nouveau, toutes les fois que les parois d'un trajet ou d'un anneau aponévrotique sont dilatées et qu'elles ont perdu leur ressort. Ainsi l'inflammation, le produit d'une injection dans le sac, ne peuvent déterminer la cure radicale que très-exceptionnellement. Ce résultat peut être obtenu lorsque les hernies sont congénitales, et lorsque le trajet aponévrotique n'a subi aucune déformation.

Il y a déjà nombre d'années que, pour la première fois, M. Velpeau conseillait de pratiquer la ponction des sacs herniaires et d'y faire une injection iodée dans le but de les oblitérer; M. Velpeau s'exprime ainsi : (1) « Il me parut

(1) *Annales de chirurgie française et étrangère*, publiées par Bégin, Marchal de Calvi, Velpeau et Vidal. Paris, 1845, t. XV, p. 369.

» dès lors permis de tenter avec réserve, avec prudence, les
» chances d'une injection iodée dans le *sac des hernies ré-*
» *ductibles*, afin d'obtenir la cure radicale de cette en-
» nuyeuse infirmité. Là, je fus arrêté un instant par le
» manuel opératoire : un sac herniaire vide n'est pas, en
» effet, comme un kyste quelconque rempli de liquide,
» facile à ouvrir au moyen d'un trocart. Je fus donc
» obligé de me servir d'un bistouri pour arriver dans la
» cavité de la hernie. Deux malades opérés de la sorte,
» c'est-à-dire à l'aide d'incisions et sans que je fusse bien
» certain que le liquide iodé fût arrivé dans la cavité du
» sac, n'éprouvèrent pas d'accidents immédiats ; mais la
» hernie ne se trouvait pas guérie. Au bout de deux mois,
» alors que nous ne pensions plus à l'opération, l'un d'eux
» fut pris d'un rhumatisme articulaire général qui dura
» longtemps, et, finalement, d'une leucophlegmasie dont il
» mourut au bout de six mois. L'autre eut, au bout de
» vingt et un jours, un phlegmon sous-cutané qu'il fallut in-
» ciser, et qui guérit promptement. On ne peut, sans doute,
» tirer une conclusion rigoureuse de ces deux faits ; mais
» un malade affecté d'une énorme hernie crurale, et qui
» s'est présenté en 1844 à l'hôpital de la Charité, est venu
» lever tous les doutes sur ce point. Le sac herniaire, chez
» lui, était si large, qu'en pinçant les parois, et en les écar-
» tant vers trois régions opposées, je parvins à le tendre si
» complétement, que la ponction et l'injection à l'aide d'un
» trocart, en furent aussi faciles que celles d'une hydro-
» cèle ; une compression établie sur la fosse iliaque était
» délimitée à l'inflammation, et toutes les personnes qui
» suivent l'hôpital ont pu s'assurer que le sac herniaire de
» cet homme s'est enflammé, gonflé, puis s'est réduit et
» oblitéré sans la moindre apparence de danger, de réac-
» tion sérieuse. »

Comme on le voit, par la lecture de ce passage, M. Velpeau a pratiqué l'injection et l'incision du sac, après avoir admis la possibilité d'oblitérer le sac herniaire par l'introduction de la teinture iodée dans son intérieur. Toutefois les deux premiers faits ne peuvent servir à conclure en faveur de ce procédé ; mais le troisième vient corroborer l'opinion de M. Velpeau, et l'on voit parfaitement par la lecture de ce passage que le résultat a été significatif. La ponction du sac, faite à l'aide d'un trocart, et l'injection iodée suivie de tuméfaction, de tumeur, ne permettent pas de douter qu'un liquide a été exhalé dans l'intérieur du sac, à la manière de ce qui a lieu après l'injection de la tunique vaginale dans l'hydrocèle. Il s'agissait, dans ce fait, d'une hernie crurale, volumineuse ; M. Velpeau prétend avoir obtenu l'oblitération du sac. Ce dernier fait laisse certainement à désirer quant au résultat, et la guérison ne nous semble pas démontrée.

Je vais rapporter ici les recherches personnelles auxquelles je me suis livré, relativement au procédé opératoire qui convient le mieux pour pénétrer dans le sac. J'ai mis en œuvre plusieurs procédés opératoires pour pénétrer dans l'intérieur du sac ; ces procédés sont au nombre de deux et sont basés sur l'état du sac vide ou humecté par un liquide séreux. La ponction et l'injection représentent le premier procédé ; l'incision, la ponction et l'injection, le second procédé.

Premier procédé. — *Ponction et injection iodée.* — Quand la tunique vaginale n'est pas oblitérée et qu'elle contient de la sérosité reconnaissable à la fluctuation et à la transparence, quand la poche herniaire est épaissie, on peut faire la ponction du sac herniaire en traversant obliquement les diverses couches qui la recouvrent, après les avoir préalablement tendues avec une main qui les ramène en arrière du scrotum. Le trocart doit être plongé perpendiculairement d'abord, puis obliquement de bas en haut, en traversant, pour ainsi dire, les couches qui se présentent devant lui, à mesure qu'il marche; et, parvenu à une certaine profondeur, le trocart est porté doucement en arrière, afin de ponctionner le sac. Le défaut de résistance, les mouvements que l'on peut imprimer à la canule, désormais sans obstacle, indiquent que l'on est parvenu dans le sac, que l'injection iodée peut être faite. Nous nous servons, pour pratiquer les injections, d'une seringue, qui permet d'apprécier la quantité de liquide injecté; j'injecte ordinairement une ou deux cuillerées de teinture d'iode pure, et quelquefois moins. La quantité de liquide injecté doit par conséquent être en rapport avec l'étendue de la poche séreuse.

SECOND PROCÉDÉ. — *Incision et injection.* — Toutes les fois que le sac est mince, mobile, qu'il se déplace facilement par la pression, il convient d'employer l'incision et la ponction : c'est ce procédé mixte que j'ai mis en usage sur le malade de la première observation. Pendant que les viscères sont sortis, je fais une incision de 1 à 2 centimètres sur la partie la plus déclive de la tumeur, en incisant plusieurs des couches situées sous les téguments. Cela fait, je m'arrête, je prie le malade de tousser, afin que le sac herniaire se distende; puis, avec un ténaculum, j'accroche le sac, sur lequel j'exerce de douces tractions, et bientôt je plonge le trocart au-dessus du crochet, ayant eu préalablement soin de faire rentrer les viscères et de les maintenir réduits par les mains d'un aide.

Je ne reviendrai pas sur les signes qui indiquent que le trocart est parvenu dans l'intérieur du sac, les ayant signalés plus haut.

L'opération terminée, je réunis les lèvres de la plaie par un point de suture entortillée ou entrecoupée. Immédiatement après l'introduction de la teinture iodée dans le sac, un liquide de nouvelle formation est versé dans l'intérieur de la poche herniaire. Il suffit que le liquide iodé ait touché la membrane séreuse dans une certaine étendue pour que l'action de ce liquide se propage à toute la cavité. Il n'est donc pas nécessaire que toute la surface du sac soit d'abord en contact avec la teinture iodée.

Pendant les vingt-quatre ou les quarante-huit premières heures, le sac est rempli par ce liquide. Pendant une huitaine de jours, la tumeur demeure stationnaire; elle conserve une certaine fluidité. A la fin de la première semaine, la tumeur diminue visiblement, pour se ralentir ensuite; à mesure que la tumeur diminue, elle prend plus de consistance. Elle se réduit encore, et, avec le temps, elle se transforme en une substance qui prend la solidité de la corne.

Au premier abord, on pourrait regarder ce qui vient d'être dit relativement à l'injection iodée comme très-concluant, et cependant, comme je l'ai dit ailleurs, ce n'est que dans des cas exceptionnels que le résultat est satisfaisant, car souvent elle échoue.

Les observations que je vais mettre sous les yeux du lecteur serviront à faire comprendre le degré d'utilité des injections dans le sac, et les circonstances dans lesquelles le chirurgien devra s'abstenir de toute tentative de cette nature.

Obs. I. — *Hernie inguinale externe du côté gauche. — Guérison radicale par l'injection de teinture d'iode dans le sac.* — Poly (Edmond), commis, âgé de dix-huit ans, entre le 8 mai 1854, à l'Hôtel-Dieu (salle Saint-Côme, n° 24). Il est porteur d'une hernie inguinale gauche, du volume d'une noix environ, qui ne le gêne pas dans ses occupations, mais qui l'a fait juger impropre au service militaire, dans lequel Poly désirait s'engager comme volontaire.

C'est un jeune homme blond, d'une taille au-dessous de la moyenne, d'un tempérament lymphatique, d'une bonne constitution et d'une bonne santé habituelle. Il ne sait pas à quelle époque est survenue sa hernie. Il se souvient d'avoir porté un bandage dans son enfance; il éprouvait quelquefois alors de légères douleurs dans le ventre, pendant les exercices auxquels il se livrait. Mais depuis longtemps la hernie n'a plus été contenue, si ce n'est dans les quinze jours qui viennent de s'écouler.

La tumeur ne descend pas jusqu'au fond des bourses. Sa limite inférieure est séparée du testicule par un étranglement en forme de collet. Elle rentre facilement dans le ventre par le taxis, et en sort immédiatement lorsque le malade tousse ou se tient sur les pieds.

Poly désirant vivement être débarrassé d'une lésion qui lui ferme l'entrée de la carrière militaire, je me décide à tenter la guérison radicale par l'injection iodée.

Le 12 mai, une incision de 2 centimètres environ est pratiquée sur le trajet du canal inguinal, et intéresse la peau et le tissu cellulaire sous-cutané. Au moyen d'un ténaculum implanté dans la paroi antérieure du canal, un aide soulève cette paroi, tandis qu'un autre la comprime sur le détroit supérieur du bassin, afin d'empêcher que le liquide injecté ne pénètre dans l'abdomen. Une ponction avec un trocart fin, est alors pratiquée; l'instrument, dirigé en haut et en dehors, pénètre sans difficulté dans la tunique vaginale, ce que l'on reconnaît à la liberté avec laquelle se meut l'extrémité de la canule. On injecte alors 5 grammes environ de teinture d'iode pure. Le relief qui, pendant cette opération, se montre sur le trajet du canal inguinal, est une preuve que le liquide a pénétré dans le conduit. Le malade a peu souffert pendant tout ce temps.

Un point de suture entortillée réunit les deux lèvres de la plaie, qu'on recouvre d'un petit linge cératé.

Le soir, il y a du gonflement de la région malade et la toux provoque des douleurs assez vives. L'abdomen est indolent : il n'y a point de fièvre.

14 mai. — Le gonflement et la rougeur sont assez considérables; l'épingle de la suture a été retirée hier, la réunion est incomplète. L'exploration avec le doigt fait constater l'existence d'un cordon cylindrique, dont la direction indique le trajet du cordon des vaisseaux spermatiques.

Les changements ultérieurs qui se font peu à peu sont les suivants : la petite plaie extérieure se cicatrise en quelques jours; l'engorgement disparaît, alors le cordon s'isole nettement et apparaît comme un cordon dur, du volume du petit doigt, supportant le testicule et parcourant le trajet inguinal.

5 juin. — Le malade se lève et se promène dans la salle, sans que la hernie reparaisse; lorsqu'il tousse, on ne sent aucune impulsion des viscères abdominaux; par mesure de précaution, il porte un suspensoir pendant quelque temps; le testicule gauche a le même volume que celui du côté opposé.

Obs. II. — *Hydrocèle et hernie congénitale du côté gauche. — Injection de teinture iodée pure. — Cordon cylindrique, résultat d'un produit déposé dans la longueur de la tunique vaginale.* — Michelot (Auguste), âgé de trente-quatre ans, entre à l'Hôtel-Dieu le 18 novembre 1853, pour y être traité de la maladie qui fait le sujet de cette observation. Jusqu'à l'âge de sept ans, il a eu, dit-il, la bourse du côté gauche dans l'état normal, un peu moins volumineuse cependant que celle du côté opposé. A l'âge de seize ans, à la suite d'un violent effort, il a vu apparaître, dans le trajet inguinal, jusqu'au fond de la bourse correspondante, une tumeur obliquement dirigée de haut en bas, de dehors en dedans. Une dépression transversale, sensible seulement au toucher, la divisait en deux moitiés inégales, l'une supérieure, l'autre inférieure : cette dernière, du volume d'une noisette environ, était rénittente, indolore; la deuxième, plus volumineuse, pâteuse et molle, était limitée assez nettement en bas, par la dépression transversale déjà signalée; son volume augmentait après le repas, pendant la toux, et disparaissait naturellement lorsque le malade se plaçait dans le décubitus dorsal, pour reparaître aussitôt qu'il voulait marcher ou se tenir debout. La peau de la région avait conservé sa mobilité et sa couleur normales.

Un médecin consulté reconnut, dans la tumeur inférieure, le testicule gauche arrivé par une évolution tardive dans son siége habituel; dans la tumeur supérieure, une hernie oblique externe de la tunique vaginale qui s'était produite pendant l'effort.

La hernie fut réduite et l'on appliqua un bandage. Le malade avait alors seize ans, il en a aujourd'hui trente-quatre; pendant dix-huit ans il a donc supporté la pression d'un bandage. Depuis quelques mois, la tumeur inférieure devenant plus volumineuse qu'autrefois, le malade consulta un médecin qui l'engagea à entrer à l'hôpital. A son arrivée, je constate les symptômes suivants : dans le pli de l'aine du côté gauche se trouve une tumeur du volume du poing, obliquement dirigée de haut en bas, et de dehors en dedans, sans changement de coloration à la peau; un étranglement circulaire, très-sensible à la vue, sépare la tumeur en deux moitiés : l'une supérieure externe, qui suit le trajet du canal inguinal jusque dans la cavité abdominale; l'autre inférieure et interne, plongeant dans la bourse correspondante.

Le doigt, promené sur la partie inférieure de la tumeur, rencontre le testicule; il est plus petit que celui du côté opposé. Si l'on presse sur lui, le malade accuse une vive sensibilité; la tumeur, malgré sa distension et sa rénitence, présente à sa partie inférieure une fluctuation évidente, qui disparaît sous l'influence de la pression, pour reparaître ensuite dès que la pression a cessé. Enfin, dans sa partie inférieure, elle laisse apercevoir par transparence la lumière d'une bougie.

L'examen attentif de la tumeur et l'ensemble des phénomènes permettent de reconnaître une double maladie, consistant en une hydrocèle et une hernie inguinale, oblique, congénitale, séparées par un anneau qui représente un étranglement. Cette cloison incomplète, sorte de diaphragme, paraît due à un rétrécissement embryonnaire de la tunique vaginale. Cette espèce de valvule soutient les viscères par sa face ventrale, si l'on peut s'exprimer ainsi, et correspond par sa face inférieure au liquide séreux qui baigne le testicule. Je ne balance pas à proposer au malade d'oblitérer la tunique vaginale, afin d'arriver, si faire se peut, à guérir en même temps l'hydrocèle et la hernie inguinale. Je ne me suis pas trompé dans mon attente, ainsi qu'on pourra s'en convaincre par ce qui suit. Je pratique l'opération en enfonçant le trocart dans l'épaisseur des tuniques du scrotum, en le faisant marcher lentement par un double mouvement de pression et de rotation, de manière à piquer le feuillet pariétal de la tunique vaginale.

La pénétration du trocart dans la tunique est annoncée par le sentiment de résistance vaincue, et la facilité avec laquelle la canule peut librement circuler dans son intérieur ; et, d'un autre côté, par la sortie d'une petite quantité de sérosité, une cuillerée environ. C'est alors qu'une injection de teinture iodée pure est faite dans la tunique vaginale et le sac herniaire. Le liquide remonte jusqu'à l'endroit où la pression est exercée par un aide sur le point de communication du sac herniaire et du ventre. Le doigt, appliqué sur le trajet du canal inguinal, suffit pour intercepter toute communication entre la tunique vaginale et le péritoine. Un morceau de diachylon est placé sur la piqûre et un petit coussin soutient les bourses.

Le lendemain, 26 novembre, les bourses sont distendues par un liquide exhalé dans la tunique vaginale. La peau est rouge et modérément tendue. Le malade n'accuse aucune douleur; il n'y a ni fièvre, ni réaction.

Le 28, le gonflement est un peu diminué, et pendant les quatre jours suivants aucun phénomène remarquable ne se présente.

Le 4 décembre, dix jours après l'opération, on trouve déjà les bourses moins volumineuses : le malade demande à sortir.

Le 5, le volume de la tumeur est encore diminué, et tout le trajet inguinal est rempli par un cordon cylindroïde, ainsi que la portion des vaisseaux spermatiques qui s'étend depuis le testicule jusqu'à l'anneau inguinal. Les jours vants, l'amélioration ne fait que s'accroître, et aujourd'hui,

12 décembre, les bourses sont revenues à leur volume normal, mais elles ont conservé, ainsi que le cordon, une résistance très-supérieure à celle qu'elles ont habituellement.

Lorsque le malade sort de l'hôpital, il ne se plaint d'aucune douleur du côté opéré, et il peut marcher sans fatigue et sans gêne quelle que soit la position qu'il prenne.

Le testicule gauche est, comme avant l'opération, dans un état d'atrophie très-prononcée, et il contraste par son volume avec celui du côté opposé. Cet organe est aussi plus élevé qu'avant l'injection, et cette élévation vers l'anneau semble due à l'action rétractile d'un produit qui s'étend de son extrémité supérieure à l'orifice péritonéal du canal inguinal. Cette substance, d'une consistance remarquable, représente une sorte de cylindre très-dur, très-résistant, qui suit le trajet inguinal jusqu'à son orifice abdominal. Lorsque le malade tousse ou fait des efforts, on ne peut reconnaître aucun changement dans l'état des parties.

Depuis le mois de décembre 1853, époque à laquelle l'opération a été pratiquée, jusqu'au 28 mars, jour de la présentation du malade à l'Académie, les organes se sont maintenus dans le même état, et quoiqu'il se soit livré à ses occupations habituelles, il n'est pas survenu la moindre trace de déplacement des viscères, et je crois pouvoir regarder la hernie comme guérie.

L'injection faite avec la teinture d'iode pure dans le sac herniaire n'a déterminé, chez notre opéré, ni inflammation locale sérieuse, ni réaction ou trouble fonctionnel. Sur plusieurs autres malades, il ne s'est déclaré non plus aucun accident, et l'on peut dire que le travail s'est toujours maintenu dans de justes limites. Ce n'est donc qu'une inflammation adhésive qui s'est déclarée chez les malades soumis à cette opération. Le produit plastique qui s'est épanché dans le sac herniaire représente pour nous une sorte de tampon, de bouchon, qui ferme toute issue aux viscères et au liquide séreux qui tendait à se précipiter dans le sac herniaire. La nature a elle seule comblé la cavité accidentelle à la manière d'un lambeau autoplastique.

Nous avons obtenu avec une facilité remarquable le dépôt de lymphe dont il vient d'être question et il s'est exhalé avec la même rapidité dans le sac herniaire que dans la séreuse abdominale.

Ce procédé me paraît, jusqu'à présent, avoir rempli les indications que je me proposais, et il me paraît d'autant plus mériter l'attention des praticiens qu'il n'est suivi d'aucun accident.

Obs. III. —*Hernie inguinale oblique, gauche, réductible, du volume d'une grosse poire. — Injection iodée, altération du sac. — Guérison temporaire.* — M. de F....., âgé de vingt-sept ans, d'un tempérament lymphatico-sanguin, contracte à dix-neuf ans l'infirmité dont il s'agit.

C'est en 1837 que notre jeune ami s'aperçoit, pour la première fois, de l'existence de cette hernie, qui ne paraît pas être la suite d'une violence extérieure. Il ne se rappelle pas, en effet, avoir fait d'effort qui ait pu y donner lieu.

En habile observateur, il a étudié la marche de cette maladie et s'est bientôt aperçu qu'elle rentre d'elle-même, dans la position horizontale, et qu'elle reparaît subitement dans la position verticale. Les viscères rentrent avec bruit et sortent souvent en déterminant une sensation douloureuse particulière, que le malade regarde comme dépendant d'une pression spéciale exercée sur les organes.

Jusqu'en 1847, M. de F..... n'a pu contenir la hernie à l'aide d'un bandage appliqué sur le trajet inguinal : quelle que fût la manière dont on l'appliquât, le bandage laissait sortir les organes pendant l'éternument, les efforts de toux, etc. Ces accidents s'opposaient par conséquent au libre exercice de la marche, et ce n'est qu'avec une crainte extrême qu'il se livrait à quelques occupations d'une indispensable nécessité.

A force d'essayer des bandages, il a fini par en rencontrer un qui a mis si complétement en rapport les parois du canal en contact, que les viscères n'ont plus pu le franchir que très-exceptionnellement. Ce bandage se composait d'une pelote allongée et d'une courroie sans ressort.

Lorsque, pour la première fois, M. de F..... m'a fait connaître ses inquiétudes, il n'a pas manqué de m'en exposer les raisons avec soin.

Il se plaignait d'un affaiblissement général qui lui enlevait les forces physiques, et, avec raison, il attribuait cet état à la hernie et à un certain relâchement de tout l'organisme. Mais ce n'est pas la seule lésion qu'offraient les organes génitaux, car il existait encore un phimosis, qui a été opéré par incision, section du frein, et suture des lèvres de la plaie. Mais la lésion, qui, comme nous l'avons dit, offrait une gravité réelle et exposait notre malade à des accidents d'étranglement, a dû surtout attirer notre attention. Par le toucher et la pression, je faisais facilement disparaître la tumeur, et il ne restait plus alors à l'extérieur qu'un relâchement considérable du scrotum gauche. Dès que je cessais la pression exercée sur le trajet inguinal, la tumeur reparaissait avec une grande promptitude; la réduction était accompagnée de gargouillement. La nature de la maladie elle-même était bien propre à inquiéter les parents, et j'avoue que ce n'était pas sans chagrin que j'envisageais l'avenir de ce jeune homme. Depuis longtemps ses parents me priaient de faire quelque chose pour lui et m'engageaient vivement à le débarrasser de son infirmité. Je promettais bien de faire tout ce que je pourrais pour lui, mais les années s'écoulaient sans que je m'occupasse de pratiquer une opération. Ce n'est pas que je ne passasse en revue, dans mon esprit, toutes les opérations auxquelles on avait soumis les malades pour guérir les hernies, et, en définitive, je m'arrêtais devant les inconvénients et les résultats fâcheux qui, tant de fois, avaient accompagné de semblables opérations.

Les sutures médiates que j'avais autrefois pratiquées sur le sac pour obtenir la cure radicale des hernies, ne m'ayant fourni que des résultats très-incertains, ne m'engageaient pas à recommencer ces tentatives. Le désir impérieux qu'avait le malade d'être débarrassé de sa hernie m'engagea à lui proposer l'injection du sac avec la teinture iodée. Avant d'entreprendre une pareille opération, je voulus m'aider des conseils de mes honorables confrères MM. Rayer, Cloquet et Bégin. Les phénomènes que l'on observe dans les tumeurs séreuses, dans les kystes, rendirent à mon opinion les médecins dont je viens de parler, et je me décidai à pratiquer l'opération en leur présence, le 8 mars 1854.

En présence de MM. Rayer, Bégin et Cloquet, je pratiquai la ponction du sac et l'injection de la tunique vaginale. Les bourses ayant été saisies, la peau tendue, et le canal inguinal comprimé par M. le professeur Cloquet, afin d'empêcher l'injection de pénétrer dans le péritoine, j'enfonçai un trocart de moyenne grosseur, par un mouvement de vrille, dans l'épaisseur du cordon, en le dirigeant de bas en haut, d'avant en arrière, afin de parvenir au sac herniaire, qui, une fois piqué, laissa la canule se promener facilement et sans résistance dans la cavité du sac.

L'injection fut faite sans obstacle et sans beaucoup de douleur; quelques cuillerées de teinture pénétrèrent dans le sac. La canule fut retirée et un morceau de sparadrap appliqué sur la piqûre. Le malade compare la douleur occasionnée par le trocart aux effets de la piqûre d'une grosse épingle. La matière injectée occasionna une cuisson qui dura plusieurs heures. Il est bien entendu que les viscères furent repoussés dans le ventre avant de pratiquer l'opération, et ce n'est qu'après m'être assuré, à différentes reprises, de la position du sac et de ses adhérences avec les parties environnantes, que je me décidai à pratiquer la ponction, sans faire d'incision préalable. Le malade fut placé dans une position horizontale, les jambes légèrement fléchies sur les cuisses et maintenues dans cette position par un traversin; sans être soumis à un régime sévère, l'alimentation fut cependant diminuée.

Voici ce qui se passa après l'opération dans le sac herniaire et le scrotum.

Presque immédiatement après l'injection, une tuméfaction se dessina dans la direction du sac herniaire, et quinze heures après l'injection, la tumeur avait le volume de la hernie. La peau du scrotum était distendue, mais non rougeâtre, et l'on sentait un liquide fluctuant, demi-solide, dans l'intérieur de la tumeur. Pendant une huitaine de jours, les parties demeurèrent stationnaires, et bientôt elles diminuèrent rapidement de volume. A dater du quinzième jour, la tumeur ne diminua que fort lentement, et une rigidité s'empara des restes de la tumeur et lui donna l'apparence, pour la consistance, d'un morceau de bois, tant la dureté était grande.

Le vingt-cinquième jour, le trajet du cordon était occupé par un cylindre si dur et si compacte, que le malade put se lever, marcher et s'asseoir, sans que les viscères eussent la moindre tendance à franchir la cavité abdominale.

Quatre mois se sont écoulés depuis cette opération : la guérison s'est maintenue ; le testicule n'a subi aucune atrophie, et, dans le trajet inguinal, on ne rencontre qu'une corde dure et comme cartilagineuse qui dénote la solidité de la guérison.

Pendant six ans notre jeune homme a pu se livrer à ses occupations, et, en l'examinant à différentes reprises, il nous a semblé qu'aucun déplacement n'était survenu ; mais depuis cinq ans environ on a commencé à s'apercevoir que le canal inguinal augmentait de volume, et aujourd'hui (1863, le 15 septembre), j'ai de nouveau soumis à un examen le côté malade et j'ai trouvé le canal inguinal occupé par une dureté qui ne le parcourait pas dans toute sa longueur, et derrière le conduit des vaisseaux spermatiques, j'ai reconnu une tumeur allongée fluctuante, s'avançant jusqu'en bas du scrotum derrière le testicule. En la pressant, et en la dirigeant de bas en haut, j'ai pu la faire rentrer dans l'abdomen par l'ouverture supérieure du canal inguinal. La hernie s'est donc faite de nouveau par l'ouverture élargie de l'orifice abdominal du canal inguinal ; il s'est donc formé en arrière de la première hernie un autre sac herniaire. On se rappelle que lors de l'opération la hernie avait le volume d'une grosse poire, ce qui prouve que les fibres aponévrotiques du canal étaient élargies.

OBS. IV. — *Hernie inguinale vaginale. — Cure radicale par l'injection iodée.* — Un jeune garçon de seize ans est entré à l'Hôtel-Dieu dans les derniers jours de novembre 1854, portant dans le côté droit du scrotum une tumeur du volume d'un petit œuf, indolente et se prolongeant dans le canal inguinal. Elle était élastique, tantôt transparente et tantôt opaque suivant le moment où on l'examinait; toutefois, la transparence était constante à la partie inférieure. Au premier abord, elle paraissait irréductible; mais si on l'allongeait, en la tirant en bas et en la pressant doucement, elle rentrait dans la cavité abdominale. La tumeur réduite, si l'on introduisait le doigt dans le canal inguinal, on sentait, dans les efforts de toux, un choc produit par les viscères, ces derniers faisant effort pour sortir de la cavité abdominale. L'absence de tout effort, de tout accident, nous a fait penser que la hernie et l'hydrocèle étaient congénitales.

L'opération a été faite le 5 janvier 1855, de la manière suivante :

Tout d'abord la hernie est réduite avec précaution, de manière à laisser dans le sac une petite quantité de liquide qui permet de plonger un trocart de petit calibre; une cuillerée de sérosité s'écoule par la canule du trocart et j'injecte aussitôt 16 à 20 grammes de teinture iodée pure, que je laisse pendant quelques minutes en contact avec le sac; on fait le vide avec lenteur et j'injecte de nouveau la même quantité de liquide que je laisse s'écouler ensuite. Une compression parfaite exercée sur l'anneau inguinal externe, a intercepté toute communication avec la cavité péritonéale.

L'opération terminée, une mouche de diachylon est appliquée sur la piqûre.

Le malade a accusé peu de douleur, bien qu'il parût très-pusillanime.

On applique ensuite sur l'anneau inguinal externe un tampon soutenu par un bandage en spica et l'on maintient le scrotum soulevé à l'aide d'un petit coussin placé entre les cuisses.

Le soir, le scrotum est fortement gonflé, très-douloureux ; on y sent une tumeur volumineuse, fluctuante, très-sensible au toucher, distendant la peau, placée en avant et au-dessus du testicule, et se prolongeant à 2 centimètres environ dans l'intérieur du canal inguinal. Le pouls est plein, mais sans fréquence ; la langue rouge, la soif modérée.

Le lendemain, le scrotum est rouge, très-tendu, très-douloureux ; les douleurs ne s'irradient pas vers l'abdomen. La tumeur scrotale est plus volumineuse que la veille.

Le troisième jour, il y a moins de fréquence dans le pouls ; la tumeur est douloureuse, la peau en est chaude et tendue.

Le quatrième jour, la tumeur est sensiblement diminuée. Le toucher est beaucoup moins douloureux et il permet de constater la consistance déjà demi-solide de la masse liquide qui remplit le sac.

Le huitième jour, la tumeur est sensiblement réduite de volume. La rougeur a disparu, la douleur est presque nulle ; on sent au-devant et au-dessus du testicule une masse dure, piriforme, du volume d'un petit œuf, se prolongeant dans le canal inguinal, où elle pénètre à plus d'un centimètre de profondeur. Toute trace d'inflammation a disparu. Le malade, qui avait été constipé jusqu'alors, a été purgé. Il mange deux portions d'aliments.

A dater des derniers jours de janvier, c'est-à-dire une vingtaine de jours environ après l'opération, le malade se lève. Il sort de l'hôpital le 13 février, trente-huit jours après l'opération.

Examiné le jour de sa sortie, on a pu constater l'état suivant :

Le testicule droit est remonté de manière à se trouver

au-dessus de celui du côté gauche. La tumeur du scrotum est étroitement unie au testicule ; elle est réduite à une sorte de cordon dur, insensible, du volume du doigt indicateur, pénétrant dans le canal inguinal jusqu'à un centimètre et demi de profondeur, sa dureté remarquable est analogue à celle d'un fibro-cartilage. Il bouche complétement l'anneau inguinal externe ; à sa partie postérieure, se trouvent le canal déférent et les autres parties constituantes du cordon des vaisseaux spermatiques.

Les observations qui précèdent viennent clairement confirmer l'idée qu'on s'était faite sur l'injection iodée dans l'intérieur du sac, relativement aux produit exhalés par la surface interne, à la transformation de celui-ci et à l'oblitération du premier. Rien ne dispose mieux à admettre la possibilité de la cure radicale des hernies que les résultats dont il vient d'être fait mention. Mais l'expérience nous a singulièrement fait modifier notre opinion, et nous ajouterons que les hernies dites congénitales peuvent seules guérir, lorsqu'elles sont simples et que le canal fibreux n'a subi aucune dilatation forcée ; mais dès que la hernie, congénitale ou accidentelle, a acquis un certain développement et qu'elle existe depuis un temps considérable, il ne faut pas compter sur la cure radicale, car on est sûr que la récidive aura lieu.

Lorsque la hernie est simple, récente, lorsqu'elle n'est pas très-ancienne et qu'elle est congénitale, on peut compter sur la cure radicale, si l'injection a été bien faite. Dès qu'au contraire, l'ouverture et le trajet aponévrotique sont dilatés et relâchés, il n'y a aucune espérance de prévenir la sortie des viscères et l'opération alors devient inutile ; la raison en est bien simple ; c'est que l'injection agit seulement sur le sac, ainsi que le produit exhalé, sans agir sur les parois du conduit aponévrotique qui reste indépendant.

Il est donc vrai que l'injection iodée est efficace dans les circonstances limitées dont il vient d'être question.

Sur deux de nos malades cités plus haut, nous avons pénétré dans l'intérieur du sac avec un trocart et, sur le troisième malade, l'incision a précédé la ponction.

C'est toujours à l'aide du trocart que j'ai terminé l'opération, et dans les cas où je me suis servi du bistouri, ce n'a été que pour faire une petite incision préalable, afin de permettre au trocart de pénétrer plus facilement. Le trocart, en effet, permet à l'injection de se faire sans infiltration, et il n'en serait pas ainsi dans le cas où la ponction serait faite avec le bistouri qui se trouverait trop grand, mettrait le sac en contact avec l'air, et rendrait l'infiltration de la teinture dangereuse.

Si les faits qui précèdent démontrent l'influence active de la teinture iodée sur le sac herniaire, les observations que je vais rapporter prouvent son insuffisance pour guérir radicalement les vieilles hernies, avec ou sans épaississement du sac, qui, dans tous les cas, se rencontrent avec l'élargissement du canal aponévrotique et l'absence de son élasticité.

Les observations suivantes démontrent qu'un liquide plastique est versé dans l'intérieur du sac après son injection ; mais que celui-ci devient de nouveau libre par l'absorption ou la disparition de la lymphe, absolument comme cela arrive pour les veines qui sont d'abord bouchées par un coagulum, et dont le calibre redevient libre, lorsque ce même coagulum s'est résorbé sous l'influence de l'apparition de la circulation veineuse. Je vais rapporter successivement plusieurs de ces opérations qui ont été suivies d'insuccès.

Obs. V. — *Hernie inguinale volumineuse. — Injection iodée. — Oblitération incomplète du sac.* — Au n° 25 de la salle Saint-Maurice, était couchée la nommée Cheronnet (Angélique), âgée de trente-quatre ans, blanchisseuse, entrée à l'Hôtel-Dieu le 29 novembre 1854.

Cette femme, d'une bonne constitution, n'a jamais fait de maladie sérieuse. Ses parents ont toujours été bien portants et n'ont jamais été affectés de hernie.

A l'âge de quinze ans, cette malade vit se développer, au niveau de l'aine gauche, une tumeur de la grosseur d'une noisette; elle attribue cette maladie aux lourds fardeaux qu'elle avait été obligée de porter. Cette tumeur s'est accrue graduellement, et, depuis cinq ou six ans, elle a atteint le développement que nous lui voyons aujourd'hui. La malade a, en outre, remarqué que la tumeur disparaissait dans le décubitus horizontal et reparaissait dans la station verticale; en même temps se faisaient sentir de vives douleurs épigastriques.

Cheronnet se livre, après ses repas, à un travail assez rude; il survient des vomissements qui la font beaucoup souffrir, et ces souffrances sont telles, qu'elle a pris la vie en dégoût et qu'elle demande avec instance l'opération de cette tumeur.

Jamais elle ne consulta de médecin; jamais elle ne porta de bandage. Seulement, l'année dernière, ne pouvant plus travailler, elle entra à l'hôpital, où elle resta quinze jours sans avoir été soumise à un traitement : on avait essayé de lui appliquer un bandage, mais elle n'avait pu le supporter. Elle reprit son travail, les mêmes accidents reparurent, elle voulut alors se suicider, et fut transportée à l'Hôtel-Dieu dans le service de M. Guérard, qui la fit passer dans le mien.

Le 9 janvier 1855, la tumeur présente les caractères suivants : elle est molle, indolente, sans changement de coloration à la peau ; elle est allongée, globuleuse ; elle descend entre les cuisses. Sa direction est oblique de haut en bas, de gauche à droite; lorsqu'on la touche on perçoit un bruit de gargouillement très-caractéristique; elle ne paraît être formée que par l'intestin, car, en aucun endroit, on ne perçoit cette sensation d'empâtement qui indique la présence de l'épiploon. La hernie est facilement réductible en partie; mais lorsqu'on veut faire rentrer complétement l'intestin dans la cavité abdominale, on n'y parvient qu'avec difficulté, et non sans faire un peu souffrir la malade qui se plaint alors de pesanteur à l'estomac, et qui paraît éprouver quelques envies de vomir. La hernie une fois réduite, on reconnaît facilement que l'anneau inguinal est très-dilaté : il est possible d'y introduire jusqu'à quatre doigts. Le canal inguinal participe nécessairement à cette dilatation. Le sac peut être sorti alors et l'on voit qu'il est considérablement épaissi.

A peine la hernie a-t-elle été réduite, que, même lorsque la malade est dans la position horizontale, elle se reproduit aussitôt. Cette tumeur présente un volume considérable ; elle a les dimensions suivantes : dans son diamètre vertical, elle atteint 35 centimètres, et elle en a 21 dans le diamètre transversal; elle est fluctuante, non transparente et occupe toute la grande lèvre du côté gauche, qui a totalement disparu. Elle augmente considérablement de volume lorsque la malade tousse, qu'elle fait quelque effort, qu'elle reste longtemps debout. Jamais il n'y a eu d'accident d'étranglement. Cette femme est souvent constipée, mais dès qu'elle prend un lavement les selles se rétablissent.

L'opération est pratiquée le mercredi 10 janvier, de la manière suivante : je fais sur la partie moyenne de la tumeur une incision oblique ayant 3 centimètres d'étendue, et je mets ainsi le sac à nu. Ce dernier, soulevé avec un ténaculum, est ouvert dans une petite partie de son étendue. Cela fait, l'intestin est réduit et ramené dans la cavité abdominale. Un aide exerce avec ses doigts une forte compression au niveau de l'anneau inguinal, de manière à maintenir la réduction et à empêcher le liquide de l'injection de pénétrer dans la cavité abdominale. Je plonge un trocart dans la petite ouverture faite au sac, et le dirige dans toutes les directions pour m'assurer qu'il est bien parvenu dans l'intérieur du sac herniaire. J'injecte ensuite un demi-verre environ de teinture iodée pure, qui laissée quelques instants est ensuite évacuée en totalité. La petite plaie faite aux téguments est réunie par deux points de suture entortillée, et un pansement compressif est appliqué au niveau de l'anneau inguinal.

L'opération n'a été douloureuse qu'au moment de l'incision de la peau; l'injection iodée n'a occasionné aucune douleur. La malade est reportée dans son lit, et un coussin est placé sous les jarrets.

Pendant toute la journée, la malade a bien reposé et n'a pas souffert. A quatre heures, la physionomie est bonne, la peau n'est point chaude, le pouls nullement accéléré. Lorsqu'on examine la tumeur, on reconnaît qu'elle est aussi flasque qu'immédiatement après l'opération, et non douloureuse à la pression. Il existe seulement des douleurs dans le bas-ventre. La malade dit ne pas pouvoir uriner : elle sent très-bien que l'urine arrive jusqu'au niveau du méat, mais qu'elle ne peut s'écouler. On la sonde une première fois à quatre heures. Dans la soirée, la malade se plaint encore beaucoup de douleurs à la partie inférieure de l'abdomen; ces douleurs remontent jusqu'au creux épigastrique et s'étendent dans tout le membre inférieur. La malade n'a cependant ni nausées, ni vomissements; elle ne prend qu'un peu de tilleul édulcoré avec du sirop de sucre. Dans le courant de la nuit, elle éprouve une très-forte transpiration, et quand on est obligé de la sonder, elle souffre davantage au niveau du méat urinaire.

Le 11 janvier au matin, la malade n'a pas de fièvre; la figure est un peu plus animée que la veille, mais la peau n'est pas chaude; le pouls est normal. La tumeur est distendue par de la lymphe plastique; elle est globuleuse, très-peu douloureuse à la pression, sans changement de couleur à la surface cutanée. (Bouillon de poulet, infusion de tilleul sucrée, potion calmante.)

Le soir, à quatre heures, l'état de la malade est le même; la miction, toujours difficile, force d'avoir recours au cathétérisme; la physionomie est bonne; pas de fièvre.

Le 12, la malade n'a pas dormi. Elle se plaint de douleurs vives dans les reins et le ventre. Ces souffrances se caractérisent surtout par des coliques très-fortes que lui fait éprouver le besoin d'uriner; elle est prise aussi souvent d'envies de vomir; la bouche est mauvaise, la langue est blanche et chargée.

Les épingles sont enlevées, et la petite plaie faite aux téguments est cicatrisée. La tumeur est complétement remplie de lymphe plastique, elle est encore plus volumineuse que la veille. La peau qui la recouvre est à peine rouge, non douloureuse à la pression. (15 grammes d'huile de ricin.)

A quatre heures, la malade se trouve mieux et elle est plus calme.

Le 13, l'état général est satisfaisant; la physionomie meilleure; la peau n'est pas chaude, le pouls n'est pas accéléré.

Les fils sont enlevés; la plaie est réunie par première intention.

A quatre heures, la malade est inquiète parce qu'elle ne peut pas uriner facilement.

Le 14, amélioration notable; la tumeur devient plus dure, tout en conservant à peu près le même volume; pas de selles depuis hier. Plus de douleurs d'estomac. (Tilleul, poulet.)

Le 15, la malade urine seule; seulement au moment de la miction, le liquide urinaire détermine une douleur cuisante dans tout le trajet de l'urèthre. Dans la région dorsale, au niveau du bandage, qui est imprégné de pus, il s'est formé quelques petits furoncles, qui se sont ouverts et qui ont occasionné des douleurs. (Tilleul, deux potages, poisson.)

Le 16, la nuit a été bonne. Il n'existe plus que quelques douleurs en urinant.

Le 17, la miction est moins douloureuse; la tumeur est moins volumineuse, mais plus dure.

Le 18, quatre heures, céphalalgie violente, face vultueuse, bouche mauvaise, langue pâteuse, ventre ballonné, absence de garde robes.

Le 19, eau de Sedlitz qui amène plusieurs selles.

Le 20, l'état saburral a disparu.

Le 21, la tumeur continue de diminuer de volume.

Le 22, la peau qui recouvre la tumeur est lâche à l'extrémité inférieure. Un peu au-dessus, on sent très-distinctement une coque résistante, comme fibro-cartilagineuse. Lorsqu'on comprime un peu fortement cette coque, la malade manifeste de la douleur; elle est globuleuse et grosse comme deux œufs, et si, toujours en remontant vers le pli de l'aine, on exerce une douce pression, on ne tarde pas à reconnaître en dedans de la première, une seconde coque, beaucoup plus petite, adjacente à l'autre. Le bandage compressif est toujours maintenu.

Le 24, même état.

Le 27, le bandage compressif est défait par la malade.

Le 28, on reconnaît que l'anneau inguinal n'est pas oblitéré.

Le 31, application d'un bandage herniaire qui maintient facilement la hernie réduite.

3 février. — Le bandage, facilement supporté, a maintenu la hernie en place, malgré la toux catarrhale dont la malade a été atteinte ces deux derniers jours. Au-dessous du bandage, on voit que la poche est moins volumineuse qu'avant l'opération. Elle renferme deux noyaux séparés par un collet. Le canal inguinal est à peu près devenu libre.

Le 13, état général satisfaisant, la hernie est toujours contenu par le bandage; la malade peut maintenant se lever et marcher sans que la hernie reparaisse.

La malade sort le 25 février, dans l'état suivant :

Le volume de la tumeur ne présente plus que ces dimensions : de haut en bas, elle a 13 centimètres; elle en a 5 et 8 dans le diamètre transversal; elle renferme dans son intérieur un noyau, comme fibro-cartilagineux, de la grosseur d'une pomme. Ce noyau est limité par un collet au-dessus duquel se trouve un cordon résistant qui se prolonge jusque dans le canal inguinal. Lorsque le bandage est appliqué, la hernie ne reparaît plus, mais si on l'enlève, l'intestin vient former une tumeur au niveau de l'aine.

L'état de la malade est amélioré, car avec son bandage elle pourra se livrer à ses occupations journalières, ce qu'elle ne pouvait faire avant l'opération.

De cette observation nous pouvons tirer les conclusions suivantes :

1° Innocuité des injections iodées dans le sac herniaire ;

2° Formation d'un noyau, dur, cartilagineux, résultat de la transformation de la lymphe plastique ; noyau qui oblitère en grande partie ce même sac herniaire ;

3° Oblitération incomplète de l'anneau inguinal externe et du canal inguinal ;

4° Amélioration, par conséquent, de l'état de la malade, qui pourra reprendre ses pénibles occupations.

Obs. VI. — *Hernie inguinale. — Injection iodée. — Suppuration du sac.* — Au n° 9 de la salle Saint-Côme, est couché le nommé Amette (Ferdinand), âgé de seize ans, exerçant la profession d'orfévre, entré à l'Hôtel-Dieu le 19 janvier 1855.

Il est d'une constitution faible et débile. Le bord libre des paupières est injecté ; les cils sont rares ; il y a par conséquent blépharite.

Il y a six ans, il a eu une ophthalmie assez grave, qui dura quinze jours et dont il a guéri. Il a été affecté d'engorgements ganglionnaires sous-maxillaires, qui n'ont pas suppuré et ont disparu sans laisser aucune trace.

Aucun membre de sa famille n'a été, à sa connaissance du moins, affecté de hernie. Sa mère est morte des suites de sa dernière couche ; son père vit encore.

Sans cause connue, il survint, au niveau de l'aine du côté gauche, une tumeur offrant les dimensions d'une noisette. Quand le malade était couché, cette tumeur disparaissait complétement pour revenir dès qu'il se levait et qu'il marchait un peu.

Elle ne lui faisait alors éprouver qu'une gêne fort peu sensible ; il pouvait courir aussi bien que les autres enfants de son âge, mais alors elle augmentait notablement de volume.

Cette tumeur ne tarda pas à faire des progrès ; elle devint bientôt grosse comme une noix et même comme une petite pomme. Alors, quand il marchait beaucoup, il souffrait et éprouvait des tiraillements dans le côté.

Il y a deux ans, la tumeur est descendue dans les bourses, et depuis qu'elle est dans le scrotum, le malade souffre beaucoup plus, il ne peut marcher longtemps et parfois il est obligé de s'arrêter, alors il éprouve des coliques.

Lorsqu'il est couché, la hernie se réduit.

Jamais il n'a porté de bandage; mais voyant que la tumeur faisait chaque jour des progrès, il s'est décidé à entrer à l'Hôtel-Dieu.

Soumis à notre examen, le 20 janvier, nous avons constaté les phénomènes suivants :

Nous avons d'abord examiné le malade dans le décubitus dorsal, et nous avons remarqué qu'alors la tumeur a complétement disparu ; au-dessus du pli de l'aine du côté gauche, il y a une tumeur ovalaire qui existe au niveau de l'anneau inguinal. Si alors on passe son doigt, au niveau du pli de l'aine, vers la cavité abdominale, on arrive à l'anneau inguinal externe que l'on sent et qui est dilaté.

Le malade s'est levé, a marché quelque temps ; alors nous avons constaté des symptômes bien différents.

Le côté gauche du scrotum présente une tumeur appréciable indolente, sans changement de coloration aux téguments ; elle est allongée, piriforme et uniforme au toucher. Sa partie rétrécie est dirigée vers l'anneau, sa partie renflée, en bas. Elle est adjacente au testicule. Si l'on palpe le scrotum avec soin, on reconnaît à l'extrémité inférieure le testicule. En pressant la tumeur, on éprouve une sensation de gargouillement pendant sa réduction qui est facile. Aussitôt qu'on abandonne la pression la tumeur reparaît.

Interrogé à différentes reprises pour savoir au juste à quelle époque remontait la maladie, Amette nous a constamment répondu qu'il ne s'en était aperçu que depuis six ans. Dans tous les cas, il ne peut expliquer comment elle lui est survenue.

Cette hernie n'est constituée que par l'intestin ; la sensation spéciale qu'on éprouve, le bruit de gargouillement, en sont la preuve certaine.

A mesure que cette tumeur a augmenté, les accidents, se sont aggravés. Il désire vivement être débarrassé de son infirmité.

L'opération est pratiquée le 24 janvier. Avec un bistouri droit, je fais sur le scrotum une incision oblique ayant une étendue de 2 centimètres ; à l'aide de cette incision, le sac, mis à découvert, est soulevé à l'aide d'un ténaculum. L'intestin est alors réduit dans la cavité abdominale, et un aide, en comprimant sur l'anneau inguinal externe, empêche la hernie de se reproduire.

Une petite incision est ensuite pratiquée au sac et un trocart est introduit dans son intérieur. La canule est promenée dans le sac ; une seringue à injection adaptée à la canule permet d'injecter de la teinture d'iode dans son intérieur ; le liquide est aspiré par la seringue, et la plaie des téguments est réunie par première intention à l'aide de la suture entortillée.

A quatre heures, la peau du scrotum présente une teinte œdémateuse ; lorsqu'on exerce une compression, même légère, le malade accuse de la douleur ; le pouls est un peu accéléré. Pas de céphalalgie ; l'appétit est conservé ;

le malade urine bien, mais n'a pas été à la garderobe.

Le 25, le scrotum, dans toute sa portion gauche, est rempli de liquide; la fluctuation est surtout apparente à son extrémité inférieure. Les douleurs sont toujours vives, il n'y a ni tension, ni chaleur; l'opéré urine.

Le 26, l'épingle est ôtée; la petite plaie est en partie réunie, seulement il reste encore un point où la réunion n'est pas complète. La nuit dernière a été bonne, et le matin, les douleurs sont peu intenses.

Le 28, le sac est plein de liquide qui a pris de la consistance et qui remonte jusque dans le canal inguinal en suivant le trajet du cordon spermatique. La plaie n'est pas encore cicatrisée.

6 février. — Une inflammation vive s'empare du scrotum qui devient rouge, tendu, douloureux. Onction avec la pommade au nitrate d'argent.

Le 10, les douleurs ont diminué; du pus en grande quantité s'écoule maintenant par la partie de la plaie qui ne s'était pas cicatrisée.

Le 12, des bourbillons gangréneux de portions de tissu cellulaire mortifié, sortent par la plaie; la suppuration continue et fournit du pus de bonne qualité.

Le 13, suppuration toujours abondante par la plaie; sensibilité à la pression, sur le scrotum gauche; peau amincie et rouge. Cataplasmes.

Le 14, rien de particulier.

Le 17, amélioration.

Le 20, rien de nouveau dans l'état local. Le malade se lève. Même dureté dans le trajet du canal et du cordon des vaisseaux spermatiques. Il est évident que dans toute cette étendue la lymphe déposée dans la tunique vaginale s'est organisée.

4 mars. Il n'y a plus de suppuration ; l'inflammation a disparu.

Le 9, la cicatrisation ne laisse rien à désirer, les téguments sont rétractés, et en promenant le doigt sur le trajet inguinal on sent un cordon qui se prolonge dans l'intérieur du canal ; mais l'oblitération n'est pas complète. La hernie se produit à la partie inférieure du canal inguinal et forme là une tumeur apparente, qui ne descend plus dans le scrotum (c'est un véritable bubonocèle).

Le malade se lève, sort pendant quelques jours, et demande enfin sa sortie, qui lui est accordée.

Avant son départ, un bandage a été appliqué sur l'ouverture herniaire.

CHAPITRE XXII.

DE LA RÉUNION DANS LES EXTIRPATIONS ET ABLATIONS DES TUMEURS.

Le mot *tumeur* (*tumor*) vient de *tumere*, enfler. On donne ce nom à une saillie ou une éminence plus ou moins limitée, de volume variable, située dans les cavités splanchniques, dans l'épaisseur du membre ou à l'extérieur du corps.

On a voulu établir ces classifications relatives à leur nature et à leur structure : c'est ainsi qu'on a reconnu des tumeurs pleines, des tumeurs liquides et gazeuses. Mais cette classification a bientôt été remplacée par d'autres qui n'ont pas plus de valeur et qui ne servent pas davantage à éclairer le thérapeutiste, à diriger l'opérateur. Abernethy est l'auteur d'une classification (1) qu'il regarde comme préférable à toutes les autres, parce qu'il la suppose fondée sur la structure anatomique. Pour lui, toute tumeur consiste dans une saillie circonscrite et limitée, dépendant d'un produit nouveau qui ne fait pas partie de la composition originale du corps.

Je ne veux qu'énumérer ces diverses tumeurs qu'il a classées en *genres* et en *espèces*. Le genre sarcome comprend plusieurs espèces : le sarcome vasculaire commun, l'adipeux, le pancréatique, le kystifère, le mammaire, le tuberculé, le médullaire, le carcinomateux et les kystes osseux et cartilagineux. Mon intention n'est pas de faire une classification qui pourrait être fondée sur les connaissances actuelles en anatomie pathologique ; car notre sujet a rapport à la réunion immédiate et non à la pathologie proprement dite.

Hunter et Abernethy regardent ces tumeurs comme ayant leur origine dans un dépôt de sang à la surface d'un organe ou dans son épaisseur.

« Ce qui (2) d'abord doit naturellement attirer notre » attention, c'est l'état des tumeurs lorsqu'elles commen» cent à se former ; je citerai, par exemple, pour éclairer » cette matière, celles qui sont attachées par un pédicule » aux surfaces membraneuses internes qui leur servent » d'enveloppe. La cause des tumeurs qui sont attachées par » un pédicule a fixé les regards de Hunter, qui a fait la re» marque suivante, sur la formation de l'une d'entre elles » à la surface du péritoine : « Lorsque la cavité de l'abdo-

(1) *Mélanges de chirurgie étrangère*, de 1825, par une société de chirurgiens de Genève.

(2) *Ibid.*, t. II, p. 419.

» men fut ouverte, on vit sur le péritoine une petite portion » de sang rouge récemment coagulé, qui, étant examinée » de près, se montra unie à la surface sur laquelle elle » avait été déposée, par un pédicule d'un demi-pouce de » long, et ce col avait été formé avant que le caillot eût » perdu sa couleur rouge. » Or, si les vaisseaux avaient » pénétré au travers de ce col étroit et avaient organisé le » caillot de sang, comme celui-ci serait devenu une partie » vivante, il aurait pu atteindre une grandeur indéfinie, et » sa nature et ses progrès auraient probablement dépendu » de l'organisation qu'il avait prise. Je possède une tumeur » indubitablement formée de la manière que Hunter a dé- » crite, qui pendait à la face antérieure du péritoine, et où » l'organisation et les actions qui en dépendent ont été si » bien complétées, que le corps de la tumeur est devenu une » masse de graisse, tandis que le col est d'une texture uni- » quement fibreuse et vasculaire. Il ne saurait y avoir de » doute que ces tumeurs se forment partout de la même » manière. La partie coagulable du sang étant ou acciden- » tellement répandue, ou déposée en conséquence d'une » maladie, devient ensuite une partie organisée et vivante, » par l'accroissement en elle des vaisseaux adjacents et des » nerfs. Si la substance déposée n'est attachée que par un » seul fil, tout son appareil vasculaire doit passer au tra- » vers de celui-ci ; mais, dans d'autres cas, les vaisseaux s'y » introduisent irrégulièrement dans différents points de sa » surface. »

Si cette opinion est vraie pour les tumeurs fibreuses, fibro-cartilagineuses, il n'est pas démontré que les choses se passent ainsi pour les diverses variétés de cancer qui tiennent à un état diathésique ou qui sont dues à un état morbide local dont on ne connaît pas bien le mécanisme :

mais toujours est-il qu'il existe alors une modification dans l'innervation et la circulation locale. Les expériences que j'ai faites à ce sujet me paraissent jeter quelque lumière sur le mode de production de ces tumeurs : c'est, je crois, à la désharmonie qui existe alors entre les trois sources de vitalité, circulation artérielle, veineuse et l'influx nerveux, qu'est due l'origine de certains cancers. En agissant sur les artères, les veines et les nerfs, on produit une modification importante dans l'ulcère ou la tumeur cancéreuse.

Lorsqu'en 1830 M. le professeur Serre (de Montpellier) publia son ouvrage sur la *réunion immédiate*, il s'éleva énergiquement contre les tendances à pratiquer l'extirpation des tumeurs avant de s'être sérieusement occupé de leur nature, de leur marche, de leur mode d'apparition et même de leur siége (1).

Maintenant encore on s'occupe peu du résultat d'une extirpation de tumeur et encore moins de savoir si la chirurgie sera compromise par une opération aventureuse qu'il serait souvent plus honorable d'abandonner.

Pour arriver à un résultat satisfaisant dans les ablations de tumeurs, il est nécessaire d'en apprécier la nature, le siége, l'étendue et l'état d'intégrité ou de maladie des tissus qui les entourent ou les avoisinent. Comme la réunion immédiate convient surtout après l'extirpation des tumeurs, il faut avoir décidé quels sont les tissus qui doivent être enlevés et ceux qui doivent être respectés. Je ne dis pas qu'il soit à priori toujours facile de résoudre ces grandes questions, mais le chirurgien doit au moins être sur ses gardes, prêter attention à tout ce qu'il voit et mettre le temps nécessaire à l'examen des tissus.

(1) Page 521.

Lorsqu'on suppose que la réunion immédiate peut être tentée, il faut éviter tout ce qui peut provoquer l'irritation, l'agacement de la plaie pendant l'opération.

Voilà pourquoi les tissus doivent être tendus sur la tumeur pour éviter des reprises du bistouri et des dissections renouvelées, qui augmentent les douleurs ; voilà pourquoi le bistouri doit être promené sur la surface de la plaie sans hésitation ; voilà pourquoi il est si utile de soulever la tumeur, de l'incliner dans différents sens, afin de savoir si elle est lâchement unie ou adhérente aux parties environnantes ; ces inclinaisons permettent de découvrir le siége des vaisseaux et d'en faire la ligature avant de passer outre. Toutefois si les vaisseaux sont petits, je ne partage pas l'opinion des chirurgiens qui veulent qu'on les lie immédiatement : mais il convient alors d'appliquer sur les orifices des vaisseaux les doigts ou de petites éponges. Il ne faut pas agir ainsi lorsque les artères sont grosses, parce qu'on pourrait laisser épuiser le sujet par l'abondance des pertes de sang, et procéder immédiatement à leur ligature avant de les avoir divisées, quand cela est possible.

Quand on pratique l'extirpation d'une tumeur, on doit dépasser ses plus grands diamètres, par une seule incision, de manière à la découvrir largement et à ne se servir que dans les cas exceptionnels des incisions en V, en T et en X, parce qu'il est plus facile d'adapter les lèvres d'une seule incision, de les affronter dans toute leur surface.

Lors même que le chloroforme a été employé, on ne peut pas se dissimuler que de nombreuses incisions et une dissection prolongée laissent le malade sous l'influence du traumatisme et d'un mouvement fébrile que l'on peut prévenir en agaçant le moins possible le système nerveux.

Il est indispensable, pour obtenir la réunion après l'extirpation de la tumeur, de tarir la source du sang et de ne tenter la réunion que lorsqu'on est sûr que le malade est à l'abri de tout suintement sanguin. La plaie doit être réunie exactement aussi bien par le contact de ses lèvres que par le contact des parois entre elles ; s'il existe le moindre espace entre ces parties, il se fera un épanchement séro-sanguinolent et la réunion n'aura pas lieu. Dans les cas où il est impossible d'éviter un intervalle, on doit placer entre les lèvres de la plaie une lame d'amadou, pendant peu de temps, pour absorber les liquides, de manière à permettre le rapprochement des parois et des lèvres de la plaie. C'est à la suture entrecoupée qu'il faut avoir recours pour maintenir les surfaces en contact. Si l'on a été forcé de tailler plusieurs lambeaux par deux doubles incisions (incisions cruciales), on les introduira, adossées, dans l'intérieur de la plaie ; la compression suffit pour les maintenir, et il n'est pas nécessaire d'employer la suture. C'est ainsi que je me suis conduit, à différentes reprises, à la suite des trépanations. Le résultat a été complet et les lambeaux se sont agglutinés parfaitement avec la surface des os devenus saignants par le trépan.

Mais dès qu'il est impossible de pratiquer la réunion immédiate ou de réparer la perte de substance par autoplastie, il est de toute nécessité de laisser la plaie suppurer et de modérer le travail inflammatoire.

Les tumeurs mobiles, sans adhérences avec la peau, et les lipomes ou tumeurs hypertrophiques graisseuses ou fibro-plastiques, seront enlevées par l'opération *par embrochement*. L'enveloppe de la tumeur ayant été largement incisée, celle-ci sort par la plaie, pour ainsi dire, sans dissection ; la réunion immédiate s'obtient toujours à moins de circonstances particulières : quelques points de suture entrecoupée suffisent, ainsi qu'une douce compression exercée sur la surface de la poche.

J'ai fait beaucoup de ces opérations et avec un grand succès : j'embrasse la tumeur par sa partie libre avec une main, et je la soulève de manière que j'aperçoive sa base dessinée, ou tout au moins de manière à la reconnaître; c'est alors que j'enfonce un long bistouri, à lame étroite, vers la base, de manière à traverser la peau en deux endroits. Une fois la tumeur fendue dans toute son épaisseur, elle fait saillie entre les lèvres de la plaie; elle est saisie avec des pinces à dents, et quelques fibres et filaments cellulaires qui la retiennent encore sont divisés avec des ciseaux; on laisse les téguments s'affaisser sur eux-mêmes, on les coud en trois ou quatre points, et une compression douce maintient le tout pendant deux ou trois jours. En enlevant l'appareil, on trouve la réunion complète aussi bien entre les lèvres de la plaie qu'entre les parois de la poche.

On sait que l'on a discuté beaucoup et que l'on discute encore pour savoir si la guérison par suppuration est préférable à la réunion immédiate, à la suite de l'extirpation des tumeurs cancéreuses. On est loin d'être d'accord là-dessus; car, les uns pensent que la suppuration élimine ce qu'il peut y avoir de délétère dans les tissus environnants, et il en est d'autres, au contraire, qui croient que la guérison est plus certaine et plus assurée lorsqu'il ne s'établit ni travail inflammatoire ni suppuration.

L'expérience prouve que cette question est loin d'être résolue, et il est certain que nous avons été à même d'observer la récidive dans des cas où la réunion immédiate avait été obtenue; mais il est prouvé, par des faits, que la récidive a eu lieu après la suppuration, et que, d'un autre côté, on a vu des guérisons parfaites après une suppuration plus ou moins prolongée de la surface de la plaie. Nous verrons qu'il faut s'en rapporter à la nécessité et agir en conséquence.

Toujours est-il que lorsqu'on peut réunir, il faut le faire, parce qu'on s'expose moins à des accidents primitifs et consécutifs que lorsque la surface vulnérée est abandonnée au travail inflammatoire.

Si l'on ne peut tailler un lambeau, si le décollement de la peau ne peut faire prêter les téguments, si enfin la réunion par la suture ne peut être pratiquée, on se décidera à laisser la plaie suppurer.

CHAPITRE XXIII.

DE LA RÉUNION DES BOURSES MUQUEUSES ANTÉ-ROTULIENNES, POST-OLÉCRANIENNES, ETC.

Les bourses muqueuses ou séreuses sont sujettes aux blessures, aux divisions, et, par suite, très-exposées à des inflammations et à des phlegmasies qui donnent naissance à des phlegmons diffus. C'est par la réunion immédiate, et en réunissant complétement et promptement les lèvres de la plaie par un ou plusieurs points de suture appliqués sur la peau, et en relâchant les téguments par l'extension du membre, qu'on prévient des résultats aussi fâcheux.

Quelquefois l'inflammation, à la suite d'une contusion d'une capsule séreuse, ou d'une piqûre, s'empare de la poche et détermine un abcès qu'on doit ouvrir largement; et l'on procède alors à la réunion immédiate après l'évacuation du pus. Plusieurs fois j'ai réussi à l'obtenir.

On sait que les capsules deviennent hydropiques, qu'elles se remplissent d'un liquide citrin (hygroma), qu'on a voulu combattre par une incision longue et qui intéresse le plus grand diamètre de la tumeur; on ne réunit pas après cette opération et on laisse la séreuse suppurer. C'est par bourgeonnement qu'on a voulu obtenir la guérison. C'est, en effet, par la suppuration et par des bourgeons charnus disséminés sur la surface séreuse, qu'on a obtenu la guérison de l'hydropisie. Par ce procédé on expose la vie des malades, et, quand ils guérissent, c'est par adhérence de la peau à la rotule, à l'olécrâne et en conservant des douleurs pendant la marche. Ces personnes sont d'ailleurs exposées aux déchirures partielles de la cicatrice.

Si quelqu'un s'avisait de pratiquer une incision pour faire sortir le liquide, comme cela se voit encore, il serait raisonnable de rapprocher les lèvres de l'incision et les parois de la poche les unes des autres, et de faire un point de suture sur les téguments, sans traverser le sac; on obtiendrait, sans doute, le même résultat que pour les divisions accidentelles de la même capsule. En 1861, j'ai vu un malade auquel on avait pratiqué l'incision en excitant la suppuration et le bourgeonnement de la synoviale, et qui a exigé un temps infini avant d'arriver au terme de sa guérison, en conservant des adhérences et des tiraillements douloureux dans la cicatrice.

Maintenant que l'on possède le moyen de faire disparaître l'hydropisie des bourses séreuses, au moyen d'un liquide qui agit par endosmose à l'intérieur de la poche, ou de la teinture iodée qui agit directement sur la membrane hydropique, on ne se prêtera plus à ces opérations qui offrent du danger. Ne sait-on pas que des compresses trempées dans de l'eau de chaux, contenant du sel ammoniac, lorsque la peau n'est pas trop épaisse et qu'elles sont appliquées à sa surface, finissent par les faire disparaître ?

Il est rare qu'une ou plusieurs ponctions suivies d'injection iodée dans la bourse séreuse ne la fassent disparaître par l'accumulation d'un liquide plastique qui en procure l'oblitération.

CHAPITRE XXIV.

LOUPES DU CUIR CHEVELU. — RÉUNION IMMÉDIATE APRÈS L'EXTIRPATION. — CAUTÉRISATION AVEC LE CAUSTIQUE DE VIENNE SANS SUPPURATION.

Le méliceris et l'athérome, qui constituent les loupes du cuir chevelu, ont vivement préoccupé l'esprit des praticiens, à toutes les époques, sous le point de vue thérapeutique.

L'obscurité pendant longtemps a régné sur la nature de ces tumeurs : ce n'est toutefois que depuis quelques années qu'on a établi la véritable origine des loupes, et qu'on a compris le mécanisme de leur formation.

Les loupes sont des sacs naturels formés par la peau, et communiquant à l'extérieur par un orifice qui peut se fermer par la matière sébacée ou s'oblitérer par une cicatrice.

Les loupes sont très-communes ; il est rare de les rencontrer solitaires, presque toujours on en trouve plusieurs sur le même sujet : j'en ai vu jusqu'à douze et quinze.

Elles présentent un point noir sur leur surface, et c'est presque toujours au centre, ou bien une cicatrice, lorsque l'orifice cutané s'est oblitéré. Ces tumeurs peuvent se guérir lorsque la matière est pressée et expulsée de la poche par l'orifice dont il a été question ; elles peuvent s'enflammer, s'ulcérer et donner lieu à des perforations qui se font de l'intérieur à l'extérieur et donnent issue à de la matière sébacée et à du pus qui répandent une odeur fétide et infecte. Il peut arriver que l'ulcération, en cheminant de l'intérieur à l'extérieur, rencontre une artère qui subit la même altération : c'est ce que j'ai eu l'occasion d'observer sur une personne qui vint se faire soigner à l'hôpital Saint-Louis pour une hémorrhagie.

Le traitement des loupes a singulièrement varié, et nous devons avouer que la multiplicité des remèdes, que le grand nombre de méthodes et de procédés opératoires inventés, ont été jusqu'à cette dernière époque dus au hasard et n'ont été dirigés par aucune idée thérapeutique et physiologique.

Il n'y a pas de tumeur qui ait autant excité l'invention médicamenteuse que les loupes. C'est ainsi que, sans connaître la cause de la maladie et sa nature, on a conseillé les émollients, les suppuratifs, les fondants, les résolutifs, les atténuants mécaniques, la ligature; le cautère actuel pointu ou rond, le cautère potentiel ou chimique; l'incision et l'arrachement du kyste, la soustraction de la tumeur avec les ciseaux ou le bistouri, l'extirpation par des incisions cruciales, la dissection des lambeaux, l'enlèvement du kyste, et enfin la réunion des lèvres de la plaie par des bandelettes agglutinatives ; l'incision simple, la dissection de la tumeur, le rapprochement des lèvres de la plaie et leur réunion. C'est ce dernier procédé qui a été adopté comme le plus simple ; il faut avouer cependant qu'il est douloureux précisément à cause de la dissection qui est longue, surtout lorsqu'il existe des adhérences, et expose à des inflammations et à l'érysipèle.

Cette incision et la dissection de la tumeur exposent bien plus le malade à des accidents que le procédé que j'emploie depuis longues années, et qui dans mes mains n'a jamais donné lieu à l'érysipèle.

Voici le procédé que je mets en usage : il consiste à soulever la tumeur, à l'embrocher de la base vers la superficie et à la diviser, pour ainsi dire, d'un seul coup, en deux lambeaux ; ceux-ci permettent de saisir les couches concentriques qui revêtent l'intérieur du follicule, qui offrent une certaine résistance et qui se laissent facilement détacher avec les pinces. Les parois du kyste sont rouges, vasculaires et fournissent un suintement sanguin faible ; c'est alors qu'on met en contact les lèvres de la plaie et les parois du kyste. Il suffit d'appliquer un linge troué enduit de cérat, et de comprimer doucement cette surface, avec une compresse trempée dans l'eau froide ; la réunion s'obtient en vingt-quatre heures, par de la lymphe qui se dépose dans la poche et entre les bords de la solution de continuité. Cette opération rapide, sans excitation, ne m'a jamais permis d'observer l'érysipèle.

Malgré les succès que j'ai obtenus par l'opération par embrochement, il n'en est pas moins vrai que le bistouri expose plus que la cautérisation à l'érysipèle, surtout lorsqu'il est épidémique.

Dans des circonstances particulières, dans les saisons débilitantes où l'on voit régner diverses maladies qui ont le même point de départ, la même influence, le bistouri expose certainement à la contagion et à l'infection par suite de l'action d'une cause, à nous inconnue, sur la surface de la plaie.

Ne voyons-nous pas continuellement apparaître des érysipèles, des diphthérites, qui sont l'origine de gangrènes étendues? Que de fois n'avons-nous pas vu des plaques albuminoïdes se montrer à la surface de boutons urineux, ou sur les côtés d'une incision non réunie, sous l'influence de variations atmosphériques?

Puisque l'opération avec le bistouri peut être suivie d'érysipèle après les ablations ou les extirpations des loupes, il est d'une grande importance de savoir si par la cautérisation on peut éviter ces graves complications.

C'est une grande question qui demande un examen sérieux, et je crois, d'après l'expérience que j'ai acquise, que des cautérisations préviennent tout accident local et général. Les faits que j'ai en ma possession et qui ont rapport à l'extirpation, à l'ablation et à l'application des caustiques, me permettent, d'une manière générale, de conclure en faveur de la cautérisation, et cela d'autant mieux que la cautérisation dont je vais parler ne laisse jamais de plaie après son emploi. C'est pour ainsi dire une *réunion immédiate prolongée*. Quelques mots à ce sujet ne seront pas sans nécessité pour démontrer la vérité de ce que j'avance.

Il faut d'abord mettre de côté le fer rouge qui, au cuir chevelu, est très-douloureux et répugne aux malades. D'ailleurs la cautérisation *inhérente* avec le cautère actuel est toujours suivie de suppuration et de douleurs.

Je passe sous silence tous les caustiques, excepté l'acide nitreux et le caustique de Vienne dont je vais parler.

En 1806, Ténon, membre de l'Académie des sciences,

publia un mémoire sur l'application de l'acide nitreux au traitement de certaines tumeurs enkystées, et il démontra, dans ce travail curieux et intéressant, que l'on pouvait obtenir la cure radicale des loupes de la tête par la cautérisation.

Pour la première fois, il vit mettre la cautérisation en pratique par le nommé Desnoues, sur la duchesse de Villequier, pour une tumeur située à la paupière supérieure.

L'opération fut faite devant Ténon. La malade fut placée en face d'une croisée éclairée ; sa tête fut fixée, et la tumeur saisie entre deux doigts de la main gauche ; une paille trempée dans l'acide nitreux fut tournée sur le centre de la tumeur jusqu'à ce que la peau et le follicule fussent percés. Il sortit par l'ouverture un fluide séreux, et une seconde paille, trempée de nouveau dans l'acide, fut promenée dans l'intérieur de la poche : la malade guérit après l'application de ce caustique.

Ténon rapporte quatre observations dans lesquelles il dit qu'il a suffi de toucher l'intérieur du sac une fois pour obtenir la guérison, lorsque le kyste était séreux, et qu'au contraire il a fallu y revenir plusieurs fois, lorsqu'il s'agissait d'une loupe athéromateuse. Quand le kyste contenait un liquide épais, il l'attaquait avec une plume d'oie ou une paille de seigle trempée dans l'acide nitreux, afin d'obtenir une ouverture plus large.

Il fit une première opération sur un kyste séreux situé sur la trachée, lequel avait le volume d'un petit œuf de poule. Cette fois, il se servit d'acide nitreux affaibli, qu'il promena dans l'intérieur du kyste : après en avoir évacué un liquide séreux, le kyste se pelotonna, il survint de la suppuration ; des cataplasmes furent appliqués, et la pression exercée sur la tumeur fit sortir tout ce qui en avait été détruit.

Dans la seconde observation, il se servit d'une paille de seigle, plus résistante et plus grosse. C'est sur un religieux âgé de trentre-quatre ans, qu'il pratiqua, en 1774, cette opération, pour un kyste situé à la racine des cheveux, au devant du front, et qui contenait une matière ressemblant à de la bouillie.

Il survint de l'inflammation, de la suppuration; il sortit des poils par l'ouverture, et enfin le malade guérit.

Dans la troisième observation, on mentionne un homme âgé de soixante-dix ans, qui portait plusieurs loupes. L'une, grosse comme un œuf de pigeon, fut attaquée avec un chalumeau de paille trempé dans l'acide nitreux. Une matière blanchâtre sortit difficilement, et la tumeur devint douloureuse, s'enflamma, rougit et l'on dut recourir à la saignée, aux purgatifs, aux délayants et aux cataplasmes.

La quatrième observation mentionne un kyste séreux, développé sur la paupière supérieure d'une dame âgée de vingt-deux ans. Ténon l'opéra de la même manière, et elle guérit par la suppuration et l'inflammation du sac.

Ainsi que nous venons de le voir, la cautérisation par l'acide nitreux, à l'intérieur et à l'extérieur de la poche, a déterminé, chez tous les malades, de l'inflammation, de la suppuration et l'exfoliation du kyste. L'intensité des symptômes a été loin d'être la même, puisque nous la voyons, chez un malade, acquérir le caractère phlegmoneux, qui a nécessité l'application des émollients, l'administration des purgatifs, et l'emploi d'une saignée. Ce n'est donc que par seconde intention que la guérison a eu lieu, c'est-à-dire par l'exfoliation du kyste, le bourgeonnement et une cicatrice qui n'a pas été *très-considérable*, suivant Ténon.

Mes observations viennent confirmer les recherches de Ténon.

A Paris, divers mémoires ont été publiés sur le traitement des loupes. M. Legrand a fait paraître un travail (1) dans lequel il s'efforce de démontrer les avantages de la cautérisation sur les autres opérations à l'aide desquelles on propose d'enlever ou de détruire les loupes. Il y a bien longtemps que j'avais fait connaître, dans ma clinique, l'utilité de la cautérisation en général et sa supériorité sur les opérations sanglantes. M. Legrand dit qu'après avoir coupé les cheveux, il traça, partant d'un point de la base de la tumeur pour parvenir au point opposé, deux lignes qui se croisaient à angle droit sur le sommet de la tumeur; il dessina, à l'aide du caustique, les incisions cruciales que certains chirurgiens pratiquent pour l'extirpation de ces tumeurs. « J'avais fait choix, dit-il à propos d'une obser-
» vation qu'il rapporte, d'une solution aussi concentrée
» que possible de potasse caustique, et je me servis, pour
» l'appliquer, d'un petit pinceau en bois. Cette cautérisation,
» qu'on peut appeler *transcurrente* ou *linéaire*, fut renou-
» velée le lendemain et encore le jour suivant, car je m'a-
» perçus qu'il ne fallait pas mettre, surtout au début du trai-
» tement, un trop long intervalle entre les cautérisations. »

Ce procédé ressemble singulièrement au précédent et paraît en avoir les inconvénients.

La cautérisation exécutée avec le caustique de Vienne a des avantages incontestables sur tous les procédés de cautérisation. La destruction de la loupe avec cet agent caustique est prompte, rapide, et ne cause que des douleurs passagères et de courte durée. Aucune suppuration ne s'établit, et lorsque la chute de l'eschare a lieu, la cicatrisation est complète.

(1) *De l'ablation curative des loupes, lipomes et tumeurs analogues, sans opération sanglante*, 2e édition. Paris, 1857.

On n'a pas à regretter, par conséquent, de semblables effets à ceux qui se montrent après les cautérisations avec l'acide nitreux et la dissolution de la potasse. Dans l'action du caustique de Vienne, tout est instantané, on n'a pas besoin de recommencer l'application du caustique; cinq ou six minutes suffisent pour désorganiser l'athérome ou le méliceris.

Le caustique de Vienne est porté avec une spatule que l'on promène sur les points de la tumeur que l'on veut détruire, et au bout de six minutes on enlève le caustique qui formait une mince couche à la surface tégumentaire ; on lave la partie avec de l'eau vinaigrée, de manière à former un acétate qui décompose le caustique; on essuie ensuite et l'on abandonne la tumeur en l'exposant à l'air.

La peau change de couleur : d'un blanc terne d'abord, elle devient bleue ensuite, et enfin noire comme de l'ébène; la surface des téguments se plisse, se dessèche; les matières contenues dans l'intérieur du sac durcissent, la tumeur s'affaisse, devient dure comme du parchemin et complétement noire; il s'établit au bout d'un certain temps une ligne de séparation entre le vif et le mort, et les tissus tombent en conservant une dureté pareille à celle du parchemin desséché; à sa chute on trouve la cicatrice formée : elle a lieu le vingt-cinquième, le trentième, le quarantième, le cinquantième jour et même au bout d'un temps plus long, sans suppuration et sans ulcération.

Tout ce qui a été frappé de mort par le caustique, tombe en une seule masse, sous forme d'une moitié de coquille d'œuf, avec une surface externe inégalement bosselée et une surface interne irrégulièrement concave.

Je mentionnerai seulement une observation, ne voulant

pas en rapporter un grand nombre parce qu'elles deviendraient inutiles, attendu qu'on ne ferait connaître que des effets entièrement semblables déterminés par le caustique de Vienne.

Mon intention n'est pas non plus de multipler les observations d'extirpation *par embrochement* des loupes, le résultat étant, dans tous les cas, à peu près le même, puisque la réunion a en effet lieu par première intention. Sur tous les malades il y a uniformité dans l'action du bistouri et dans le rapprochement des parois et des lèvres de la plaie, et le pansement consiste dans une simple compression exercée sur la surface de la plaie au moyen de l'amadou.

L'observation que je mets sous les yeux du lecteur a rapport à l'extirpation par embrochement et à la cautérisation par le caustique de Vienne.

OBS. I. *Loupes du cuir chevelu. — Extirpation par embrochement. — Cautérisation par le caustique de Vienne.* — Le nommé Prunier, âgé de soixante-quatorze ans, balayeur, est entré à l'Hôtel-Dieu, le 5 août 1863. D'une bonne et forte constitution, cet homme s'est aperçu, il y a quarante ans, qu'il portait les tumeurs dont il a été question.

Ni son père ni sa mère n'ont été atteints de la maladie pour laquelle il est entré à l'Hôtel-Dieu, ses trois sœurs ont été atteintes également de loupes du cuir chevelu.

Il ne se rappelle pas avoir reçu de coups et être tombé sur la tête. Sa mémoire ne lui fournit aucune cause appréciable. C'est du côté gauche et du côté droit que ces tumeurs se sont développées. Elles étaient insensibles et il n'y éprouvait de douleurs que lorsqu'elles étaient pressées par un chapeau ou une casquette.

Il y avait absence de cheveux sur les loupes et la base en était large.

Les loupes droites offraient un peu moins de volume que la gauche; celle-ci avait eu le volume d'un pois dans le principe, et avait acquis celui d'un œuf lorsque le malade est entré à l'Hôtel-Dieu.

Cet homme désirant être opéré et débarrassé de ses kystes, fut préparé et je procédai à la cautérisation de deux loupes au moyen du caustique de Vienne.

J'embrassai leur base avec des capsules hémorrhoïdaires qui donnèrent toute sécurité, en préservant les parties environnantes de l'action du caustique; une couche de pâte de Vienne recouvrit alors la surface de toute la tumeur et je l'y laissai séjourner de quatre à cinq minutes.

Le malade ressentit une cuisson et un peu de souffrance. Au bout de ce temps, avec la spatule, j'enlevai la couche caustique et je lavai avec de l'eau vinaigrée la surface de la tumeur. Au bout de quelques secondes la tumeur devint d'un blanc grisâtre, bleue et enfin noire.

Sans désemparer, j'enlevai la troisième loupe qui était située à la partie postérieure du cuir chevelu, par le procédé que j'ai désigné sous le nom d'*embrochement*.

J'ai pris, de la main droite, un bistouri à lame longue et étroite, et j'ai traversé la tumeur à sa base, de part en part, la lame de l'instrument étant dirigée vers la superficie.

J'achevai la section complète de la poche d'un seul coup. Avec des pinces à disséquer j'enlevai des couches internes concentriques au kyste : elles furent décollées sans difficulté : elles tenaient seulement par quelques filaments; il s'écoula à peine quelques gouttes de sang. Un morceau d'agaric fut appliqué sur la plaie et maintenu au moyen d'une compresse longuette.

Le lendemain à la visite, nous trouvâmes le malade sans fièvre et sans malaise. En examinant la plaie, on vit que la peau, qui, avant l'opération, recouvrait la loupe, était considérablement revenue sur elle-même et que les deux lèvres de l'incision étaient déjà agglutinées et réunies au moyen de la lymphe plastique.

Le pansement de la veille fut renouvelé ; au bout de trois à quatre jours, à la place de la loupe, on ne trouvait plus qu'une cicatrice linéaire, ayant environ une longueur de 3 centimètres et demi à 4 centimètres.

Quant aux deux loupes cautérisées avec la pâte de Vienne, elles avaient pris une teinte noire ; elles avaient subi un retrait et leur surface présentait une consistance dure.

Notre malade sortit de l'hôpital avant la chute des eschares.

J'ai revu le nommé Prunier le 5 octobre 1863, et voici quel était l'état local, six semaines après l'opération.

Sur la partie latérale gauche du cuir chevelu, on trouve les restes d'une tumeur noire, inégale, dure et offrant le volume d'une moitié d'œuf de poule ; elle représente assez fidèlement aux yeux l'aspect d'une truffe.

Les bords de l'eschare sont amincis, un peu renversés vers l'intérieur du kyste. Il existe une petite portion détachée du bord de l'eschare, laquelle fait prévoir sa chute.

Nous devons ajouter que la tumeur a diminué au moins de moitié depuis l'application du caustique, quoiqu'il n'y ait pas eu de suppuration.

Quant à la tumeur qui se trouvait derrière l'oreille droite et qui présentait le volume d'un œuf de pigeon, elle a diminué et a une forme sphérique ; l'eschare n'est pas encore tombée, de sorte qu'elle présente, comme la première, une coloration noire.

La tumeur qui a été opérée par *embrochement* offre l'aspect qu'elle présentait trois ou quatre jours après l'opération : à la place de l'énorme tumeur qui se trouvait à la partie postérieure du cuir chevelu, on ne voit plus aujourd'hui qu'une cicatrice longitudinale à peine apparente.

A peu près à la même époque, deux malades furent opérés par le caustique de Vienne.

Le nommé Rousseau, âgé de quarante-cinq ans, menuisier, entra à l'Hôtel-Dieu le 20 juillet et en sortit le 28.

Il portait quatre loupes au cuir chevelu, offrant des volumes différents suivant leur âge ; la première, qui avait le volume d'un petit œuf de poule, datait de neuf ans. Le caustique de Vienne servit à les détruire : il ne survint aucun mouvement fébrile.

Le malade sortit de l'hôpital huit jours après la cautérisation et se livra à ses occupations habituelles.

Tout se passa chez ce malade comme chez le précédent, c'est-à-dire que la tumeur devint dure, noire et se plissa. Les bords se découpèrent et se resserrèrent. Il n'y eut pas de suppuration.

Il y a peu de temps que j'ai cautérisé douze loupes avec le caustique de Vienne. Elles avaient mis beaucoup de temps à se développer et offraient un volume assez considérable. L'application de ce caustique fut suivi de cuisson et de peu de souffrance. Elles devinrent noires, dures, se séparèrent des parties vivantes et elles tombèrent en totalité.

CHAPITRE XXV.

DE LA RÉUNION IMMÉDIATE DES LÉSIONS DU VOILE DU PALAIS ET DU PALAIS.

Le voile du palais et le palais sont le siége de vices de conformation de deux espèces qui offrent des caractères de gravité différents suivant qu'ils appartiennent à des origines diverses. On les divise en vices de conformation congénitaux et accidentels. Les premiers, ou natifs, ont été regardés pendant longtemps comme un arrêt de développement, mais MM. Cruveilhier et Velpeau en ont jugé autrement et ont cru trouver la cause de ces difformités dans un état morbide. L'opinion de ces deux professeurs a fait une certaine sensation, et il a été admis que cette manière de voir paraissait fondée, puisqu'ils n'avaient trouvé à aucun âge de la vie intra-utérine aucun point de développement dans l'apparition du voile du palais, des lèvres, etc.

Blumenbach, le premier, a admis l'arrêt de développement pour expliquer ces vices de conformation; il avait établi que la lèvre se développait par trois points : un médian et deux latéraux.

Ce n'est cependant que depuis les beaux travaux de M. Coste, de l'Institut, que la théorie de Blumenbach a été définitivement reconnue. M. Coste a prouvé qu'à seize, vingt et trente jours, de la vie intra-utérine, la lèvre supérieure et la mâchoire étaient formées de trois bourgeons : un médian et deux latéraux; et ainsi le grand principe de l'arrêt de développement est demeuré invariable pour expliquer les vices de conformation congénitaux.

Là où le développement est rapide, on rencontre des additions organiques, des oblitérations par membrane, par fusion; tandis que là où l'abondance du liquide plastique est moins grande, on est exposé à voir des vices de conformation par arrêt de développement.

Ainsi à la lèvre supérieure, au voile du palais et au palais;

Au rectum, au côlon, à l'anus, on trouve fréquemment des oblitérations et bien rarement des divisions par arrêt de développement.

On ne compte qu'une fistule de la paroi inférieure de la vessie comme appartenant à un arrêt de développement embryonnaire, tandis que les vices de conformation accidentels sont très-communs à la suite de causes mécaniques.

Les divisions du palais et du voile du palais peuvent être accidentelles, et, presque toujours alors, elles appartiennent à un état diathésique, comme la syphilis, la scrofule et les dartres.

Les lèvres, le voile du palais, le palais même, sont des organes complexes regardés, avec raison, comme possédant les conditions voulues pour que la réunion immédiate se fasse.

A priori, il était facile de le comprendre en réfléchissant à l'abondance du tissu cellulaire qui entre dans leur structure, à la richesse des vaisseaux qui arrosent tous ces tissus, et au grand nombre de nerfs qui les animent en leur accordant la sensibilité et la vitalité nerveuse nécessaires. Nous n'avons pas à prouver cette vérité, qui est depuis longtemps démontrée par les travaux anciens et modernes.

Dans un recueil publié par le docteur Robert, régent de la Faculté de médecine, il est dit qu'un dentiste nommé

Lemonier réunit les deux bords de la fente du voile du palais par des points de suture et qu'il les rafraîchit ensuite avec un instrument tranchant : il survint de la suppuration, et le malade guérit; c'est évidemment par bourgeonnement que la réunion eut lieu. En 1817, Graefe pratiqua la staphylorrhaphie sans succès ; M. Roux, en 1819, fit la même opération, mais avec un succès complet. On sait que, depuis, cette opération a été pratiquée bien souvent et avec des résultats variés.

Toujours est-il qu'elle consiste dans le ravivement des bords de la division et dans leur maintien en contact par la suture entrecoupée.

Cette opération ne réussit pas toujours, et l'on sait que les réunions des lèvres de la division sont souvent incomplètes et partielles. On ne peut pas attribuer ces insuccès au ramollissement des tissus, puisqu'on est appelé en général, pour la première fois, à exécuter sur le voile du palais une opération, les tissus étant dans un état parfait d'intégrité. Il faut donc les rechercher dans d'autres causes, et, suivant nous, on retrouve les causes de l'insuccès ou bien dans la constitution du sujet, ce qui est rare, ou presque toujours dans la manière dont les fils sont passés, dans leur nombre, dans le degré de constriction exercée par le chirurgien, dans la faible quantité de lymphe déposée entre les lèvres, et enfin dans les tiraillements exercés, surtout par l'action musculaire, sur les tissus ravivés. C'est là, suivant nous, la cause puissante de cet accident qui se développe après l'opération.

L'examen attentif de ce qui se passe après ces opérations m'a mis à même de regarder l'action musculaire incessante comme la cause la plus fréquente de l'insuccès, par suite des déchirures qu'elle produit dans les tissus lorsque les fils, au bout d'un certain temps, leur ont fait perdre de leur consistance.

Si, comme toujours cela m'a paru évident, les tiraillements exercés sur les lèvres de la plaie sont une cause commune de l'insuccès partiel ou général, je n'ai pas hésité à sectionner les piliers antérieur et postérieur du voile du palais, c'est-à-dire que j'ai divisé les muscles glosso-staphylins, pharyngo-staphylins, muscles constricteurs et abaisseurs du voile du palais, et un peu les fibres du muscle péristaphylin interne et non le péristaphylin externe (1), afin de les paralyser jusqu'à cicatrisation complète de la plaie. Si j'ai si souvent réussi dans cette opération, cela m'a paru évidemment dû aux soins que j'ai apportés au ravivement et à la section des muscles susnommés.

Ces incisions ont pour but surtout de relâcher les lèvres ravivées et mises en un contact exact, afin qu'elles restent immobiles pendant le travail d'agglutination.

Il s'agit donc, dans cette circonstance, de faire cesser l'action musculaire. Voilà pourquoi je rends toujours inhabiles à se contracter les muscles qui agitent et portent à droite et à gauche le voile du palais.

Pour obtenir ce résultat, une érigne est implantée sur les piliers du voile du palais du côté droit, afin de tendre le voile du palais, et un long bistouri boutonné les divise complétement, dans toute leur épaisseur, de bas en haut, et ils sont ensuite détachés de la même manière du côté opposé.

Dans cette double incision latérale, les muscles glosso-

(1) Le muscle péristaphylin externe n'est pas aussi facile à sectionner que le prétend M. Langenbeck, et quand on croit l'avoir divisé il est souvent intact.

staphylins et pharyngo-staphylins étant divisés, le voile du palais s'abaisse et s'affaisse.

Les lèvres de la plaie ne s'éloignent pas et demeurent en contact. Ce rapprochement est une condition très-favorable à la réunion immédiate, et la réunion se fait de haut en bas, sans suppuration et par agglutination directe.

Il n'y a jamais de réunion isolée dans ces divisions des piliers du voile du palais.

Depuis que je pratique ces sections, je n'ai jamais vu qu'une fois un hiatus sur un des points de la suture. On sait qu'il n'est pas rare de voir une ou plusieurs ouvertures persister dans la longueur du voile du palais, ronde ou longue, dans la staphylorrhaphie simple.

Depuis 1830, je n'ai pas cessé de pratiquer cette opération en immobilisant en grande partie le voile du palais, et cette manœuvre constitue la staphyloplastie, à laquelle j'ai toujours eu recours dans la simple division du palais.

Il n'est pas rare de voir le palais et le voile du palais offrir le même vice de conformation, en même temps la même fente, qui se continue pour les deux organes.

On sait que presque toujours ces vices de conformation sont congénitaux et souvent accidentels, et dépendent de la scrofule ou de la syphilis.

Ces perforations et ces fentes peuvent être guéries par la réunion immédiate ou par la réunion par bourgeonnement et la cautérisation.

Il est à peu près toujours impossible de guérir les pertes de substance du palais par la suture seule, par la cautérisation, parce que, dans le premier cas, les bords de la solution de continuité ne peuvent être rapprochés, et parce que, dans le second, la force végétative est trop peu grande pour que des bourgeons comblent l'espace en se rapprochant et en se fusionnant. En un mot, la cautérisation avec le caustique ou le feu est insuffisante pour produire un liquide plastique assez abondant pour fermer l'ouverture. Mais si le résultat est impossible pour le palais, il n'en est pas de même du voile du palais, comme j'en ai rapporté un exemple en parlant des plaies d'armes à feu : « Un homme de quarante-cinq ans vint à la Maison de santé pour y être traité d'une perforation qui occupait la partie moyenne du voile du palais. On aurait pu y introduire deux tuyaux de plume. Je le cautérisai une vingtaine de fois avec la pierre infernale, et chaque jour on voyait des changements étonnants. Peu à peu elle s'est rétrécie, a perdu sa forme arrondie; une de ses lèvres a fini par passer derrière l'autre et par effacer entièrement cette perforation (1). »

M. le professeur Jules Cloquet a eu l'occasion, par la cautérisation, d'obtenir la cicatrisation de fentes du voile du palais par un bourgeonnement provoqué de haut en bas, et la réunion dans ce sens des deux lèvres de la division.

C'est donc à l'autoplastie par la méthode indienne qu'on peut recourir pour réparer la perte de substance, et principalement à la méthode française.

Souvent les procédés tirés de la méthode indienne ont été suivis d'une gangrène partielle ou totale du lambeau, à cause sans doute de la torsion du pédicule, et ce n'est que par les procédés empruntés à la méthode française qu'on a obtenu des résultats satisfaisants.

C'est à cette dernière méthode qu'il faut avoir recours pour fermer les perforations et les fentes.

La palatoplastie, ou uranoplastie, consiste dans la con-

(1) *Plaies d'armes à feu*, par M. Jobert (de Lamballe), 1833, p. 406.

fection d'un lambeau ou le déplacement de la muqueuse et des tissus sous-jacents pour en recouvrir la perte de substance, et pour maintenir en contact les surfaces saignantes par la suture entrecoupée.

On répare les perforations accidentelles et congénitales par le décollement des parties molles du palais, par un lambeau avec un pédicule, et enfin par des portions de chairs prises aux dépens du palais, en leur faisant éprouver des déviations. C'est par la méthode française qu'on opère le plus ordinairement et qu'on répare les difformités.

Dans ces derniers temps, on a pratiqué l'uranoplastie sur de jeunes sujets; c'est, en effet, à cette période de la vie que l'on réussit le mieux.

M. Langenbeck a eu recours à la méthode française pour fermer les ouvertures accidentelles ou congénitales du palais. On a dans cette région tous les éléments doués de propriétés vitales favorables à la réunion immédiate : il y a là des artères en abondance, des veines, des nerfs et une épaisseur de tissus assez considérable pour mettre facilement en contact les lèvres saignantes de la plaie.

Le procédé d'uranoplastie n'est autre chose qu'une extension de la méthode française appliquée au palais.

Tous les procédés destinés à fermer l'ouverture du palais avec un lambeau emprunté à la méthode indienne ou à la méthode française réclament le ravivement, la dissection du lambeau ou le décollement de celui-ci, et la suture.

Dans l'uranoplastie, on ravive les bords de la fente du palais de bas en haut, et de la partie la plus déclive vers la partie antérieure. Si l'opération est faite pour toute l'étendue du voile du palais et du palais, la bouche étant largement ouverte, on saisit la luette avec des pinces à dents ou de Museux, et l'on enfonce un couteau au-dessus d'elle, qui est promené d'arrière en avant, sur la muqueuse du palais, jusqu'à l'os.

Dans un second temps, M. Langenbeck fait la section des muscles élévateurs du voile du palais avec un ténotome falciforme.

Les incisions latérales sont faites à la voûte du palais, et elles sont pratiquées en dedans des rangées dentaires, en ayant soin de ne pas intéresser les artères qui nourrissent les parties molles de cette région.

Enfin on s'occupe du décollement de la membrane de revêtement du palais et des tissus sous-jacents, afin de lui donner une plus grande épaisseur; c'est alors que la rugine est appuyée contre l'os, de manière à en détacher le périoste, et, à l'aide de mouvements légers de leviers, on opère définitivement le décollement de la muqueuse et des parties molles qui lui sont sous-jacentes. S'il s'écoule peu de sang, il n'y a pas lieu en général de s'en occuper; mais si l'écoulement prend le caractère hémorrhagique, une petite injection froide et une pression modérée suffisent pour l'arrêter.

Pour pouvoir rapprocher les lèvres de la plaie et effacer l'ouverture accidentelle du palais, il convient d'exercer des mouvements d'allée et de venue, de dehors en dedans, sur les deux lambeaux, de manière à les rapprocher lentement au contact.

Si les sections latérales fournissaient beaucoup de sang, on exercerait une légère pression sur les points d'où ce liquide s'écoule, et l'on injecterait de l'eau très-froide. Ce ne serait qu'après la cessation de tout écoulement de sang que l'on entreprendrait la suture.

La suture entrecoupée est ensuite pratiquée à des distances convenables et de manière que le contact des surfaces saignantes soit complet. Je propose d'employer la suture serpentine, qui pourrait sans nœud maintenir les lèvres de la plaie parfaitement en contact.

Après l'opération, il est important que le malade ne parle pas, n'avale pas la salive, qu'il n'exerce aucun mouvement de déglutition; mais il doit conserver dans la bouche, sans agiter la langue, les lèvres et les joues, de l'eau très-froide en petite quantité.

Ce n'est que le huitième et le dixième jour que les fils doivent être enlevés.

Un liquide se dépose, aussitôt l'opération terminée, entre les os et les parties molles. On a prétendu que le périoste le fournissait seul et qu'il ne pouvait pas venir d'une autre source, parce qu'il n'existe pas de vaisseaux sanguins entre ces diverses parties et les os.

L'anatomie est entièrement contraire à cette opinion, puisqu'il est formellement prouvé que des vaisseaux parviennent aux os du palais, et même en assez grand nombre.

Jamais le périoste ne peut instantanément sécréter un liquide pareil. C'est évidemment le même produit que celui qui est versé à la surface et entre les lèvres de toutes les plaies.

D'ailleurs, l'ossification que M. Langenbeck a remarquée n'a rien d'extraordinaire, et, toutes les fois qu'on a agi fortement avec une rugine à la surface d'un os, le liquide plastique qui l'avoisine peut prendre ces caractères anatomiques sans que le périoste y soit pour rien.

Rien n'a pu démontrer l'existence de ce liquide, que le périoste ne produit jamais instantanément que sous une influence inflammatoire.

C'est, par conséquent, à tort qu'on en a appelé à la sécrétion du périoste pour le bien de la cause de l'agglutination des parties, qui n'en a nul besoin, car la lymphe ici est déposée en grande quantité, par suite de la vitalité reconnue des parties molles superposées.

Quand la perforation est petite, il suffit de tailler un lambeau un peu plus grand que l'ouverture et de le hisser du côté opposé que l'on a préalablement ravivé en dédolant, ou bien encore après avoir ravivé et rendu saignants les bords de l'ouverture et taillé un lambeau de chaque côté, limité par deux incisions parallèles, lequel est détaché ensuite par décollement avec le bistouri, une spatule et la rugine; il suffit d'attirer les tissus décollés pour les fixer avec des points de suture entrecoupée ou la suture serpentine. C'est ce que j'ai fait sur un homme qui portait une perforation syphilitique au palais : le résultat répondit à mon attente, et la guérison fut complète.

L'uranoplastie a fourni des résultats importants à M. Langenbeck, puisqu'il a obtenu trois réunions sur cinq opérations de perforation; les sujets avaient de treize à vingt-cinq ans. Il est certain qu'à cette époque de la vie l'opération est plus facile que chez les personnes plus âgées, chez lesquelles le décollement des parties molles est plus difficile.

L'uranoplastie, quoique occasionnant un trouble local et fonctionnel, n'est pas accompagnée de contractions et d'excitations comme au voile du palais, où la fibre contractile existe à un haut degré, et l'on ne rencontre par conséquent pas au palais cette cause qui gêne ou empêche la réunion, et, d'un autre côté, les tissus offrent une épaisseur telle, que la réunion peut se faire et se maintenir sans trop exposer les opérés à des accidents locaux et généraux.

CHAPITRE XXVI.

NÉCROSE. — DE LA RÉUNION DANS LES OPÉRATIONS SOUS-OSSEUSES.

Je donne ce nom à des opérations qui ont pour but de découvrir l'os mort en faisant une perte de substance à l'os nouveau qui sert d'enveloppe à l'os nécrosé.

A l'Académie des sciences, on a beaucoup parlé, dans la nécrose, des opérations sous-périostiques pour enlever le séquestre : jamais une semblable disposition n'a existé, et c'est là une formidable erreur, car le nouvel os est toujours placé entre le périoste et l'os ancien.

Quand on pratique l'extraction d'un séquestre, au tibia, je suppose, on ne fait pas d'opération sous-périostique, comme on l'a prétendu, mais on met à nu le nouvel os pour pouvoir lui faire subir une perte de substance, afin de retirer par morceaux ou en totalité l'os mort qui s'est creusé une profonde gouttière dans le nouvel os. Il ne suffit donc pas d'un coup de bistouri, comme on le prétendait, pour retirer l'os nécrosé, car il s'arrête au nouvel os et ne peut pas parvenir à l'os mort sans l'application du trépan. C'est donc la scie circulaire et non le bistouri qui fait une gouttière par laquelle on retire le séquestre.

Quelques mots éclairciront, je l'espère du moins, ces opérations, mal à propos désignées sous le nom de sous-*périostiques*, qui, au contraire, se pratiquent dans l'épaisseur de l'os nouveau pour atteindre l'os ancien.

Comme je l'ai dit plus haut, je désignerai ces opérations sous le nom de *sous-osseuses*.

Autrefois, quand il s'agissait de nécroses étendues, on conseillait l'amputation du membre, ou bien encore on enlevait les tissus indurés, les trajets fistuleux, les chairs qui suppuraient, et l'on mettait à découvert une surface étendue qui était le siége d'une violente inflammation et qui occasionnait un traumatisme grave en exposant la vie du malade.

En 1836, j'ai démontré les avantages de la réunion et de la conservation des lambeaux et des chairs. Depuis ce moment, j'ai pratiqué un grand nombre de ces opérations sous-osseuses, en taillant deux lambeaux à l'aide d'une incision qui comprenait les fistules, et qui, au bas de la jambe et en haut, se terminaient par deux incisions secondaires, lesquelles permettaient une dissection facile dans toute l'étendue de la plaie, et ensuite l'application du trépan. La résection du nouvel os pratiquée, le séquestre retiré, je réunis les deux lambeaux; je recouvre la surface avec un linge enduit de cérat, et le pansement est terminé avec de la charpie trempée dans de l'eau froide. Les lambeaux se collent sur toutes les surfaces où la réunion immédiate est possible, et les points où le trépan a été appliqué s'enflamment, suppurent, se dégorgent, et le traumatisme est modéré. Après le dégorgement arrive la formation de bourgeons et l'expulsion sous forme de disques de l'os nécrosé; la végétation comble les espaces, et les malades se trouvent guéris avec une perte de substance plus ou moins considérable. La cicatrice est souvent linéaire, et, dans tous les cas, elle est assez épaisse pour conserver de la solidité et pour ne pas se déchirer pendant les efforts.

Ainsi, lorsque les couronnes sont régulièrement appliquées, que le séquestre a été enlevé, que la plaie n'est pas trop profonde et que du sang n'est pas versé en abondance à sa surface, on doit tenter la réunion immédiate par la simple compression, au moyen d'un linge troué enduit de cérat et de compresses trempées dans de l'eau froide, en les renouvelant souvent et en mettant le membre sur un plan horizontal, sans application de bandage.

Je terminerai ce qui a rapport à ces opérations par deux observations qui donnent une analyse du procédé opératoire, et qui indiquent les changements qui surviennent dans l'os nouveau et dans la portion d'os qui n'a pas été attaquée par la mortification.

Obs. I. — *Nécrose du tibia. — Extraction du séquestre par mon procédé sous-osseux. — Réunion.* — Le nommé Chérin (Robert), âgé de dix-neuf ans, serrurier, robuste, bien constitué, entra à l'hôpital Saint-Louis le 26 avril 1836.

Après avoir fait une marche forcée et s'être exposé à l'humidité, il éprouva des douleurs au-devant de la jambe gauche; une tumeur se développa, d'abord petite; elle s'étendit, se ramollit, forma un abcès qui fut ouvert à l'hôpital d'Orléans. Pendant son séjour dans cet établissement, les parties molles environnantes prirent de la consistance, de la dureté, s'engorgèrent; plusieurs ulcérations se déclarèrent sur la peau, et il s'établit, à la région antérieure de la jambe, des fissures par lesquelles sortait un liquide grisâtre et mal lié. Les quatre mois pendant lesquels ce malade y demeura ne déterminèrent aucune amélioration. Il se décida alors à faire le voyage de Paris et entra à l'hôpital Saint-Louis.

A son entrée, les parties molles étaient durcies, gonflées dans le tiers inférieur de la jambe, à dater d'un demi-pouce au-dessus des malléoles, et étaient le siége d'ouvertures fongueuses, à bords durs, à travers lesquelles on pénétrait dans le tibia. Tous ces trajets fistuleux étaient isolés et aboutissaient au séquestre commun, qui, percuté, offrait une résonnance non contestée : on sentait l'os comme s'il avait fui devant l'instrument.

Dès lors il ne nous fut pas permis de douter de l'existence d'un séquestre enveloppé dans un os nouveau.

Pour éviter une suppuration pour ainsi dire interminable, et pour extraire un corps étranger qui était la cause d'inflammations répétées et qui menaçait continuellement le malade de phlegmon diffus, je lui proposai l'opération, qui devait, en retirant la cause matérielle, source de ces accidents, anéantir les effets qu'elle entretenait par sa persistance.

Le 9 mai, je fis une incision qui comprenait les ouvertures fistuleuses, qui s'étendait au-dessus et au-dessous de l'engorgement des parties molles, et qui se terminait en bas et en haut par deux incisions presque horizontales, de manière à pouvoir renverser les deux lambeaux en dedans et en dehors, comme les deux battants d'une fenêtre que l'on ouvre. Quatre couronnes de trépan furent ensuite successivement appliquées, et l'on put retirer un séquestre d'environ 2 pouces et deux petits fragments osseux isolés. Les lambeaux de la plaie furent réappliqués sur sa surface, et le tout fut recouvert de compresses et de charpie trempée dans l'eau froide. Pendant la nuit qui suivit l'opération, il s'écoula du sang qui s'arrêta de lui-même.

Le 11 mai, le malade a été un peu agité pendant la nuit; la plaie n'offrit rien de particulier; aussi quelques aliments furent-ils prescrits.

Le 12, l'état général était satisfaisant : le pouls était régulier, et le malade avait passé une bonne nuit; toute la plaie était recouverte de sang coagulé et de fausses membranes.

Le 14, la plaie se nettoie ; les caillots de sang ont presque entièrement disparu ; les fausses membranes sont devenues rougeâtres, vasculaires ; la suppuration est devenue abondante.

Le 18, la plaie s'est complétement nettoyée : on reconnaît l'endroit où le trépan a tracé sa voie ; on aperçoit des bourgeons au fond de la plaie et d'autres plus saillants qui naissent de la circonférence.

Le 21, les bourgeons superficiels et profonds commencent à se diriger les uns vers les autres ; les derniers ont plus de vascularité.

Le 26, je retirai des portions d'os nécrosés qui recouvraient des bourgeons au contour intérieur de l'ouverture du trépan, lesquels furent bientôt protégés par une cicatrice mince.

Le 10 juillet, le malade marchait, s'appuyait sur sa jambe sans claudication ; ce membre ne différait en rien par sa solidité et par sa longueur de celui du côté opposé.

J'ai eu l'occasion de voir ce malade le 20 août ; quoique ayant marché et travaillé beaucoup, il n'a éprouvé ni douleurs ni déchirure de la cicatrice.

Obs. II. — *Nécrose du tibia. — Extirpation du séquestre. — Opération sous-osseuse. — Réunion.* — La nommée Silly (Louise), âgée de seize ans, sans profession, peu développée, lymphatique, entra à l'hôpital Saint-Louis le 8 avril 1835. Vaccinée dans sa première enfance, elle fut atteinte à l'âge de six ans d'une fièvre intermittente ; à neuf ans, de la rougeole, dont les suites furent longues.

Dix-neuf mois avant son entrée dans cet établissement s'était développé, à la face antérieure du tibia gauche, un abcès qui nécessita une ponction qui se transforma en fistule ; semblable trajet se déclara vers la partie inférieure de la jambe. Par ces ouvertures sortirent de petits fragments d'os nécrosés; trois fistules n'en persistèrent pas moins, deux très-rapprochées et occupant la partie moyenne de la jambe, et la troisième la région inférieure. L'exploration à l'aide d'un stylet nous fit reconnaître l'existence d'un séquestre invaginé. La suppuration était abondante, ténue, et fatiguait la jeune fille, qui n'offrait à cette époque aucune trace de lésion intérieure. Je crus l'indication favorable pour la débarrasser de cette suppuration abondante.

La malade fut préparée, et je procédai à l'opération : une incision longitudinale fut pratiquée sur la partie moyenne de la face antérieure du tibia; elle comprenait les deux fistules supérieures et se terminait, en haut et en bas, par une double incision oblique. L'incision ressemblait assez exactement à deux Y accolés par leur base.

C'est alors que la dissection des lambeaux fut faite, que les couronnes de trépan furent appliquées et que le séquestre fut extrait. Les lambeaux furent renversés sur la plaie et une ligature comprit les lèvres de l'angle inférieur; le pansement fut fait avec de la charpie trempée dans de l'eau froide.

Tout marcha assez régulièrement jusqu'au 8 octobre, époque à laquelle la malade éprouva les symptômes d'une surdité qui disparut et revint plusieurs fois. Le 14 du même mois, les portions d'os que le trépan avait entamées tombèrent et des bourgeons les remplacèrent; mais, comme la perte de substance avait été faite à l'aide d'une couronne fort large, les bourgeons vasculaires ne purent parvenir d'un côté à l'autre; ils suppurèrent là où ils étaient, ils devinrent osseux, les bords de l'os s'affaissèrent, et les bourgeons qui naissaient de la membrane médullaire se couvrirent au fond de la plaie d'une cicatrice blanche et non osseuse. Cette malade, après sa guérison, conserva quelques ganglions engorgés à l'aine du côté droit.

La portion d'os nécrosé n'était pas formée par le cylindre entier, mais bien par la partie antérieure du tibia.

Lorsque tout indiquait chez elle sa prochaine sortie de l'hôpital, elle fut prise d'une toux opiniâtre, d'exaspérations nocturnes, de fièvre hectique, et, le 19 février 1836, elle succomba après plusieurs attaques d'hémoptysie.

A l'autopsie, nous trouvâmes la poitrine rétrécie, les poumons adhérents aux côtes et de nombreux tubercules disséminés dans les poumons, ainsi que dans les ganglions bronchiques.

La peau de la jambe opérée offre plusieurs cicatrices blanches formées de plis rayonnants qui convergent vers la principale cicatrice, qui commence à 2 pouces au-dessus de la tubérosité du tibia, et c'est entre 5 et 6 pouces qu'elle finit. A la partie moyenne du tibia, on aperçoit une excavation dont le grand diamètre est vertical et le petit transversal, recouverte par une cicatrice mince, adhérente à l'os.

La cicatrice étant enlevée, je trouvai que l'excavation, dont la profondeur est d'environ 1 pouce et la longueur de 4, était en partie remplie par une substance d'un blanc grisâtre, assez molle, vasculaire, et formée sans aucun doute par la membrane médullaire, qui ne participait en rien à l'ossification. Ses bords étaient arrondis, déprimés et recouverts par un périoste vasculaire et fortement adhérent qui cesse dans la peau mince dont nous venons de parler.

La coupe verticale du tibia nous fit voir que le canal médullaire se continuait à un demi-pouce au-dessus et au-dessous de cette excavation ; mais, dans le reste de son étendue, il avait disparu et s'était oblitéré.

Le trajet de la scie nous démontra que le développement de bourgeons avait été la cause de son oblitération, et nous prouva que l'os avait pris un accroissement de volume considérable dans sa paroi postérieure, comme si la nature avait voulu, par cette structure hypertrophique, réparer la perte de substance faite à la paroi antérieure du tibia. Tout le contour de l'os, du reste, qui répondait à la perte de substance avait augmenté de volume : aussi les porosités vasculaires étaient-elles nombreuses et assez larges.

En examinant le tissu compacte, qui était fort épais, nous avons pu distinguer plusieurs couches semblables aux couches concentriques du tronc d'un arbre.

CHAPITRE XXVII.

RHINOPLASTIE PÉRIOSTIQUE ET OSSEUSE. — OSTÉOPLASTIE PÉRIOSTIQUE ET OSSEUSE (OLLIER).

Les physiologistes et les chirurgiens se sont fait une opinion si extraordinaire de la puissance du périoste qu'ils ont fini par s'égarer dans les applications inusitées et assez nombreuses qu'ils ont voulu en faire.

Dans les fractures, dans les délabrements des membres, nous obtenons de beaux résultats qu'il sera important et indispensable d'indiquer, et nous verrons le rôle que joue alors le périoste dans ces lésions.

M. Ollier, qui a fait des transplantations du périoste et qui lui a accordé des usages variés en thérapeutique, a prétendu pouvoir redonner au nez sa forme par l'ossification du périoste, disséqué avec un lambeau du front, avec les portions d'os recouvertes de cette membrane.

Jusqu'à présent, on avait réparé, restauré, refait des nez, lorsque les cartilages et lorsque le squelette avaient été conservés, en partie ou en totalité, en empruntant des lambeaux aux joues, au front, aux lèvres, etc., et ils ont été convenablement conformés par une dissection attentive et la confection heureuse de lambeaux de chair. L'expérience a démontré l'importance de cette dernière restauration, tirée des méthodes indienne, française, etc.; mais on a voulu réparer cet organe, dans les cas où la chose est à peu près impossible, en fournissant des lambeaux revêtus de périoste et en se servant des restes des os en leur faisant éprouver un déplacement dans un sens ou dans un autre pour lui donner la meilleure forme possible, lorsque les cartilages, les os et la cavité nasale avaient été détruits.

Pour restaurer cet organe, lorsqu'il a conservé de ses cartilages, ses os, on peut réussir sans de grandes difficultés; mais lorsque la charpente osseuse, les cartilages sont détruits, lorsqu'il existe une affection diathésique syphilitique ou scrofuleuse, et qu'il n'existe plus que quelques pointes osseuses, quelques débris insignifiants de cartilages, il me semble qu'on doit guérir l'affection constitutionnelle et s'occuper peu de redresser une difformité incurable.

Les chirurgiens qui ont passé outre et qui, malgré toutes ces difficultés, ne se sont pas abstenus de pratiquer une opération sérieuse, ont eu des résultats insignifiants.

J'ai vu des dessins, j'ai lu des observations, et ces réparations m'ont singulièrement dégoûté. Il faut s'attendre à un résultat négatif ou à une difformité en tout semblable aux désordres qui existent par le fait de la maladie constitutionnelle et locale.

Pour pratiquer une opération autoplastique, on doit espérer du premier coup une réunion par première intention, ou tout au moins une faible suppuration des parties qui doit être bientôt suivie de bourgeons charnus et de réunion secondaire. Et, s'il doit en être autrement, il faut abandonner l'idée d'une pareille opération, qui ne peut qu'exposer le malade et compromettre la chirurgie.

Comme j'ai traité dans un autre ouvrage de l'autoplastie en général et en particulier, je ne reviendrai pas sur ces grandes questions autoplastiques qui prêtent si bien à l'étude physiologique, par leur résultat, en étudiant la marche que suivent les lambeaux dans leur développement relatif à la sensibilité et à la circulation.

Disons que, lorsqu'on fait de l'autoplastie, il faut avoir la croyance que la réunion sera obtenue, simple ou compliquée, chaque fois que le lambeau sera appliqué sur une surface saignante ou bourgeonnante.

L'opinion que je viens d'émettre n'est pas celle de tout le monde, car on a proposé de faire de l'autoplastie dans les cas où il existait un état diathésique qui avait détruit pour toujours les formes de l'organe et même les tissus qui entrent dans sa composition. A quoi peut servir une pareille opération, si ce n'est à laisser l'organe avec les mêmes difformités, c'est-à-dire une surface aplatie, irrégulière, couverte de cicatrices, etc., mille fois plus difforme qu'une prothèse nasale artificielle?

M. Ollier (de Lyon) a décrit, sous le nom d'ostéoplastie périostique et osseuse, la restauration d'un nez qu'il a exécutée d'après ses idées.

Il conseille de prendre les lambeaux périostiques surtout à la région frontale et aussi aux maxillaires supérieurs.

Quant aux lambeaux osseux, les os propres du nez et les apophyses montantes des maxillaires peuvent seuls les fournir ; dans certains cas aussi, la cloison des fosses nasales.

Toujours on devra employer l'orifice du nez à réparer pour former le lobule du nez nouveau. Après l'incision des parties molles, un trait de scie transversalement dirigé permettra de détacher la portion osseuse adhérente aux parties molles, *qui ne se nécrosera jamais si l'on sait en prévenir l'inflammation.*

Cette arcade pourra servir aussi de point d'appui aux lambeaux périostiques que l'on appliquera ensuite sur l'intervalle qui sépare le nouveau lobule de la racine du nez.

Si, au lieu d'un seul lambeau osseux, on était obligé d'en employer deux latéraux, une partie de la cloison, détachée de haut en bas et renversée en avant à la rencontre de ces deux lambeaux, leur servirait de point d'appui et préviendrait leur affaissement.

On ne doit jamais songer à réparer la sous-cloison qu'après la solidité bien établie de l'ouverture du nez.

Cette méthode peut servir, suivant M. Ollier, à restaurer les pertes de substance et les déviations ou affaissements du nez.

Tous les procédés employés seront bons, à la condition que les lambeaux soient doublés de périoste. De plus, on devra, autant qu'on le pourra, doubler le lambeau cutanéo-périostique d'un lambeau cutané. La surface périostique n'étant plus alors exposée à l'air, le résultat sera plus certain et meilleur.

Ces restaurations ne doivent être faites que chez des enfants et des adolescents. On ne devra faire aucune tentative dans les cas où l'on redouterait la récidive d'un cancer, ou l'influence encore active de la syphilis ou de la scrofule.

A l'appui de l'avantage que peut offrir cette méthode, M. Ollier rapporte, à la fin de son mémoire, l'observation d'un garçon de vingt ans qui avait eu le nez détruit par une affection scrofuleuse.

Lorsque l'opération fut pratiquée, la pointe du nez se trouvait à 12 millimètres en arrière d'une ligne tirée entre la bosse frontale et le bord libre de la lèvre supérieure. L'ouverture des narines regardait directement en avant et un peu en haut. Les os propres du nez étaient dirigés en bas et en arrière; la sous-cloison persistait, mais réduite à une languette de peau.

M. Ollier tailla un lambeau triangulaire dont le sommet répondait à 4 centimètres, au-dessus des sourcils, sur la ligne médiane. Les bords latéraux passaient à 6 millimètres en dedans du grand angle de l'œil, et arrivaient jusqu'au niveau de l'attache de l'aile du nez, de chaque côté.

Dans la portion frontale, le périoste fut enlevé et laissé adhérent au lambeau, tandis que, au niveau des os du nez et des apophyses montantes du maxillaire, le périoste fut laissé adhérent aux os.

Ceci fait, on reconnut que l'os propre du nez du côté gauche était détruit en majeure partie et incapable de procurer un lambeau osseux.

L'os du côté droit fut détaché en même temps qu'une partie de l'apophyse montante avec laquelle il était fusionné. La séparation fut obtenue à l'aide d'un petit ciseau. Le lambeau osseux n'adhérait plus aux restes de l'os que par un lambeau périostique.

Il fut infléchi, en bas et en avant, vers la ligne médiane

et fixé, à l'aide d'un fil métallique très-fin, à la partie droite de la base du lambeau triangulaire cutané.

Ce lambeau triangulaire fut plissé dans le sens vertical à l'aide d'une épingle traversant le pli vers la partie moyenne et retenue par deux chevilles de diachylon. De cette façon, on obtint et la saillie du nez et l'application réciproque des deux moitiés verticales de la partie périostique.

Les téguments au pourtour de la plaie furent décollés pour permettre leur glissement et réunis en bas aux bords du lambeau par quinze points de suture métallique, et au-dessus, d'un côté à l'autre, à l'aide de cinq points de suture.

Une longue épingle, traversant les joues sans traverser le lambeau, permit, à l'aide de chevilles de liége, de rapprocher les joues et d'empêcher le tiraillement des lèvres de la plaie.

Les narines furent tenues dilatées à l'aide de petites spirales de fil de fer étamé.

L'opération fut pratiquée le 17 juillet. La grosse épingle fut retirée le 22, les points de suture le 26.

Le bord droit n'était pas aussi bien réuni que le gauche.

Il n'y eut d'autre accident que de l'œdème des paupières et deux petits abcès de l'angle interne des yeux.

Le 28 septembre, quarante-deux jours après l'opération, le lambeau osseux était définitivement greffé. Le nez faisait une saillie de 14 millimètres; mais il était un peu dévié à droite et un peu affaissé. A la partie moyenne, on sentait une résistance due à la présence d'un tissu en voie de s'ossifier.

Les figures de cette restauration ont été présentées à l'Académie des sciences; j'avoue qu'elles ne m'ont pas séduit, car le nez me paraît aussi difforme que lorsque le malade n'avait subi aucune opération. Je n'ai rien trouvé dans ces figures qui pût avoir le moindrement le nom de réparation. En lisant l'observation de M. Ollier, je n'y ai pas vu non plus les traces d'ossification.

Il faut d'autres opérations que celle-ci pour prouver la nécessité d'une semblable prothèse et pour la faire accepter dans des circonstances exceptionnelles.

Le malade de M. Ollier est-il guéri de son état diathésique, et en quelle situation se trouvent les fosses nasales? On se demande encore si la suppuration qui existait lors de l'opération est tarie.

CHAPITRE XXVIII.

DE LA RÉUNION IMMÉDIATE DANS LA TRÉPANATION.

La résection osseuse que l'on pratique aux os du crâne, aux os longs et aux os larges, avec une scie circulaire, porte le nom de l'instrument qui la pratique.

Il ne s'agira ici que de la réunion immédiate dans cette opération, et non des indications et des contre-indications de cette opération.

Du temps de Pott et de Quesnay, on pratiquait l'opération du trépan pour les lésions les plus légères, sans se préoccuper des accidents qui pouvaient en résulter et sans émettre une opinion relative aux moyens de les combattre. Il a été question, il est vrai, du pansement; mais, en ce qui concerne la réunion, on n'en a pas dit un mot, et cependant il est évident que les anatomistes et les pathologistes doivent admettre qu'on ne peut pas découvrir les membranes du cerveau et celui-ci sans inconvénients, quoiqu'on n'ait pas paru attacher la moindre importance à mettre ces organes à nu. On ne comprend pas qu'on ait abandonné l'ouverture à elle-même et qu'on n'ait pas pensé à soustraire le viscère revêtu de ses membranes à l'abri du contact de l'air et de ses effets.

Si l'on a abusé du trépan à cette époque, on est tombé plus tard dans une autre erreur en repoussant le trépan à peu près dans toutes les lésions crâniennes.

Il est des circonstances cependant où l'on ne peut se dispenser d'y avoir recours. C'est ainsi que les fractures avec déplacements d'esquilles ou de fragments, que les plaies pénétrantes de la tête avec corps étranger, qu'un épanchement purulent circonscrit qui donne lieu à la compression du cerveau, à la paralysie limitée d'un côté du corps, peuvent nécessiter l'application du trépan.

Je ne veux pas examiner ici ce point curieux de pathologie, qui laisse tant à désirer sous le rapport du diagnostic, et cela parce que les fonctions des renflements nerveux se trouvent encore dans une profonde obscurité. Et voilà pourquoi il existe une confusion remarquable dans la symptomatologie des lésions des renflements nerveux. On a, en effet, souvent varié pour savoir si le cerveau était comprimé seulement ou s'il avait subi une altération. C'est, en effet, une circonstance grave qui permet de croire à un épanchement et à une altération en même temps du cerveau.

La compression par un liquide permet d'attendre que le liquide s'absorbe et l'application plus tardive du trépan, tandis que, si l'on admet l'existence d'une altération du cerveau coïncidant avec l'épanchement, on sera peu porté à pratiquer une opération sérieuse qui doit provoquer une récidive d'inflammation et même la mort.

Dans aucun cas, nous ne la regardons comme inoffensive, et nous sommes bien éloigné de ces auteurs qui l'ont conseillée jusqu'à l'abus.

L'expérience a démontré que les plus graves blessures de la tête, avec enlèvement d'une partie des os du crâne lorsque les membranes du cerveau étaient conservées, n'avaient souvent aucune suite dangereuse. C'est que la dure-mère, membrane fibreuse, protége puissamment le cerveau en le mettant à l'abri, ainsi que la membrane séreuse, du contact excitant de l'air atmosphérique.

Ces blessures heureuses auraient dû faire réfléchir les chirurgiens et les engager à faire leur profit de ce qu'ils avaient vu pour l'utiliser en faveur de la réunion immédiate.

Cette opération peut être héroïque lorsqu'on retire un corps étranger et qu'on lève la compression ou l'irritation qui se produit par sa présence lorsqu'il est irrégulier, ou enfin lorsqu'on donne issue à un liquide purulent qui comprime le cerveau.

C'est à dessein que j'ai indiqué le liquide purulent, car je n'admets pas que le sang puisse demeurer longtemps liquide, car il se coagule, au contraire, en très-peu de temps sous forme de nappe ou de caillot, et il n'y a pas de trépan à appliquer; dans ce cas, la nature fera mieux que le chirurgien; ce n'est que dans des circonstances d'une gravité telle, que le sang se trouve en quantité considérable de caillot et de sang liquide. Mais alors le désordre est tel que l'opération est inutile et dangereuse. En abandonnant l'épanchement aux efforts de la nature, on pourra espérer, et jamais par la trépanation, qui met un foyer de sang à découvert, accompagné, toujours ou à peu près, d'une lésion profonde du cerveau. Je n'ai jamais vu une opération de trépan, appliqué dans des circonstances pareilles, être suivie de quelque bon effet; au contraire, l'ébranlement communiqué à la tête, les douleurs que l'opération occasionne, amènent un résultat rapide et fâcheux.

Toutefois, quand les symptômes de compression ne se modifient pas dans un sens favorable, on doit recourir au trépan, et, lorsque le corps étranger est découvert, on doit le retirer immédiatement; mais on doit s'abstenir si aucun signe ne dénote son domicile.

Il est des médecins qui conseillent de pratiquer le plus tôt possible le trépan lorsqu'on est décidé à y avoir recours, parce qu'ils prétendent que plus on s'éloigne de l'accident, plus les membranes et le cerveau sont susceptibles d'inflammation.

M. le professeur Serres, membre de l'Institut, a remarqué sur les animaux que l'opération était d'autant moins grave et d'autant plus suivie de succès que la trépanation a été plus rapprochée de l'accident.

M. Serre (de Montpellier) était partisan de l'opération faite après l'accident, et, pour le résultat, il comparait l'opération du trépan à l'opération de la hernie. Ces opérations ne me paraissent nullement comparables, car dans l'une il y a étranglement et constriction, et dans l'autre il n'y a que compression sur un point de la surface du cerveau, soit par un fragment osseux, soit par un liquide, le sang, le pus, ou par les côtés d'un corps étranger, d'une balle par exemple.

En ce qui concerne les opérations du trépan pratiquées sur le crâne, j'ai trois fois réussi à guérir les malades par l'évacuation du pus accumulé entre la dure-mère et les os :

1° dans un cas de fracture; 2° en détruisant un trajet fistuleux qui traversait l'épaisseur des parois du crâne; et enfin 3° en extrayant un corps étranger, une balle qui avait pénétré au-devant du front; ce dernier était affecté d'attaques d'épilepsie : c'était un soldat blessé en Crimée. Les deux autres portaient des foyers de pus circonscrits, ouverts à l'extérieur du crâne par des fistules. Dans tous ces cas, les lésions étaient limitées.

Mais lorsque la lésion était diffuse dans le crâne et qu'il existait un affaiblissement général, les malades ont succombé quelques jours après l'opération, et ma conviction est que le trépan a, par le contact de l'air sur les membranes, eu des effets fâcheux.

Puisqu'il est démontré que le contact de l'air a une influence très-grande sur les membranes du cerveau, il me semble qu'il faut prévenir son contact en bouchant l'ouverture accidentelle.

On a conseillé de fermer l'ouverture avec la portion d'os retirée avec le trépan. C'est en Allemagne qu'on a recommandé cette pratique.

Immédiatement après la trépanation, on avait pensé aussi à prendre sur un animal une portion des os du crâne pour la placer dans l'ouverture pratiquée sur l'homme; il paraît que ce mode opératoire est imité de l'extraction d'une dent replacée dans son alvéole après son avulsion.

Faut-il donc, une fois l'ouverture pratiquée au crâne, lorsqu'on a donné issue au liquide ou extrait le corps étranger, la boucher avec une portion d'os reséqué?

Jusqu'à présent, on a vu des portions d'os, des esquilles, conserver la vie lorsqu'elles tenaient encore par le périoste ou des membranes vasculaires; mais je ne crois pas qu'il soit possible d'espérer la réunion d'une portion d'os séparée complétement des parties environnantes et entièrement isolée de toutes parts, et d'en obtenir la fusion avec l'os dont elle a été retirée.

Sans m'élever tout à fait contre la réunion d'une portion d'os replacée dans le même endroit et sans repousser ce fait d'une dent extraite et qui a repris racine dans le même lieu, je n'en persiste pas moins à penser qu'on ne peut compter sur une réussite que d'une manière fortuite et qu'en admettant des portions membraneuses adhérentes à l'os.

On ne peut, suivant moi, fermer cette ouverture ou l'oblitérer qu'en utilisant la peau.

A Montpellier, dans une thèse de concours que M. Maunoir soutint en 1812, il parla de la réunion après l'opération du trépan. Chez l'homme comme chez l'animal que l'on a trépané, le meilleur bouchon de l'ouverture du crâne est la peau, « qu'il importe tant de ménager. » Il veut même qu'on ne s'inquiète pas de l'épanchement de sang qui pourrait se faire au fond de la plaie, car il pense que bientôt il serait résorbé. Il est même d'avis qu'on se serve du même bouchon dans les cas où du pus s'est écoulé après l'opération.

Je ne peux accepter la manière de voir de M. Maunoir (de Genève), et je crois que, dans le cas où du sang ou du pus s'accumuleraient au fond de l'espèce de puits qui représente la perte de substance, la réunion ne pourrait être obtenue, et l'on serait alors dans l'obligation de faire une ouverture pour évacuer le liquide.

D'ailleurs, personne n'a fait l'application de l'idée de M. Maunoir, et je crois que la suture n'amènerait guère la réunion des lèvres de la plaie, à cause de leur forme et du tiraillement qu'éprouveraient les lambeaux sur des points différents.

Pour obtenir la réunion immédiate et pour fermer l'entrée de l'air et empêcher son action sur la séreuse crânienne et les parois de l'os, je propose le moyen de réunion que j'ai employé sur un chasseur qui avait reçu une balle au-devant du front et sur les côtés de la ligne médiane. Son observation est rapportée dans cet ouvrage pour prouver que les os se réunissent parfaitement avec les surfaces saignantes des parties molles, sans nécrose et sans exfoliation. Voici ce procédé : la peau ayant été ménagée et divisée en croix pour obtenir quatre lambeaux, ceux-ci sont renversés jusque dans la profondeur de la plaie osseuse, et ainsi les surfaces saignantes des lambeaux se trouvent en contact avec les surfaces saignantes des parois osseuses qui résultent de la trépanation ; les lambeaux se regardent par leur surface chevelue. Il suffit d'établir une légère compression à l'aide d'une compresse trempée dans de l'eau froide pour les maintenir dans leur position nouvelle.

La réunion se fait rapidement entre ces surfaces, et l'on peut voir qu'il n'y a qu'une suppuration insensible sur un seul point de la dure-mère. La peau se réunit donc avec les os, et elle est adossée par sa surface externe, à la manière d'un doigt de gant renversé.

La réunion entre les os et les téguments a donc lieu aussi rapidement que pour les autres parties du corps.

Les lambeaux adhèrent au fond de la plaie sur la dure-mère, d'où il suinte du pus en faible quantité. Le liquide purulent, sous forme de gouttelettes, est soulevé par les battements du cerveau. Un tout petit intervalle existe, par conséquent, au milieu, comme un infundibulum, qui se rend jusqu'au cerveau.

Ainsi, sur ce blessé chez qui j'ai extrait une balle de gros calibre, j'ai pu suivre les changements qui se sont passés depuis le 23 février 1857, jour de l'opération, jusqu'au mois de mars 1863. Lorsqu'à cette époque je le visitai, on ne sentait plus les battements du cerveau, et l'on n'apercevait plus de soulèvement; le trou était comblé par la réflection de la peau dans le cylindre osseux.

L'observation de ce malade a été rapportée dans la *Gazette des hôpitaux*, année 1857, et j'en ai parlé à l'Académie de médecine en 1861.

On obtient donc, par le renversement des lambeaux, l'oblitération du trou pratiqué par le trépan à l'aide de lambeaux qui adhèrent fortement aux parois osseuses et à la dure-mère; on protége, de la sorte, le cerveau du contact des corps extérieurs, et l'on prévient l'entrée de l'air sur les surfaces.

Réunion de l'ouverture par bourgeonnement.

Lorsque la réunion par première intention, si désirable, a échoué, il ne faut plus compter sur elle; mais on peut être certain que les lambeaux serviront à la cicatrisation par le développement de bourgeons qui viennent ensuite se confondre avec ceux qui naissent du pourtour de l'ouverture externe, des parois osseuses et de la dure-mère.

En conséquence, le déplacement de la peau et sa conservation sont très-utiles, lors même que l'agglutination primitive ne se fait pas.

Autrefois, les anciens chirurgiens enlevaient douloureusement les lambeaux et exposaient les blessés à des nécroses étendues, à des inflammations graves et à l'érysipèle.

Si la perte de substance résultant de l'application d'une couronne de trépan est peu considérable, les bourgeons vont promptement à la rencontre les uns des autres, se fusionnent, se confondent, et bientôt ils s'imprègnent de phosphates calcaires et deviennent osseux; la cicatrice prend de la dureté et de la solidité. Mais il en est autrement lorsque l'ouverture est large, car les bourgeons se réunissent difficilement, à cause de l'intervalle qui existe entre eux; voilà pourquoi la cicatrice est mince et demeure fibreuse ou fibro-cartilagineuse, mais jamais osseuse. Chez les enfants, chez lesquels la force végétative est très-grande, il pourrait se faire qu'elle devînt plus épaisse, plus résistante, et que des noyaux osseux se formassent dans son épaisseur. Avec le temps, les bords osseux s'affaissent, et l'ouverture diminue dans son calibre. Il est indispensable, dans des circonstances semblables, de protéger l'endroit de la trépanation avec une calotte de cuir pour éviter le contact des corps extérieurs.

CHAPITRE XXIX.

OPÉRATIONS SOUS-PÉRIOSTIQUES PROPREMENT DITES.

Je devrais ici m'occuper des opérations sous-périostiques, mais elles ne sont encore qu'à l'état d'idée, et rien jusqu'à présent n'a pu faire justifier le titre pompeux d'opération sous-périostique.

On sait qu'on a voulu guérir les fausses articulations par la résection en conservant le périoste et en l'utilisant pour obtenir la réunion.

Des résections du tibia, de l'humérus, du fémur, etc., ont été tentées, en ayant soin de disséquer le périoste en manchette et en rapprochant les bouts de l'os par leur surface saignante, de manière à recouvrir le tout avec les deux gaînes périostiques en les maintenant par la suture; le périoste ne s'est jamais réuni, et, dans les cas où un semblant de guérison a eu lieu, ce n'est que par le bourgeonnement de l'os qu'elle a été obtenue.

Je reviendrai sur ces opérations, qui seules méritent le nom de sous-périostiques, et qui n'ont été suivies que de fâcheux résultats.

CHAPITRE XXX.

DE LA RÉUNION IMMÉDIATE DANS LES LÉSIONS DES ARTÈRES.

Je n'ai pas ici à m'occuper des diverses altérations des artères, mais bien de la réunion en elle-même, de ses effets et des accidents qui peuvent être la conséquence de la suppuration.

Lorsqu'une ou plusieurs artères ont été divisées, il en résulte une hémorrhagie qui se produit à l'extérieur, ou bien le sang s'infiltre dans l'épaisseur des membres, ou bien encore il pénètre dans les cavités, sous forme d'épanchement.

La meilleure manière d'arrêter un écoulement de sang, consiste à lier les orifices des artères, les uns après les autres, avec un fil de soie ou de chanvre; mais alors on doit s'attendre à l'inflammation et à la suppuration qui résultent de la présence des fils et, en même temps, du contact de l'air. D'ailleurs, les douleurs qui en sont la conséquence doivent faire abandonner les ligatures isolées pour leur substituer la réunion directe des lèvres de la division, lorsque cela est possible, maintenues en contact par la suture entortillée ou la suture entrecoupée. C'est ce que l'on fait pour les ablations partielles des lèvres, des joues, etc. On se sert ainsi de la plaie elle-même pour arrêter l'hémorrhagie, à l'aide de la suture qui comprime les artères, en apportant un terme à tout écoulement du liquide sanguin. Il se fait alors une compression méthodique et régulière, laquelle est suivie d'une oblitération prompte et rapide, par la déposition de la lymphe qui s'organise et ferme les orifices des vaisseaux.

Mais lorsque de nombreuses artères sont divisées, entourées de nombreux nerfs et des filaments aponévrotiques, de muscles, de tissu cellulaire, etc., il faut s'abstenir de compression, dans des régions d'une structure aussi complexe, et abandonner l'idée des ligatures isolées, si elles ne sont pas apparentes à la surface de la plaie. C'est alors que l'on a conseillé la compression directe avec l'agaric saupoudré de colophane. Dupuytren, qui, le premier, a fait l'application de ce médicament aux plaies de la région palmaire, a vu plusieurs fois le phlegmon s'emparer de la paume de la main. J'ai moi-même observé des hémorrhagies consécutives se succéder pendant la période de suppuration.

Lorsqu'il se présente une plaie profonde de la paume de la main, accompagnée de contusions, de déchirures de tissus et d'abondants écoulements artériels, je ne balance pas à couvrir la plaie avec un linge troué, enduit de cérat et de charpie trempée dans l'eau froide, et, immédiatement, je fais la ligature, à la partie inférieure de l'avant-bras, des artères radiale et cubitale. Une seule ligature, ainsi que l'expérience nous l'a appris, n'empêche pas la récidive de l'hémorrhagie; en liant ces deux vaisseaux à la fois, on voit le cours du sang se ralentir et l'impulsion se limiter à la ligature. C'est alors que la réunion peut être pratiquée au moyen de bandelettes agglutinatives ou de quelques points de suture, si un pansement à plat et l'application de charpie trempée dans l'eau froide n'étaient pas suffisants pour maintenir les lèvres de la plaie en contact.

M. Dubrueil (1), professeur à Montpellier, a dit, dans ses recherches sur les anomalies des artères, que la ligature de l'artère brachiale arrêtait toute hémorrhagie produite par la lésion des arcades palmaires, superficielle et profonde, lorsque la ligature des artères radiale et cubitale ne s'était pas opposée à l'hémorrhagie. Deux observations ont été rapportées par ce savant professeur; mais je les trouve incomplètes et manquant de détails, en ce qui a rapport à l'endroit où la ligature des artères de l'avant-bras a été pratiquée sans succès.

Si j'ai eu à me louer de la constriction, par des liens, des artères radicale et cubitale, il n'en a pas été de même de l'arrêt de la circulation dans l'artère brachiale, qui a permis à l'hémorrhagie de se renouveler dans la paume de la main, lorsque les artères radiale et cubitale avaient été laissées intactes.

Ainsi, lorsque la ligature des artères ne peut pas être faite sur le lieu même de l'hémorrhagie (paume de la main), que la compression régulière et méthodique ne peut

(1) *Des anomalies artérielles*, par M. Dubrueil, 1847.

pas suffire, il convient de lier les deux artères qui apportent le sang dans les arcades palmaires superficielle et profonde, au-dessus de l'artère radio-palmaire et à la partie inférieure de la cubitale.

Toutes les fois que la paume de la main est profondément intéressée et que le sang artériel s'échappe en jet ou abondamment en nappe, je procède tout de suite à la ligature des artères radiale et cubitale; je réunis la plaie de la paume de la main par la suture ou une douce compression, et j'attends le résultat qui, ordinairement, n'est pas douteux.

Obs. I. — *Plaie des arcades palmaires, superficielle et profonde. — Ligature des artères radiale et cubitale. — Arrêt de l'écoulement du sang. — Réunion adhésive.* — Herse (Denis), âgé de trente ans, cartonnier, fut blessé par un instrument tranchant dont il se servait pour travailler, et la coupure, contournant l'éminence thénar, fut assez profonde pour intéresser les arcades palmaires.

Il vint à l'hôpital peu de temps après l'accident. La plaie versait beaucoup de sang artériel, et les extrémités des vaisseaux n'ayant pu être saisies on eut recours à la compression exercée au moyen de cônes d'agaric, sur le trajet des artères radiale et cubitale. Le lendemain, lorsque cet appareil fut levé, l'hémorrhagie se reproduisit et la difficulté de lier les artères divisées m'engagea à poser des ligatures sur l'artère radiale et cubitale. Après ces ligatures faites à la partie inférieure, le jet de sang cessa. La plaie de la main fut réunie par première intention et ne tarda pas à se cicatriser.

Quinze jours après son entrée, le malade put sortir de l'hôpital.

Obs. II. — *Plaie des arcades palmaires, superficielle et*

profonde. — Hémorrhagie secondaire. — Ligature des artères radiale et cubitale l'une après l'autre, la première n'ayant pas arrêté l'écoulement de sang. — Guérison. — Lefèvre (Jules), âgé de vingt-six ans, ébéniste, entre dans mon service le 1er mai 1837. Un ciseau de menuisier, avec lequel il voulait séparer deux planches unies ensemble, qu'il retenait avec la main gauche, vint à glisser et lui fit, à la paume de la main, une blessure assez profonde qui laissa écouler un jet saccadé de sang rutilant. Au moyen d'un baume antihémorrhagique et d'une légère compression, on l'arrêta pour quelque temps; vingt-sept jours après, la plaie n'étant pas cicatrisée et donnant, par intervalle, des écoulements sanguins qui présentaient le caractère hémorrhagique, le malade se décida à entrer à l'hôpital.

La blessure, à cette époque, était recouverte en partie par des bourgeons charnus et le sang en sortait par nappe, en abondance. Dans la certitude que les vaisseaux divisés ne pourraient être saisis au fond de la plaie, et que, d'ailleurs, leur ligature serait suivie d'une prompte section des tissus et du renouvellement d'une hémorrhagie, je me décidai à lier l'artère radiale au lieu d'élection. Elle fut suspendue momentanément, mais elle se renouvela le lendemain, et je me décidai à pratiquer la ligature de l'artère cubitale; elle s'arrêta, et, après dix-huit jours de séjour dans l'établissement, le malade sortit complétement guéri.

S'il est désirable d'obtenir la réunion adhésive des plaies faites pour lier les artères éloignées de la solution de continuité d'une région, afin de réunir celles-ci immédiatement après l'arrêt du sang, il est également important de réussir à fusionner les lèvres de la plaie artificielle faite par le chirurgien, pour oblitérer un sac anévrysmal, traumatique ou spontané. C'est le moyen le plus sûr de prévenir l'inflammation, la suppuration, le ramollissement et l'hémorrhagie consécutive artérielle.

Qu'il s'agisse d'un anévrysme faux consécutif ou d'un anévrysme vrai, avec ou sans altération des tuniques, il importe de mettre le malade dans les conditions les plus favorables, pour que la réunion immédiate s'obtienne après la ligature de l'artère.

L'opérateur se conduira de manière à avoir une incision, longue de deux pouces à deux pouces et demi, afin d'isoler facilement le vaisseau ; car une petite incision nécessite des tâtonnements, l'introduction fréquente de la sonde cannelée, pour écarter et isoler les organes environnants, et, comme on le comprend, cet instrument détermine alors des contusions, des tiraillements, des déchirures même du tissu cellulaire et des filets nerveux, toutes causes défavorables à la réunion et à l'agglutination. Si l'artère est découverte sans être dénudée, si elle conserve sa tunique externe intacte, si ce vaisseau est soulevé graduellement, sans déchirure et sans percer sa tunique externe avec la sonde, si, enfin, on s'éloigne d'un tronc de communication ou d'une branche anastomotique, le rapprochement des bords de la plaie se fera facilement, à l'aide de bandelettes agglutinatives ou l'application de plusieurs points de suture entrecoupée; de la lymphe se dépose entre les lèvres de la plaie, comme dans les autres régions du corps, elle s'organise et les maintient en contact.

Aux yeux de beaucoup d'opérateurs, la réunion immédiate est si importante, que les hémorrhagies artérielles consécutives sont toujours dues à son absence ou à une agglutination incomplète.

Il est de toute évidence que la suppuration de la plaie, que son inflammation contribuent singulièrement à l'insuccès de la ligature, et l'on ne peut, par conséquent, trop s'efforcer d'obtenir la réunion primitive et adhésive.

On a mentionné des observations qui prouvent que l'inflammation de la plaie, que l'absence d'agglutination et de réunion adhésive ont été suivies d'hémorrhagies.

Le professeur Delpech (de Montpellier) fit la ligature de l'artère crurale, sur un homme âgé de trente-six ans, le 26 février 1826. La réunion ne put être obtenue, la plaie suppura et la ligature tomba le seizième jour. Le 18 mars, quelques stries de sang, à la surface de la plaie, furent remarquées par M. Delpech, et, dans l'après-midi, il y eut une hémorrhagie mortelle.

L'examen du membre fit connaître que la tunique celluleuse de l'artère crurale suppurait au-dessus de la ligature. Le caillot contenu dans l'artère n'avait que peu d'épaisseur et était à peu près flottant dans sa cavité. Le sang s'était écoulé par le côté interne du conduit artériel.

Cette observation est incomplète, car on ne dit rien du siége de la ligature et de l'état général du malade.

On sait que les artères qui sont, depuis quelque temps, en rapport par un point, ou toute leur surface, avec un travail inflammatoire et du pus altéré, ont de la tendance à s'enflammer, à s'ulcérer et à donner lieu à des hémorrhagies. John Abernethy a rapporté un cas d'ulcération de l'iliaque externe, par l'extension de l'ulcération d'un ganglion lymphatique. Travers a publié un fait dans lequel il est prouvé que la partie supérieure de l'artère fémorale avait été détruite par un abcès qui l'avoisinait. Hogdson a vu l'artère fémorale ouverte par un sinus provenant d'une fracture compliquée du fémur.

« Il est important, dit J. Bell, que l'artère liée soit promptement recouverte de granulations, afin qu'elles protégent le vaisseau avant l'époque où les hémorrhagies secondaires peuvent se produire. »

On sait combien le professeur Delpech était partisan autrefois de la réunion immédiate, et l'on a eu lieu de s'étonner de le voir la repousser pour préférer la suppuration, afin d'obtenir la formation d'un tissu inodulaire propre à renforcer la cicatrice et les tuniques de l'artère. Ainsi qu'on peut le penser, Delpech a cherché dans sa théorie des cicatrices une application à la réunion dans la ligature d'artères.

Nous ne regardons pas l'opinion du célèbre professeur comme sérieuse.

Après avoir démontré que tout travail inflammatoire tend à se communiquer à l'artère et à l'exposer aux hémorrhagies consécutives, il est bon de rassembler les faits qui tendent à prouver que la réunion prévient cet accident redoutable.

Carwardine (de Taxted) a fait la ligature de l'artère fémorale pour l'anévrysme de la poplitée, avec une petite ligature de soie, coupée ras le nœud. *La plaie fut réunie par première intention, sans la formation d'un atome de pus, et, au bout de quelques mois, la guérison était complète.*

On parle d'un homme de trente-trois ans, nommé James Newel, qui fut opéré à l'hôpital Saint-Barthélemy le 29 mars 1817, pour un anévrysme de l'artère fémorale, développé à la partie inférieure de la cuisse, au moment où le vaisseau traverse le muscle troisième adducteur. L'artère fut liée avec un fil de soie coupé ras le nœud.

La réunion adhésive fut complète, à l'exception des téguments.

Le malade sortit guéri de l'hôpital, le 12 avril, pour reprendre ses habitudes.

Le 24 octobre 1827, un nommé Williams Heydon, âgé de quatre-vingts ans, fut opéré par A. Cooper, pour un anévrysme situé au creux du jarret. La ligature fut faite avec la corde à boyau; les bords de la plaie furent rapprochés avec des bandelettes agglutinatives. Le quatrième jour, la plaie était réunie; et, au bout de trois semaines, le malade marchait avec une béquille. Immédiatement après la ligature, le malade éprouva, seulement dans la première semaine, un sentiment de froid dans le membre.

En France, on réunit immédiatement, comme en Angleterre, à l'aide de bandelettes agglutinatives, les lèvres de la plaie. Dupuytren a obtenu de grands succès par ce pansement. Gensoul (de Lyon) et Viguerie (de Toulouse) ont suivi cette pratique, et s'en sont bien trouvés. Viguerie (de Toulouse) lia l'artère fémorale avant son passage au-dessous du muscle couturier. Il se servit d'un fil mince de soie pour lier l'artère, et les chefs furent coupés ras le nœud. Le quatrième jour, le fil fut expulsé avec un peu de pus, et, à dater de ce moment, la cicatrisation complète ne se fit pas attendre; le quinzième jour, la réunion était complète.

J'ai pratiqué un assez grand nombre de ligatures d'artères, et j'ai le plus souvent obtenu la réunion de la plaie par première intention et sans hémorrhagie, lorsque le lien était appliqué loin d'une anastomose ou d'un gros tronc artériel.

Je ne balance pas à admettre en principe que la réunion de la plaie prévient la pourriture d'hôpital, la diphthérite et l'hémorrhagie, en empêchant l'inflammation et la suppuration; mais je ne peux admettre d'une manière absolue que la non-réunion soit toujours la cause de l'hémorrhagie, car il nous est prouvé qu'une cause fréquente de ces accidents existe dans les altérations de l'artère elle-même et dans le *siége* de la *ligature*.

J'ai eu l'occasion d'observer plusieurs malades qui ont succombé à des hémorrhagies foudroyantes, à la suite de la ligature de l'artère crurale, pratiquée près d'une division anormale de ce vaisseau. Il est facile, suivant moi, d'expliquer ce fâcheux résultat par les faits que je vais rapporter.

Toutes les fois que la fémorale est liée près d'un gros tronc artériel ou d'une grosse branche qui en naissent, la colonne sanguine, arrivant sur le caillot, le bat et finit par le détruire en partie ou en totalité, si bien qu'au moment où l'artère est coupée par le fil, une hémorrhagie foudroyante a lieu, l'oblitération de l'artère principale n'ayant pu se faire. La réunion même de la plaie fût-elle complète, qu'elle ne servirait à rien, puisqu'elle n'apporterait d'obstacle à l'écoulement du sang que très-momentanément, puisqu'elle ne pourrait être ni assez solide, ni assez résistante pour empêcher le sang de se frayer une route à l'extérieur par la cicatrice elle-même, ou de s'infiltrer dans l'épaisseur du membre. Par conséquent, malgré l'apparente réunion de la plaie, et lors même qu'elle est complète, elle ne pourrait éviter l'hémorrhagie consécutive, et la ligature ainsi placée près d'une anomalie artérielle volumineuse, ne pourrait soustraire le malade à une hémorrhagie à peu près toujours mortelle.

Obs. III. — *Plaie de la crurale. — Anévrysme traumatique. — Réfrigérants. — Compression. — Hémorrhagies consécutives le septième jour après la ligature de la fémorale. — Suppuration de la plaie le troisième jour après l'opération; plaie douloureuse. — A l'autopsie, oblitération du bout supérieur de la fémorale; bout inférieur de la crurale s'abouchant avec la fémorale profonde.* — La nommée Dunaud (Louise), âgée de vingt-deux ans, marchande de fruits, fut apportée à l'hôpital Saint-Louis le 14 juin 1839. Quelques heures avant son entrée, elle s'était fait, avec un couteau et vers la partie moyenne de la cuisse gauche, une plaie transversale de 10 lignes d'étendue environ, et dans la direction du couturier. Le sang est sorti en abondance, et le médecin qui fut appelé au moment de l'accident, l'arrêta par une compression établie sur le lieu même de la blessure. Ce pansement ne fut levé que le lendemain 15 juin, à la visite. Il n'y eut pas d'hémorrhagie, pas de tuméfaction, pas de douleur, pas de fièvre ; mais il existait de la pâleur de tout le corps. Aucun battement artériel ne se faisait sentir autour de la plaie.

Le 19, vers quatre heures de l'après-midi, la malade, en se soulevant, éprouva tout à coup dans sa plaie une sensation de rupture accompagnée de douleurs vives et de chaleur.

Des battements manifestes se firent sentir autour de la plaie, ainsi qu'un mouvement d'expansion à chaque impulsion du cœur, et un bruit de souffle très-marqué. Ces phénomènes étaient suspendus par la compression de la crurale sur le pubis.

Le 20, la malade n'a pas dormi ; douleurs dans la cuisse ; tuméfaction du membre dans la direction de l'artère, et surtout au niveau de la plaie, où existe une saillie assez large, avec ecchymose en dedans. — Vessie remplie de glace sur la plaie.

Les jours suivants, il n'y eut d'autres changements dans l'état de la tumeur qu'une augmentation d'intensité dans les battements qui étaient sensibles, même à l'œil.

Le 24 juin, je pratiquai la ligature de l'artère crurale au-dessous des pubis ; facilement mise à découvert, elle fut serrée par un fil de soie consolidé par un double nœud. Aussitôt les battements cessèrent dans la tumeur, et les bords de la plaie furent réunis avec des bandelettes agglutinatives.

Pendant les deux premiers jours qui suivent l'opération, l'état de la malade ne présente rien de remarquable.

Le 26, la température est la même, dans les deux membres. Il n'y a pas de battements dans la tumeur. La plaie est en bon état, on la panse avec un plumasseau enduit de cérat.

Le 27, la malade a dormi pendant la nuit; la plaie est douloureuse et fournit un pus verdâtre assez abondant; les bords sont tuméfiés et blafards. La température du membre gauche est plus élevée que celle du membre opposé. (Potages.)

Le 1er juillet, la tumeur, moins dure et moins résistante, est presque entièrement affaissée. La plaie supérieure donne une suppuration abondante; à deux pouces au-dessus d'elle, on ne sent aucun battement. A la visite, je remarque au centre de la plaie un petit caillot fibrineux qui semble indiquer la section prématurée de l'artère.

Vers le soir, on soulève la malade pour passer sous ses reins une alèze, et peu de temps après il se manifeste une hémorrhagie en nappe, sans jet, sans saccades, qui nécessite la compression avec de l'agaric et l'application du spica de l'aine. Elle se plaint de *bouillonnement* dans la plaie et d'engourdissement du membre. Le pouls est plus fréquent.

Vers une heure du matin, une hémorrhagie peu abondante reparaît et s'arrête spontanément. A six heures, le sang coule de nouveau en petite quantité. Pas de sommeil; impatience involontaire.

A la visite du matin, je fais appliquer des vessies remplies de glace pilée sur le pli de l'aine.

Le 29 juillet, vers onze heures du matin, nouvelle hémorrhagie assez abondante, d'un sang rouge et rutilant qui s'écoule sans jet et sans saccades. On l'arrête immédiatement en portant le doigt sur le bout inférieur de l'artère, puis en exerçant une compression avec le tourniquet. Le soir, l'hémorrhagie n'a point reparu ; la chaleur du membre persiste; la malade se plaint que la compression est douloureuse.

A une heure du matin, l'hémorrhagie reparaît. On l'arrête avec le doigt et un cône d'agaric recouvert de compresses et maintenu par un spica.

La malade est très-faible et éprouve un engourdissement dans tout le membre gauche, et surtout à la jambe. Pouls à 120 pulsations.

Le soir, d'après les plaintes réitérées de la malade, le tourniquet est desserré ; pas d'hémorrhagie.

Le 4, on enlève cet instrument : le membre est douloureux à la pression, engorgé, engourdi ; la sensibilité est conservée dans tous les points. Le pouls est à 120 pulsations.

A dix heures, la malade est prise d'un frisson violent auquel succède presque immédiatement une vive réaction.

Le soir, les douleurs du membre sont extrêmes. On fait des onctions avec un liniment laudanisé. La nuit est assez calme.

Le 5, au matin, frissons peu prolongés, pouls fréquent. Le membre est fortement engorgé, la peau tendue, et les douleurs persistent.

La plaie suppure abondamment; les bords en sont grisâtres. Cataplasmes laudanisés sur tout le membre ; potion calmante.

Toute la journée, il y a tendance à l'assoupissement, bien

que la malade n'ait pris que deux cuillerées de sa potion.

Le soir, nouveaux frissons qui durent une demi-heure; réaction, suivie de vomissements de matières verdâtres. On remarque quelques vergetures rougeâtres sur le dos du pied, dont la chaleur est notablement diminuée.

Le 6, la nuit a été agitée et sans sommeil. Le pied est insensible et froid ; le pouls marque 140 pulsations. Potion et lavement purgatifs.

Les jours suivants, le même état persiste; la faiblesse de la malade est extrême; l'engorgement du membre augmente; de larges ecchymoses apparaissent en plusieurs points ; les veines du pied, bleuâtres, se dessinent à travers les téguments; la gangrène fait des progrès rapides, et la malade meurt le 10 juillet, à neuf heures du matin.

A l'autopsie, on trouve plusieurs foyers purulents dans l'épaisseur des poumons. Le péricarde et la plèvre sont sains; le foie n'offre rien de particulier; la rate contient dans son bord antérieur un foyer de la grosseur d'une amande, rempli de pus.

Les deux bouts de l'artère coupée par la ligature sont à un pouce et demi l'un de l'autre. Le bout supérieur est oblitéré par un caillot fibrineux, rouge, solide, de six lignes d'étendue, adhérent par son extrémité inférieure; le bout inférieur est libre et non oblitéré par un caillot ; la fémorale profonde, à son origine, a été détruite. Les veines saphènes interne et crurale, utérines et vésicales, renferment une assez grande quantité de pus.

Au niveau de la plaie produite par le couteau, l'anévrysme est formé par une poche aux dépens du muscle couturier, tapissée par une membrane mince, contenant un caillot qu'on détache facilement, du volume d'un petit œuf, de forme ovalaire, résistant, constitué par des couches concentriques de fibrine. Ce caillot, entièrement contenu dans le muscle couturier, se continue par un petit prolongement jusqu'à l'ouverture de l'artère, qui a eu lieu deux pouces plus bas que la plaie superficielle. Dans ce point l'artère présente une ouverture à peu près circulaire, de deux lignes environ de diamètre, formée à l'intérieur par un petit caillot assez résistant et se continuant avec le caillot principal.

On ne remarque rien dans l'intérieur de l'artère, si ce n'est une rougeur de la membrane interne, s'étendant à deux pouces environ, en haut, et à quatre lignes en bas. Dans ces points la tunique externe se détache facilement de la moyenne; l'interne est plus molle et plus friable.

Obs. IV. — *Plaie de l'artère tibiale postérieure. — Anévrysme traumatique. — Ligature de l'artère crurale. — Hémorrhagies consécutives. — Section de la fémorale au-dessus de la fémorale profonde.— Réunion à peu près complète de la plaie lorsque quelques gouttes de sang sont sorties. — Continuation de la fémorale profonde avec la fémorale et la circulation a continué par la première.* — Le nommé Bouffard (Pierre-Léon), charpentier, âgé de quarante-quatre ans, d'un tempérament sanguin, fut admis à l'hôpital Saint-Louis, le 23 mars 1838.

A son entrée, il offre une tumeur qui occupe la partie antérieure et postérieure de la jambe gauche.

Il y a douze ans que ce malade se fit une blessure, dans cette région, avec un couteau qui lui servait à tuer des porcs. Cet instrument traversa par sa pointe acérée la région jambière et l'espace interosseux. A l'instant même un écoulement de sang abondant se fit par la plaie.

La compression, les astringents, etc., ne furent pas mis en usage pour prévenir les accidents consécutifs, et le malade, promptement rétabli, ne tarda pas à se livrer à ses occupations habituelles.

Deux ans s'étaient écoulés depuis l'accident, lorsqu'une tumeur d'un petit volume se montra à l'endroit où la plaie avait été faite. Elle était indolente, molle, et disparaissait pendant la contraction des muscles qui forment la région jambière antérieure, et ce n'est que plus tard qu'il s'en forma une seconde à la partie postérieure de la jambe. Du reste, elle n'empêchait pas le malade de se livrer à ses occupations.

L'état du membre à l'époque où ce blessé est entré à l'hôpital était le suivant. Il existait, à la jonction des deux tiers inférieurs avec le tiers supérieur de la jambe, une tumeur dont le diamètre transversal pouvait avoir un pouce et demi d'épaisseur et autant pour son diamètre antéro-postérieur; sa base se prolongeait dans l'espace interosseux. La peau qui la recouvrait n'a éprouvé aucun changement dans sa couleur et dans sa structure. Mais il existe une cicatrice dirigée transversalement et d'un pouce de long à peu près. Cette tumeur est bornée à son côté interne par la face externe du tibia, qui a beaucoup souffert de son voisinage et est amincie; par son côté externe, elle repose sur le péroné, qui est plus éloigné du tibia que d'habitude et plus voussé. Comprimée, elle disparaît complétement, et la poche se vide pour en remplir une autre qui occupe la partie postérieure de la jambe et est formée aux dépens du mollet.

L'examen du malade nous ayant fait connaître que les viscères contenus dans les cavités splanchniques étaient dans un état d'intégrité tel que nous ne pouvions soupçonner aucune lésion, nous le préparâmes par une saignée et par l'application de la glace sur la tumeur, que nous continuâmes pendant longtemps. Ces moyens ayant échoué, je pratiquai la ligature de l'artère crurale au devant des pubis ; plusieurs artérioles furent liées.

Le ligament n'offrit rien de particulier.

Je fis la ligature avec un double nœud, et je plaçai le fil dans l'angle inférieur de la plaie ; je rapprochai les bords de celle-ci avec des bandelettes agglutinatives.

Ce malade, porté dans son lit, eut le membre entouré de coussins de balle d'avoine et fut condamné à l'immobilité.

Le 27 mars 1828, jour de l'opération, les battements disparurent complétement dans la tumeur et le malade se plaignit de froid au pied gauche ; en effet, la température y était plus basse que du côté opposé, comme nous le prouva le toucher.

Le 28, il y avait absence de douleurs dans le membre, et la sensation de froid que le malade avait éprouvé la veille était disparue ; on pouvait apprécier une température plus élevée, principalement à la cuisse, cependant le patient éprouva de l'engourdissement dans les trois derniers orteils.

Le 30, l'état du malade était satisfaisant et la température du membre gauche se maintenait à un degré plus élevé que du côté opposé ; le pansement fit connaître que la plaie et les bords étaient en partie réunis.

Le 31, la température du membre demeure la même, et l'on sent, au côté interne, une dureté indiquant la coagulation du sang.

Le 1er avril, la température est toujours plus élevée au pied, à la jambe et à la cuisse du côté gauche et la plaie est réunie.

Le 2 avril, les battements qui se faisaient sentir avec force au-dessus de la ligature, immédiatement après l'opération, ont tout à fait disparu. La température du membre gauche a diminué, ainsi que la tumeur.

Le 5 avril, une petite quantité de sang est sortie par la plaie, ce qui fait craindre des suites fâcheuses ; une faible compression arrête cependant tout écoulement sanguin.

Le 6, au moment où le malade était sur le point de s'endormir, il éprouva dans l'aine une sensation de rupture, et, au même instant, il sentit le sang couler par la plaie, et, quoiqu'il portât vite la main pour l'empêcher de sortir, la quantité qu'il perdit fut assez grande pour donner lieu à une syncope. Je m'assurai que les battements artériels s'étaient de nouveau fait sentir au-dessus de la ligature ; je tamponnai la plaie avec de l'agaric.

Les 8, 9, 10 et 12 avril, le malade n'offrit rien de remarquable dans son état, et passa des nuits assez tranquilles et sans écoulement de sang.

Le 13, l'appareil fut changé avec beaucoup de précaution.

Le 14, vers dix heures du soir, l'hémorrhagie s'est reproduite et a cessé par une compression nouvelle exercée sur le premier point de compression. Le malade est extrêmement faible, et le dévoiement qui s'est emparé de lui a rendu son état encore plus alarmant.

Le 15, survient une hémorrhagie.

Les 16, 17, des écoulements de sang se sont montrés.

Les 18 et 19, la langue est sèche, le dévoiement continue, le pouls est petit et fréquent, les traits sont altérés, la figure est excessivement pâle, et, quoique l'on comprime depuis plusieurs jours avec le compresseur de Dupuytren, de petites hémorrhagies se renouvellent, et le malade succombe le 20 avril, épuisé par les pertes de sang et la diarrhée.

L'examen anatomique du membre nous fait connaître les

altérations suivantes. La poche anévrysmale, à l'extérieur, se compose de plusieurs lobes, dont l'un, antérieur, se prolonge dans l'espace interosseux, et les deux autres, postérieurs, semblent séparés par une sorte d'étranglement. Les parois sont formées, en dehors par le péroné, en dedans par le tibia, en arrière par les parties molles du mollet, et en avant par les parties molles de la région jambière. Les couches qui composent les parois de la poche anévrysmale sont unies d'une manière intime, et fortement adhérentes les unes aux autres. Les parois étant incisées, il s'écoule un liquide abondant, sanguinolent, qui contient, à son centre, de la fibrine encore peu consistante, qui flotte au milieu de ce liquide ; leur épaisseur est augmentée par des couches concentriques de fibrine, qui présentent un degré variable de consistance et de cohésion, suivant qu'on les examine au centre ou à la circonférence.

A l'intérieur, l'anévrysme n'est pas bosselé; la partie antérieure communique largement avec la postérieure.

Le tibia et le péroné sont éloignés l'un de l'autre, et offrent une convexité fort remarquable et une concavité vers la poche, de sorte que les efforts des battements ont suffi pour déterminer une courbure dans ces deux os, au point qu'il existe entre eux un intervalle de trois pouces à peu près. Le ligament interosseux a été détruit, et le tibia et le péroné ont perdu la moitié de leur épaisseur à peu près.

La surface qui est en rapport avec le sang est rugueuse et inégale; le cœur, l'aorte ne présentaient rien qui soit digne d'être noté. L'artère iliaque externe ne présente rien de remarquable; l'artère crurale, disséquée dans le point où elle a été coupée par la ligature, montre un caillot dans le bout supérieur exactement bouché par lui, fort adhérent, long de dix lignes, étendu jusqu'à l'origine de l'iliaque externe.

Il n'en est pas de même du bout inférieur, qui est perméable au sang, dépourvu de caillot, et qui a été la source des hémorrhagies successives. A quatre lignes au-dessous de la section et à un pouce de l'artère épigastrique, on voit l'artère fémorale profonde venir s'aboucher dans la fémorale. Dans la longueur de l'artère crurale, on trouve des plaques crétacées, des ulcérations à son intérieur, et un liquide sanieux ; et, inférieurement, ce vaisseau est bouché par un caillot qui le remplit dans l'étendue de plusieurs pouces, ainsi que l'artère poplitée et l'origine de la tibiale postérieure.

Après avoir enlevé le caillot que contenait la poplitée, la tunique interne nous paraît plus épaisse qu'à l'état sain. Inférieurement elle est d'un blanc jaunâtre et l'on aperçoit de petites plaques non osseuses. L'artère tibiale postérieure est aussi, dans son origine, parsemée de plaques ; après un trajet de quatorze à quinze lignes, elle vient s'aboucher avec la poche anévrysmale. La partie inférieure de cette artère est extrêmement peu considérable et a beaucoup perdu de son volume, au point de ne pas égaler l'artère péronière ; elle adhère fortement à la paroi postérieure de la poche : le bout supérieur s'ouvre en haut de ce sac.

Ces dernières observations corroborent mon opinion relative aux hémorrhagies qui dépendent du siége de la ligature, et démontrent les dangers qu'il y a à la placer près des troncs et des branches artérielles. C'est ainsi que la ligature de l'artère fémorale, faite dans le triangle de Scarpa, ou au devant des pubis, expose fréquemment à l'hémorrhagie consécutive, à cause des anomalies fréquentes qu'elle éprouve dans son origine. Dans de pareilles circonstances, avec des dispositions anatomiques semblables, on peut avoir la certitude que la réunion sera incomplète, nulle ou lente, jusqu'à ce que la colonne sanguine se fraye un passage au moment où le fil fera une section partielle ou générale de l'artère.

Deux choses sont donc nécessaires pour obtenir efficacement la réunion adhésive de la plaie et prévenir l'hémorrhagie : c'est de s'éloigner le plus possible des anomalies que l'on est dans l'habitude de rencontrer dans certaines régions, et d'éviter le travail inflammatoire de la plaie.

Après avoir démontré l'utilité de la réunion immédiate dans la ligature des artères, et la nécessité où se trouve le chirurgien de ne poser la ligature que loin des troncs et des branches artériels développés anormalement, il serait curieux de comparer les effets de la ligature aux autres moyens mis en usage contre les anévrysmes faux et vrais des artères, et peut-être la repousserait-on dans la plupart des circonstances, après avoir établi un parallèle entre son mode d'action, celui de la compression indirecte, intermittente ou continue, exercée à l'aide de compresseurs ou des doigts, et celui de l'introduction des remèdes coagulants.

La compression indirecte est la seule dont on se serve généralement, et l'oblitération de l'artère ne se fait jamais sur le point comprimé, mais on réussit à obtenir la coagulation du sang dans la poche anévrysmale et son oblitération par des couches concentriques qui en remplissent la cavité. Ces caillots actifs ou passifs qui s'y forment, ont vivement attiré l'attention de M. Broca.

La compression indirecte, continue ou intermittente, graduée, réussit parfaitement à oblitérer la poche anévrysmale, qu'on l'exerce avec des compresseurs ou avec les doigts ; la compression est plus ou moins douloureuse, mais on peut la varier, et, dans tous les cas, elle permet à la circulation articulaire de se développer et de préparer de nouvelles voies à la circulation ; l'artère conserve tout son calibre par la compression. La ligature, au contraire, interrompt brusquement la circulation, et ne permet pas de préparer des voies collatérales. Enfin, elle interrompt la circulation dans le point où le fil est appliqué, et nécessairement apporte un obstacle à la circulation du membre dans une assez grande étendue.

Le perchlorure de fer, qui a perdu une partie de la faveur qu'il avait dans le principe, obtiendra des succès, pourvu qu'on mette de la mesure dans son application, et qu'on sache reconnaître les avantages que l'on peut en retirer. Je me propose, quand l'occasion se présentera, d'y avoir recours et de varier l'expérimentation en prenant toutes les précautions désirables pour ne pas produire d'inflammation violente, afin d'arriver à la formation d'un coagulum solide, capable de résister au torrent circulatoire.

Depuis ma première expérience, j'ai oblitéré des anévrysmes faux consécutifs des artères radiales en injectant cinq ou six gouttes d'une dissolution concentrée de perchlorure de fer. Les malades, au nombre de deux, ont guéri.

La dissolution de perchlorure de fer injectée dans le vaisseau donne lieu au produit suivant, dont j'ai fait faire l'analyse.

La matière analysée était formée d'une forte proportion de perchlorure de fer combiné avec de l'albumine, retenant à l'état de mélange un peu de fibrine et de matière colorante du sang.

Les deux observations suivantes donneront l'idée, l'une du mode d'action de la dissolution de perchlorure de fer, et la seconde fera connaître l'action de la compression indirecte, intermittente et continue.

Obs. I. — *Anévrysme artérioso-veineux droit. — Double injection avec une dissolution de perchlorure de fer, entre 35 et 42 degrés de concentration. — Durcissement de la tumeur. — Douleurs vives et chaleur dans le membre après l'injection. — Perchlorure enkysté dans la veine et l'artère.* — Le nommé Léopold Loëb, âgé de dix-huit ans, entra le 16 janvier 1854 à l'hôpital israélite, pour y être traité d'une bronchite aiguë.

Le 17 janvier, une saignée du bras fut faite au pli du coude droit, sur le trajet de l'artère brachiale. S'il faut en croire le malade et les personnes qui l'entouraient au moment de l'opération, il ne se manifesta rien de particulier pendant que le sang s'écoulait, et, le 22 janvier, il sortit guéri.

Ce ne fut que le 16 février que ce jeune homme se présenta au docteur Brossard, pour lui montrer une tumeur située au pli du coude droit, survenue, suivant lui, subitement, sous l'influence d'un effort qu'il fit pour soulever un fardeau. Toujours est-il que, au niveau du pli du coude, sur le trajet de l'artère brachiale, on reconnaît une tumeur éloignée de l'épitrochlée de quatre centimètres, et de six de l'épicondyle ; elle a trois centimètres dans son diamètre vertical, et quatre pour le diamètre transversal. On peut estimer son volume à celui d'une petite noix ; elle est d'ailleurs fluctuante et offre des battements isochrones à ceux du cœur. L'application de l'oreille, seule ou armée d'un stéthoscope, fait percevoir distinctement un bruit de souffle coïncidant avec les battements de l'artère ; la compression de l'artère brachiale fait cesser le susurrus, mais ne fait pas complétement disparaître la tumeur contenant encore du sang veineux. La compression directe fait disparaître tout à fait la tumeur fluctuante, et il en est de même de la flexion droite de l'avant-bras sur le bras.

Deux cicatrices se rencontrent à la surface de l'anévrysme, l'une occupe le côté externe, et l'autre le côté interne.

Notre malade éprouve de la gêne dans le membre et désire se débarrasser de son mal.

L'étendue de la tumeur et le désir du malade me décident à entreprendre l'opération. En présence de MM. les docteurs Brossard, Hébert, Konoff, Rosé, Brun, etc., je pratiquai la ponction de la grosseur, le 20 février, avec un mince trocart qui fut plongé à son côté interne et enfoncé doucement jusque dans son intérieur, ce qui fut annoncé par l'absence de résistance, l'artère brachiale continuant toujours à être comprimée. Après avoir retiré la tige du trocart, il s'échappa quelques gouttes d'un sang noir par la canule; la petite seringue fut vissée, et six gouttes de perchlorure de fer furent injectées dans l'intérieur du sac et la piqûre recouverte d'un morceau de diachylon. L'injection a été suivie de très-peu de douleur, mais les battements n'avaient pas cessé.

Pendant les vingt-quatre premières heures qui suivirent l'opération, la force des battements diminua et le bruit de souffle parut disparaître ; l'amélioration fut de courte durée, et, le 24 février, notre malade était dans le même état qu'avant l'opération. Les battements avaient en effet la même étendue, et le susurrus était aussi sensible qu'autrefois.

Le 24 février, à quatre heures du soir, je tentai une nouvelle injection. Elle fut pratiquée de la même manière que la première; mais, au moment où la tige du trocart fut retirée, la compression de l'artère brachiale étant moins forte, il sortit par la canule un jet de sang rouge et rutilant mêlé à une matière granuleuse, ressemblant assez bien à du charbon animal.

Un jeune chimiste de mérite, M. Hébert, a fait l'analyse de ce mélange, dont je vais rapporter le résultat :

Traitée par l'eau, la matière à analyser s'est dissoute en partie et a laissé un résidu floconneux de fibrine léger.

Le liquide, traité par la potasse, a fourni un précipité jaune brun caractéristique de peroxyde de fer hydraté.

La solution, rendue liquide et incolore, a laissé précipiter par l'acide acétique des flocons d'alumine.

Après filtration, le liquide, précipité par l'azotate d'argent, a donné un dépôt abondant de chlorure d'argent.

L'artère fut de nouveau comprimée fortement, et tout écoulement de sang cessa. C'est alors que six gouttes de perchlorure de fer furent injectées dans la poche. Cette fois le malade éprouva de vives douleurs accompagnées d'une sensation de cuisson douloureuse qui se propageait suivant le trajet des artères radiale et cubitale.

Pendant la journée et la nuit qui suivirent l'opération, le 25 et le 26, le malade éprouva de vives douleurs, de l'agitation, de l'insomnie, de la fièvre et des contractions dans les muscles de l'avant-bras. Ce ne fut que quelques jours après que le calme revint.

Le 27 février 1854, à quatre heures de l'après-midi, j'ai examiné Léopold Loëb :

1° Il y avait absence de battements dans la tumeur.

2° Elle n'était pas douloureuse à la pression.

3° Il existe des tiraillements dans la partie antérieure de l'avant-bras.

4° L'oreille ne découvre aucun susurrus, et, par la pression avec les doigts, on reconnaît dans tous les sens une masse solide et résistante, et nulle part de la fluctuation.

5° On sent un cordon au-dessus de la tumeur, qui suit le trajet de l'artère brachiale, dans l'étendue d'un pouce et demi environ.

6° Les petites plaies faites par le trocart sont entièrement cicatrisées.

7° Le stéthoscope ne découvre aucun bruit anormal.

Le 3 mars, le malade est de nouveau examiné, et voici ce que l'examen de l'avant-bras et des artères fournit :

1° Il existe encore quelques tiraillements dans l'avant-bras.

2° La tumeur du pli du coude n'offre aucune fluctuation; elle est dure et résistante dans toute sa circonférence, et se continue, sous forme de cordon, le long de l'artère brachiale, qui est évidemment oblitérée dans l'étendue de 3 centimètres à peu près, et c'est dans ce point seulement que l'on perçoit les battements de l'artère brachiale, qui sont plus forts que du côté opposé.

La main du côté opéré est plus froide que celle du côté gauche.

L'artère radiale est sensible à la main qui l'explore, et les battements qu'elle offre sont isochrones à ceux de l'artère radiale gauche, mais les pulsations sont faibles si on les compare à celles du côté sain, où elles sont étendues et résistantes.

Les battements de l'artère cubitale sont très-sensibles à gauche, et l'on ne peut pas les reconnaître encore à droite.

Le 12 mars, on reconnaît que les battements artériels de la radiale ont acquis plus d'ampleur et plus de force.

L'artère cubitale est devenue facile à sentir, mais ses battements sont excessivement faibles.

Il n'existe plus de tiraillements dans le bras et dans l'avant-bras.

L'avant-bras ne s'étend pas encore complétement sur le bras.

La tumeur ne présente aucun battement, elle est remarquablement dure et a perdu de son volume.

Les battements de l'artère brachiale sont plus forts au-dessus du cordon que dans le même point du côté sain.

Le 6 avril, l'artère radiale présente des battements isochrones à ceux du cœur; mais ils n'ont ni l'impulsion ni la force de l'artère radiale gauche. On efface facilement l'artère radiale droite et difficilement la gauche.

L'artère cubitale droite présente des battements sensibles au toucher, mais ils ne sont ni aussi forts que ceux du côté gauche, ni aussi remarquables que ceux de l'artère radiale droite.

La tumeur du pli du coude est limitée, dure, résistante, comme cartilagineuse et bilobée.

Le malade plie et allonge le bras, mais les forces musculaires sont moins puissantes à droite qu'à gauche.

Obs. II. — *Anévrysme du creux poplité droit. — Compression digitale intermittente. — Application de glace sur la tumeur. — Guérison.* — Boucard (Alexandre-Marie), âgé de trente-cinq ans, employé dans les fosses mobiles, est entré à l'Hôtel-Dieu, salle Saint-Côme, n° 8, le 5 mai 1858.

Cet homme, dont la constitution est vigoureuse, exerce un état qui l'expose à des tiraillements et à des mouvements exagérés des membres inférieurs, circonstances qui ont influé sur le développement du mal.

De dix-sept à vingt-cinq ans, il a été matelot dans la marine royale ; il n'a jamais éprouvé d'accident.

De vingt-cinq à trente-trois ans, il était employé à l'éclairage; ce métier sans être pénible exigeait des marches longues.

Depuis l'âge de trente-trois ans, il est employé comme inspecteur dans la maison Richer.

Il marche, monte beaucoup, et chaque jour il fait une vingtaine de sauts et toujours sur le pied droit.

Vers le milieu de décembre 1857, il fit une chute d'environ cinq pieds de haut et tomba sur les fesses ; il n'y eut aucun symptôme immédiat ; ce n'est que vers le milieu du mois de janvier qu'il commença à éprouver de la gêne dans le jarret, et des douleurs peu vives se produisirent presque exclusivement pendant la marche.

Vers le 25 avril, on s'aperçut que le malade portait une grosseur dans le jarret.

Le 5 mai, il entra à l'Hôtel-Dieu pour y être traité.

Nous trouvâmes le jarret droit rempli par une tumeur qu'on ne circonscrivait qu'avec difficulté, offrant des dimensions apparentes de 4 centimètres environ, en hauteur et en travers ; il existait des battements d'expansion isochrones à ceux du pouls.

Si l'on comprime l'artère fémorale, la tumeur diminue de volume sans disparaître tout à fait.

Au moment où l'on cesse cette compression, l'expansion est encore plus facile à saisir.

On perçoit un bruit de souffle unique.

La circulation veineuse n'est aucunement gênée. On soumet cet homme aux applications successives de vessies remplies de glace, dans le creux du jarret, et elles sont continuées d'une manière permanente, dans le dessein d'amener un commencement de coagulation du sang.

Le mardi, 16 juin, on établit la compression digitale dans le creux de l'aine, sur le passage de la fémorale, au-devant du pubis. Au moment où cette compression est instituée, l'anévrysme offre moins de volume et ses battements sont manifestement moins forts.

La compression est continuée pendant trois jours, mais avec des intermittences. Le 1er juin, compression de midi à quatre heures, de six à huit heures et de cinq heures du matin à sept.

Deuxième jour, compression de deux heures à six heures, de huit heures à minuit, de cinq heures du matin à sept.

Troisième jour, deux heures seulement de compression, de deux heures à quatre heures de l'après-midi.

En même temps que la compression était exercée, on continuait les applications de glace dans le creux du jarret. Au début de la compression, on nota les symptômes suivants : douleurs dans l'aine, refroidissement sensible de la totalité du membre, avec légère couleur violacée et œdème peu marqué.

Le lendemain, au moment où l'on termine la compression, on constate une diminution de la tumeur réduite à un noyau dur, aplati, des battements presque nuls, des mouvements d'expansion à peu près disparus, c'est-à-dire amélioration considérable, rapide, amenée par la compression digitale exercée par les élèves.

Vendredi, 18 juin, on perçoit du frémissement ; alors on reprend la compression pendant deux heures. A la suite de cette compression, on ne perçoit plus rien dans la tumeur.

Le 30 juin, le malade sort de l'Hôtel-Dieu.

L'anévrysme n'est plus qu'un petit noyau dur, sans battements, sans mouvements d'expansion ; et en promenant la main autour de l'articulation on sent les battements des artères collatérales qui ont pris un grand développement, et qui, par conséquent, sont hypertrophiées.

CHAPITRE XXXI.

DE LA RÉUNION IMMÉDIATE DES PLAIES ARTICULAIRES ET DE L'EXTRACTION DES CORPS ÉTRANGERS.

Les plaies qui siégent dans les articulations nécessitent le rapprochement de leurs lèvres et leur maintien en contact pour arriver à une guérison prompte et immédiate. La présence de corps étrangers qui seraient hors de nos moyens d'investigations ou seulement trop profondément placés pour être découverts sans danger ne changent pas cette manière de voir.

Toutes les fois, en effet, que j'ai eu à soigner des plaies pénétrantes de grandes articulations, par armes à feu, je me suis bien gardé de les sonder et d'aller à leur recherche. Je me suis borné à faire un pansement à plat, ou à appliquer des corps froids pour modérer le travail inflammatoire. Mais lorsqu'il a été possible d'espérer la réunion immédiate, j'ai toujours rapproché les lèvres de la plaie par l'application de bandelettes agglutinatives, d'un bandage et exceptionnellement de la suture. Si, dans les plaies accidentelles, on doit tenter la réunion, à plus forte raison l'appliquera-t-on aux plaies artificielles faites par l'art, dans le but d'extraire un corps étranger.

Les plaies pénétrantes articulaires sont, en général, suivies de réunion immédiate : l'articulation du genou seule présente une exception ; là, en effet, on n'observe pas aussi fréquemment la réunion par première intention que dans les plaies pénétrantes de la poitrine, du ventre, et cela, sans doute, parce que l'air frappe facilement la membrane synoviale, les parties qui la recouvrent présentant une mince épaisseur. Ainsi c'est la situation superficielle des synoviales, leur grande vascularité, la facile pénétration de l'air, qui exposent les malades à des accidents redoutables.

On ne saurait donc procéder trop tôt au rapprochement des lèvres de la plaie et à la réunion immédiate, et mettre ainsi le malade à l'abri de l'infection purulente, de la fièvre hectique, d'inflammations diffuses, mortelles, etc. Ce sera surtout dans les opérations pratiquées sur l'articulation du genou, que la réunion immédiate sera nécessaire, et ce travail a pour but de montrer l'importance de la réunion immédiate dans les plaies résultant de l'extraction des corps étrangers articulaires. Mais comme les opérations que l'on pratique, soit pour retirer, soit pour broyer ces corps étrangers, se font presque exclusivement sur l'articulation du genou, je ne m'arrêterai que sur les procédés qui ont rapport à celle-ci.

Nous considérerons deux sortes de corps étrangers articulaires : les uns fixes, les autres mobiles; ceux-ci flottant dans l'intérieur de la membrane synoviale, ceux-là lui adhérant par un pédicule; nous ne parlerons pas des corps étrangers venus du dehors.

Les premiers prennent leur origine dans les liquides qui lubrifient les surfaces articulaires, et ce n'est pas seulement dans le genou qu'on les observe, puisqu'on les rencontre dans les articulations d'une autre dimension. Celle-ci en effet, par sa situation, est très-accessible aux coups extérieurs, aux contusions, aux chutes, aux violences de toute nature. L'étendue de la membrane synoviale, la quantité considérable de liquide qu'elle contient, expliquent encore ce mode de fréquence.

Je ne m'occuperai pas des variétés de forme des corps

étrangers et ne m'arrêterai pas davantage sur leur nombre, ces connaissances, intéressantes sans doute, présentent plus de curiosité que d'importance, pour le sujet qui nous occupe. Le nombre des corps étrangers qu'Haller a rencontrés dans l'articulation temporo-maxillaire s'élève à 20. M. Malgaigne et M. Alph. Robert en ont vu, l'un 60, l'autre 20, dans l'articulation du coude; moi-même j'ai eu l'occasion d'en rencontrer un certain nombre dans l'une et l'autre de ces articulations, mais je n'ai malheureusement pas noté ce nombre. A différentes reprises, j'ai pu reconnaître jusqu'à deux et trois corps étrangers dans l'articulation du genou, les uns avec pédicule, les autres en étant privés et situés en dehors de la synoviale ; dans un cas, j'en ai observé deux qui étaient mobiles dans l'intérieur de la synoviale.

Les corps étrangers sont d'autant moins volumineux qu'ils sont plus nombreux; c'est là un principe que nous pouvons établir et qui ne souffre point d'exception. Sur trois sujets différents j'ai extrait trois corps étrangers mobiles ostéo-cartilagineux du volume d'une petite rotule.

Les corps étrangers ont, à des époques diverses, attiré l'attention des observateurs ; il n'est donc pas surprenant de trouver dans la science des discussions nombreuses sur leur origine ; mais toutes les théories sont loin d'avoir l'assentiment général.

Ainsi on a attribué l'apparition des corps mobiles articulaires à des fragments détachés de cartilage diarthrodial : le bon sens repousse cette manière de voir, et quoi qu'en ait dit Vidal (de Cassis), qui a reproduit l'idée de Monro, cette opinion n'est fondée sur rien de probant.

L'étude attentive de l'évolution des corps étrangers *intra* et *extra* articulaires, ne permet pas de n'admettre qu'une seule théorie pour expliquer le mode de leur formation.

N'est-il pas évident, en effet, que la cause qui produit le corps étranger mobile ou intra-articulaire sera différente de celle qui détermine le corps étranger extra-synovial? Celui-ci ne paraît-il pas avoir pour point de départ ou le sang déposé à l'extérieur de cette membrane, ou la fibrine qui est le résultat d'un travail inflammatoire?

On devra rechercher l'origine du corps étranger libre dans les éléments qui entrent dans la composition de la synovie. Nous nous sommes livré, sur ce point, à des observations attentives. Elles n'ont pu nous faire découvrir le moindre germe dans les corps étrangers, une fois exceptée, où l'on apercevait au centre du corps une espèce de substance organique autour de laquelle semblaient s'être groupés les éléments osseux et cartilagineux. Mais si la fibrine peut quelquefois servir de germe aux corps étrangers, il n'en est pas moins vrai que les matériaux qui les constituent en totalité et à l'aide desquels ils prennent de l'accroissement dans tous les sens, sont fournis par la synovie. Le liquide qui les entoure peut seul, en effet, fournir les couches successives qui augmentent leur volume.

Nous arrivons ainsi à reconnaître l'existence de deux espèces de corps étrangers, siégeant, les uns dans la poche synoviale, les autres à l'extérieur de cette membrane et nous repoussons cette opinion des chirurgiens qui veut que les corps étrangers, externes d'abord, deviennent intra-capsulaires ensuite, après la rupture de leur pédicule. Jamais l'expérience ne me fit constater un pareil fait, et à aucune époque je n'ai observé les restes d'un pédicule sur les corps étrangers mobiles articulaires.

Cette théorie exclusive est appuyée par la citation d'une pièce d'anatomie pathologique que M. Robert avait montrée à la Société anatomique (1). Ce fait, si favorablement interprété, ne change rien à ma manière de voir. Les observateurs qui ont commenté ce sujet, admettent que, nés primitivement sous la membrane synoviale, les corps étrangers l'auraient poussée vers la cavité articulaire, dans laquelle ils seraient devenus libres plus tard, après y avoir été quelque temps suspendus par un pédicule. Ces corps étrangers, dont M. Robert a entretenu la Société anatomique, ne sont autre chose que des productions accidentelles développées, selon moi, à l'intérieur et non à la surface externe de la synoviale. C'est donc à tort, je crois, qu'on a espéré, par ce fait, rendre encore plus exclusive la théorie qui consiste à admettre que les corps étrangers ont leur siége primitif en dehors de l'articulation. Pour mon compte, je ne connais pas d'observation qui prouve qu'un corps étranger qui a poussé la membrane synoviale devant lui, se soit détaché de son pédicule, et soit devenu libre dans la cavité séreuse.

Tout, au contraire, me semble prouver que les corps étrangers dont il s'agit étaient formés par de la fibrine, spontanément coagulable, qui aurait été déposée par suite du travail inflammatoire survenu dans la membrane séreuse. On comprend alors que la fibrine ait pu contracter en certains points des adhérences, et qu'elle soit demeurée libre dans d'autres.

Si le siége primitif est autour de l'articulation, et s'ils sont pédiculés, ces corps reconnaissent pour source un autre point de départ, et alors ils sont tantôt multiples, tantôt uniques, suivant que la cause a porté sur plusieurs points à la fois ou sur un seul.

(1) *Revue médicale*, 1830, t. II, p. 405.

Au premier abord, il semblerait que les causes de ces corps dussent être aussi nombreuses que la nature et la forme de ces mêmes corps étrangers ; mais il n'en est rien, le mode de leur développement m'a paru se résumer sous deux formes : l'une prenant sa source dans un produit fibrineux, l'autre dans l'amas ou le dépôt de certains principes qui composent la synovie ; le mode de production de cette dernière forme semble se rapprocher de celui de la formation des calculs biliaires, urinaires et salivaires.

Dans le principe, les corps étrangers articulaires ne présentent de différence que par le volume et la couleur, et non par la consistance qui est constamment molle.

Les études de Hunter ont mis sur la véritable voie du mécanisme de la formation des corps étrangers ; mais c'est à Evrard-Haine, revenant sur les idées de son maître, qu'est dû le mérite d'avoir mis cette théorie hors de doute.

C'est bien de la fibrine qui forme presque tous les corps étrangers, mais elle est déposée de différentes manières, et par conséquent le mécanisme de cette formation n'est pas toujours le même. Tantôt c'est le sang en nature, qui, déposé à la suite d'une violence extérieure, forme les corps dont il s'agit, et tantôt la fibrine formée sous l'influence d'un travail inflammatoire qui leur donne naissance. Quoi qu'il en soit, il est bien certain qu'une substance molle est d'abord l'origine des corps étrangers pédiculés, et ce n'est qu'avec le temps que la fibrine prend une plus grande consistance.

Les corps étrangers ne se rencontrent pas seulement autour des articulations et dans leur intérieur. On les a encore observés dans les bourses séreuses accidentelles. Ils sont remarquables par leur inégale consistance, ainsi que j'ai pu le constater plusieurs fois. Il est d'autant plus curieux d'observer ces différents degrés de dureté, dans les corps étrangers, qu'ils se trouvent contenus dans la même poche : c'est là ce qu'on observe encore à la suite des dépôts dans la cavité abdominale, la tunique vaginale, les autres cavités séreuses, etc.

Il n'y a pas longtemps que M. Leblanc, vétérinaire distingué, m'a remis des corps étrangers trouvés dans une bourse séreuse accidentelle de cheval : les uns étaient mous, les autres assez solides; quelques-uns étaient très-durs, avaient la consistance du tissu fibreux jaune ; dans les premiers, on reconnaissait manifestement la fibrine, et dans les derniers, on la retrouvait encore, bien qu'elle y eût pris une consistance considérable qui la rapprochait du tissu fibreux. Ainsi certains de ces corps étrangers étaient à l'état natif, d'autres avaient perdu les caractères des premières périodes ; deux étaient aplatis et offraient tous les caractères d'un véritable caillot solide. Il n'y avait pas à se méprendre sur la nature de ces corps : ils étaient ainsi ronds ou aplatis, libres ou flottants dans l'intérieur de la poche. Ont-ils été dès le principe adhérents, ou bien ont-ils été flottants dès leur apparition?

Il est un fait qui me semble bien démontré, c'est celui de la fibrine qui, spontanément coagulable, ou bien fournie par un caillot sanguin, peut vivre et s'organiser au milieu d'un liquide qui n'est point altéré, et qui est contenu au sein des tissus de l'économie animale ou dans une cavité normale.

Depuis les travaux du célèbre Hunter, les corps étrangers n'avaient point fait le sujet de sérieuses études au point de vue de la doctrine, si l'on excepte pourtant, dans ces derniers temps, quelques mémoires qui ont eu surtout pour but d'éclairer la thérapeutique de ces lésions. Il ne sera donc pas sans intérêt, je crois, d'extraire des œuvres du grand homme, un passage qui nous montrera où en était la science à l'époque de la publication de son ouvrage en Angleterre. Et c'est ici qu'il convient aussi de rapporter quelques remarques faites par sir Evrard-Home, d'après les matériaux fournis par John Hunter sur les cartilages libres intra-articulaires (1).

« Les cartilages détachés et mobiles qui sont l'objet des » considérations suivantes ne se trouvent pas exclusivement » dans l'articulation du genou ; on en rencontre quelque- » fois dans les autres articulations ; mais comme c'est dans » l'articulation du genou qu'on les observe le plus fréquem- » ment et que c'est dans cette articulation qu'ils produi- » sent des symptômes qui entraînent une opération chi- » rurgicale, je vais les étudier plus particulièrement dans » cette cavité.

» Ces corps ont une structure analogue à celle des os ; » mais dans leur aspect extérieur, ils ressemblent davan- » tage aux cartilages. Toutefois leur structure n'est pas » toujours exactement la même, car on les trouve plus » mous dans certains cas que dans d'autres. Leur surface » externe est lisse, polie, d'où il résulte que, comme ils » sont lubrifiés par la synovie, ils se déplacent facilement » dans l'intérieur de l'articulation, et qu'il est rare qu'ils » restent longtemps dans le même endroit, lorsque le » membre est en mouvement. Quand ils viennent à être » placés de telle sorte que les différentes parties de l'arti- » culation exercent une forte pression sur eux, ils pro- » duisent une douleur considérable et apportent un obstacle

(1) *Transactions d'une société pour le perfectionnement des connaissances médicales et chirurgicales*, 1793, t. I, p. 229.

» notable au mouvement. Comme ils sont flottants dans
» l'articulation et qu'ils n'offrent aucune trace visible
» d'adhérences, il était difficile de se faire une idée du
» mode de leur formation, et je crois qu'on n'avait encore
» donné aucune explication satisfaisante sur leur origine
» avant les remarques de Hunter. Les circonstances qui
» l'ont porté à diriger ses recherches de ce côté, paraissent
» au premier abord si étrangères au sujet en question,
» qu'elles exigent quelques explications.

» Dans le cours de ses expériences qui avaient pour but
» d'établir la présence du principe vital dans le sang, Hunter
» fut naturellement conduit à étudier les phénomènes qui
» se produisent quand ce liquide est extravasé, soit par suite
» d'une violence extérieure accidentelle, soit sous l'influence
» de toute autre circonstance ; il remarque que le premier
» changement qui s'opère dans le sang, c'est la coagulation;
» que le coagulum, ainsi formé, lorsqu'il est en contact avec
» des tissus vivants, ne produit point d'irritation comme
» font les corps étrangers, et n'est point non plus absorbé
» et reporté dans la constitution ; mais que, dans beaucoup
» de cas, il conserve son principe vital, devient vasculaire,
» recevant pour sa nutrition des branches qui lui viennent
» des vaisseaux sanguins du voisinage et qu'ensuite il subit
» des changements par suite desquels il devient semblable
» aux parties auxquelles il est attaché, et qui lui trans-
» mettent les matériaux de sa nutrition.

» En étudiant les cas de cette espèce, il observa que
» lorsqu'un coagulum sanguin adhère à une surface qui
» change de position pour s'adapter au mouvement de
» quelque autre partie, les adhérences viennent nécessaire-
» ment par le frottement, de sorte que dans quelques cas,
» le coagulum était suspendu par un pédicule, et que dans

» d'autres cas, il était entièrement séparé. Pour expliquer » ces faits par un exemple, je citerai un cas qui s'est pré- » senté à l'examen d'un cadavre. On ouvrit la cavité de » l'abdomen pour examiner l'état des viscères et l'on trouva » à la surface du péritoine une quantité peu considérable » de sang rouge, récemment coagulé; ce coagulum adhérait » à la surface sur laquelle il avait été déposé par un pédi- » cule long d'un demi-pouce, qui s'était formé avant que le » coagulum eût perdu sa couleur rouge.

» Ce coagulum, plongé dans l'eau, devint complétement » blanc, il ressemblait alors à une tumeur pédiculée.

» D'après ce cas, il devenait facile d'expliquer le méca- » nisme de la formation des corps pédiculés que l'on ren- » contre quelquefois attachés à la surface interne des cavi- » tés circonscrites, et le principe une fois établi, il était » également aisé pour Hunter d'en faire l'application à » différentes espèces de faits. En effet, d'après une loi » connue de l'économie animale, lorsque le sang extravasé » s'organise, il peut revêtir la nature des parties dans les- » quelles il est extravasé : ainsi le même coagulum qui dans » l'abdomen eût formé une tumeur molle, constitue plus » ordinairement une tumeur dure quand il est situé sur un » os, ou dans le voisinage d'un os.

» Hunter considéra les cartilages que l'on trouve dans » l'articulation du genou comme ayant leur origine dans » l'extravasation d'une certaine quantité de sang qui, dé- » posé sur l'extrémité de l'un des os de cette articulation, » s'y coagule, revêt la nature d'un cartilage et est ensuite » séparé. Il confirme cette opinion en examinant des arti- » culations qui avaient été soumises à une violente entorse » ou à toute autre cause de lésion dans les cas où les malades » étaient morts à diverses époques après l'accident. Dans

» quelques-unes de ces articulations, on trouve de petites » saillies anormales aussi dures que des cartilages, situées » de telle manière qu'un mouvement brusque et violent de » l'articulation pourrait facilement les faire sauter.

» Hunter a exposé cette doctrine pendant plusieurs » années dans ses leçons ; et ses arguments en faveur de » cette manière de voir, sont si bien en harmonie avec la » loi générale qui préside aux opérations de la machine » animale, que de nouvelles preuves sont presque super- » flues ; mais le cas suivant révèle tant de faits qui confirment » cette théorie qu'il me semble offrir une explication com- » plète du phénomène qui nous occupe, à établir pleine- » ment l'opinion de Hunter.

» Un homme âgé de soixante-huit ans, fut apporté à » l'hôpital Saint-Georges en 1791, pour une fracture simple » de la cuisse droite. La fracture siégeait à environ trois » pouces au-dessous du grand trochanter. Elle fut traitée » de la manière ordinaire, mais il ne s'était fait aucune » union osseuse au commencement de juin, environ onze » semaines après l'accident, car à cette époque on pouvait » mouvoir facilement les deux fragments de l'os l'un sur » l'autre. Comme on ne remarquait rien dans la santé gé- » nérale de cet homme, qui pût expliquer le défaut de ten- » dance des parties à se réunir, on le questionna sur toutes » les circonstances relatives à sa personne, qui pouvaient » être de nature à jeter de la lumière sur ce fait. Ces » recherches portèrent le malade à faire connaître que son » humérus droit avait été fracturé trois ans et neuf mois » auparavant et que les fragments de l'os étaient restés » séparés et étaient plus mobiles l'un sur l'autre qu'ils ne » l'avaient été immédiatement après l'accident.

» Comme le repos s'était montré inefficace pour amener

» la réunion du fémur, et qu'il était évident, d'après ce » qui s'était passé pour le bras, qu'il y avait dans la con- » stitution un défaut naturel de tendance à la consolida- » tion osseuse, on prescrivit au malade de marcher avec » des béquilles et d'appuyer sur la cuisse fracturée, autant » que l'état des parties pourrait le permettre sans trop » de douleur, dans la vue de stimuler les parties à l'action, » en les forçant, par une sorte de nécessité, à consolider le » membre. Au bout d'une quinzaine de jours il y avait, » évidemment, de la solidité dans l'os, et en moins de » deux mois, le malade pouvait marcher avec l'aide d'un » bâton.

» Comme ce cas avait présenté quelque chose d'extraor- » dinaire, on permit à cet homme de rester à l'hôpital » pour y gagner des forces. Dans cet état de convalescence » il fut pris d'une maladie intestinale qui fut très-violente, » et à laquelle il succomba.

» Après la mort, on trouva le fémur parfaitement con- » solidé par une réunion osseuse; mais l'humérus, dont » la description rentre plus immédiatement dans notre » sujet, pouvait être mis, dans toutes les directions, au ni- » veau de la fracture.

« On disséqua le bras avec soin pour examiner l'état » des parties fracturées, entre lesquelles on trouva, non » un cal, mais une large poche, remplie par un liquide » visqueux, ressemblant à de la synovie. La surface interne » de cette poche était lisse comme celle d'un ligament cap- » sulaire, et son attache aux os était de même nature. » Elle adhérait solidement aux parties environnantes qui » étaient épaissies et indurées et qui ajoutaient beaucoup » à sa force. Les extrémités des deux fragments osseux » étaientadaptées l'une à l'autre; toutes leurs irrégularités

» avaient été absorbées et elles présentaient une surface » considérable, car la fracture était oblique. L'extrémité » du fragment supérieur était légèrement concave, ou » plutôt offrait deux dépressions séparées par une crête » moyenne. L'extrémité du fragment inférieur était plus » petite, arrondie et était adaptée aux deux concavités qui » la recevaient alternativement dans les différents mou- » vements des parties : les surfaces osseuses, devenues » propres au mouvement, n'étaient pas complétement » couvertes de cartilages, mais elles en étaient parsemées, » et le tissu osseux se trouvait à nu dans les intervalles. » Un grand nombre de parties saillantes, couvertes de car- » tilages, dont les unes étaient excessivement petites et » les autres volumineuses, naissaient des surfaces osseuses. » Celles de ces excroissances qui naissaient des bords des » os et des ligaments capsulaires étaient plus grosses, de » forme plus irrégulière, attachées par une base plus » large, plus molles dans leur texture et dentelées à leur » bord externe.

« Trente ou quarante petits corps, semblables à ceux qui » viennent d'être décrits, étaient libres dans la cavité ; ils » variaient pour la grosseur, depuis celle d'un grain de » millet jusqu'à celle d'un grain d'orge ; ils étaient ar- » rondis et lisses à leur surface. Les plus gros d'entre eux » étaient plus aplatis que les autres et dentelés. Ils diffé- » raient beaucoup entre eux pour la consistance : quelques- » uns étaient aussi mous que du cartilage, d'autres étaient » tellement durs qu'on ne pouvait les percer avec une » aiguille. Ces corps avaient dû être adhérents dans le » principe et avaient été détachés par le frottement des » parties.

» La cavité anormale que je viens de décrire était sem-

» blable, par sa nature et par ses usages, aux cavités articu-
» laires naturelles. Ces excroissances et ces corps libres en
» constituaient les particularités les plus remarquables;
» leur développement avait été probablement le résultat de
» la violence qui avait été exercée sur les parties, avant
» la formation de la fausse articulation, et l'on peut l'expli-
» quer de la manière suivante :

» Lorsque l'os fut fracturé, les vaisseaux rompus versè-
» rent leur contenu dans les interstices des parties dila-
» cérées dans le but de les réunir; mais cette réunion
» n'ayant point eu lieu, il fallut que les parties s'accom-
» modassent à cet état anormal; pour que cet objet fût
» rempli, le sang, qui était devenu inutile, fut absorbé en
» partie et la nouvelle articulation se forma. Les portions
» de sang coagulé, qui ne furent point absorbées, subi-
» rent des changements dans leur nature; celle-ci devint
» aussi semblable que possible à celle des surfaces aux-
» quelles elles étaient attachées, de sorte que la texture de
» ces fragments ressemblait, dans quelques endroits, à
» celle du tissu fibreux, et, dans d'autres, se rapprochait
» davantage de celle des cartilages ou des os.

» Si l'on compare ces substances avec les cartilages que
» l'on trouve dans l'articulation du genou, qui sont le ré-
» sultat d'une violence accidentelle et qui leur ressemblent
» dans leur aspect extérieur, on est naturellement porté à
» conclure que ces derniers proviennent de l'extravasation
» d'une certaine quantité de sang qui a été altéré dans sa
» nature, par les parties au sein desquelles il est déposé,
» comme il était arrivé pour les corps trouvés dans l'arti-
» culation accidentelle ci-dessus décrite. Dans les deux cas,
» ce sont évidemment des substances de nouvelle forma-
» tion, et la manière la plus facile dont nous puissions

» nous rendre compte de leur production, c'est de leur » assigner, pour origine, le sang, c'est-à-dire le liquide » duquel toutes les parties du corps sont primitivement » formées.

» Bien que ces cartilages libres, ainsi qu'on les appelle » communément, puissent se rencontrer dans toutes les » articulations, c'est dans celle du genou qu'on les trouve » le plus souvent, et c'est dans cette articulation qu'ils » sont devenus l'objet d'une opération chirurgicale, à cause » de la douleur qu'ils causent et des autres inconvénients » qui résultent de leur présence.

» Il peut s'en former un ou plusieurs dans la même arti» culation; j'ai vu un cas où il y en avait trois; ils sont » ordinairement à peu près de la grosseur d'une petite » fève, souvent beaucoup plus petits, et quelquefois consi» dérablement plus gros : quand ils sont très-volumineux, » ils ne sont pas aussi pénibles pour le malade que lors» qu'ils sont plus petits.

» Un soldat du 56e régiment en a un qui est presque » aussi gros que la rotule et qui occasionne peu de gêne, » parce qu'il est trop volumineux pour se glisser entre les » surfaces articulaires.

» Dans cette maladie, l'extraction des corps libres est le » seul moyen de guérison, et, heureusement pour ceux » qui en sont atteints, l'articulation du genou est la plus » favorable pour une telle opération, car la cavité s'étend » considérablement au delà des surfaces osseuses et se » continue dans des parties qui, après avoir été divisées, » se réunissent plus facilement que les ligaments capsu» laires communs, et sont moins susceptibles de commu» niquer à la cavité générale l'inflammation qui survient » dans la plaie. Comme il n'est pas toujours facile de

» trouver et de saisir ces corps libres, on ne peut assigner » aucune époque fixe à l'opération ; mais le malade, qui ne » tarde pas à se familiariser avec sa maladie, doit les re- » tenir, quand ils sont dans une disposition favorable, jus- » qu'à l'arrivée du chirurgien.

» Avant l'opération, le membre doit être étendu sur une » table, dans une position horizontale, et maintenu par » des aides; les cartilages libres doivent être poussés dans » la partie supérieure de l'articulation, au-dessus de la ro- » tule, et portés vers un des côtés : on doit préférer le » côté interne, parce que de cette manière le muscle vaste » interne est seul divisé dans l'opération. S'il existe plu- » sieurs de ces corps, il faut les saisir tous ou différer » l'opération jusqu'à ce qu'il se présente une occasion plus » favorable, car si on en laisse un seul, on condamne le » malade à se soumettre de nouveau à une opération non- » seulement douloureuse, mais encore accompagnée de » quelques dangers.

» Les corps libres doivent être fixés dans la position in- » diquée ci-dessus, par un aide ; cette tâche n'est point » facile à remplir, lorsqu'on incise sur ces corps, parce » qu'ils sont lubrifiés par la synovie, et si on les laisse » s'échapper dans la cavité générale, on peut difficilement, » si même il est possible d'y parvenir, les ramener dans la » même situation.

» L'opération consiste à pratiquer au-dessus du carti- » lage libre une incision qu'il est bon de faire dans la » direction de la cuisse, parce que la plaie se cicatrise alors » plus facilement par première intention ; si l'on a soin » d'attirer la peau de côté, avant de faire l'incision, la » plaie des parties sous-jacentes ne correspond point avec » la plaie faite à la peau, et cette circonstance est favorable

» à leur réunion. Il faut faire avec précaution l'incision sur » le cartilage, car il serait difficile de le retenir dans sa » situation, si l'on agissait avec beaucoup de force. L'aide » doit pousser le corps libre à travers l'ouverture, et » celle-ci doit être suffisamment grande pour cet objet, » mais comme il n'est pas toujours possible de le faire sor- » tir ainsi, on peut passer au-dessous de lui l'extrémité » large d'une sonde afin de l'attirer au dehors, ou bien » enfoncer dans sa substance un instrument à pointe très- » acérée, qui le fixe dans sa situation, et le livre plus com- » plétement aux efforts du chirurgien. Après l'extraction » de tous les cartilages, il faut rapprocher les bords de la » plaie, les presser au moyen d'un gâteau de charpie, non- » seulement l'un contre l'autre, mais encore contre les » parties sous-jacentes, et les maintenir dans cette situation » par un emplâtre agglutinatif et le bandage unissant.

» Comme la réunion par première intention est de la » plus haute importance après cette opération, pour pré- » venir l'inflammation de l'articulation, le malade doit » rester au lit et garder la jambe étendue, jusqu'à ce que » la plaie soit parfaitement réunie, ou du moins jusqu'à ce » qu'il n'y ait plus d'inflammation à craindre. »

Hunter et Everard Home, comme on vient de le voir dans ce qui précède, admettaient que les corps étrangers pouvaient avoir pour origine le sang. C'est pour moi chose démontrée et hors de toute contestation sérieuse.

Toutefois, il est une autre origine des corps étrangers qui n'avait pas été reconnue de Hunter ; c'est celle produite par le sang déposé sous forme de fibrine par suite du travail inflammatoire.

Quel est le mode de formation des corps étrangers osseux articulaires ? Ils peuvent être le résultat des transformations successives de la fibrine contenue dans l'articulation, ou bien appartenir à une agrégation de sels venant de la synovie. Pourquoi, en effet, ce dernier liquide ne déposerait-il pas ses sels comme l'urine, sous certaines influences? D'ailleurs de l'albumine et de la fibrine ne pourraient-elles pas servir de germe à ces espèces de calculs synoviaux? Rien ne paraît plus naturel que d'admettre ce mécanisme. Au surplus, l'exposition des caractères anatomiques des corps étrangers en fera ressortir toute la vraisemblance. Dans la synovie, en effet, on retrouve tous les éléments propres à constituer les corps étrangers dont il s'agit.

D'après Margneron, par exemple, 100 parties de synovie de bœuf, recueillies en incisant les articulations du pied, ont donné à l'analyse :

Eau........................	80,40
Albumine.....................	4,52
Albumine modifiée.............	11,86
Chlorure de sodium.............	1,75
Soude......................	0,71
Phosphate de chaux...........	0,70

Suivant Fauveroy, il y a, en outre, une matière animale particulière, qui paraît être de l'acide urique. Eh bien ! la synovie de l'homme est analogue à celle du bœuf, car d'après Lassaigue et Boissel, on y trouve une grande quantité d'albumine, une matière grasse, du chlorure de sodium et de potassium, du phosphate et du carbonate de chaux. Or, la plupart de ces éléments se rencontrent dans ces corps étrangers.

L'anatomie pathologique des corps étrangers des articulations est encore peu avancée.

Il n'est pas possible d'étudier les corps étrangers d'une

manière générale ; les particularités de texture qu'ils offrent ne permettent pas, en effet, d'établir une similitude complète entre leurs diverses espèces.

Je les étudierai donc sous le double rapport de leur siége et de leur nature, et, les examinant ensuite au point de vue de leur organisation, je passerai successivement en revue ceux qui ont pour base la fibrine, et, en second lieu, ceux qui méritent le nom de synoviaux, et qui, sous ce rapport, se rapprochent des calculs vésicaux.

La première espèce comprend les corps étrangers fournis par le sang. Il m'a paru, ainsi que je l'ai déjà dit, qu'ils peuvent se diviser en vasculaires et non vasculaires.

Corps étrangers fibrineux non vasculaires. — Les corps étrangers fibrineux ne diffèrent donc entre eux que sous le rapport de la vascularisation.

Les corps étrangers fibrineux non vasculaires demeurent avec leur volume primitif, à moins qu'ils ne se développent par addition de nouveaux produits ou par des phénomènes d'endosmose ou de capillarité.

Les corps étrangers fibrineux *vasculaires*, au contraire, sont susceptibles d'un développement assez considérable, dû à la circulation dont ils sont le siége, soit par des vaisseaux *capillaires*, soit par des *canaux d'un plus grand diamètre*.

En pénétrant dans la structure intime de ces corps étrangers fibrineux, nous voyons entre toutes leurs parties constituantes une similitude parfaite quant à leur tissu propre. Dans tous, nous trouvons en effet une membrane lisse à l'extérieur, qui est représentée par une membrane de nouvelle formation ou une enveloppe de recouvrement empruntée à la membrane synoviale.

Ces corps étrangers peuvent être ronds, aplatis, allongés.

présenter plusieurs facettes, des disques rugueux ou assez réguliers à l'extérieur. Ces diverses formes dépendent évidemment du siége qu'ils occupent, du degré de compression qu'ils éprouvent, et de leur nutrition. Ainsi, les corps étrangers intra-articulaires sont allongés, aplatis; ceux qui ont leur siége dans les environs de l'articulation, au contraire, sont ronds, bosselés, parce qu'ils ne subissent pas de compression. Entrons dans quelques considérations relatives à leur structure.

Les données d'anatomie pathologique que je vais exposer sont le résultat de recherches assez nombreuses.

Quelle que soit la forme du corps étranger, on le trouve composé d'une substance homogène, c'est-à-dire représentée par un véritable tissu fibreux, offrant un arrangement et une disposition particulière. Les fibres qui le composent sont parallèles ou rayonnées, et dans quelques points entrecroisées, sans direction déterminée.

La section de cette production donne la sensation d'un bruit particulier que l'on retrouve dans le tissu fibreux normal. Le tissu propre des corps étrangers est d'un gris jaunâtre, et offre une élasticité remarquable, comme cela se voit du reste pour les disques intervertébraux.

Ce sont là les caractères anatomiques de la fibrine transformée, durcie, etc. La forme ronde ou allongée n'établit aucune différence dans la structure qui est propre aux corps étrangers. Il est évident que je ne veux parler que de la période fibreuse qui succède à la période charnue; car dès que le corps étranger a pris une consistance plus considérable, il devient osseux, et, sous ce rapport, il ressemble complétement aux os sésamoïdes.

Il résulte de ce qui vient d'être dit que les corps étrangers qui ont pour base la fibrine, offrent diverses périodes que l'on peut désigner sous les noms de *charnue*, *fibreuse*, *cartilagineuse* et *osseuse*.

Les corps étrangers que l'on trouve dans les articulations peuvent se rencontrer également dans d'autres régions du corps, et principalement dans les plèvres, le péritoine, le péricarde, les sacs séreux accidentels.

On pourrait penser que quelques-uns de ces corps étrangers péritonéaux, pleuraux, ne sont autre chose qu'une sorte d'enveloppe à pédicule allongé, contenant une matière terreuse particulière. M. Follin m'a remis une note sur des corps étrangers trouvés dans la plèvre et dans le péritoine.

« Le malade qui portait ces nombreuses productions était » âgé d'une cinquantaine d'années environ. Je n'ai pu avoir » aucun détail sur ses antécédents, car je ne l'ai observé » qu'à l'amphithéâtre de dissection. Je dirai seulement » qu'au péritoine de nombreuses brides fibreuses, et que, » dans la plèvre droite, des adhérences assez étendues tra- » duisaient des lésions inflammatoires anciennes. En écar- » tant le paquet des intestins, je trouvai dans le flanc gau- » che, et complétement libre dans la cavité du péritoine, le » corps étranger en question ; il avait le volume d'une pe- » tite noix, aplati suivant un de ces diamètres ; il offrait » sur une de ses faces une dépression en forme de hile.

» Pensant que d'autres corps étrangers pouvaient encore » exister, je fouillai avec grand soin dans tous les replis du » péritoine, mais sans rien trouver d'isolé. Seulement, dans » divers points du tissu cellulaire sous-péritonéal, dans » l'épiploon, sous le péritoine du foie, etc., je rencontrai » de petits noyaux durs, crétacés, jaunâtres à leur inté- » rieur, de volume variable, depuis la tête d'une épingle » jusqu'à celle d'un pois. Ces corps étrangers étaient lar-

» gement adhérents. Au milieu des adhérences pleurales, » je trouvai seulement, attaché par une sorte de méso-pleu- » ral, un corps plus volumineux. Il était précisément situé » dans le tissu cellulaire sous-pleural. Formé à l'extérieur » par une coque d'apparence fibreuse, il contenait à son » intérieur une matière semi-liquide jaunâtre et crétacée.

» La structure du corps étranger péritonéal était plus » singulière encore, car il contenait à son intérieur plu- » sieurs amas arrondis d'une matière très-jaune, molle » comme de la graisse, qui s'était entourée de couches » comme d'apparence fibreuse; ces amas jaunes étaient » complétement logés dans les cavités de cette coque » fibroïde.

» *Examen microscopique.* — L'examen fait sur la matière » jaune du corps étranger péritonéal et sur les autres pro- » ductions jaunâtres et calcaires, disséminées dans divers » points des séreuses péritonéales et pleurales, m'a montré » constamment :

» 1° Une très-grande quantité de petits globules arrondis, » brillants à leur centre, obscurs à leur circonférence, de » volumes divers, se dissolvant dans l'éther : ce sont des » globules gras ;

» 2° Quelques cellules d'épithélium pavimenteux, comme » celui qu'on rencontre souvent dans les séreuses.

» 3° Cette matière grasse contenait sans doute des carbo- » nates calcaires, car elle faisait effervescence avec les acides.

» 4° L'enveloppe était d'apparence fibreuse, comme le » sont les fausses membranes, *mais sans fibres.* »

Ces lésions ressemblent assez à ce qu'on trouve dans l'affection calcaire des animaux.

Les corps étrangers synoviaux ressemblent, quant à leur mode de développement et à leur origine, aux calculs vésicaux. Je ne sache pas qu'on ait considéré dans les auteurs, comme je le fais maintenant, les corps étrangers articulaires. On a bien, il est vrai, parlé des corps étrangers intra-articulaires déterminés par une cause violente, de l'écornement des cartilages et des os, comme pouvant leur donner naissance; mais c'est en vain qu'on cherche dans les travaux publiés sur les corps étrangers les traces de la théorie que je crois fondée et qui me paraît même démontrée par un fait remarquable que je mettrai sous les yeux du lecteur.

Du sang concret, de l'albumine, des fausses membranes peuvent former un noyau autour duquel viennent se grouper les sels fournis par la synovie. On sait que c'est là une forme de création des calculs vésicaux, mais ces corps étrangers peuvent évidemment être le résultat de la déposition des sels que contient la synovie, sans que pour cela il y ait un noyau dans la cavité articulaire.

Il est donc vrai que les matières salines qui entrent dans la composition de la synovie, altérées ou contenant une quantité plus considérable de ces substances que cela ne se trouve habituellement, peuvent former un dépôt terreux, à la manière des sels que contient l'urine au fond de la poche urinaire.

Les corps étrangers synoviaux terreux sont plus ou moins durs; mais leur dureté est plus considérable à la surface que dans leur profondeur, la superficie même n'offre pas toujours le même degré de résistance. C'est en général la consistance pierreuse ou celle de la diaphyse des os; leur couleur est aussi celle des os, mais leur surface est chagrinée, irrégulière, et offre une multitude de mamelons de volume variable. Toutes sont séparées par des dépressions et même des surfaces planes. Ces corps étrangers, qui ont la forme de disques, n'offrent presque jamais la même régularité dans leurs deux surfaces. Il y en a une qui est plus concave que l'autre ou tout au moins plus déprimée.

La couleur de l'extérieur est d'un gris terne, ou d'un blanc tirant légèrement sur le jaune.

La circonférence est assez régulièrement épaisse, mais non constamment.

La section de ces corps étrangers fait découvrir une surface parfaitement blanche, surtout dans la plus grande partie de l'épaisseur qui avoisine la superficie. Le point central de la section offre de petites alvéoles d'un blanc grisâtre, mêlé d'une teinte jaune et ressemblant assez bien au cartilage costal un peu desséché. La pointe de l'instrument pénètre facilement dans toute la largeur de la coupe, et l'on aperçoit sur celle-ci une multitude de points blanchâtres plus durs qui indiquent le dépôt d'une matière terreuse. On dirait que le corps étranger est formé à son centre par du mucus.

Je n'ai pas eu l'occasion de rencontrer des productions étrangères purement cartilagineuses dans l'intérieur des articulations. Je dois dire aussi que les faits qui sont rapportés dans les auteurs signalent un état ostéo-cartilagineux des corps étrangers, et par conséquent complexe, et non une simple structure; mais il est probable que si l'on avait eu l'occasion d'étudier un corps étranger à une période moins avancée, on eût été à même de retrouver la forme cartilagineuse qui succède aux formes fibrineuses et fibreuses, lorsque du sang a été déposé à l'extérieur ou à l'intérieur de la cavité articulaire.

J'ai trouvé assez souvent des corps étrangers fibreux formés de couches distinctes qui contiennent à leur centre des matières dures, blanches, comme pierreuses. L'analyse qui va suivre est due à notre habile chimiste M. Pelouze, qui a eu à examiner plusieurs corps étrangers trouvés dans l'intérieur des articulations de l'homme et des animaux. On verra par la nature de son analyse qu'il y a rencontré les mêmes éléments qui entrent dans la composition des os.

Analyse d'un calcul trouvé dans les articulations d'un cheval.

Matière organique..................	traces
Magnésie........................	traces
Albumine........................	traces
Carbonate de chaux.	
Phosphate de chaux.	

C'est surtout le phosphate qui paraît dominer.

Ce corps se rapproche beaucoup des os par sa composition *minérale;* il renferme beaucoup moins de matière organique. L'analyse de Berzelius établit un parallèle entre la structure des os et de ces corps étrangers.

D'après Berzelius, les os sont composés de la manière suivante :

Partie organisée.	Matière anormale réductible par la coction.	32,17
	Matière animale insoluble..................	1,13
Partie inorganisée.	Phosphate de chaux....................	5,04
	Carbonate de chaux....................	11,30
	Fluate de chaux.......................	2,00
	Phosphate de magnésie.................	1,16
	Soude et chlorure de sodium............	1,20

Les corps étrangers de nature fibreuse ont été examinés, à ma prière, par un jeune chimiste qui les a trouvés composés de matières animales en telle quantité, qu'il est facile de voir que la première origine est due au sang déposé en nature, ou à une matière fibrineuse produite d'une manière morbide.

Ces corps étrangers soumis à l'analyse ont donné pour résultat :

1° Fibrine, quantité notable.

2° Albumine modifiée passant à l'état fibreux.

3° Chlorure de sodium.

4° Phosphate de chaux.

5° Carbonate de chaux.

Parmi les sels, le chlorure de sodium paraissait dominer.

Nous avions donc raison de dire tout d'abord que les corps étrangers se développent de deux manières différentes; nous ajouterons maintenant qu'ils peuvent être divisés en intra-articulaires ou synoviaux et extra-articulaires ou externes. La première espèce est formée par un dépôt salin synovial; la seconde espèce est représentée par la fibrine du sang qui présente des périodes différentes répondant à celles de leur développement.

Les corps étrangers ne donnent signe de leur existence que lorsqu'ils troublent les fonctions de la membrane qui tapisse les surfaces articulaires, ou bien encore lorsqu'ils sont comprimés par les extrémités osseuses.

Les praticiens les confondent d'ailleurs assez volontiers avec d'autres maladies, lors même qu'ils sont apparents, et les considèrent souvent comme étant l'effet et non la cause de la maladie.

Généralement on n'accorde le nom de corps étrangers qu'à ceux qui sont pédiculés ou flottants dans l'articulation. Bien des fois il m'est arrivé de voir des confrères se refuser à admettre leur existence, parce qu'il s'agissait d'une petite tumeur ronde, dure, mais non très-pédiculée. Il semblait que pour eux ces corps devraient avoir toujours la même mobilité, comme s'ils ne l'empruntaient pas à leur ancienneté et à leur déplacement graduel, car les corps étrangers extra-articulaires ne sont dans le principe ni mobiles, ni pédiculés. Nous verrons que si, avec le temps, ces accidents deviennent plus sérieux, les symptômes des corps étrangers ne sont pas pour cela plus évidents ; on peut même dire qu'ils sont moins saillants, et que tout semble faire croire à une hydarthrose qui n'en est qu'un symptôme.

Le corps étranger ne produit, par sa présence, des phénomènes locaux appréciables qu'autant qu'il trouble la fonction de la synoviale, et qu'il provoque des douleurs vives par suite de la compression qu'il exerce sur les parties environnantes. C'est sa dureté, c'est son excès de volume, qui en irritant la synoviale, deviennent la cause d'un dépôt de sérosité dans l'intérieur de l'articulation, et d'un travail d'inflammation momentané d'abord et permanent ensuite.

Les symptômes sont donc toujours locaux dans le principe, et le trouble fonctionnel n'est en général que passager, excepté toutefois lorsque des lésions graves se sont établies dans les tissus.

La symptomatologie des corps étrangers peut se résumer dans le groupe des symptômes suivants :

1° Fluctuation, 2° douleur, 3° bruit particulier articulaire, 4° gêne et difficulté dans les mouvements.

Fluctuation. — La fluctuation synoviale n'est pas rangée parmi les symptômes des corps étrangers articulaires, et les auteurs n'en font pas mention. C'est cependant un symptôme inséparable de leur existence. C'est aussi un signe de la présence des corps étrangers situés en dehors de la synoviale lorsqu'ils ont acquis un certain développement, une certaine dureté, et qu'à l'aide d'un pédicule ils peuvent se placer entre les surfaces articulaires et irriter la membrane synoviale.

L'hydarthrose est donc un symptôme de l'existence des corps étrangers, comme l'ascite est symptomatique d'une maladie du foie, de la rate ou des intestins.

Si la présence du liquide dans l'intérieur de l'articulation n'est pas instantanée et si elle n'appartient pas à une cause appréciable ou rhumatismale, je suis disposé à la regarder comme étant le résultat de la présence des corps étrangers.

La fluctuation articulaire doit attirer vivement l'attention du médecin parce qu'elle contribue à établir le diagnostic pour en découvrir la cause et l'origine. Lorsque le corps étranger est dès le début intra-capsulaire, l'hydropisie existe aussi dès le principe ; lorsqu'il est extra-articulaire, la fluctuation, au contraire, ne se découvre que plus tard, et par conséquent à une époque où la membrane séreuse est comprimée par le corps étranger ou excitée par sa présence.

Des praticiens distingués ont noté que dans les hydropisies articulaires, il existait une induration dans l'un des points de la circonférence de l'articulation, et ils l'ont regardée comme un effet de l'hydropisie et non comme en étant la cause. Cette opinion me paraît peu fondée : il m'est démontré, en effet, que cette petite tumeur est bien la cause déterminante de l'hydropisie, car, en la détruisant, on fait cesser l'accumulation du liquide dans la synoviale. Nous ajouterons que si cette dernière produisait réellement l'induration dont il s'agit, cette induration existerait dans tous les cas : or c'est ce qui n'a pas lieu.

C'est le palper et le toucher qui servent le mieux à découvrir le corps étranger et à en reconnaître le siége, la forme, la consistance, la mobilité, etc.

Toutes les fois qu'on voudra porter un diagnostic sûr, il sera indispensable de promener la main à la surface de l'articulation, et de déprimer avec les doigts les tissus, afin de reconnaître ce qu'il y a d'anormal dans les parties molles extra et intra-articulaires.

Le corps étranger peut se rencontrer à la circonférence de l'articulation, cependant on peut indiquer les endroits où il se trouve le plus souvent, par une ligne demi-circulaire allant du condyle externe du fémur au condyle interne et embrassant dans sa courbure le cul-de-sac sus-rotulien de la membrane synoviale du genou ; c'est par conséquent à l'extérieur de cette membrane qu'il se rencontre d'abord ; le pédicule, tout au moins, se trouve fixé dans ces endroits, et ce n'est qu'ultérieurement que ce corps étranger s'étend dans l'articulation en poussant la séreuse devant lui. C'est donc là qu'il faut rechercher d'abord sa présence. On reconnaît sa fixité à la manière dont il revient toujours au même point lorsqu'on l'a déplacé par la compression, par des pressions alternatives, ou en le pinçant entre deux doigts, comme cela se peut quelquefois.

Le corps étranger mobile dans l'articulation tend bien aussi par la pression des ligaments, de la rotule et des muscles, à se placer dans le cul-de-sac synovial ; mais il ne conserve jamais de fixité, et il est facile de le faire glisser derrière la rotule, en dedans, en dehors et en haut de l'articulation. D'ailleurs, par la pression exercée méthodiquement avec la main on produit un bruit tout particulier qui dénote que les surfaces articulaires pressent contre lui.

Le corps étranger, par sa présence, détermine un surcroît d'irritation de l'articulation, une augmentation de volume due à l'infiltration du tissu cellulaire et au dépôt de synovie dans son intérieur. Ces effets peuvent encore s'exagérer sous l'influence de causes particulières, telles, par exemple, qu'un faux pas, une douleur vive, la compression du corps étranger, etc.

Les malades eux-mêmes, dans certains moments, distinguent, pendant la marche, un bruit dans l'articulation. Le chirurgien peut, par la pression, obtenir un bruit tantôt sourd, tantôt éclatant ; dans tous les cas, il est appréciable à la main et quelquefois à l'oreille.

Douleur. — Tous les malades ont plus ou moins de gêne, plus ou moins d'embarras dans l'articulation, ils éprouvent quelquefois une douleur continue qui, sans être insupportable, les fatigue beaucoup. Les douleurs réelles, saisissantes et poignantes, ne se déclarent que lorsque le corps étranger est pressé entre les surfaces articulaires ou par une action musculaire forte, par exemple dans l'action de résister à la chute.

Les douleurs sont si intenses parfois, qu'elles arrachent des cris aux malades, qu'elles déterminent des crises nerveuses, la syncope même, et une chute instantanée dont les malades n'ont souvent pas connaissance. A cet état douloureux de l'articulation, succède toujours un gonflement plus considérable et une sensibilité excessive qui fait que les malades ne peuvent supporter ni la pression de la main, ni le poids des couvertures.

La douleur instantanée, le gonflement articulaire, suffisent, sinon pour faire admettre sans plus ample examen l'existence d'un corps étranger ; ces phénomènes servent au moins à mettre les praticiens sur la voie de sa découverte.

Ce n'est donc que par l'ensemble de ces symptômes que l'on peut arriver à établir un diagnostic sûr.

Ce n'est pas toujours chose facile que de découvrir un corps étranger dans une articulation, surtout lorsqu'elle est distendue par un liquide. Plus d'une fois, des chirurgiens de mérite ont cru avoir affaire à un déplacement articulaire et non à un corps étranger qui s'était pourtant révélé par des douleurs atroces survenues instantanément. Je pourrais citer bien des méprises qui ont conduit des chirurgiens à faire des applications mécaniques autour d'un membre, sans en retirer aucun bénéfice. Une jeune personne s'est présentée un jour à moi avec un genou *bardé de fer*. A la suite de douleurs instantanées et violentes, elle avait été regardée comme ayant un relâchement des ligaments et un déplacement articulaire ; et il s'agissait d'un corps étranger seulement. (Benjamin Brodie.)

Le toucher seul peut conduire le chirurgien à découvrir le corps étranger. C'est par lui qu'en déprimant les parties molles, qu'en chassant le liquide épanché, on arrive à la démonstration du fait. La douleur instantanée, la présence d'un liquide dans l'articulation, ou l'augmentation de sa quantité, sont une forte présomption pour l'existence du corps étranger, surtout si les accès se sont reproduits à des intervalles plus ou moins éloignés.

M. Marjolin avait désigné, sous le nom d'*indurations* ces corps étrangers qu'il regardait comme symptomatiques de l'hydarthrose. Je ne comprends pas que cette opinion ait pu, pendant quelque temps, jouir d'une certaine faveur. Cette manière de procéder me paraît peu logique et n'est certainement pas l'expression du fait, l'explication de la nature de la maladie. L'expérience me paraît de tous points contraire à cette opinion.

Les corps étrangers sont-ils susceptibles d'entretenir une irritation permanente et d'être la source d'altérations diverses, consistant principalement dans des lésions de la membrane synoviale? Pendant trop longtemps on a considéré les corps étrangers articulaires comme une incommodité, et quoique maintenant on n'apprécie pas encore les dangers auxquels les malades sont exposés, il n'en est pas moins certain qu'on a fini par s'inquiéter de la violence des douleurs qu'ils déterminent.

Traitement. — La première pensée a été d'extraire le corps étranger articulaire. Cette idée n'était qu'une application de cette généralisation qui consistait à extraire les corps étrangers renfermés dans les voies urinaires, salivaires, biliaires, etc.

L'extraction a donc paru la première indication à suivre pour débarrasser le malade d'un hôte dangereux.

La mise à exécution de cette idée n'a pas toujours satisfait l'espoir que l'on en avait conçu. De nombreux mécomptes ont conduit les pathologistes à rechercher la cause des insuccès.

Les médecins ont reconnu que l'air, par son contact, était la cause matérielle d'accidents qui, presque toujours, ont entraîné la mort. L'excitation que détermine cet agent, l'impression qu'il produit sur les tissus qui ne sont pas habitués à son contact, le changement de température auquel il les soumet, sont autant de causes qui agissent, d'une façon pernicieuse, sur les membranes séreuses intéressées par le bistouri.

En lisant les auteurs, on voit tout de suite que les chirurgiens contemporains, qui étaient pénétrés de cette vérité, ont voulu éviter l'action fâcheuse de l'air sur les tissus en déplaçant la peau, et ne permettant pas le parallélisme entre les ouvertures extérieures et intérieures.

C'est certainement là un progrès, mais on l'a rendu plus complet par des procédés que j'exposerai plus loin.

Trois époques distinctes dessinent l'état de la chirurgie sous ce rapport.

La première époque est empirique ; la seconde est rationnelle, et la troisième expérimentale. C'est une méthode perfectionnée.

La première époque se signale donc par la simple extraction des corps étrangers. Je rapporterai ici un passage d'Ambroise Paré, qui donne une idée complète de la manière dont on faisait l'extraction.

« L'an mil cinq cent cinquante-huit, dit cet auteur, fus » appelé de Jean Bourlier, maistre tailleur d'habits, de- » meurant rue Sainct-Honoré, pour luy ouvrir une apo- » sthème aqueuse qu'il avait au genouïl : en laquelle trouvay » une pierre de la grosseur d'une amende, fort blanche, dure » et polie, et guérit et encore est à présent vivant (1). »

Jusques à Desault, c'est probablement le seul procédé dont on ait fait usage pour extraire les corps étrangers de l'articulation du genou.

Tous les faits d'extraction des corps étrangers articulaires échappent aux statisticiens, et il est impossible, par conséquent, d'établir des données sur les opérations de ce genre, puisqu'elles n'ont pas été enregistrées. Malgré le résultat heureux qu'Ambroise Paré a signalé, on doit repousser un procédé aussi dangereux.

A une époque plus rapprochée, Desault voulut substituer à l'opération primitive un mode d'extraction plus rationnel.

Ce puissant réformateur avait parfaitement vu qu'il fallait soustraire l'articulation à l'action de l'air, et c'est pour cela qu'il conseillait d'éloigner les deux ouvertures l'une de l'autre, afin de prévenir l'accès de cet agent irritant.

(1) *Œuvres complètes*, édition Malgaigne. Paris, 1841, t. III, p. 32.

M. D. J. Larrey rapporte (1) une opération faite par le procédé de Desault.

« Jacques-Antoine Merlin, âgé de vingt-quatre ans, natif » de Mézières, département des Ardennes, fusilier grena» dier, entre à l'hôpital de la Garde impériale pour y être » traité d'une douleur vive qu'il éprouve depuis longtemps » au genou gauche ; il est en même temps affecté d'une » fièvre intermittente d'un type irrégulier.

» A mon premier examen, je reconnais l'existence d'un » corps dur, mobile et flottant dans l'articulation du genou. » On ne peut douter que ce ne soit une concrétion cartila» gineuse, et j'en ferais tout de suite l'extraction si l'état du » malade ne s'y opposait. Je dois d'abord combattre l'affec» tion fébrile et rétablir les forces du malade. Je remplis » cette indication par les remèdes, et, après vingt jours de » traitement, il est en état d'être opéré.

» Pour que l'opération ait tout le succès que je dois en » obtenir, je la fais avec une telle précaution que l'incision » des téguments se trouve ensuite à une très-grande dis» tance de l'articulation. En conséquence, après avoir mis » la jambe dans une extension parfaite, je fais passer le » cartilage du côté externe du genou au côté opposé : » son passage dans la rotule a lieu sans la moindre dou» leur. Je saisis avec mes doigts ce corps étranger, et, en » le pressant fortement en haut en dehors, je lui fais faire » une saillie sous le muscle vaste externe, à plus de trois » travers de doigt au-dessus de l'articulation. La capsule » articulaire a suivi le déplacement. Après l'avoir fixé sur » ce point, j'incise la peau et la portion de muscle qui la » recouvre, je coupe ensuite la capsule sur le cartilage, et,

(1) *Clinique chirurgicale.* Paris, 1830-1836.

» à l'instant même, il est expulsé à travers l'incision. Sans » chercher à réunir la plaie, j'applique un appareil fort » simple, ayant soin de tremper dans du vin camphré les » compresses qui doivent envelopper le genou (excellent » moyen pour prévenir la douleur et l'inflammation). Il » ne survient pas le moindre accident et la plaie est parfai- » tement cicatrisée le vingt-cinquième jour; elle l'eût été » plus tôt si le sujet eût été mieux. Le cartilage que nous » avons extrait est de la grosseur d'une amande; il est » blanchâtre, rugueux d'un côté et poli sur l'autre face.

» L'analyse qu'en a faite M. Vauquelin donne pour ré- » sultat que cette concrétion ne diffère pas du cartilage » ordinaire. Elle annonce aussi que la substance du carti- » lage est formée d'albumine et de mucus devenu concret, » car ces deux substances se comportent comme le cartilage » lui-même, avec l'eau et les acides affaiblis. »

On trouve, dans Desault, une observation que je vais rapporter textuellement (1) :

« M. Vielle, âgé de dix-neuf ans, est affecté au commen- » cement de 1790 d'un gonflement spontané à l'articulation » du genou. Ce gonflement, peu considérable d'abord, » augmente ensuite par une marche forcée; il disparaît » au bout de deux mois et laisse sentir vers le bord interne » de la rotule un corps étranger dur, mobile, gênant un » peu les mouvements.

» Au bout d'un mois, nouvel engorgement qui subsiste » trois mois, se dissipe, et alors on trouve le corps au côté » externe de la rotule, plus volumineux qu'auparavant; » force applications émollientes, résolutives et fondantes » pendant six mois, le tout sans succès. Fatigué de leur

(1) *Œuvres chirurgicales*, publiées par X. Bichat, 3e édition. Paris, 1830.

» inutilité, le malade vient, en mars 1791, consulter Desault,
» qui reconnaît une concrétion cartilagineuse aplatie et
» presque ronde, ordinairement placée au côté interne,
» mais susceptible d'être portée facilement au côté externe
» de l'articulation, d'être retournée sur elle-même dans sa
» cavité, ne donnant lieu à aucune douleur lorsqu'elle est
» immobile à côté de la rotule, mais empêchant la station,
» placée derrière le tendon des extenseurs, et ajoutant à
» cet effet de vives douleurs, lorsqu'elle est située sous les
» condyles ou derrière la rotule. L'indication est évidente;
» avant de la remplir, Desault prépare le malade par une
» potion émétisée, et pratique, deux jours après, sui-
» vant le procédé indiqué (XXVIII), l'extraction du corps
» étranger; celui-ci est blanchâtre, ovalaire, long de qua-
» torze lignes, large de dix, épais à son milieu de deux et
» demie, formé de trois pièces réunies par une substance
» ligamenteuse, lisse du côté de la cavité articulaire, hé-
» rissé de tubercules irréguliers, du côté opposé et à la
» circonférence; nulle effusion de sang pendant l'opération.
» L'appareil ordinaire est appliqué après les plus exactes
» recherches, pour s'assurer de la présence d'un second
» corps. Aucune douleur, aucun gonflement ne surviennent
» et le quatrième jour la réunion est parfaite. Bientôt les
» mouvements sont aussi libres qu'auparavant. Cependant
» du malaise, de l'inquiétude, reste dans l'articulation; peu
» sensible d'abord, elle augmente ensuite.

» Au bout de quatre mois, nouveaux symptômes d'un
» corps étranger.

» Éloigné de Desault, M. Vielle se confie aux soins de son
» frère, qui fait l'extraction du second corps par le procédé
» décrit, modifié cependant de manière que la première
» incision est faite en deux temps. Même pansement que

» dans le cas précédent, précaution ajoutée de couvrir la » cuisse et la jambe de doloires pour modérer l'action des » muscles. Nulle fièvre, nulle douleur; réunion achevée le » huitième jour, à l'exception du centre, où un point de » suppuration subsiste jusqu'au quatorzième jour; dès lors » aucune difficulté dans la progression, aucun ressentiment » de douleur. M. Vielle jouit complétement depuis ce temps » de tous les mouvements de l'extrémité. »

Je fais suivre cette observation du procédé opératoire, tel qu'il a été décrit par Bichat et exécuté par Desault.

« 1° Le malade doit être couché dans son lit ou assis sur » une chaise haute, position moins avantageuse cependant » que la première, en ce qu'il n'est pas nécessaire de le » transporter après l'opération.

» 2° La jambe est mise en extension sur la cuisse, afin » de relâcher la partie antérieure de la capsule articulaire.

» 3° Le chirurgien cherche ensuite le corps étranger, » l'amène au côté interne de l'articulation, contre l'attache » de la capsule, le fixe entre le pouce et l'index de la » main, tandis qu'un aide retient la peau en avant sur la » rotule.

» 4° Prenant ensuite un bistouri ordinaire, il pratique » sur la saillie que fait le corps une incision longitudinale » d'une étendue proportionnée à son volume, qui intéresse » en même temps et les téguments et la capsule, et le met » du premier coup à découvert.

» 5° Quelquefois il s'échappe à l'instant, de lui-même, » comprimé par les doigts qui l'assujettissaient. Si sa sortie » n'a pas lieu spontanément, une curette ou une feuille » de myrte, posées au-dessus de lui, servent à le soulever » et à l'amener au dehors. Mais il faut, dans l'introduction » de ces instruments, prendre garde d'en porter l'extré-

» mité contre les surfaces articulaires qui pourraient, étant
» irritées, se tuméfier et donner lieu à des accidents.

» 6° Si quelque résistance se rencontre, agrandissez l'ou-
» verture et l'extraction deviendra facile ; sans cette précau-
» tion, meurtris et contus par le passage des corps étrangers,
» les bords de la division se gonfleront, s'enflammeront
» même, et leur réunion sera plus ou moins retardée.

» 7° Lorsque l'extraction est opérée, l'aide qui retire en
» devant la peau de l'articulation, l'abandonne sur-le-champ
» à elle-même ; et alors, revenue à sa place naturelle, elle
» recouvre l'ouverture de la capsule, en sorte que les deux
» incisions qui se correspondaient à l'instant de l'opération
» changent de rapports, l'une devenant interne, l'autre
» restant externe.

» 8° De là résulte un double avantage : l'entrée de l'air
» dans l'intérieur de l'articulation est prévenue, et la por-
» tion externe et flottante de la capsule, entraînée en dedans
» avec la peau, vient se coller au condyle, si elle ne s'af-
» fronte pas exactement à l'autre portion de la capsule,
» près de son attache.

» 9° Il faut ensuite examiner si un second corps étranger
» ne reste pas dans l'articulation ; souvent on ne peut le
» découvrir, et Desault, en particulier, n'a pas pu éviter
» une fois l'erreur qui a nécessité une seconde opération.

» 10° L'incision des téguments est réunie au moyen
» d'emplâtres agglutinatifs, convenablement disposés ; sur
» eux se placent des compresses, de la charpie, que sou-
» tiennent des tours de bandes, légèrement serrés.

» 11° La jambe, posée ensuite sur un oreiller, est main-
» tenue dans l'extension au moyen d'une attelle, qu'on
» étend le premier jour à la partie postérieure de l'articu-
» lation. »

L'extraction méthodique des corps étrangers est regardée par Bichat comme dépouillée d'accidents, et l'on peut, dans le passage suivant, avoir une idée de l'opinion du célèbre chirurgien de l'Hôtel-Dieu.

« Il suit de là que l'opération dont il s'agit ne doit pré-
» senter jamais, lorsqu'elle est méthodique, des suites
» funestes à craindre, et, en effet, l'expérience a prouvé
» cette assertion dans la pratique de Simson, de Brancfielt,
» de Gouk, de Bell et de Desault, qui l'a pratiquée cinq fois
» avec un succès complet.

» Le seul cas où il ait été moins heureux, c'est chez un
» homme dont la plaie des téguments se réunit d'abord
» sans accident, mais auquel il survint consécutivement
» deux dépôts, l'un à la cuisse, l'autre à la jambe, sans que
» l'intérieur de l'articulation fût nullement offensé, et qui,
» sujet à des douleurs de rhumatisme errantes, souvent
» portées sur les extrémités inférieures, a peut-être eu
» dans cette cause le principe de ces accidents. »

Le procédé de Desault expose-t-il à des dangers? Il n'y a aucune espèce de doute que l'extraction des corps étrangers, comme la faisait Desault, a déterminé des accidents de plus d'un genre, aussi a-t-on cru devoir rechercher de nouvelles voies pour les retirer.

Les Richerand, les Dupuytren, les Lisfranc, les Bégin, etc., ont vu, dans leurs mains habiles, des malades succomber à l'extraction des corps étrangers. Richerand a pratiqué douze fois l'extraction, quatre de ses malades ont succombé, et une jeune fille qui a survécu, a été sur le point de perdre la vie. Dupuytren ne put sauver un malade auquel il avait extrait un corps étranger dans l'articulation tibio-tarsienne. Lisfranc, au mois de novembre 1835, eut la douleur de voir périr un jeune homme plein de force auquel il avait retiré un corps étranger. Ce célèbre chirurgien, en 1839, renouvela la même opération, qui fut suivie de la mort. Au mois de mai 1839, le chirurgien de l'Hôtel-Dieu de Nantes retira du genou d'un homme de trente-cinq ans, avec facilité, un corps étranger mobile, et le malade mourut (1).

Roux fit sur un jeune homme l'extraction d'un corps étranger du genou. Il survint de la suppuration et des accidents tellement graves que l'amputation de la cuisse devint nécessaire. Le malade mourut.

En 1840, le 5 octobre, Bégin vit succomber un malade auquel il avait fait l'extraction d'un corps étranger.

A l'hôpital Saint-Louis, j'ai, sur une jeune personne, pratiqué l'extraction d'un corps étranger du genou, après l'avoir fixé sur les côtés de l'articulation. La malade succomba.

Tout ce qui vient d'être dit est loin d'être favorable à l'extraction des corps étrangers articulaires. On comprend la réserve que beaucoup de chirurgiens mettent encore à pratiquer cette opération. Les résultats malheureux qui viennent d'être notés ont engagé les hommes de l'art à abandonner l'extraction, pour diriger leurs vues dans d'autres directions.

C'est dans ce but qu'on a eu recours à un procédé déjà ancien, qui consiste à fixer le corps étranger dans un cul-de-sac de la synoviale ou sur un des points de la surface péri-articulaire.

Pour obtenir ce résultat, on s'est servi de la compression, d'une épingle implantée dans le corps étranger, etc.

(1) *Journal de la section de médecine de la Société académique de la Loire-Inférieure*, 67e livraison.

Par sa présence, l'instrument tend à produire un travail adhésif et à déterminer par conséquent des adhérences par un des points de la surface ou à sa circonférence. Ici on entrevoit l'intention de l'opérateur, et l'on conçoit quel est le but qu'il veut atteindre. C'est une médication rationnelle et qui, à tort, a été regardée comme due au génie instinctif de quelques hommes du jour. Middleton et Goock ont eu l'idée d'amener le corps étranger dans un point éloigné des surfaces articulaires, afin de le forcer à y contracter des adhérences. Toutefois, les expériences tentées sont loin d'avoir été concluantes.

Depuis lors, on a eu recours à la fixité du corps étranger pour prévenir les accidents qui résultent de sa présence. Il est probable que le procédé n'a pas été le même que celui dont se sont servis les chirurgiens anglais.

On s'est servi, pour remplir l'indication, de fortes et longues épingles, d'aiguilles en fer de lance, et j'ai fait faire un instrument auquel j'ai donné le nom de *trident*, et qui, par sa forme, représente trois crochets, à l'aide desquels on fixe invariablement le corps étranger. Les deux pointes latérales rentrent dans la gaîne avec facilité. Quoi qu'il en soit, l'instrument doit traverser les parties molles et le corps étranger en même temps ; il peut y demeurer l'espace de quinze, vingt et même trente jours. Il détermine par sa présence un engorgement local, qui disparaît de lui-même ou après avoir enlevé l'aiguille. Autant que possible, on doit se servir d'épingles et d'aiguilles allongées, mais fermes et résistantes.

Je regarde ce procédé comme insuffisant, et il n'est pas applicable aux corps étrangers osseux et fibro-cartilagineux.

De la fixité et de l'extirpation. — Que dire de ce double

procédé, qui a pour but de fixer le corps étranger par des adhérences et de l'extirper ensuite.

J'avais pensé, en créant ce procédé, que je pourrais prévenir le travail inflammatoire qui accompagne l'extirpation du corps étranger, et c'est pour cela que j'avais songé à l'attirer dans un des culs-de-sac de la synoviale et à exciter son adhérence en le traversant avec une épingle; ces adhérences me semblaient devoir réussir à fermer toute communication avec la poche synoviale, et à prévenir par conséquent le contact de l'air. J'ai été trompé dans mon attente, et j'ai eu la douleur de voir succomber la malade.

C'est le 28 mai 1846 que j'ai pratiqué cette opération.

Obs. I. — *Fixité et extraction d'un corps étranger développé dans l'articulation du genou.* — Le 28 mai 1846, la nommée Fortin (Pélagie), célibataire, âgée de quarante-cinq ans, domestique, entra à l'hôpital Saint-Louis, où elle est morte le 15 novembre. D'un tempérament lymphatique et d'une constitution délicate, elle n'a jamais fait de maladie grave et n'a eu notamment aucune affection articulaire. Sa vie a toujours été calme et régulière, les conditions hygiéniques dans lesquelles elle a vécu n'ont cessé d'être favorables à sa santé. Ce n'est que depuis un an qu'elle habite Paris et que les premiers symptômes de la maladie dont elle est atteinte aujourd'hui se sont déclarés sans cause connue. Cette personne a commencé par éprouver quelques douleurs sourdes et fugaces dans le genou droit, qui ne se sont fait sentir, dans le principe, qu'à de longs intervalles, et n'ont paru qu'à la suite de travaux pénibles, de marches forcées, de frottage d'appartement et de génuflexions. Ces douleurs avaient par conséquent le caractère intermittent et ont toujours été de courte durée, n'ayant jamais occasionné d'accident sérieux. Cependant, quelques jours avant son entrée, cette fille étant demeurée longtemps assise dans la même position, la cuisse droite croisée sur celle du côté opposé, ressentit tout à coup, au premier mouvement qu'elle fit pour se lever, une vive douleur dans la jointure.

Lorsqu'elle vint à l'hôpital, tout était rentré dans l'ordre, il n'y avait plus trace de douleur, et la marche n'était pas notablement embarrassée.

L'articulation ne présentait ni dureté ni déformation, rien, en effet, qui pût faire soupçonner la présence d'un corps étranger. Les renseignements fournis par la malade pouvaient seuls mettre sur la voie de la connaissance de la maladie, et comme elle avait, disait-elle, la faculté de le déplacer à l'aide de certains mouvements, elle promit de le faire sortir le lendemain sur le côté externe de l'articulation et de le rendre ainsi accessible à la vue et au toucher.

Effectivement, quelques instants avant la visite, cette femme ayant mis le membre dans une extension forcée, en prenant avec les pieds un point d'appui solide sur les barreaux du lit, parvint à faire paraître sur le côté du genou une tumeur insolite, mobile, dure, ayant le volume d'un œuf de pigeon environ, faisant au-dessous de la peau une saillie très-appréciable ; elle avait une forme aplatie et s'engageait par un de ses bords entre le condyle et le bord externe de la rotule ; en lui imprimant certains mouvements, elle faisait entendre un certain bruit de craquement ou de crépitation rude. La présence de cette tumeur sur la partie latérale du genou déformait l'articulation. Les mouvements du membre faisaient rentrer cette grosseur dans l'intérieur de l'articulation; elle n'avait, d'ailleurs, produit aucun trouble fonctionnel, ni aucune altération dans la santé générale.

La malade cependant désirait vivement qu'on la débarrassât de ce corps étranger. Comme il faisait saillie sous la peau et que l'instrument pouvait facilement l'atteindre, je me décidai à le fixer et à lui faire contracter des adhérences au côté externe de l'articulation, pour en faire ensuite l'extirpation. En conséquence, le 4 juin, une aiguille à gaîne fut enfoncée à travers la peau, dans l'épaisseur de la tumeur; mais n'ayant pu le traverser complétement, elle fut retirée et remplacée par une aiguille simple qui fut plongée pareillement dans le corps étranger où elle fut laissée à demeure dans le but de le maintenir invariablement fixé dans cette position. Une seconde aiguille fut implantée de la même manière, à côté de la première, et toutes deux restèrent en place le temps nécessaire à la formation des adhérences. Sauf quelques douleurs et un léger mouvement fébrile qui eurent lieu dans les vingt-quatre heures, on n'observa rien de particulier après l'opération. La malade demeura en repos et les aiguilles ne furent pas touchées pendant dix-huit jours.

Le 22 juin, les aiguilles furent enlevées et l'on procéda alors à l'extraction du corps étranger : c'est dans ce but que les téguments furent déplacés et qu'une incision fut pratiquée dans une étendue de 3 centimètres, pour éviter le parallélisme. Une fois le corps étranger mis à nu, il fut saisi avec une pince, isolé avec précaution, à l'aide du bistouri, des tissus environnants. En même temps qu'il cédait à une traction modérée, les doigts d'un aide pressaient régulièrement derrière lui sur les lèvres de l'incision, de manière à les rapprocher et à fermer complétement la plaie, au moment de la sortie du produit morbide ; de cette sorte l'opération fut simple et facile ; il ne s'écoula qu'une faible quantité de sang et la plaie fut réunie à l'aide de deux points de suture entortillée.

Le corps étranger était enveloppé d'une membrane cellulo-fibreuse, très-mince, séparable de la tumeur, dans toute son étendue ; sa forme était celle d'une fève, mais son volume était un peu plus considérable, il avait une structure homogène et ressemblait en tout à un corps fibreux. On y distinguait des séries de fibres parallèles, affectant dans certains points une disposition rayonnée. Ailleurs, c'était un entrecroisement qui n'offrait rien de régulier. La tumeur était élastique et d'une consistance analogue à celle du cartilage, elle avait une coloration jaunâtre et présentait dans son épaisseur quelques traînées noirâtres produites par le séjour prolongé des aiguilles.

Dans les vingt-quatre heures qui suivirent l'opération, la malade fut calme et tranquille, elle n'éprouva que quelques douleurs légères et un peu de chaleur à la peau, sans insomnie. Le matin, elle était sans fièvre (tilleul, sirop de gomme, potion antispasmodique), mais vers le milieu du jour, elle fut prise brusquement de douleurs articulaires très-intenses et accompagnées de nausées, d'envies de vomir, de défaillances et d'un mouvement fébrile très-prononcé. Sur les quatre heures du soir, le pouls était à 100 pulsations, la peau sèche et brûlante, la face animée et anxieuse. L'articulation du genou était considérablement tuméfiée, principalement autour de la plaie ; le soir, une saignée de trois palettes fut prescrite, ainsi qu'une application de trente sangsues sur le genou ; les épingles furent enlevées à cause de la tension et de la tuméfaction qui s'étaient produites au niveau de la plaie. (Tilleul, sirop de gomme ; potion avec sirop diacode, 16 grammes.)

Le 24, les douleurs avaient diminué d'intensité et cependant l'articulation avait encore augmenté de volume. Le pouls marquait 100 pulsations, il y avait eu des nausées sans vomissement; la plaie, rouge, fournissait un peu de pus mêlé à de la sérosité sanguinolente ; vingt-cinq sangsues furent appliquées autour de la plaie et des cataplasmes arrosés avec du laudanum furent mis sur le genou.

Le 25, les douleurs étaient encore intenses, sans avoir pourtant conservé la même violence. Dans le courant du jour et de la nuit, des vomissements bilieux abondants et répétés se déclarèrent et plongèrent la malade dans une profonde prostration ; la face était grippée, les traits altérés, la peau sèche, la soif vive, le pouls petit et fréquent, 90 pulsations, le moindre contact produisait de vives douleurs; quelques lambeaux de tissu cellulaire gangrené sortaient par la plaie.

Le 26, le calme commence à renaître, les douleurs sont moins vives, la fièvre moins intense; il n'existe plus que quelques nausées à de longs intervalles; l'état local a peu changé, on voit sortir par la plaie un liquide trouble mêlé de pus et de sérosité, filant et visqueux, lequel sort en assez grande quantité, lorsqu'on exerce une compression sur la partie interne du genou. (On continue l'usage des pilules et des cataplasmes laudanisés.)

Le 27, les douleurs sont vives et continues et les vomissements ont reparu. Il y a eu de l'insomnie, de l'agitation; il sort par la plaie deux ou trois cuillerées d'un liquide noirâtre et purulent, moins visqueux que celui de la veille. (Continuation des opiacés; eau de Seltz.)

Du 27 au 29, les douleurs, les nausées, la fièvre persistent. La pression exercée chaque matin sur le pourtour de la jambe fait sortir un liquide séro-purulent; vomissements incessants, même des boissons ; la prostration est considérable. (Potion anti-émétique de Rivière, du reste, même prescription.)

Le 1er juillet, les vomissements ont cessé, la fièvre est modérée, et les douleurs articulaires moins intenses ; la suppuration est la même, la tuméfaction n'a pas diminué. Il y a des symptômes de bronchite, c'est pour cela qu'on prescrit une infusion de mauve édulcorée. (Fomentation sur le genou avec une décoction de tête de pavot et de racine de guimauve.)

Le 6 juillet, la fièvre et l'insomnie ont disparu presque entièrement, la malade commence à prendre quelques aliments.

Du 6 au 27 juillet, le mal reste pour ainsi dire stationnaire. (On continue les mêmes moyens, on fait, en outre, sur l'articulation quelques onctions avec la pommade au nitrate d'argent.)

Le 27, on fait l'ouverture d'un petit abcès superficiel qui s'est formé au côté externe du genou.

Le 6 août, un autre abcès se forme à la partie supérieure et antérieure du genou, il est ouvert comme le précédent, et fournit plusieurs cuillerées de pus de bonne nature.

Aujourd'hui, 23 août, cet abcès n'est pas fermé ; il fournit toujours du pus. La plaie qui avait livré passage au corps étranger est cicatrisée complétement. Les douleurs articulaires ne se ressentent plus que par le mouvement ou par l'ébranlement du membre qui reste dans un coussin gouttière. La faiblesse et l'épuisement des forces sont prononcés.

Dans les premiers jours de septembre, une eschare paraît au niveau de la région sacrée. Plusieurs coussins sont placés sous le siége pour diminuer la pression.

Le 5 septembre, l'eschare se détache entièrement, et il

en résulte une large plaie qui n'a pas moins de 10 centimètres de diamètre. L'incision pratiquée à la partie antérieure de la cuisse, livre passage à un écoulement de pus abondant et très-liquide. On exerce une compression graduée autour du foyer. Cependant la fièvre et le dévoiement continuent, les forces s'épuisent de jour en jour.

Du 8 au 10 septembre, il survient un peu d'excitation, une insomnie continuelle, et les déjections alvines toujours très-fréquentes, sont involontaires.

L'amaigrissement va croissant et le pus qui sort par l'ouverture de la cuisse est en quantité considérable et floconneux.

Le 14 septembre, on ne peut atteindre le fond du foyer facilement à l'aide d'un stylet ordinaire ; on agrandit alors l'ouverture à l'aide d'un bistouri, et on y place, à demeure, une mèche de charpie. Le soir, on constate un mouvement fébrile très-intense et des douleurs très-vives dans toute la longueur du membre ; la langue est sèche, la soif vive, le pouls très-petit et accéléré ; il y a de l'agitation, du délire et un état d'anxiété très-marqué. Dans la nuit, il n'y a pas un seul instant de repos, la malade ne cesse de pousser des cris plaintifs ; elle succombe à cinq heures du matin dans le marasme.

L'autopsie est faite vingt-sept heures après la mort. On trouve un énorme clapier étendu depuis la partie moyenne de la cuisse au mollet, en passant sur la partie interne de l'articulation, sans communication avec l'intérieur de la capsule. Autour de l'abcès, les muscles sont considérablement altérés, en partie détruits ; le fémur est complétement isolé des parties molles, vers la partie inférieure ; la cavité purulente renferme encore une énorme quantité de pus, 50 centilitres environ. Au milieu de ce pus, on trouve quelques lambeaux de tissu cellulaire et musculaire gangrenés. Les vaisseaux, les nerfs et les tendons des muscles sont disséqués et traversent isolément l'intérieur du foyer. Il n'existe aucune trace de phlébite ; la malade a un commencement de luxation consécutive peu étendue ; les condyles du fémur se sont portés en dedans d'un centimètre environ ; la rotule a conservé quelques adhérences avec la partie antérieure des condyles et particulièrement du condyle externe.

L'intérieur de la capsule ne renferme pas de pus et cette membrane n'offre aucune solution de continuité ; elle est parfaitement saine sur les parties latérales ; ailleurs, elle présente quelques traces d'inflammation. Les cartilages diarthrodiaux sont le siége d'altérations diverses : dans certains points, ils sont noirâtres, ramollis ; dans d'autres, on voit des plaques rouges analogues à des ecchymoses récentes ; ailleurs, enfin, ils sont complétement détruits et les surfaces osseuses se trouvaient immédiatement en contact. Il n'existait pas de traces de cartilages sur les condyles du tibia et à la partie correspondante des condyles du fémur. Les parties périphériques des cartilages, au contraire, avaient été à peu près respectées et n'avaient pas du moins subi d'altération appréciable. Les ligaments croisés et le tissu adipeux avaient subi peu d'altération.

Cette observation juge complétement le procédé mixte, et démontre qu'il est tout aussi dangereux que la seule incision de la capsule.

Section du pédicule du corps étranger. — On propose de pratiquer la section du pédicule, lorsque le corps étranger est fixé sur un des points de la circonférence articulaire. Ce procédé ne me paraît pas mériter qu'on en discute la valeur.

Appareil contentif. — La compression peut être exercée sur toute la circonférence ; elle peut être exercée au moyen de bandages, de genouillères ou de ressorts terminés par des pelotes rendues mobiles par une vis de pression.

Il est facile avec un compresseur de comprimer régulièrement la tumeur, de l'aplatir même et de l'empêcher de se déplacer. J'ai fait porter à une de mes malades un appareil semblable, pendant plus de six mois, sans qu'elle en ait jamais retiré aucun avantage.

Dans ces derniers temps, on a abandonné tous ces procédés comme insuffisants et l'on en est revenu au mode d'extraction de Desault.

On verra qu'on a suivi les errements du chirurgien de l'Hôtel-Dieu, et que son procédé a été modifié de plusieurs manières et toujours en s'opposant à l'entrée de l'air dans la poche synoviale.

Dans les mains de M. Goyrand (d'Aix), le procédé de Desault a acquis une nouvelle importance. C'est en ouvrant l'articulation et en logeant hors de sa cavité le corps étranger pendant quelque temps qu'il a pu ensuite le retirer de son nouveau domicile sans exposer la cavité séreuse au contact de l'air.

C'est, par conséquent, en deux temps qu'il avait conçu l'extraction. Comme on le voit, M. Goyrand a bien compris la manière dont il fallait extraire les corps étrangers sans exposer les surfaces articulaires à l'action de l'agent atmosphérique.

Avant d'exposer mes recherches, je crois devoir donner une idée de celles de M. Goyrand.

Obs. II. — *Corps étranger délogé du genou par une incision sous-cutanée; succès complet.* — « J... B..., âgé » de vingt-quatre ans, vient à l'hôpital d'Aix, le 14 sep-

» tembre ; il avait dans le genou droit un corps étranger » qui le gênait beaucoup et lui causait souvent de vives » douleurs. Cette concrétion, grosse à peu près comme une » amande, était libre dans la synoviale. La première fois » que nous examinâmes le malade, le corps étranger était » au côté externe de l'articulation. Nous le poussâmes au- » dessus de la rotule, puis au côté interne de cet os, puis » enfin sous le ligament rotulien : là, nous le perdîmes » de vue. Quand le corps étranger se cachait ainsi entre les » surfaces articulaires, il occasionnait de la douleur, du » gonflement au genou. Le malade le faisait ordinairement » reparaître en marchant sur un pavé inégal.

» Le 15, le corps étranger avait reparu dans la partie » extérieure de la synoviale, le genou était un peu tuméfié, » douloureux. (Repos, cataplasmes.) Le jour suivant, l'arti- » culation était revenue à son état normal.

» A... désirait vivement être délivré de son infirmité. » Autrefois je n'aurais pas consenti à l'opérer, parce que » je ne crois pas qu'un chirurgien doive pratiquer une » opération dangereuse pour guérir une infirmité, mais j'eus » l'idée de faire à ce corps une application nouvelle de la » méthode des incisions sous-cutanées. Je pensais à extraire » ce corps étranger en deux temps. Dans le premier, j'in- » ciserai la synoviale et les tissus fibreux et musculaires qui » la recouvrent sur le corps étranger, et à travers cette » incision, je ferais passer le corps étranger dans le tissu » cellulaire sous-cutané. Dans le second temps prati- » qué dix ou douze jours après, quand l'incision sous- » cutanée serait solidement cicatrisée, j'extrairais le » corps étranger par une simple boutonnière ; cette idée » me sourit, je voulus cependant y réfléchir quelques jours.

» Ces concrétions abandonnées dans les tissus organisés

» n'allaient-elles pas y faire naître immédiatement une » inflammation suppurative, qui pourrait se propager à » l'articulation ? Je pensai que non ; ces corps n'étaient ni » bien pesants, ni hérissés d'aspérités, leur texture avait » beaucoup d'analogie avec celle des tissus vivants, et l'air » n'arriverait pas dans le lieu qu'ils occuperaient. Ces diffé- » rentes circonstances me semblaient devoir mettre à l'abri » d'une inflammation suppurative.

» Dans quel point devais-je attaquer l'articulation ? Les » concrétions pouvaient être poussées dans tous les points » de la cavité articulaire aux deux côtés du genou sur l'in- » terligne articulaire, ou tout près de cet interligne, elle » n'était recouverte que par la peau, une couche fibreuse » de la synoviale ; mais là je n'aurais pas pu la fixer solide- » ment. Je me décidai à la refouler à la partie supérieure » de la synoviale dans le cul-de-sac que forme en cet endroit » la séreuse articulaire ; mais encore dans quel point de ce » cul-de-sac ? Là, l'incision était faite à travers le muscle » droit antérieur de la cuisse, ses bords ne s'écartaient pas » assez pour laisser passer le corps étranger. En dedans de » ce muscle, le cul-de-sac de la synoviale s'éloigne bien » moins de l'interligne articulaire qu'en dehors ; mieux » valait pratiquer l'incision à travers le vaste externe. Dans » ce point, le corps étranger était solidement fixé par les » doigts. L'incision longitudinale divisait obliquement les » fibres musculaires, qui s'écarteraient pour laisser passer » la concrétion.

» Je pris un bistouri dont la lame longue de 7 centi- » mètres n'avait que 4 millimètres à sa base, et se termi- » nait par une pointe aiguë. Cette lame était solide et fixée » sur le manche par un ressort. J'opérai le 22 septembre » de la manière suivante :

» La malade était au lit, je me plaçai à sa gauche, je » refoulai le corps étranger dans la partie externe du cul-» de-sac supérieur de la synoviale, où je le fixai à 4 cen-» timètres au-dessus de la rotule en continuant de le » presser de bas en haut avec le pouce et l'index gauches. » Je fis ensuite soulever par un aide la peau de la cuisse » au-dessus du corps, en un large pli transversal. J'amenai » ainsi vers ce corps une portion de peau fort éloignée, je » plongeai mon bistouri de haut en bas à la base de ce pli, » et dirigeant sa pointe vers le corps étranger, j'incisai » sous la peau, parallèlement à l'axe du membre, tous les » tissus qui recouvraient ce corps. Dans ce temps de l'opé-» ration, je reconnus que le corps étanger avait la consis-» tance d'un os ; je dus revenir à trois reprises sur les tissus » pour diviser, et je sentis ensuite la concrétion fuir sous » mes doigts qui la pressaient ; elle était sortie de l'articu-» lation : je retirai alors mon bistouri, et l'aide laissa aller » le pli de la peau. Quelques gouttes de sang mêlées de » bulles d'air sortirent par la piqûre de la peau qui remonta » à 8 centimètres au-dessus du point où j'avais incisé la » synoviale. Quelques bulles d'air restèrent dans le tissu » cellulaire sous-cutané au-dessous de la piqûre.

» Le corps étranger n'était pas arrivé sous la peau comme » je l'aurais désiré, mais s'était glissé entre les portions » moyennes et externes du triceps.

» Je le laissai à 6 ou 7 centimètres au-dessus de l'incision » de la synoviale.

» La piqûre n'avait pas 4 millimètres d'étendue ; je » la couvris d'un petit emplâtre de diachylon ; des com-» presses épaisses furent fixées par une bande circulaire » sur le point où le muscle triceps, l'aponévrose et la syno-» viale avaient été incisées, dans le double but de compri-

» mer la blessure sous-cutanée et d'empêcher la rétro-
» cession du corps étranger.

» Malgré nos conseils, A... sortit trois fois de son lit le jour de l'opération, cependant il ne survint pas le plus léger accident. La piqûre de la peau se cicatrisé en vingt-quatre heures. Les liquides plastiques qui remplirent l'écartement des bords de l'incision sous-cutanée, y formèrent une petite tumeur qui n'était au reste nullement douloureuse. Il ne survint dans l'articulation ni douleur ni gêne.

» J'enlevai le bandage compressif le sixième jour, et je trouvai alors dans l'articulation un autre corps étranger du volume d'un pois, mobile comme le premier. Deux jours plus tard, il s'en présenta un troisième, de la même grosseur à peu près que celui que j'avais délogé; ce dernier se cacha bientôt entre les surfaces articulaires et fut plusieurs jours sans paraître. Le 8 octobre, il se montra de nouveau; le malade les fixa tous deux au côté externe de l'articulation, en attendant l'heure de ma visite. Pendant que j'examinais les deux concrétions, la petite fuit sous mes doigts et se cacha sous la rotule. La grosse paraissait dure; la sensation qu'elle donnait par le frottement contre les surfaces osseuses, me fit penser que sa surface n'était pas très-polie. J'aurais désiré les déloger toutes les deux par la même incision, mais craignant que la grosse ne se cachât encore, je pris le parti de la déloger immédiatement et de laisser l'autre, qui était trop petite pour occasionner une gêne notable.

» La synoviale, irritée par le corps étranger, qui était resté plusieurs jours caché entre les surfaces osseuses, contenait une quantité notable de synovie épanchée. Il eût peut-être convenu de n'opérer, comme la première

» fois, qu'après que toute irritation se serait dissipée ; » mais l'incision sous-cutanée me semblait si inoffensive, » que je ne craignais pas de la pratiquer malgré cette cir- » constance. Je prévoyais que l'incision de la synoviale » donnerait issue au liquide, qui s'infiltrerait dans le tissu » cellulaire et dont je ne retrouverais plus aucune trace le » lendemain de l'opération.

» *Seconde opération le* 8 *octobre*. — Je fixai le corps » étranger dans le cul-de-sac supérieur de la synoviale, un » peu plus près de la ligne médiane que le premier, mais » toujours en dehors du muscle droit. La peau fut soulevée » transversalement, comme pour la première opération. » J'incisai d'un seul coup de bistouri l'aponévrose, le muscle » triceps et la synoviale de bas en haut. J'eus soin, en reti- » rant l'instrument, d'inciser assez largement le muscle » triceps et l'aponévrose, pensant que de cette manière le » corps étranger arriverait sous la peau. Dès que les tissus » profonds furent divisés, ce corps glissa sous mes doigts et, » longeant la lame du bistouri, passa dans le tissu cellulaire » sous-aponévrotique. La couche cellulo-adipeuse sous- » cutanée était très-minime chez A..., et le corps étranger » déplacé était situé très-superficiellement. Je le poussai » en haut jusqu'à 7 ou 8 centimètres au-dessus de l'ou- » verture de la synoviale, et je le laissai là au côté » externe de la piqûre de la peau. Cette piqûre fut recou- » verte d'un emplâtre de diachylon. Une compression fut » exercée sur la plaie sous-cutanée, et j'ordonnai le repos » parfait au lit. Les suites de cette opération furent aussi » simples et aussi heureuses que celles de la première.

» Le lendemain, la piqûre de la peau était guérie, l'épan- » chement synovial s'était entièrement dissipé. Le surlen- » demain, A... se promenait dans tout l'hôpital sans éprouver

» la plus légère douleur. La petite concrétion que j'avais » laissée dans le genou ne le gênait pas du tout.

» Onze jours se passent ainsi, les corps étrangers que » j'ai fait passer du genou dans l'épaisseur du tissu de la » cuisse ne le gênent pas du tout. Si je les abandonne, ils » doivent s'enkyster.

» Le premier de ces corps est depuis un mois dans sa » nouvelle place. Son kyste doit être déjà formé. A... pou- » vait dès lors être considéré comme déjà guéri, mais je » voulus exécuter l'opération comme je l'avais d'abord » conçue.

» Je me mis donc en devoir, le 19 octobre, d'extraire le » corps étranger que j'avais fait arriver sous l'aponévrose, » celui que j'avais délogé en dernier lieu. Le tenant fixé » avec deux doigts de la main gauche, je le mis à découvert » par une incision de 35 millimètres, comprenant la peau » et l'aponévrose, et le dégageai en le saisissant avec » une pince à dissection. Ce corps était serré de toute part » et paraissait déjà enkysté. Évidemment ce second temps » de l'opération était inutile. Je ne voulus pas extraire la » concrétion qui était sous le vaste externe, c'eût été com- » pliquer inutilement mon opération.

» La concrétion que j'ai extraite était d'une forme irré- » gulière, longue de 22 millimètres, large de 18, sa plus » grande épaisseur était de 11 millimètres. Une de ces » faces, lisse, régulière et très-légèrement convexe, était » cartilagineuse ; l'autre, irrégulière et bosselée, était os- » seuse.

» Je sciai ce corps, il avait l'aspect, la dureté, la densité » de l'ivoire, et était recouvert, du côté de sa face lisse, » d'une couche cartilagineuse régulière, ayant l'aspect d'un » cartilage diarthrodial et près de 2 millimètres d'épaisseur.

» Ce corps était placé dans le tissu cellulaire, la face » cartilagineuse tournée vers l'aponévrose, la face éburnée » et irrégulière en dessous, la petite extrémité en haut, la » position dans laquelle il était sorti de la synoviale.

» Les bords de l'incision furent exactement rapprochés, » et je recommandai au malade de rester au lit. Cependant » la plaie a suppuré. Le 3 novembre, il a fallu inciser une » cicatrice déjà avancée, pour donner issue à du pus qui » était retenu sous l'aponévrose. Aujourd'hui, 14 no- » vembre, la plaie n'est pas encore complétement cicatri- » sée. L'articulation est toujours restée étrangère au travail » phlegmasique qui s'est accompli dans l'incision.

» L'extraction des corps étrangers délogés ne saurait en » aucun cas constituer une opération grave, mais elle » complique inutilement mon procédé. Dorénavant, je lais- » serai les concrétions dans le tissu cellulaire. »

Le procédé de M. Goyrand compte un succès, et, sous ce rapport, il laisse à désirer, car celui de Desault fournit un certain nombre de résultats heureux.

Ce mode opératoire n'a rien de régulier, j'ai pu comprendre qu'il avait eu l'idée d'extraire le corps étranger en deux temps distincts. C'est-à-dire qu'il procédait d'abord par l'ouverture de l'articulation, d'où il le chassait pour le maintenir dans l'épaisseur de la cuisse, au moyen d'une compression exercée sur la plaie articulaire, pour s'opposer à son reflux dans l'articulation. C'est là le premier temps de l'opération qui se terminait par l'extraction du corps étranger au bout d'une vingtaine de jours. Le procédé de M. Goyrand n'est donc qu'une modification de celui de Desault.

L'abcès qui se déclara après l'incision a engagé l'auteur à rejeter ce second temps du procédé opératoire. Il est évident qu'il attribue à l'incision faite à la peau les accidents survenus après l'extraction, et qu'il ne songe en aucune manière à regarder la dureté et l'irrégularité de ce corps comme ayant pu exciter un travail d'irritation dans l'épaisseur du membre. Nous ne pouvons partager son opinion, et nous croyons qu'il faut prendre en considération la forme, la nature et les aspérités du corps étranger. Il est même bon de se rappeler que le corps étranger a été pressé avec force pour l'éloigner de l'articulation, et pour nous cette pression a dû contusionner les tissus au point de les rendre inflammables.

L'incision, suivant nous, n'est donc que secondaire dans la production du foyer purulent.

Je ne puis en aucune manière applaudir aux conclusions de notre confrère. Nous ne pouvons croire que les corps étrangers pierreux et irréguliers chassés de l'articulation deviennent inoffensifs pour les tissus avec lesquels ils se trouvent en contact, et il tombe sous le sens que, tôt ou tard, ils deviendront une cause et une source d'irritation grave.

Jusqu'ici, les pathologistes ont conseillé le même mode de traitement pour les corps étrangers, et c'est ainsi que le premier procédé est caractérisé par l'extraction simple; que le second est signalé encore par l'extraction, en tâchant toutefois d'éviter l'entrée de l'air; enfin, la troisième manière d'opérer est un manuel *mixte* dans lequel on propose l'ouverture de l'articulation, — le déplacement du corps étranger dans l'épaisseur des chairs.

L'expérience m'a appris que le même traitement n'était pas applicable à tous les cas, et je crois avoir prouvé la nécessité de deux méthodes essentiellement différentes basées sur la nature des corps étrangers.

J'ai établi en principe que les corps étrangers fibreux,

fibrineux, doivent être attaqués sur place et fractionnés à l'aide du bistouri. C'est en quelque sorte un procédé par broiement.

J'ai enfin démontré qu'il est une autre espèce de corps étrangers qui sont irréguliers, durs, osseux ou osséo-cartilagineux, et qui réclament l'extraction.

Il résulte de là que certains corps étrangers doivent être retirés et non laissés au sein des tissus, et que d'autres peuvent être détruits sur place sans être extraits, car le chirurgien compte alors sur l'action absorbante des vaisseaux.

Par le procédé que je vais exposer, on évite facilement l'influence fâcheuse de l'air, parce qu'on ouvre l'articulation et que par là on chasse le corps étranger qui se trouve logé dans les environs de la peau, c'est-à-dire dans une poche.

CHAPITRE XXXII.

EXTRACTION DES CORPS ÉTRANGERS OSSEUX ET OSSÉO-CARTILAGINEUX.

Cette méthode se compose de plusieurs temps : 1° l'incision sous-cutanée ; 2° l'ouverture de l'articulation ; 3° le creusement comme domicile temporaire du corps étranger, son extraction définitive ; 4° suture de la plaie et compression de ses bords.

Quelle que soit l'articulation dans laquelle les corps étrangers se rencontrent, il faut avoir bien présentes à l'esprit les dispositions anatomiques articulaires, afin d'attaquer sûrement la cavité synoviale, mais avant tout, il faut s'assurer de la fixité, ou de la mobilité du corps étranger; car, suivant qu'il sera mobile ou fixé le chirurgien l'attaquera dans le point d'où il peut être délogé.

Quant aux corps étrangers mobiles, l'opérateur choisira l'endroit qui lui conviendra le mieux pour son extraction.

Dans le premier temps de l'extraction, le corps étranger sera fixé par les mains d'un aide ou par l'instrument que j'ai désigné sous le nom de *trident*.

Une fois le corps étranger fixé, on procède à l'opération. Armé d'un bistouri long, à lame étroite, le chirurgien le plonge dans les chairs en labourant les tissus d'assez loin, avant d'ouvrir l'articulation.

Cette manière de faire a plusieurs avantages, et entre autres elle a celui d'éviter la formation d'une plaie qui ne met pas toujours le malade à l'abri de l'entrée de l'air dans l'articulation.

L'ouverture de l'articulation sera faite obliquement et suivant le sens du plus grand diamètre articulaire, et elle sera proportionnée à l'étendue et au volume du corps étranger. C'est une véritable boutonnière pratiquée à la poche synoviale. L'incision de cette membrane est suivie de l'écoulement de la synovie, et de son infiltration dans le tissu cellulaire. Sans être retiré, le même bistouri, dont le tranchant est dirigé en dehors de l'articulation, est porté en bas et dans le point le plus déclive articulaire, afin de creuser une cavité par un mouvement d'allées et de venues au milieu des tissus et sans atteindre la peau. Le corps étranger immédiatement s'échappe de l'articulation pour se placer dans sa nouvelle demeure. Il suffit de la pression des doigts et même d'une simple pression de la main pour obtenir ce résultat. On sait qu'il est parvenu dans sa cavité artificielle à la saillie qu'il y forme et à la dureté que la main exploratrice reconnaît.

Toute compression articulaire me paraît parfaitement inutile, et il suffit, pour assurer le succès, d'entourer l'articulation avec des cataplasmes froids que l'on renouvelle pour empêcher qu'ils ne s'échauffent. Il suffit de les employer pendant les premiers jours, puis on les remplace par une liqueur résolutive.

La piqûre faite par le bistouri doit être soigneusement fermée par le sparadrap.

L'extraction définitive des corps étrangers se pratique quinze ou vingt jours après son expulsion de l'articulation. Ce dernier temps de l'opération se fait par une incision pratiquée sur le corps étranger, et elle doit être exactement fermée et comprimée pour que la cavité nouvelle soit effacée par un travail d'agglutination. Ce n'est que le troisième ou le quatrième jour que l'appareil de compression est enlevé.

Extraction des corps étrangers de l'articulation du genou en particulier. — Quand on a reconnu la présence du corps étranger, et quand l'opération est fixée, on doit, avant de la pratiquer, préparer sérieusement le malade par le repos absolu, par les purgatifs et l'application de cataplasmes émollients, afin de faire disparaître toute irritation.

Situation du membre. — L'extension seule, avec inclinaison latérale du membre, convient pour manier le bistouri sans difficulté. Cette situation permet le relâchement des tissus et la mobilité de la rotule.

L'élévation du membre sur des coussins est d'une indispensable nécessité pour que la manœuvre s'exécute sans entrave.

Que l'opération soit faite en dedans ou en dehors du membre, le bistouri, tenu parallèlement à l'axe du genou, est enfoncé sous la peau qu'il sillonne dans l'étendue d'un pouce et demi environ. Bientôt la pointe de l'instrument est déviée et portée obliquement vers la rotule, sur les côtés de laquelle la capsule est ouverte. L'incision se fait parallèlement à l'un des bords de cet os, soit sur le corps étranger, soit de dedans en dehors.

Ainsi ce premier temps de l'opération commence à la partie déclive de l'un ou l'autre condyle du tibia, et se termine sur les bords interne ou externe de la rotule. Une fois la capsule séreuse ouverte par le bistouri, la lame de celui-ci en l'agrandissant est portée en bas et par des mouvements de demi-cercle d'avant en arrière, le chirurgien creuse la cavité nouvelle dans laquelle le corps étranger doit être placé; une petite quantité de sang s'écoule de la synovie, s'infiltre dans le tissu cellulaire et s'échappe quelquefois par gouttelettes à travers la plaie tégumentaire. Le bistouri est retiré; à l'aide de pressions doucement exercées sur le genou, le corps étranger est chassé de la cavité articulaire; la petite plaie est fermée avec un emplâtre de sparadrap, le genou est couvert d'un cataplasme froid et le membre est placé dans la position horizontale sur un coussin gouttière.

L'opération n'est terminée que lorsque le corps étranger est retiré de son nouveau domicile, c'est encore par une incision faite suivant l'axe du creux poplité qu'on doit pratiquer cette incision et attaquer par conséquent le corps étranger par la partie la plus déclive.

Pour exécuter ce dernier temps de l'opération, on élève le membre très-haut afin d'ouvrir la poche facilement et largement; avec des pinces prenantes, on saisit le corps étranger ou avec une cuvette qui est glissée devant lui afin de pouvoir le chasser par un mouvement de bascule imprimé à l'instrument.

Pendant que cette dernière période de l'opération s'accomplit, un aide exerce une douce pression sur tout le genou afin de prévenir l'entrée de l'air et les mouvements auxquels le malade pourrait se livrer.

Un emplâtre de sparadrap est appliqué sur la surface de la plaie, et une compression est exercée sur la poche afin de l'effacer par le rapprochement de ses parois qui s'agglutinent alors avec la lymphe exhalée. Il est entendu que le repos le plus complet doit être observé. Le membre doit être immobilisé par un huit de chiffre placé autour du pied.

Un peu de gonflement survient dans les environs de la plaie, mais bientôt tout se calme et le travail adhésif s'opère.

Extraction des corps étrangers de la poche séreuse post-ligamento-rotulienne. — Jusqu'à présent, on n'avait pas pensé à ouvrir ce petit sac qui est situé entre le ligament rotulien qui est placé en avant de lui, et le paquet de tissu adipeux qui est situé en arrière. Il n'y a pas de poche séreuse qui soit plus facile à atteindre par le bistouri ou le trocart.

Plusieurs fois j'ai été à même de faire la ponction de la bourse synoviale dont il s'agit et j'ai pu injecter dans son intérieur de la teinture iodée pure. Une tuméfaction et de l'œdème ont suivi l'opération, et dans aucun cas il n'est survenu d'accidents.

La tuméfaction diminue graduellement, et la résorption du liquide se fait rapidement.

Que l'on pratique la ponction avec un trocart ou bien qu'on

l'incise dans une certaine étendue, le chirurgien doit toujours se comporter de la même manière. Il devra éviter soigneusement de mettre en rapport direct l'ouverture de la poche et la plaie des téguments.

L'instrument, quel qu'il soit, pénétrera donc à une certaine distance du ligament rotulien et, parvenu à ses côtés, on le glissera derrière lui en le plongeant, pour ainsi dire, comme si l'on voulait pénétrer entre les deux condyles du tibia.

A-t-on fait usage du bistouri? On devra, après avoir ponctionné la membrane séreuse, agrandir la plaie en le retirant obliquement et en dirigeant le tranchant entre la peau et l'aponévrose, de manière à produire un décollement assez considérable pour pouvoir admettre les corps étrangers à mesure qu'ils sortent.

La petite ouverture est fermée avec un morceau de sparadrap et le membre placé dans la position horizontale.

Méthode par segmentation ou morcellement des corps étrangers extra-capsulaires. — Il me reste maintenant à décrire un procédé que j'ai désigné autrefois, à tort, sous le nom de *broiement ;* je le nommerai désormais sous celui de *segmentation* ou de *morcellement*, ou encore de *fragmentation*. J'entends par morcellement, la réduction d'une substance en pulpe ou en granulations : ce n'est cependant pas là ce qui a lieu pendant l'opération, car l'instrument tranchant réduit en petits fragments le corps étranger et ne l'écrase pas. On peut le réduire en petites lames, lamelles, taillées dans l'épaisseur du corps fibreux, gélatineux ou fibrineux.

Toutes les fois qu'une opération de ce genre est pratiquée, le membre malade est placé dans l'horizontalité et incliné en sens inverse du sens dans lequel le corps étranger se présente, afin que la manœuvre s'exécute sans obstacle.

La jambe et la cuisse doivent être invariablement fixées par des aides pour s'opposer à tout mouvement qui pourrait gêner l'opération ou la rendre impossible. On sait, en effet, que les corps fibreux ont tantôt un long pédicule et offrent une remarquable mobilité dans l'articulation, enveloppés qu'ils sont par un prolongement de la synoviale, à la manière d'un doigt de gant renversé. Quoique leur pédicule se fixe toujours à la surface externe de cette membrane séreuse, il n'en est pas moins vrai qu'ils fuient sous les instruments lorsqu'ils n'ont pas été fixés ; tantôt enfin ils sont immobiles et adhérents à la surface externe de la membrane séreuse articulaire : dans cette circonstance l'opération est plus facile et plus sûre que dans le premier cas.

Cette opération doit toujours se pratiquer sur place, et le corps étranger doit être préalablement fixé par les doigts d'un aide, et mieux par un instrument piquant.

Les instruments dont je me sers pour pratiquer le morcellement sont :

1° Un ténotome à lame étroite et longue fixée sur un manche allongé ;

2° Un trident qui sert pour fixer le corps étranger.

Je reconnais dans mon procédé trois temps qui se succèdent :

1° Le membre convenablement assujetti, le corps étranger reconnu et saisi par les doigts d'un aide, le chirurgien enfonce le trident dans l'épaisseur de la peau et du corps étranger.

Un aide intelligent peut tenir le trident dans cette position et maintenir invariablement le corps étranger. Si l'on n'est pas parfaitement sûr des aides on peut enfoncer plus profondément le trident, jusqu'à la surface des os, sans inconvénient.

Dans le second temps, le ténotome divise les téguments à plusieurs pouces au delà du corps étranger, de bas en haut, ou dans la direction horizontale, suivant qu'il sera plus facile de l'atteindre dans tel ou tel sens. L'instrument est poussé peu à peu sous les téguments qu'il sillonne, et, tout en évitant de blesser la peau, il arrive sur le corps étranger qu'il s'agit de détruire ; c'est ici que la manœuvre doit être prudemment dirigée et que le tranchant doit porter seulement sur le corps étranger lui-même, en évitant le plus possible de léser les parties environnantes. Le ténotome est dirigé alternativement à gauche et à droite du trident et les sections doivent en être faites dans différents sens, sans trop s'en éloigner. Chaque section est indiquée par un bruit particulier qui est plus ou moins éclatant suivant sa résistance. Quand on s'aperçoit que le volume du corps étranger diminue sous l'influence des sections, quand on reconnaît que toute résistance disparaît, on peut être sûr que l'opération est terminée, et alors on retire le ténotome par la même voie qu'il a parcourue.

Quelques heures après, on voit une tumeur qui se présente dans l'endroit où l'opération a été faite ; elle est fluctuante et offre quelquefois une certaine distension qui tient au liquide accumulé, au sang, à la sérosité et à la synovie.

Comme on le comprend, ce procédé est destiné à détruire les corps étrangers charnus, fibreux, fibrineux, peut-être fibro-cartilagineux. Il en est qui fournissent beaucoup de liquide pendant l'opération ; c'est ce que j'ai observé sur une femme qui demeurait rue Bonaparte et qui portait un corps étranger fibro-gélatineux du genou, du volume d'un petit œuf de pigeon. Cette opération fut pratiquée en présence de MM. Rayer et Andral.

Au bout de neuf mois, la tumeur avait entièrement disparu et les mouvements s'exécutaient aussi librement que par le passé.

Dès que le corps étranger a été détruit en grande partie, chose remarquable, il ne reparaît plus. Ses liens ayant été détruits, ses moyens de nutrition ayant cessé, il est abandonné aux lois de l'absorption qui finit par faire disparaître ses restes. C'est une chose curieuse de voir les liquides se répandre dans l'articulation, hors de celle-ci, ne déterminer aucun travail inflammatoire et être résorbés, la synoviale se cicatriser et l'articulation fonctionner comme si rien n'avait existé.

L'opération une fois terminée, le membre est placé dans l'horizontalité et maintenu dans une gouttière ; les réfrigérants sont mis sur le genou pendant une huitaine ou une dizaine de jours pour prévenir l'inflammation.

Puisqu'il est fait mention dans ce travail de deux espèces de corps étrangers qui réclament deux méthodes différentes de traitement, je ferai deux groupes d'observations où l'on classera séparément celles qui traitent de l'extraction et celles qui réclament le morcellement ou segmentation.

Première catégorie.

Dans celle-ci se trouveront tous les corps étrangers osseux, osséo-cartilagineux et fibro-cartilagineux intra-capsulaires.

Obs. I. — *Corps étranger osseux developpé dans l'articulation fémoro-tibiale droite.* — *Extraction.* — Le nommé

Riallay (Jean), âgé de quarante-six ans, commissionnaire, né à Passy, est entré à l'hôpital le 28 mai 1851. Son père est mort à soixante-neuf ans et sa mère à soixante-douze. Il a deux frères et deux sœurs qui jouissent d'une bonne santé.

En 1830, il reçut, sur le genou gauche, à la partie interne, un coup de lance qui ne fit qu'effleurer la peau et qui laissa néanmoins une cicatrice. Quelque temps après, en coupant du bois avec une hachette, il se fit une blessure à la partie interne et inférieure du genou gauche. Dans l'hiver de 1849, il souleva et plaça sur ses crochets une fontaine de pierre (filtre) d'un poids considérable. Pendant qu'il exécutait ce mouvement, une douleur subite se fit sentir à la partie interne et supérieure du genou droit, et elle fut accompagnée d'un craquement qu'il dit avoir entendu distinctement. Cette sensation ne fut douloureuse qu'un instant, car il continua son travail et se livra à ses occupations le reste de la journée. Le soir, le genou était enflé et les mouvements de flexion et d'extension étaient devenus impossibles. Le malade garda la chambre pendant trois ou quatre jours, appliqua des compresses d'eau-de-vie camphrée et de savon blanc, et reprit après ce temps ses occupations, quoique éprouvant de temps à autre de légères douleurs dans le genou droit.

Au mois d'août 1850, en voulant monter un escalier, il sentit dans l'articulation fémoro-tibiale gauche, la même douleur et le même craquement que dans l'hiver de 1849. Le genou grossit et enfla, la flexion devint gênée, la douleur prit de la continuité et le travail fut impossible.

Le malade remarqua que le membre étant dans l'extension la douleur diminuait; et un mois après l'accident il sentit quelque chose de dur, qui se déplaçait, tantôt à la partie interne, tantôt à la partie externe.

Le 17 mai 1849, en marchant sur un trottoir, le pied porta subitement sur le sol et il ressentit une douleur extraordinairement violente dans l'articulation fémoro-tibiale droite. Elle se propagea vers la partie postérieure et supérieure du membre, et le malade rentra chez lui avec beaucoup de peine et demeura à la chambre jusqu'au 28 avril, jour de son entrée à l'Hôtel-Dieu.

Je me bornai à placer le membre dans l'extension, des compresses imbibées du mélange suivant furent appliquées sur le genou :

Eau de chaux..............	500	grammes.
Sel ammoniac..............	30	—

Après l'emploi de ce médicament, la quantité de liquide contenue dans l'articulation diminue.

Examen du malade le 7 juin 1851. — Il est bien constitué et ne présente aucun engorgement ganglionnaire ; les autres articulations sont saines.

Les articulations des deux genoux ont été soumises à la mensuration ; voici ce qu'elles ont offert de particulier.

Genou gauche. — Les saillies et les enfoncements sont nombreux, les mouvements de flexion peuvent très-bien s'effectuer. A la face interne de l'articulation on voit deux cicatrices, l'une à la partie supérieure de la rotule, l'autre à la partie inférieure. La coloration de la peau n'offre rien de particulier.

Genou droit. — La peau a sa coloration normale ; à la partie supérieure et externe de l'articulation se trouvent de petites pustules blanchâtres, entourées d'un cercle rouge ; elles sont très-nombreuses à la partie postérieure de l'articulation.

Le genou est déformé, les saillies et les enfoncements sont effacés.

A la partie interne et supérieure, on voit un relief ovoïde, dont le grand diamètre est dirigé de haut en bas, d'arrière en avant, et qui semble se perdre de sa partie inférieure sur la face antérieure et inférieure de l'articulation fémoro-tibiale. Quand on appuie une main à la partie supérieure et interne de la cuisse en arrière, l'autre à la partie inférieure et externe, et qu'on exerce une pression modérée, un flot de liquide soulève la main du côté opposé. Par cette exploration, le malade n'accuse aucune douleur. Si l'on déprime la tumeur, elle reprend aussitôt sa forme primitive, la compression cessant. Si l'on applique sur elle les deux pouces, on sent de la fluctuation, puis un corps mobile qu'on déplace à volonté; en le faisant frotter sur les surfaces articulaires on a une sensation particulière. Il peut avoir 5 centimètres dans son plus grand diamètre et 3 dans le plus petit.

Circonférence du genou gauche.

Sur la partie médiane de la rotule......	35	centimètres.
A la base de la rotule................	35	—
Au tiers inférieur de la cuisse.........	34	—
Au quart supérieur de la jambe........	29	—

Genou droit.

Sur la partie médiane de la rotule......	37	centimètres.
A la base de la rotule................	36	—
Au tiers inférieur de la cuisse.........	35	—
Au quart supérieur de la jambe........	27	—

La déformation du genou tient donc non-seulement à la présence du liquide, mais encore à une déformation du condyle externe et du tibia qui a augmenté de volume.

Le 13 juin, je me décidai à extraire le corps étranger par mon procédé.

Je n'entrerai pas dans les détails de l'opération et je me bornerai à dire que l'articulation a été ouverte, que le corps étranger a été placé dans une cavité creusée pour le recevoir, et enfin fixé avec un trident, et qu'il a été définitivement extrait.

Il est curieux d'énumérer les phénomènes qui ont accompagné la présence du trident.

Le 14, il y a un peu de rougeur autour de l'aiguille. Le 15, la rougeur ne s'est pas étendue, mais les parties sont sensibles au toucher.

Le 16, le trident est retiré et un morceau de diachylum est appliqué sur les parties sensibles.

Le 18, la rougeur est plus intense mais toujours circonscrite.

Le 19, on applique des compresses trempées dans l'eau de chaux 500 grammes et sel ammoniac 60 grammes.

Le 20, la capsule est fortement distendue par le liquide synovial, la rougeur est encore limitée. (Cataplasmes avec l'eau de guimauve.)

Le 22, le genou a perdu de son volume, état général satisfaisant; la jambe est maintenue dans l'extension. (Traitement : eau de chaux et sel ammoniac.)

Le 25 :

Circonférence à la base de la rotule.....	38	centimètres.
Au niveau du grand cul-de-sac........	36	—
Au sommet de la rotule..............	33	—

Le 26 :

Circonférence à la base de la rotule.....	37	centimètres.
Au sommet......................	32	—
Au niveau du grand cul-de-sac.......	36	—

Même traitement. L'inflammation séreuse n'étant plus à craindre, je procèdeà la troisième partie de l'opération, ou à l'*extraction du corps étranger*.

Le 27, le membre est fixé par deux aides. Armé d'un ténotome, après avoir tendu les téguments au-dessus de la saillie, je fais une incision parallèle à l'axe du genou. Elle comprend les téguments et les parties molles jusqu'au corps étranger. Un peu de liquide filant, jaunâtre, s'échappe par la plaie, et avec une pince, je fais basculer le corps étranger et les lèvres de la plaie sont réunies par deux points de suture entortillée.

Le 28, cuisson au côté externe de l'articulation jusque vers le soir, 80 pulsations à la minute. (Groseille, 2 pots; pilules d'opium, 1 centigramme.)

Le 29, douleur locale à l'endroit de la plaie, nuit bonne, pouls radial, à 92 pulsations, langue blanche, peau chaude. (Groseille, 2 pots; 2 pilules d'opium d'un centigramme; saignée de 3 palettes.)

Le 30, peau chaude, langue blanche, la peau de la jambe et de la cuisse est rouge à la partie externe, tendue, sensible au toucher; 108 pulsations. L'appareil est enlevé, la rougeur érysipélateuse part des bords de la plaie et s'étend sur le côté externe de la cuisse et de la jambe. (Groseille, 2 pots; cataplasmes froids.)

Les deux épingles qui maintenaient en contact les lèvres de la plaie sont enlevées, un peu de sang noirâtre s'écoule par là.

1er juillet. — Sommeil depuis onze heures jusqu'au matin; pouls radial, 84 pulsations; langue blanche.

Le 2, nuit bonne, langue blanche; pouls radial, à 80 pulsations.

La rougeur est moins intense à la jambe, mais elle est

toujours aussi forte à la cuisse. (2 bouillons, 2 potages.) La plaie ne présente aucune trace de suppuration, le liquide contenu dans l'articulation a diminué, de la lymphe plastique s'est déposée entre les lèvres de la plaie et, au côté externe de l'articulation, on sent un point dur, résistant, dû à un coagulum et à différents liquides épanchés. Un linge cérate en recouvre les lèvres, un cataplasme froid, mince, couvre les parties érysipélateuses. (Groseille, deux pilules d'opium.)

Le 3, état général satisfaisant.

Le 4, le malade a éprouvé un peu de malaise et du frisson ; la rougeur paraît éteinte, un quart de lavement est administré.

Infusion de camomille........	128 grammes.
Sulfate de quinine...........	3 décigrammes.

Le 5, pouls lent, battements de cœur réguliers. (Le malade a mangé une portion, rien du côté du membre malade ; même pansement.)

Le 6, depuis le lavement, il n'y a pas eu de sueurs ni de frissons.

Le 7, par la plaie, il s'échappe une substance membraniforme, et le 9, la plaie est presque cicatrisée ; le liquide qui baigne l'appareil n'est pas du pus, mais une espèce de sérosité mélangée à du sang. L'examen attentif du genou ne permet pas de découvrir aucune trace de liquide.

Le corps étranger a été examiné quant à ses caractères, sa structure, etc.; il est blanc, opaque, bosselé, inégal sur ses deux faces, son plus grand diamètre a 4 centimètres, et son plus petit 3 centimètres et demi.

La circonférence est inégale ; ses deux faces présentent

aussi de l'irrégularité et son épaisseur n'est pas la même partout. Il a été analysé par M. Pelouze, qui l'a trouvé composé de matière organique en tout semblable à celle des os. Toute la partie dure ou inorganique offre la même composition que celle du corps étranger trouvé dans l'articulation d'un cheval dont l'analyse a été rapportée plus haut.

Le 14, la bande qui maintient le pied dans l'extension est enlevée.

Le 18, on ne permet pas encore au malade de se lever.

Le 21, il y a du liquide dans l'articulation, surtout à la partie interne, un peu de douleur au niveau du condyle interne du tibia.

Examiné le 22, voici les mesures qu'il a fournies :

Circonférence au grand cul-de-sac.....	34	centimètres.
A la base de la rotule...............	35	—
Au sommet.........................	35	—

Les mouvements de flexion et d'extension de l'articulation s'exécutent avec quelque gêne et un peu de douleur au niveau du condyle interne du tibia. (Application de compresses sur le genou trempées dans l'eau de chaux et le sel ammoniac.)

Le 29, au-dessus du grand cul-de-sac, on voit une cicatrice blanchâtre, longue de 4 centimètres et présentant une courbure à convexité supérieure.

Aujourd'hui 31 juillet, le genou a repris ses mouvements. Une longue cicatrice située derrière le tendon du biceps crural est longitudinale, elle est encore rosée et a tous les caractères des cicatrices récentes. Une genouillère est appliquée autour du genou. Six mois après avoir pratiqué cette opération, j'ai revu le malade; il se livrait à des occupations très-pénibles, et cependant l'articulation ne contenait pas de liquide et les mouvements étaient libres.

Obs. II. — *Corps étranger osseux mobile dans l'articulation du genou. — Extraction. — Guérison.* — Le nommé Martin, âgé de trente et un ans, garçon de bureau au ministère de la justice, est entré à l'Hôtel-Dieu, salle Saint-Côme, le 7 novembre 1857.

Il est né de parents sains ; dans son jeune âge, il se couchait le soir sur le sol ; aussi, à l'âge de huit ans fut-il pris tout à coup de douleurs dans les reins, qui bientôt s'étendirent à tous les membres et enfin se fixèrent sur le genou droit.

Dans les changements de température, on a vu successivement cette articulation éprouver des modifications dans l'état de santé. Toujours est-il qu'il a commencé à éprouver de la gêne dans les mouvements de flexion et d'extension ; ces phénomènes ont augmenté jusqu'au moment où le malade a cru avoir fait un faux pas qui a été la cause de nouveaux accidents qui réclamèrent le séjour au lit.

Le lendemain, le genou était tuméfié, douloureux, embarrassé dans ses mouvements ; c'est alors qu'il entra à l'Hôtel-Dieu.

L'examen de l'articulation me permit de constater l'existence d'un gonflement considérable dû à l'accumulation de la synovie dont la présence est démontrée par la fluctuation et le déplacement d'un liquide ; en outre, les dépressions qui se rencontrent sur les côtés de la rotule et au-dessus ont disparu.

Il était facile d'admettre l'existence d'un corps étranger, mais il n'y avait pas possibilité de démontrer matériellement son siége, la tuméfaction du genou étant portée à un degré extrême.

Lorsque par le repos et l'application de cataplasmes, le liquide a été en partie résorbé, il a été possible de reconnaître le corps étranger et de le suivre dans ses migrations.

Par la pression, on pouvait le pousser dans divers sens de la synoviale. Il y avait habituellement une douleur obscure dans le genou et elle acquérait des degrés d'acuité considérable.

Avant de songer à pratiquer une opération, j'ai dû combattre la douleur et l'irritation qui existaient; et pour cela, je plaçai le membre dans une gouttière matelassée, je fis usage de cataplasmes émollients et le malade fut purgé à différentes reprises. Ce ne fut qu'après la disparition complète du liquide contenu dans le genou, que je regardai les topiques comme inutiles et que je proposai l'opération qui fut acceptée.

Comme à différentes reprises j'avais reconnu en palpant la nature osseuse du corps étranger, j'ai dû pratiquer l'extraction et par conséquent ne pas penser au morcellement.

L'irritabilité du sujet et l'agacement nerveux qui le dominait toujours, m'engagèrent à le chloroformiser : c'est ce que je fis avec succès.

Le membre étant maintenu par des aides et étant élevé sur un coussin, le corps étranger fut attaqué le 18 novembre 1857.

Un ténotome fin, long et bien tranchant est enfoncé dans l'épaisseur de la peau au côté externe du genou droit, à 4 centimètres au-dessus du corps étranger, et est dirigé dans l'épaisseur des tissus. Parvenu sur le côté de l'articulation, je l'incise dans la direction du bord externe de la rotule, je porte le ténotome au côté externe du genou, dans l'épaisseur des chairs et au-dessous de l'ouverture articulaire, de manière à décoller les tissus, et bientôt le corps étranger tombe dans cette cavité où il séjourne pendant vingt-quatre jours.

Au bout de ce temps, l'articulation n'offrant aucun symptôme inflammatoire, je procède à l'extraction du corps étranger.

Une incision longue est pratiquée au-dessous du corps étranger et dans son plus grand diamètre ; le bistouri pénètre et divise en même temps la poche dans laquelle se trouve le corps étranger. C'est alors qu'il est saisi avec des pinces prenantes et qu'il est attiré au dehors par de légers mouvements. Il sort en même temps que le corps étranger quelques gouttes de sérosité et un peu de synovie ; les lèvres de la plaie sont réunies par la suture entortillée et elle est couverte avec des compresses qu'on renouvelle plusieurs fois dans la journée, et qui sont imprégnées d'eau froide.

Les jours suivants, le malade ressentit quelques douleurs dans le genou.

Le 23, Martin accuse de la céphalalgie, de la courbature, des douleursdans les reins, du frisson. En outre, la bouche est pâteuse, la langue est blanche. A ces phénomènes précurseurs, succède une manifestation érysipélateuse qui dure environ sept jours et qui a disparu par l'emploi de boissons délayantes et de plusieurs purgatifs.

Le 23, jour de l'apparition de l'érysipèle, les épingles ont été enlevées, la réunion par première intention avait été obtenue, et les lèvres de la plaie étaient maintenues en contact par de la lymphe.

Enfin, le malade a pu sortir de l'hôpital le 13 janvier 1858, guéri, avec la conservation des mouvements de l'articulation. L'extension et la flexion se faisaient régulièrement et complétement. Pendant quelque temps cependant, le malade a conservé des douleurs dans l'articulation, et aujourd'hui, 22 décembre 1863, il n'en existe plus de traces.

Cet opéré et le précédent ont donc été affectés d'érysipèles précédés de phénomènes précurseurs et par conséquent fébriles. Ces deux fièvres érysipétaleuses développées sur nos deux opérés ont donc été les seuls accidents que nous ayons pu observer après l'extraction des corps étrangers osseux, tant ces opérations ont été simples et exemptes de complications.

Obs. III. — *Corps étranger du genou gauche osséo-cartilagineux.* — *Extraction.* — M. Colin (Auguste), âgé de dix-huit ans, est venu à Paris le 6 avril 1848, à la maison de santé des frères de Saint-Jean de Dieu, pour réclamer mes soins. Il me raconta qu'en voulant s'assurer des obstacles qui empêchaient les eaux de son jardin de couler, il entra à genoux dans un petit tunnel sous lequel passait la source, et eut pendant quelques instants les jambes mouillées.

Environ quinze jours après, il fut pris de douleurs dans le genou gauche. L'articulation se tuméfia sans changement de couleur à la peau.

Un médecin reconnut une hydarthrose et fit appliquer successivement six vésicatoires.

Deux mois après cet accident, son médecin déclara qu'il y avait un corps étranger dans l'articulation. Une compression fut établie sur le genou et le malade continua à se servir du membre. Lorsqu'il vint à Paris, je l'ai examiné et je reconnus qu'effectivement l'articulation contenait un corps étranger que je me proposai d'extraire après avoir fait subir au nommé Colin une préparation. Il fut mis au repos, purgé et baigné à différentes reprises.

Le corps étranger ayant été reconnu d'une nature osséo-cartilagineuse, je pratiquai le 11 avril une première opération qui consistait à ouvrir l'articulation et à creuser en dehors une cavité pour admettre le corps étranger qu'elle reçut immédiatement. Par une douce pression et par son propre poids, pour ainsi dire, il glissa dans son nouveau domicile.

Des compresses trempées dans l'eau froide furent appliquées sur le genou et renouvelées dans le courant de la journée. Lorsque je fus convaincu qu'il n'y avait aucune inflammation à craindre, je fis l'extraction du corps étranger, trente-sept jours après la première partie de l'opération, c'est-à-dire à l'époque où je croyais que toute communication avait cessé entre l'articulation et la cavité artificielle. Je regardais donc l'articulation alors comme fermée.

La peau fut tendue sur le corps étranger et une incision longue fut pratiquée à sa partie inférieure. Il fut facilement enlevé et la plaie fut réunie par la suture entortillée.

Le corps étranger extrait avait la grosseur d'un noyau d'abricot : cartilagineux à sa surface et dans une assez grande épaisseur, osseux à son centre.

Le membre, après l'opération, fut replacé dans la gouttière. Des compresses d'eau froide furent appliquées sur la plaie. Le 24, elle était cicatrisée. L'extraction ne fut par conséquent suivie d'aucun accident.

Le 2 juillet, la cicatrice est encore rosée ; aucun liquide ne se trouve dans l'articulation et la conformation normale existe de toutes parts.

Depuis quinze ans, jamais la santé de Colin ne s'est démentie et l'on peut dire qu'il a les mouvements aussi libres de ce membre que de celui du côté opposé. La rotule, le tibia, les condyles du fémur n'ont pas offert la moindre déformation. Colin se livre à des courses longues habituelles, comme l'exige sa profession respectable de prêtre.

Deuxième catégorie.

Nous allons maintenant parler des corps étrangers extra-capsulaires, charnus, fibreux, fibrineux, qui ont leur siége à la surface externe de la synoviale, et exposer les opérations qui ont rapport au morcellement ou segmentation.

Les observations que nous allons rapporter permettront de reconnaître la vérité de nos assertions. On verra que le mode opératoire est simple et inoffensif ; car je n'appelle pas accidents les tuméfactions partielles, inséparables de l'opération. La section des vaisseaux détermine, en effet, toujours l'infiltration du sang, sa diffusion et son dépôt dans les environs de la blessure.

Je ne redoute donc en aucune manière les inflammations graves que l'on pourrait craindre après le morcellement.

Il est certain que l'opération ne laisse après elle aucun trouble fonctionnel et, par la suite, aucune gêne dans les mouvements.

Obs. I. — *Corps étranger de l'articulation du genou gauche. — Morcellement.* — Le nommé Grégoire (Nicolas), âgé de vingt-six ans, tailleur, est entré le 30 juin 1852 à l'Hôtel-Dieu, salle Saint-Côme, n° 8.

Il y a deux ans, cet homme reçut d'un de ses camarades un violent coup de pied à la partie interne du genou. La douleur fut très-violente sur le moment ; elle se calma bientôt, et le malade put regagner son domicile. Il n'appliqua aucun topique, et continua à marcher. Il se forma une tumeur qui ne disparut plus entièrement. Le malade prétend qu'elle a persisté depuis cette époque, et qu'elle a augmenté depuis six mois. La tuméfaction du genou est accompagnée de douleurs que la marche rend aiguës.

Il y a six mois, sans cause connue, sans avoir travaillé plus que d'habitude, le malade commença à ressentir des douleurs vives et prolongées, et la marche devint pénible.

Depuis plusieurs mois le malade tousse, mais il n'a jamais craché de sang. L'auscultation et la percussion ne révèlent aucun signe de tubercules.

Le gonflement du genou n'est pas régulier, et la rotule se dessine moins bien que du côté opposé. La dépression sus-rotulienne est effacée.

En dehors du genou, la tuméfaction est à peine sensible, et c'est à la partie interne qu'elle est assez considérable. On y perçoit très-manifestement de la fluctuation, la rotule est soulevée par le liquide épanché. La mensuration donne 32 centimètres pour le genou sain, et 36 1/2 pour le genou malade, en prenant pour point de repère le milieu de la rotule.

Le membre tend à se placer dans la flexion, et il est difficile de le ramener à l'extension.

En examinant avec soin l'articulation, je constate un corps étranger allongé, et son volume, autant qu'on peut en juger à travers les parties molles, est de 3 ou 4 centimètres de long sur 2 ou 3 centimètres de large. Il se déplace facilement, mais sa mobilité est limitée.

Il n'a jamais causé de douleurs vives et subites pendant la marche. J'ai constaté à la partie externe de la région sus-rotulienne un autre corps étranger arrondi, peu mobile, non pédiculé.

Le mercredi 29 juillet, je pratique l'opération; le membre

maintenu invariablement, je plongeai un trident dans l'épaisseur du corps étranger, par une légère ouverture faite à la peau. J'introduis un long bistouri à lame très-étroite, à l'aide duquel je le fragmente et le broie. Le bistouri est ensuite retiré, ainsi que le trident, et les assistants peuvent alors constater qu'il a disparu par l'instrumentation. L'opération fut bien supportée par le malade, qui n'éprouva le soir ni douleur ni réaction fébrile.

Le 22 juillet, le gonflement est peu considérable.

Le 23, douleurs articulaires peu intenses.

Le 5 août, le gonflement a diminué.

Le mercredi 18 août, je procède à un nouveau morcellement des fragments encore volumineux ; je les divise en un très-grand nombre de morceaux.

La jambe est aussitôt placée sur un coussin-gouttière; la douleur est passagère, et le 15 septembre, le malade peut marcher sans souffrance.

Le 26, bien qu'il existe encore de l'engorgement, il demande sa sortie.

Obs. II. — *Corps étranger dans le genou gauche. — Broiement. — Tumeur blanche. — Ostéite.* — Le nommé Martin (André), manouvrier, entré le 13 janvier 1852 à l'Hôtel-Dieu, salle Saint-Côme, n° 10, assure être bien portant habituellement, et n'avoir eu aucunes douleurs rhumatismales dans les jointures ; il ne se rappelle pas avoir reçu sur le genou de violence extérieure qui puisse être regardée comme la cause de l'affection qui nous occupe. Il y a environ dix-sept mois qu'il commença à ressentir dans le genou gauche une douleur assez vive quand il marchait ; elle cessait aussitôt qu'il se reposait. Néanmoins il continua à travailler, et ce n'est que depuis six mois que de nouveaux accidents se sont déclarés. Le genou devint d'abord très-douloureux à la suite d'un coup violent que le malade reçut sur l'articulation. Il cessa tout travail et consulta M. Trousseau, qui fit appliquer deux vésicatoires volants qui produisirent un bon effet ; plus tard il se servit de compresses trempées dans l'eau sédative. Les mouvements sont devenus plus faciles, les douleurs ont diminué d'intensité, et le malade peut travailler de temps en temps.

A la suite d'une longue course faite pour entrer à l'Hôtel-Dieu, son mal a augmenté. Les dépressions sus-rotuliennes et les cavités rotuliennes latérales sont effacées et remplies par des produits inflammatoires ; il y a de la fluctuation dans l'articulation ; la rotule est soulevée.

La peau a conservé sa couleur normale, et la pression ne réveille aucune douleur.

A la partie externe de la saillie sus-rotulienne, on constate un corps étranger du volume d'un haricot, assez régulier, adhérent. Cette adhérence semblerait expliquer ce fait que le malade n'a jamais ressenti de ces violentes douleurs qu'éprouvent les individus affectés de corps étrangers dans l'articulation, quand le corps mobile vient à s'interposer entre les surfaces articulaires.

Le vendredi 30, je procède à la segmentation du corps étranger, qui se fait suivant les règles établies plus haut. Le soir, le malade se plaint de souffrir.

Le 1er février, le gonflement n'a point augmenté, un peu de rougeur seulement se dessine autour du trident ; du reste, pas de douleur à la pression. La rougeur s'éteignit promptement, mais la tuméfaction persista. On ne retrouve pas de traces de l'existence du corps étranger.

Le 12 février, des onctions mercurielles sont faites sur la surface du genou.

Jusqu'au 15 avril, la tuméfaction demeure indolente et

notre opéré cherche à marcher avec une genouillière, mais il tombe dans les lieux, et à dater de ce moment, des accidents se déclarent, tels que : une violente douleur, l'augmentation du gonflement, la rougeur des téguments; de la fluctuation étant survenue et les onctions belladonées et mercurielles étant restées sans effet, je procède à l'évacuation du pus qui n'a cessé de s'écouler par l'ouverture en répandant une odeur fétide.

La douleur. loin de cesser, a augmenté; une fièvre intense se déclare et la face se grippe.

Les 7, 8, 9, 10, 11, 12 et 13, il existe des frissons irréguliers et les troubles local et général sont les mêmes.

Le malade succombe le 14 à une inflammation diphthéritique buccale.

A l'autopsie, on trouve des abcès métastatiques multiples dans les poumons; le foie ne présente aucune lésion, mais la rate est ramollie, le cerveau est sain, la structure est normale.

Le genou est disséqué, et présente à l'examen :

1° Une ouverture fistuleuse correspondant à la ponction faite au-dessus et en dehors de la rotule;

2° Deux orifices fistuleux creusés dans l'épaisseur de l'aponévrose fémorale;

3° La destruction des parties molles qui entourent le condyle interne.

4° A l'ouverture de l'articulation, on trouve la synoviale noirâtre et pas de traces du corps étranger. Les cartilages sont détruits; les surfaces articulaires sont rugueuses, grenues et verdâtres. Une coupe verticale du fémur démontre que la substance compacte a diminué d'épaisseur, que le tissu spongieux est jaunâtre, ramolli et friable. Au voisinage de la surface articulaire, on trouve le tissu spongieux infiltré de matière purulente.

Une coupe verticale du tibia dans son sixième supérieur, montre les aréoles du tissu spongieux infiltrées de pus ; il est ramolli et friable, et les cellules sont agrandies.

L'opération est entièrement étrangère aux accidents qui se sont déclarés à la suite d'une chute sur le genou. N'a-t-on pas vu successivement se dérouler tous les symptômes graves d'une inflammation synoviale et la terminaison funeste d'une infection purulente?

L'opération a été inoffensive en elle-même, et ce n'est qu'après avoir fait une chute sur le genou dans les lieux que les symptômes graves d'une inflammation violente se sont dessinés, sans laisser d'intervalle dans leur acuité. Depuis longues années, on peut facilement s'en assurer par la lecture de l'observation, une synovite chronique existait, et en suivant ce qui s'est passé après la chute, on voit tout de suite que les altérations diverses ont passé à l'état aigu. Ainsi que l'autopsie l'a prouvé, la segmentation avait tellement bien réussi qu'il n'existait plus de traces du corps étranger.

Obs. III. — *Corps étranger du genou droit. — Morcellement.* — Le nommé Picard (Nicolas), âgé de vingt ans, cocher, est entré le 16 janvier 1852 à l'Hôtel-Dieu, salle Saint-Côme, n° 2. Ce malade, quoique d'un tempérament lymphatique, à teint pâle et cheveux blonds, a cependant une constitution robuste et même des formes presque athlétiques. Il n'a jamais eu d'affections rhumatismales. Il raconte que vers le 4 ou 5 janvier, à la suite d'une marche forcée, il fut pris pour la première fois de douleurs dans l'articulation du genou droit. Il put cependant continuer à travailler. Le deuxième jour, il commença à s'apercevoir d'un peu de gonflement et la douleur devint très-vive; il suspendit complétement tout travail pendant une semaine et voulut le reprendre, mais bientôt il se vit forcé de garder le lit, et il appliqua deux vésicatoires.

A son entrée à l'Hôtel-Dieu, on constata une augmentation de volume du genou, la disparition des dépressions latérales et supérieures de la rotule où l'on sentait des tumeurs molles, sorte de reliefs fluctuants. La fluctuation était générale et la rotule était soulevée par le liquide.

En déprimant la bosselure externe et supérieure, on découvre un corps étranger peu mobile, du volume d'un haricot. Au-dessous de lui, il en existe un autre en forme de croissant, à concavité extérieure et tout à fait adhérent.

Le 11 février, une ponction sous-cutanée est faite à 4 centimètres du corps étranger, puis un bistouri à lame longue est introduit par la même ouverture, jusque sur le corps étranger qui est fragmenté ; la section fait entendre le bruit propre au tissu squirrheux.

Après l'opération, le membre est placé horizontalement sur un coussin-gouttière et fixé au lit par un huit de chiffre passé autour du cou-de-pied.

Le 13, le malade n'a pas reposé la nuit, quoique la douleur fût peu vive et bornée au voisinage du trident.

Depuis la veille, il s'est écoulé une certaine quantité de sérosité par la piqûre du trident. La pression n'est pas douloureuse, le gonflement n'a pas augmenté, mais un peu d'empâtement existe autour de la piqûre.

Le 16, le malade sort sur sa demande malgré nos représentations. Toutes nos réflexions n'ont pu le retenir.

Ce qui s'est passé chez ce malade démontre la bénignité de l'opération.

OBS. IV. — *Corps étranger du genou droit. — Morcellement. — Guérison.* — Le nommé Barbarot, âgé de cinquante-six ans, employé, est entré à l'Hôtel-Dieu le 3 mars

1852, au n° 25, salle Saint-Côme. Né de parents sains, il dit avoir toujours joui d'une parfaite santé. Il vint à Paris à vingt ans et continua à travailler de son état jusqu'à quarante ans.

Depuis qu'il est à Paris il a bien vécu, il a toujours mené une vie sobre et régulière. A vingt et un ans, il contracta une blennorrhagie qui dura six mois.

Depuis une dizaine d'années, il était sujet à des douleurs rhumatismales qu'il attribua aux logements humides qu'il avait habités.

Il y a cinq ans, étant agenouillé pour allumer le feu des poêles des bureaux qui lui sont confiés, il ressentit tout à coup en se relevant un craquement dans le genou qui lui causa une violente douleur et le fit boiter pendant plusieurs jours. Depuis ce moment, tous les hivers, quand il était obligé de s'agenouiller, il ressentait, en se relevant, un craquement. Il suffisait de quelques frictions sur le genou pour faire disparaître toute douleur.

Le 1er mars, en marchant, il ressentit tout à coup une vive douleur dans le genou droit et involontairement la jambe restait fléchie. La douleur fut si vive et si intense, qu'elle lui avait presque arraché des cris et que sans sa femme qui le soutint, il fût tombé. A son retour, il se coucha.

Des cataplasmes appliqués en permanence le soulagèrent, la douleur diminua, mais elle persista le 2 et le 3. C'est alors que le malade entra à l'Hôtel-Dieu. Je l'examinai et je constatai une hydarthrose peu abondante du genou droit, puis je découvris au-dessus de l'angle externe et supérieur de la rotule un corps dur, roulant sous le doigt.

Jusqu'au 12, le malade reste au lit, le membre étendu sur un coussin-gouttière.

Le 12, après avoir isolé le corps étranger, je le fixai avec le trident, puis à l'aide d'un ténotome très-fin, je le fragmentai en différents sens, et bientôt je n'en retrouvai plus que de faibles traces, tant il avait été minutieusement divisé.

La douleur a été peu vive, quoique le malade n'ait pas été chloroformisé; la piqûre fut couverte par un morceau de diachylum et le membre fut placé dans un coussin-gouttière.

L'opération n'a pas été suivie de réaction ni de mouvements fébriles.

Le 15, on enlève les carrés de sparadrap. L'articulation contient une certaine quantité de liquide et est sensible à la pression; à l'endroit où l'on rencontrait le corps étranger on sent de la fluctuation.

Le 27 mars, on applique une genouillière ; les premiers jours, la marche est pénible et la jambe enfle après quelque temps de station. Le malade ne souffre pas dans la partie où le corps étranger a été broyé, mais quand il s'appuie sur la jambe droite, il souffre au niveau du condyle interne du tibia; de jour en jour le genou est moins douloureux, et le 7 avril, le malade demande sa sortie.

Il se soutient sans canne, bien que la marche soit encore pénible. Le membre droit est un peu fléchi; le genou ne présente aucune trace de liquide dans la synoviale et l'on sent parfaitement la rotule glisser sur la poulie fémorale.

A la place du corps étranger, on sent un *nodus* résistant, de la grosseur d'un haricot; la douleur qui existait vers la tubérosité interne du tibia pendant la marche persiste encore.

Le 14 décembre 1852, j'ai revu le malade et j'ai pu

l'examiner avec attention, voici ce que j'ai remarqué :

1° Les saillies osseuses du genou droit sont partout normalement dessinées.

2° Les dépressions périrotuliennes n'offrent rien de particulier.

3° Il n'existe pas trace de corps étranger ni de liquide dans l'articulation.

4° Il n'y a plus de point dur sous-cutané.

Obs. V. — *Corps étranger du genou gauche. — Opération par morcellement. — Scrofule, abcès froids.* — Le nommé Théophile Jouart, peintre, âgé de dix-neuf ans, est entré le 31 janvier 1852 à l'Hôtel-Dieu, salle Saint-Côme.

Jusqu'à ce jour, il n'a pas eu de maladies graves ; pendant son enfance, des engorgements ganglionnaires sous-maxillaires ont suppuré.

Ces abcès ne sont fermés que depuis cinq ans et ont laissé des traces caractéristiques de leur existence. Depuis l'âge de dix ans, il vit apparaître un lupus de la région sus-hyoïdienne qui n'a pas encore complétement disparu. Le malade a même fait dernièrement un séjour de trois mois à Saint-Louis, chez M. Gibert, pour cette dernière affection. Le lupus fut très-avantageusement modifié et le malade est sorti vers le 10 décembre 1851. Un jour dans les deux premiers mois, il fit une chute en courant, tomba sur le côté gauche, et le coude et l'avant-bras de ce côté furent violemment contusionnés.

Toujours est-il que huit jours après cet accident, dans le mollet du côté gauche, vers la face interne du tibia, il ressentit une pesanteur insolite, il ne pouvait rester longtemps debout sans être obligé de s'asseoir ou de marcher pour se soulager. Environ dix jours avant son entrée à l'hôpital, le 9 septembre 1851, il avait remarqué une légère tuméfaction indolente au niveau de la tubérosité interne du tibia. Six semaines environ après son entrée, comme cette tumeur augmentait en surface, le malade inquiet en avertit M. Gibert. Ce médecin ordonna des cataplasmes et le repos au lit. Le membre inférieur, qui était dans la demi-flexion, ne pouvait ni s'étendre ni se fléchir, mais par le séjour au lit les mouvements revinrent. Une tuméfaction survint au-dessous de l'angle inférieur de la rotule. Cet homme quitta l'hôpital soulagé; la station fut pénible comme par le passé et la marche demeura embarrassée. Inquiet de la persistance de la tuméfaction, notre malade entra à l'Hôtel-Dieu. Le genou gauche présente une tuméfaction bornée à la moitié inférieure environ de la capsule synoviale. Deux saillies anormales existent de chaque côté du tendon rotulien, l'une interne plus considérable, l'autre externe moindre; la rotule est soulevée surtout dans sa moitié inférieure. La tubérosité interne du tibia paraît plus volumineuse que celle du côté sain. Toutes ces particularités existent sans rougeur et sans chaleur anormale. Cependant le malade éprouve du bien-être quand un corps froid repose sur cette articulation. La pression développe de la sensibilité au-dessous de l'angle inférieur et interne de la rotule.

Outre les lésions que nous venons d'énumérer, à la partie externe du tendon du crural antérieur à son insertion rotulienne, on sent un corps aplati de l'étendue d'un louis environ, d'une épaisseur plus considérable, qui glisse sous les doigts qui le pressent. Il jouit d'une grande mobilité dans le sens transversal, mais très-peu, dans le sens longitudinal. Tantôt on le trouve du premier coup, d'autres fois il faut tâtonner plus ou moins longtemps avant de parvenir à le rencontrer. Il fut évident qu'un corps étranger compliquait les altérations graves qui existaient dans l'articulation du genou et qui avaient principalement leur siége dans une lésion de la membrane synoviale.

Le corps étranger paraît de consistance fibro-cartilagineuse, je me décidai à le morceller et pour cela je préparai le malade en plaçant le membre sur un coussin-gouttière et en couvrant le genou de cataplasmes. L'opération fut faite le 11 février ; je pénétrai par le côté externe dans l'articulation, à 6 centimètres au-dessous et en arrière du corps étranger, avec un bistouri à lame longue et étroite, par une ponction oblique ; plusieurs coups de bistouri divisèrent le corps étranger en fragments, en se promenant tout autour du trident préalablement fixé dans son épaisseur. La crépitation, le craquement résistant de la section faite avec le bistouri furent très-bien sentis par les aides. Une fois ce temps de l'opération achevé, je retire le bistouri. Pendant l'opération, il s'écoule une certaine quantité de sang. Sur l'incision faite par le bistouri on place un carré de sparadrap, on entoure le genou d'une compresse longuette autour de laquelle on fixe les cordons qui maintiennent le trident immobile. Le malade est ensuite reporté dans son lit, le membre est étendu sur un coussin-gouttière et le pied est fixé à l'extrémité du lit pour en assurer l'immobilité.

Immédiatement après, l'opéré n'éprouve aucune douleur ; il ne ressent, dit-il, qu'une sorte de pesanteur dans le membre. Le même engourdissement se fait sentir dans la journée ; il n'y a pas de fièvre.

Le 12 février, il n'y a ni engourdissement, ni douleur, seulement de la sensibilité autour de la petite plaie faite par le trident ; la pression exercée sur l'articulation n'est pas douloureuse ; l'appareil est enlevé et le membre laissé à découvert. (Deux potages, deux pilules d'opium.)

Le trident ayant occasionné de la tuméfaction, de la rougeur et de la chaleur, est retiré.

L'articulation paraît partout souple et semble distendue par un liquide, surtout comme auparavant dans la cavité rotulienne; la plaie du trident est fermée; pas d'engorgement particulier au point où il était implanté; on sent sous les doigts les parties qui ont été segmentées. (Même pansement, trois portions, deux pilules d'opium d'un centigramme.)

Les 18, 19, on cesse les pilules : cataplasmes arrosés avec un mélange d'eau de chaux 500 grammes, et sel ammoniac 32 grammes.

Les 20, 21, on cesse les cataplasmes, on applique seulement des compresses trempées dans le mélange précédent et recouvertes de taffetas gommé : même état; aucune douleur, pas de fièvre, bon appétit, sommeil.

Le 25 février, on ne retrouve plus la tuméfaction sus-rotulienne; toutes ces saillies osseuses sont apparentes comme dans l'état normal, mais la portion sous-rotulienne, tout en restant indolente, se gonfle de plus en plus et la tuméfaction s'avance au-devant de la tubérosité du tibia.

Le 1er mars, je ponctionne la partie sous-rotulienne avec le trocart, et une injection est faite; par la ponction, il s'écoule un liquide filant, onctueux, d'un gris noirâtre, opaque et purulent; il semble que ce soit du pus mélangé à de la synovie. Cette cavité ne communique pas avec le reste de l'articulation. Le malade souffre au moment de la ponction, les douleurs cessent au bout d'une heure; il s'est écoulé un demi-verre de liquide : examiné au microscope ce liquide présente les globules purulents des abcès froids, mélangés des globules sanguins.

Les 3, 4, 5, 6, 7, 8, 9, 10 mars, rougeur et chaleur; élancements sourds, peu douloureux dans la région où l'injection a été faite. Abondante sécrétion d'un nouveau liquide; la poche a au moins doublé de volume. Fluctuation des plus manifestes par le point où a été faite la ponction; écoulement d'un liquide opaque, couleur chocolat. La partie supérieure de l'articulation reste sans engorgement; les mouvements du genou ne causent aucune douleur. Cependant on ne permet pas au malade de se lever; le membre est étendu sur un coussin-gouttière.

Rien de nouveau du 10 au 20. La poche fluctuante augmente lentement, puis se vide spontanément de temps en temps.

Le 20, compresses trempées dans l'eau de chaux et le sel ammoniac.

Le 24, on cesse les compresses.

Les 25, 26, 27, toute la partie fluctuante est plus sensible, rouge; une petite irruption miliaire recouvre le pourtour de l'ouverture faite par le trocart, qui est devenue fistuleuse.

Le 27, dans la nuit, le pourtour de l'orifice s'est ulcéré.

Les 28, 29, le malade a un léger mouvement fébrile et perd l'appétit.

Le 29, frictions avec l'onguent mercuriel sur la partie fluctuante : cataplasmes; cet état ne dure que quelques jours.

Le 1er avril, on continue les frictions; écoulement d'une grande quantité de sérosité rougeâtre grumeleuse et purulente par la petite plaie.

Les jours suivants, jusqu'au 15, le malade mange; la poche purulente qui s'était tuméfiée, enflammée, revient de jour en jour sur elle-même et la suppuration disparaît complétement.

Le 7 mai, pour la première fois, le malade se lève et on le place dans un fauteuil.

Le 8, il se lève encore; on lui applique une bande roulée sur le membre; il commence à marcher avec des béquilles.

Le 11 mai, on remarque que la poche sous-rotulienne semble augmenter de volume depuis qu'il se lève et qu'il porte une bande : application sur le genou de compresses d'eau de chaux et de sel ammoniac.

Jusqu'au 18, il reste couché quoiqu'il ne ressente pas de douleur dans l'articulation.

Le 19, je lui permets de se lever avec des béquilles. Il marche, après s'être livré à cet exercice pendant trois jours, sans difficulté. La petite ouverture de la poche sous-rotulienne donne de temps à autre issue à un peu de pus rougeâtre. Tout le mois de juin, jusqu'à sa sortie, se passe dans cet état. La marche est assez facile, mais il y a encore de la roideur dans le membre. La poche sous-rotulienne fournit de temps en temps un écoulement jaunâtre, séro-purulent.

Au niveau du point où a été introduit le trident, le malade n'éprouve aucune douleur; on y sent encore une plaque de haut en bas, en avant, en arrière, mais moins large qu'au moment de l'entrée du malade. On trouve un autre point d'engorgement du côté opposé qui paraît tenir à un dépôt de lymphe qui s'est fait dans le tissu adipeux de cette région. Il demande sa sortie.

Obs. VI. — *Corps étranger de l'articulation du genou droit. — Compression pendant cinq ou six mois du corps étranger à l'aide d'un appareil à pelote. — 11 juin 1851, opération par morcellement ou segmentation.— Résorption. — Guérison.* — Madame X... est âgée d'une quarantaine d'années. Quoique d'un tempérament un peu pléthorique, elle annonce une bonne constitution, et a toujours, en effet, joui d'une excellente santé. Elle a oublié à quel âge de sa vie elle fut réglée pour la première fois, mais elle se rappelle que jamais la menstruation n'a souffert le moindre dérangement dans sa régularité habituelle.

Il y a neuf ans, madame X... eut une maladie du cuir chevelu; elle ne peut donner aucun renseignement précis sur sa nature, tout ce qu'elle sait, c'est qu'elle a duré trois ans. Parfaitement guérie alors, elle resta un an, n'éprouvant aucune douleur et jouissant de la meilleure santé possible. Mais au bout de ce temps, il survint dans les différentes parties du corps des douleurs de nature rhumatismale. C'est à cette époque que la malade ressentit pour la première fois dans la jambe droite des douleurs qui, après avoir duré quinze jours, disparurent pendant six semaines. Il survint dans cette même jambe droite une pesanteur et même une faiblesse qui rendirent la marche tout à fait impossible. Quant au genou, il paraissait avoir conservé son état normal, seulement lorsque madame X... se levait, elle éprouvait une certaine fatigue; mais jamais elle n'a ressenti de douleurs violentes et subites qui caractérisent la présence d'un corps étranger dans l'articulation. Dès le début de la maladie, madame X... s'empressa de consulter un médecin qui appliqua un traitement local antiphlogistique et prescrivit des bains de Baréges. Plus tard, on conseilla de faire sur le genou plusieurs onctions avec l'huile de croton tiglium.

Plus tard encore, un professeur de la Faculté de Paris, reconnaissant qu'il existait du liquide dans l'intérieur de l'articulation, prescrivit des vésicatoires qui restèrent sans résultat avantageux. La malade consulta alors une somnambule qui se contenta d'ordonner des dépuratifs. Ces remèdes ne réussissant pas mieux que ceux qu'elle avait employés jusque-là, elle revint prendre l'avis de M. le professeur Chomel qui lui conseilla un régime tonique, l'emploi de bains de Baréges et des applications topiques de marc de raisin. Malheureusement, il en fut de ce moyen comme des autres. Alors, madame X... se réfugia entre les mains d'un homœopathe et y resta pendant quatorze mois. Quel fut le traitement appliqué? Elle l'ignore, de même qu'elle n'a jamais su le nom des médicaments qu'on lui a ordonnés, mais ce qu'elle n'ignore pas et ce qu'elle n'a pas oublié, c'est qu'après quatorze mois de soins homœopathes, son genou était plus volumineux qu'auparavant. Il est juste cependant de noter que toutes ces phases que nous venons de décrire, ont été marquées par des améliorations apparentes, qui se manifestant au bout d'un nouveau traitement, suffisaient pour faire croire à son efficacité.

Il y a dix-huit mois environ, la malade crut éprouver dans l'intérieur du genou la sensation d'un corps volumineux qui quelquefois diminuait de grosseur et même disparaissait complétement. Enfin il y a un an, elle me consulta. Après avoir tout de suite reconnu qu'il existait un corps étranger dans l'articulation du genou, je conseillai des bains de mer. Il en fut de ce nouveau mode de traitement comme de ceux qui l'avaient précédé, c'est-à-dire que le début en fut marqué par une amélioration qui ne fut pas de longue durée. Nous dirons cependant que les bains de mer avaient produit chez elle un assez grand soulagement.

C'est alors que je tentai la compression méthodique pendant cinq ou six mois à l'aide d'un ressort et d'une pelote, dont on augmentait tous les jours la pression par le moyen d'une vis. La tumeur fut aplatie par une pression exercée régulièrement, mais elle acquit en largeur ce qu'elle semblait perdre momentanément en hauteur ; d'ailleurs la compression était devenue impossible à supporter et la quantité de liquide contenu dans la capsule s'était singulièrement accrue. Dans un tel état de choses, et en présence de pareils résultats, je proposai à la malade le morcellement qu'elle accepta sans opposition. Avant de passer outre, j'indiquerai quelle était alors la situation de madame X...

Le genou droit est plus volumineux que le gauche et présente tous les signes d'un épanchement intra-articulaire. Lorsqu'on le presse latéralement, la rotule est soulevée ; en comprimant comme je viens de le dire, on ne tarde pas à sentir au-dessus de la rotule un corps étranger mobile auquel on peut imprimer des mouvements de va-et-vient. Lorsque la jambe est étendue, on peut le faire passer sous la rotule ou remonter dans le cul-de-sac supérieur de l'articulation. Quoique d'une consistance très-ferme, ce corps étranger ne présente cependant pas une dureté osseuse ou pierreuse ; on ne sent, en effet, aucune rugosité saillante, aucune aspérité ; il est du volume d'un gros œuf de pigeon dont il a à peu près la forme.

Quant à l'opération, elle fut pratiquée le 11 juin, en présence de MM. Bégin, Rayer et Andral, de la manière suivante ; en quelques mots, je vais tracer le mode opératoire que cette malade a supporté.

La jambe droite étendue et soulevée sur des coussins, je me plaçai au côté externe de l'articulation, j'amenai le corps étranger dans cette direction, un peu au-dessous de l'espace qui sépare le condyle du fémur de la tubérosité externe du tibia, et il est maintenu fortement dans cette position par M. Bégin. Je fixe plus invariablement le corps étranger en enfonçant dans son épaisseur une longue aiguille terminée par un fer de lance et dont la tige creuse représente un canal qui vient s'ouvrir à l'extérieur par deux ouvertures placées en face l'une de l'autre, et à un demi-centimètre environ au-dessus du fer de lance. L'intérieur du trident est parcouru par une tige d'acier dont les deux extrémités égales sont divergentes.

Le trident, armé de sa tige, est enfoncé dans l'épaisseur du corps étranger; les extrémités du mandrin traversant alors les yeux de la canule vont se fixer dans son épaisseur; ce premier temps étant terminé, je procède au morcellement au côté externe de l'articulation, à 5 ou 6 centimètres environ, et au-dessous de l'ouverture faite par le trident, à l'aide d'un ténotome pointu et à deux tranchants, je fais une ponction et je pénètre dans l'articulation que j'ouvre largement tout en creusant une loge à son extérieur. Cela fait, je retire le ténotome et j'en introduis aussitôt un autre par la même ouverture. Je dirige l'instrument vers le corps étranger qui est immédiatement coupé en fragments.

Le ténotome est retiré, il sort quelques gouttelettes d'un liquide jaune brun. L'ouverture faite par le bistouri est fermée avec un petit morceau de sparadrap. Quant à l'aiguille, elle est laissée dans la même position, enfoncée dans un des fragments du corps étranger.

Le toucher exercé sur le point où le morcellement a été pratiqué, offre une dépression prononcée et une mollesse qui contrastent avec la dureté qui existait avant l'opération.

La malade est reportée dans son lit et maintenue dans l'immobilité. La journée fut assez bonne. Madame X... se plaignit de douleurs qui, le lendemain matin, avaient diminué. Aucun accident inflammatoire ne se déclara ; il n'y eut même pas de mouvement fébrile, mais il survint une tuméfaction partielle à l'endroit où le ténotome avait été promené. Ce gonflement fluctuant était dû au dépôt de la synovie, à la diffusion du sang et au liquide fourni par le corps étranger.

Le 21 juin, madame X... va très-bien, le trident n'a pas changé de place, le genou est encore un peu plus volumineux que l'autre, et, autour de l'aiguille, on sent des fragments du corps étranger qui offrent de la mollesse et qui ont diminué de volume. Quant à la plaie faite par le ténotome, elle est guérie.

Le 10 juillet, le trident est enlevé, après avoir toutefois retiré la tige d'acier de l'intérieur de la gaîne ; il est taché par du sang et recouvert par une matière calcaire jaunâtre. Il ne s'est pas écoulé de sang ; le genou est dans un état très-satisfaisant.

L'articulation est sèche et ne contient pas de liquide dans son intérieur ; quant au corps étranger, il a entièrement disparu. Notre malade a repris peu à peu l'usage de son membre, et, avec le temps, les mouvements de flexion et d'extension sont devenus possibles dans toute leur étendue. La fatigue douloureuse et l'hydarthrose chronique que rien n'avait pu combattre, ont disparu.

Depuis ce moment, j'ai eu l'occasion de revoir madame X..., et sa guérison ne s'est pas un seul instant démentie.

Aujourd'hui 23 décembre 1851, j'ai examiné le genou de madame X... Voici dans quel état il se trouve :

1° La dépression sus-rotulienne est normale et les dépressions latérales n'offrent rien de particulier.

2° Les saillies osseuses sont partout apparentes et le creux du jarret est parfaitement libre.

3° La rotule offre la mobilité naturelle.

4° Il n'existe pas de traces de liquide dans l'articulation du genou ni dans la capsule séreuse placée derrière le ligament rotulien. Au-dessous, à un pouce de l'angle supérieur de la rotule et au côté externe, on aperçoit une cicatrice un peu enfoncée qui indique le séjour du trident (30 jours).

Le toucher ne fait découvrir nulle part de traces de corps étranger.

La flexion et l'extension se font régulièrement, mais la malade se fatiguerait, dit-elle, après une marche un peu longue.

Madame X..., pendant six à huit mois, a reconnu encore par le toucher la présence des fragments du corps étranger. Mais aujourd'hui, dix-huit mois après l'opération, il n'en existe plus de traces.

Obs. VII. — *Corps étranger développé dans le genou droit. — Douleurs violentes. — Fixité du corps. — Morcellement. — Guérison.* — Une jeune Anglaise de haute distinction, âgée de seize ou dix-sept ans, vint me consulter au moins de mars 1851. Les parents de cette jeune personne me racontèrent que, pour la première fois, au mois de mai 1850, elle avait ressenti une douleur tellement violente, en se baissant pour ramasser un livre sur le tapis, qu'elle tomba. On releva mademoiselle X... et on lui appliqua sur le genou des compresses trempées dans une infusion d'arnica. Quoique notre malade ressentît encore le lendemain un embarras dans l'articulation, elle se leva et se crut guérie. Malheureusement il n'en fut pas ainsi, car, au commencement du mois de juillet, c'est-à-dire deux mois après le premier accident, s'étant levée de table pour chercher quelque chose, en se retournant elle ressentit la même douleur dans le même genou, bien plus violemment que la première fois : une chute en fut la conséquence. Le lendemain, le genou étant douloureux et gonflé, on envoya chercher sir Benjamin Brodie, qui crut à un déplacement de la rotule. Celle-ci lui rendit compte du fait en lui disant que la rotule s'était déplacée instantanément et qu'elle s'était remise avec la rapidité de l'éclair. Quoi qu'il en soit, ce chirurgien justement célèbre fit poser des sangsues et ordonna l'application d'une mécanique, laquelle fut confectionnée et placée de manière à empêcher un nouveau déplacement de la rotule. Cet appareil était composé d'une série de ressorts tellement disposés que, dans son ensemble, il ressemblait à un masque de fer : quoique habilement confectionné, il était d'une lourdeur extrême.

Notre jeune malade, après l'application des sangsues, demeura couchée pendant une semaine et la mécanique fut mise en place. Elle partit immédiatement pour la campagne, où elle put se livrer à ses courses habituelles.

Au mois d'octobre, en sortant d'une chambre, elle se retourna pour regarder la personne qui l'avait appelée, et c'est pendant ce mouvement qu'elle éprouva une violente douleur et qu'elle tomba. Le genou se tuméfia ; des sangsues furent appliquées, le repos fut observé et, au bout de dix jours, elle put marcher et revenir à Londres. Le ressort brisé fut raccommodé et mademoiselle X... vint en France, où elle me consulta au mois de mars 1851, à la suite d'une chute qu'elle fit en quittant l'antichambre de la maison où elle demeurait rue d'Aguesseau. On porta au lit la malade, qui ne put faire un pas. L'articulation se gonfla, il se montra de la fluctuation, et une sensibilité excessive persista pendant plusieurs jours dans la partie inférieure de la jambe. Ce fut sur ces entrefaites, qu'appelé, je trouvai la malade dans l'état que je viens d'indiquer. Je me bornai d'abord à faire appliquer sur le genou des compresses trempées dans l'eau de chaux et le sel ammoniac. Le repos fut observé pendant une huitaine de jours, après quoi une genouillère de caoutchouc entoura de toutes parts l'articulation. J'avais pour but de faire disparaître le liquide accumulé dans l'articulation, et de faire cesser, en agissant ainsi, tout travail d'irritation ; la genouillère avait pour effet de rapprocher les surfaces articulaires, afin de rendre les accidents dont je viens de parler moins fréquents.

Voyant que tous ces moyens n'étaient que palliatifs, notre courageuse et intéressante malade se décida à subir l'opération du morcellement. Comme le genou avait conservé une sensibilité outre mesure, d'où il résultait une marche incertaine à cause de la mobilité de l'articulation malade, l'opération fut pratiquée au commencement de mai 1851.

N'est-il pas curieux de suivre la marche de cette maladie et les accidents qu'elle a provoqués? C'est cette marche et l'apparition rapprochée des symptômes qui m'ont tout de suite fait comprendre la véritable nature du mal et la véritable cause des accidents éprouvés par la malade.

Il n'existait, en effet, aucun des signes qui caractérisent la luxation de la rotule, puisqu'elle était serrée sur les condyles et que les ligaments n'offraient aucune laxité morbide. D'ailleurs, il était évident qu'une luxation ne pouvait pas déterminer des accidents pareils, et il était certain, d'autre part, que cet os n'aurait pu se luxer lorsqu'il était entouré d'une mécanique aussi solide. Je recherchai donc ailleurs la cause des accidents et je crus l'avoir trouvée dans la présence d'un corps étranger dans l'articulation.

Le palper et le toucher reconnurent qu'il avait le volume d'une petite noix, qu'il était mobile et à pédicule long, ce qui explique la facilité de son déplacement et sa mobilité; il était élastique et non osseux. MM. Bégin, Rayer et Bouillaud constatèrent son excessive mobilité; il fuyait avec la plus grande facilité sous les doigts, lorsque la pression n'était pas exercée d'une manière régulière et complète.

Quelle était la cause qui pouvait avoir donné lieu à ce corps étranger? Fallait-il croire qu'un produit se fût déposé là, sans influence antérieure? Il me semble bien plutôt que cette jeune personne avait dû faire une chute qui avait été cause de la formation de ce corps étranger.

Toutefois, je ne peux rien dire de précis à ce sujet, et je ne donne par conséquent que sous forme de doute ce que j'avance en ce moment.

Fallait-il continuer plus longtemps une compression qui n'avait servi à rien, puisque pendant qu'elle était exécutée avec le plus de sévérité possible, les crises se déclarèrent et se succédèrent d'une manière de plus en plus rapprochée. Assurément la temporisation ne devait pas être continuée plus longtemps et la malade elle-même provoqua avec énergie l'opération. Depuis que les faux pas, les luxations, les entorses survenues, sans aucune cause connue et sur le sol le plus régulier et le plus uniforme, avaient conduit à la connaissance positive de la maladie, on dut nécessairement changer de doctrine. La malade ne pouvait plus supporter l'idée de crises affreusement douloureuses, de chutes instantanées et de gonflements articulaires qui la retenaient au lit. Aussi prit-elle son parti bravement et engagea-t-elle ses parents à la laisser subir une opération qu'elle regardait comme indispensable. C'est cette opération par morcellement qui fut pratiquée en présence de MM. Rayer, Bégin et Bouillaud. Le membre de la malade fut placé sur un coussin-gouttière où il fut maintenu à l'aide d'un huit de chiffre exécuté autour du cou-de-pied et fixé à l'extrémité du lit. Le genou et la totalité du membre ayant été maintenus invariablement par mes très-savants et très-honorables confrères qui voulurent bien m'aider, j'enfonçai le trident au travers des parties molles dans l'épaisseur du corps étranger qui fut ainsi immobilisé. Ce fut dans les premiers jours de mai 1854 que je fixai le corps étranger.

Le 21 du même mois, le morcellement fut pratiqué à l'aide d'un ténotome qui divisa la tumeur fibreuse en une multitude de petites portions. L'opération du broiement étant terminée, je retirai le trident. Des cataplasmes furent mis sur le genou, une tuméfaction partielle survint, elle disparut graduellement par le repos qui fut encore continué pendant un mois.

Le morcellement fut donc exécuté par l'introduction d'un ténotome qui broya le corps étranger sur place, en le divisant en une multitude de parcelles. La douleur de l'opération fut très-supportable et depuis il ne survint aucun accident inflammatoire, aucune douleur qui méritât d'être notée.

Ce n'est que graduellement que mademoiselle X... put reprendre le mouvement; on commença d'abord par lui faire plier le membre dans le lit, puis on la plaça sur une chaise où elle exécuta avec précaution quelques mouvements. D'abord elle se servit de béquilles et, dans les premiers jours de juillet, elle put se promener en voiture. Vers le 12 du même mois, elle pouvait marcher sans le secours de bras étrangers.

Obs. VIII. — *Corps étranger de l'articulation du genou gauche. — Opération et fixation du corps étranger en dehors de l'articulation au moyen d'un trident. — Extraction partielle. — Morcellement de la portion non extraite.* — Mademoiselle T..., âgée de vingt-sept ans, vint à Paris dans le mois d'août 1853, réclamer mes soins. Quoique d'une constitution bonne en apparence, et sans avoir jamais fait aucune maladie grave, elle a presque toujours été souffrante. Vers l'âge de quinze ans, elle fut réglée pour la première fois ; l'écoulement menstruel s'établit immédiatement avec une parfaite régularité, sans qu'il en résultât de trouble notable dans l'état fonctionnel des organes.

Vers l'âge de six à huit ans, mademoiselle T... fit sur les genoux une chute pour laquelle on appliqua des sangsues.

A l'âge de onze ans, lorsqu'elle prit des leçons de danse, elle s'aperçut que la jambe gauche tournait plus difficilement que celle du côté opposé et qu'il existait dans les mouvements du genou une certaine gêne qui d'ailleurs n'était accompagnée ni de gonflement ni de douleur.

A dix-neuf ans, affectée d'une fièvre typhoïde, elle fut obligée de garder le lit pendant un mois et demi ; c'est à la suite de cette maladie qu'elle sentit dans l'intérieur de l'articulation des craquements accompagnés d'augmentation de volume de cette articulation.

Il y a quatre ans qu'on fit usage de vésicatoires sur le genou et de douches sulfureuses. Loin d'apporter une amélioration dans l'état des parties malades, ce traitement occasionnait quelquefois des douleurs tellement vives, que mademoiselle T... était obligée de garder le lit pendant plusieurs jours. Voyant l'inefficacité de ces tentatives, elle se confia aux soins d'un charlatan qui lui prescrivit des drogues dont elle ne peut donner la composition. Quoi qu'il en soit, ce traitement eut pour résultat de diminuer les douleurs du genou et de permettre à la malade de marcher ; mais bientôt obligée de l'abandonner, elle se décida à venir à Paris consulter M. le docteur Rayer. C'était au mois d'avril 1853 ; il lui arrivait alors que, en marchant, son genou fléchissait tout à coup, sans qu'il lui fût possible d'en apprécier la cause. Ce phénomène, qu'elle ressentait seulement depuis qu'elle avait abandonné le traitement empirique, n'était accompagné d'aucune douleur. M. le docteur Rayer prescrivit des bains de Baréges comme traitement externe et à l'intérieur des purgatifs et l'iodure de potassium.

L'état général s'améliora, mais le genou resta dans le même état ; de plus, dans le mois de juillet 1853, mademoiselle T... s'aperçut pour la première fois qu'il existait dans l'intérieur de l'articulation une grosseur. M. Rayer en constata l'existence et m'adressa la malade.

La santé générale est bonne.

Lorsqu'elle remue la jambe gauche, mademoiselle T... éprouve une sensation de compression ; malgré cela, elle peut se lever, marcher, et faire même d'assez longues courses sans que les douleurs soient augmentées. Lorsqu'elle est fatiguée ou qu'il fait froid, le genou devient plus roide, et la jambe est le siége d'un engourdissement. A la simple vue, le genou ne paraît pas gonflé, mais en le mesurant comparativement avec celui du côté opposé, on trouve une différence d'un centimètre.

Vers la partie externe, on aperçoit les cicatrices des piqûres de sangsues qui ont été appliquées à l'âge de six ans. C'est dans cette région et vers le condyle externe du fémur, que le doigt fait reconnaître l'existence d'une tumeur qui a à peu près la forme et le volume d'un gros haricot. Elle est mobile, et disparaît derrière la rotule. En appuyant sur cet os, on empêche la mobilité du corps étranger qui se trouve alors fixé au côté externe de l'articulation. En explorant la partie interne de cette même articulation, on perçoit la sensation de crépitation.

Après avoir laissé la malade se reposer et l'avoir convenablement préparée, l'opération est pratiquée le 1er septembre 1853, de la manière suivante, avec l'aide de M. Rayer. Elle est couchée sur le dos, la jambe gauche soulevée au moyen d'un coussin placé sous le pied. Le corps étranger est amené vers la partie externe de l'articulation où il est maintenu immobile au moyen d'une pression exercée sur la rotule ; la lance du trident est enfoncée perpendiculairement de manière à embrocher la tumeur. L'instrument est maintenu dans cette position par un aide. A 6 centimètres environ au-dessous de l'endroit où se trouve la tumeur, le ténotome long, étroit, est plongé parallèlement au membre et pénètre jusqu'à l'articulation à laquelle il fait une ouverture; puis il creuse une cavité en dehors de l'articulation pour lui servir de domicile. C'est alors que le corps étranger est chassé de l'articulation et placé dans la cavité qui vient d'être formée. La plaie est recouverte d'un morceau de diachylum et la malade est reportée sur son lit où elle est couchée sur le dos, la jambe étendue sur un coussin-gouttière, le pied fixé à l'extrémité du lit ; le trident est maintenu en place.

A la suite de cette opération, il y a à peine une réaction locale ; le lendemain le trident est enlevé.

Le 14 septembre 1853, le corps étranger fut extrait et retiré de son nouveau domicile.

Le 1er septembre le corps étranger avait été déplacé de l'articulation dans une loge où il contracta des adhérences qui empêchèrent l'extraction de se faire rapidement, si bien qu'elle ne fut que partielle. Une incision fut pratiquée et le corps étranger fut entraîné à l'extérieur à l'aide d'une espèce de rateau métallique et de pinces à disséquer. Un morceau de diachylum recouvre la plaie faite aux téguments et la malade est reportée dans son lit, la jambe placée dans un coussin-gouttière, et maintenue immobile. (Cataplasmes froids appliqués sur le genou.)

Pendant la nuit, il y eut de l'agitation ; le genou fut

douloureux et devint le siége d'une tuméfaction assez considérable. Le lendemain le pouls est à 92 ; on continue les cataplasmes froids. Le soir, le pouls reste à 92, la physionomie est animée. (Saignée de deux palettes.)

Le 16, pouls à 92 ; le sang retiré la veille n'est pas couenneux et contient une assez grande quantité de sérosité. Le genou est moins douloureux. Dans le point où se trouvait le corps étranger il existe une ecchymose ; le soir, les douleurs sont plus intenses et le genou est le siége d'élancements. (12 sangsues à la partie externe de l'articulation).

Le 17, il s'écoule par la plaie du pus séreux. Cette évacuation diminue sensiblement les douleurs. (Pouls 120, 12 sangsues.)

Le 18, douze nouvelles sangsues appliquées à la partie interne de l'articulation. (Pouls, 120.)

Depuis hier soir, la malade se plaint d'une irritation vésicale qui provoque à chaque instant le besoin d'uriner. Le genou est moins gonflé, mais la plaie continue de verser du pus. (Chiendent sucré.)

Le pouls est à 120 ; il y a des envies de vomir que l'on apaise en ajoutant à la tisane prescrite le matin de l'eau de Seltz. Les symptômes vésicaux ont complétement disparu.

Le 19, la malade a été agitée la nuit; le matin, elle est un peu plus calme. Les règles paraissent ; l'état général est meilleur.

Le 21, il y a encore de la fièvre ; le pouls est à 134, petit, déprimé. La nuit a été agitée ; le sang menstruel a été peu abondant.

Le 22, la malade est abattue, la physionomie est altérée ; le genou toujours douloureux est gonflé. (30 sangsues sont appliquées autour de l'articulation.)

Le 23, la physionomie est meilleure, le pouls à 120, le

genou douloureux et la suppuration continue. (Onctions avec la pommade mercurielle.) Les symptômes vésicaux ont reparu et ont donné lieu à une rétention d'urine.

Le 24, pouls à 120. (15 sangsues, onctions mercurielles.)

Le 26, l'état général s'améliore; le pouls ne donne plus que 96 pulsations.

Le 27 et le 28, onctions avec la pommade au nitrate d'argent.

Le 1er octobre, la malade est irritable et énervée, elle s'agite beaucoup ; pouls à 92.

Le 4, la suppuration est moins abondante, le genou moins douloureux ; la nuit a été bonne.

Les jours suivants, les douleurs diminuent sensiblement ainsi que le gonflement et la suppuration ; mais bientôt il survient une recrudescence dans tous les symptômes locaux accompagnée d'un trouble dans les fonctions de l'estomac. Le trouble est caractérisé par une douleur épigastrique et des vomissements bilieux.

Le 20, la malade prend de l'eau de Seltz qu'elle vomit immédiatement. Il se forme un abcès sur les côtés de la rotule qui s'ouvre spontanément et laisse s'écouler du pus ; mais bientôt la suppuration diminue, le genou devient moins douloureux, l'appétit se ranime, la malade reprend sa gaieté habituelle et ne tarde pas à pouvoir être transportée sur une chaise longue.

Le 15 janvier, elle se lève et marche appuyée sur ses béquilles; le membre tout entier est maintenu avec un appareil mécanique.

Enfin, le 1er février 1854, la santé générale est bonne, la menstruation se rétablit, mais le genou malade offre encore une différence de 4 centimètres avec le genou sain.

En dedans et vers la partie supérieure de la rotule, il

existe une cicatrice profondément enfoncée qui ne laisse plus sortir la moindre trace de liquide purulent.

Le genou n'est pas douloureux et peut même supporter une forte pression.

En explorant sa surface, on perçoit facilement, à travers les téguments, les contours de la rotule qui est mobile.

L'articulation tout entière elle-même jouit d'une certaine mobilité. Enfin, la malade commence à pouvoir marcher en s'appuyant sur la jambe.

Cette observation est remarquable par le procédé opératoire mixte que j'ai mis à exécution et par les accidents qui se sont développés ensuite.

C'est contrairement à mes principes que j'ai pratiqué l'extraction du corps étranger, car, dans la seconde catégorie, le morcellement sous-cutané est seul admis pour les corps étrangers fibrineux, charnus, fibreux et fibro-cartilagineux. Comme je l'ai trouvé, ce mode opératoire ne laisse rien à désirer sous le rapport de l'innocuité; mais quand on combine la fragmentation à l'extraction, le danger est plus réel à cause des adhérences qui se sont établies depuis l'opération et des tiraillements qu'on est obligé d'exercer sur les lamelles du corps étranger. D'ailleurs, cette observation fournit encore un enseignement, c'est que la portion du corps étranger, demeurée au sein des tissus, a été, contre notre attente, résorbée.

Les observations précédentes me paraissent devoir être suivies de réflexions qui sont, pour ainsi dire, le complément des recherches auxquelles je me suis livré.

Qu'apprennent les observations rapportées plus haut sous le point de vue de l'étiologie, de l'origine, du développement et de la thérapeutique des corps étrangers? Ces faits jettent-ils quelque lumière sur les résultats constants de l'opération, et suffisent-ils pour faire connaître les effets thérapeutiques de l'opération ?

Ils nous semblent clairement démontrer que l'inflammation de la membrane synoviale peut donner naissance à des corps étrangers intra-articulaires, par un produit fibrineux, et par conséquent être l'origine d'une tumeur de la nature de celle dont il s'agit.

Nos observations nous montrent également que le sang en nature peut être l'origine de ces corps étrangers.

La symptomatologie nous a appris que la présence du corps étranger dans l'articulation entretenait d'une manière constante une hydarthrose, mais les corps étrangers extra-articulaires n'y donnent lieu qu'autant qu'ils irritent la synoviale par leur volume, ou que, pédiculés, ils se glissent entre les surfaces articulaires.

Ce n'est qu'au moment où le corps étranger pédiculé est poussé entre les surfaces articulaires, ou bien lorsque, mobile et osseux, il comprime dans le grand cul-de-sac synovial des parties sensibles et nerveuses, que les malades éprouvent de la douleur.

Les observations rapportées le prouvent. Ainsi, les corps étrangers pédiculés, sensibles par eux-mêmes, sont douloureux par la pression exercée à leur surface, et les corps osseux qui se développent par juxtaposition, déterminent la douleur par la pression qu'ils produisent sur les parties environnantes.

Les opérations et l'expérimentation confirment l'opinion que nous avons déjà émise relativement à la guérison des corps étrangers fibreux, fibrineux, charnus, par le morcellement ; soumis aux lois de l'absorption, ils disparaissent alors par les efforts de la nature.

Il n'en est pas de même des corps étrangers osseux ou

cartilagineux qui ne disparaissent pas par l'absorption, et ce n'est dans tous les cas qu'après les avoir changés de lieu qu'on pourrait obtenir leur disparition, ne se trouvant plus soumis aux phénomènes qui permettent aux éléments de la synovie de se déposer à leur surface.

C'est donc l'extraction qui convient à ceux-ci.

L'absorption s'exerce d'autant plus rapidement sur le corps étranger morcelé qu'il se rapproche davantage de l'état fibrineux par sa nature; il a fallu huit mois sur une de nos malades pour que l'absorption fût complète, et sur d'autres cinq mois ont suffi pour en amener la disparition totale, et quelquefois un espace beaucoup plus court a permis à la tumeur de disparaître.

L'expérience seule pouvait juger l'opération à laquelle j'ai donné le nom de segmentation, de morcellement ou de fragmentation, et désormais elle mérite de prendre rang dans la science, et d'être considérée comme efficace et inoffensive.

Le morcellement possède l'innocuité des opérations pratiquées dans un point éloigné de l'ouverture tégumentaire. Toutefois, les prévisions ne pouvaient pas suffire, mais il fallait que des opérations successives proclamassent l'innocuité d'un semblable procédé. Nos observations attestent encore l'absence de danger du séjour d'un instrument métallique au milieu des lésions intra et extra-articulaires. N'est-il pas curieux de voir séjourner un trident pendant vingt et trente jours dans la grande articulation du genou, sans déterminer d'accidents inflammatoires sérieux? Nous ne tairons pas cependant et nous ne passerons pas sous silence une certaine rougeur qui entoure le trident à la surface des téguments et une tuméfaction prononcée dans le trajet qu'il parcourt. Lorsqu'un travail d'irritation persiste longtemps, je retire le trident afin d'éviter qu'une inflammation traumatique ne soit la conséquence de sa prolongation dans les tissus. Ces phénomènes n'ont été suivis d'aucune gravité parce que j'ai eu soin de l'enlever à temps.

Je regarde le trident comme utile seulement pendant le morcellement, parce qu'il fixe admirablement le corps étranger et qu'il permet de le détruire complétement.

A la suite de nos opérations, nous n'avons pas vu d'inflammations diffuses qui pussent leur être rapportées.

Toujours à la suite de cette opération, il se fait un épanchement en dehors de l'articulation, circonscrit à la cavité dont il a été fait mention. Il est formé par le sang, la synovie et le liquide venant du corps étranger et a toujours disparu par absorption.

Enfin, nos observations mentionnent le rétablissement des mouvements, l'exercice auquel peuvent se livrer les malades, avec modération d'abord, puis avec plus de liberté, et enfin la reprise de leurs travaux.

Les faits contenus dans ce travail prouvent sans réplique qu'on évite les inflammations produites par le contact de l'air, lorsqu'on se sert d'un ténotome long et à lame étroite en le faisant cheminer sous les téguments dans une direction légèrement oblique et qu'on a soin de laisser le trident fin, solide, pendant la manœuvre du morcellement.

Tout ce qui évite le contact de l'air, tout ce qui prévient une irritation forte, met l'articulation dans les meilleures dispositions pour que la réunion immédiate se fasse par le travail physiologique, au moyen de la lymphe, du sang ou de ces deux liquides à la fois.

Le cadre que je m'étais proposé se termine par la grande question qui a tant agité les esprits, de la réunion dans les amputations des membres.

CHAPITRE XXXIII.

DE LA RÉUNION DANS LES AMPUTATIONS DES MEMBRES.

La structure des membres est-elle favorable à la réunion immédiate ?

Au premier abord, la réponse à cette question semblerait devoir être négative, précisément à cause de la diversité des éléments qui entrent dans leur composition. Il semblerait, en examinant cette question au point de vue de l'organisation, que la réunion immédiate serait impossible à obtenir; et partant, elle devrait être rejetée. Ne semblerait-il pas évident que les muscles, que les tendons, que les os, que les nerfs et les gros vaisseaux fussent des obstacles sérieux à la cicatrisation immédiate et sans suppuration ?

La diversité de structure pourrait le faire admettre par une réflexion peu approfondie. Mais lorsque la chose est examinée avec plus d'attention, on résout la question d'une manière affirmative. L'expérience fournit assez de faits, tous les jours, pour se convaincre de cette vérité et pour établir que la réunion dans les membres peut se faire comme dans les autres organes.

Il est vrai que tout le monde n'est pas de cette opinion, et que beaucoup se refusent à y croire.

On a regardé comme une sérieuse objection à la réunion immédiate, l'exfoliation des os qui est toujours le résultat de l'action de la scie et du contact de l'air ; mais on ne peut admettre qu'il en soit ainsi, car la section des os, lorsqu'elle est nette, sans dénudation du périoste, sans contusion, ne peut pas s'opposer à la réunion.

Mon opinion sera confirmée par le fait suivant, qui ne laisse rien à désirer comme démonstration.

Plaie d'arme à feu. — Balle au milieu du front, un peu à droite de la ligne médiane. — Séjour de vingt-deux mois du projectile. — Extraction. — Trépan. — Réunion immédiate des lambeaux de peau avec la surface osseuse saignante. — Le nommé Gustin (Jules), âgé de vingt et un ans, est entré à l'Hôtel-Dieu le 19 février 1857. C'est un homme de moyenne taille et de bonne constitution. Il faisait partie d'un poste français devant la tour Malakoff, lorsqu'il fut atteint d'une balle. Avant de frapper le front, elle avait rencontré la face externe de la visière et contourné le bord antérieur, en y faisant une dépression semi-lunaire ou en forme de croissant. Elle venait des avant-postes russes (8 avril 1855). Il ne fut pas plutôt frappé, qu'il tomba à sept pieds de profondeur, du haut du parapet, dans la tranchée à troisième parallèle. On le porta dans une ambulance voisine, où il resta sans connaissance pendant vingt-quatre heures ; huit jours après, on le dirigeait sur Constantinople. Il y séjourna dans un hôpital militaire pendant quatre mois.

Après ce séjour, il demande et obtient de repartir pour la Crimée, malgré la persistance de la suppuration qui n'a jamais cessé. Il se bat à Traktir le 16 août 1855, et repart pour la France le 11 novembre de la même année.

Arrivé à Paris, au mois de décembre suivant, il reste encore pendant six mois sous les drapeaux ; mais il ne fait pas de service actif, attendu que des crises l'obligent de gagner l'hôpital à trois reprises ; chaque fois il y est demeuré une moyenne de quarante-cinq jours.

La suppuration n'a jamais cessé ; l'abondance n'en a pas toujours été la même.

Les phénomènes étaient à peu près les mêmes depuis les premiers moments de l'accident ; c'étaient des lourdeurs de tête, quelque chose de vague et d'incertain dans les attitudes ordinaires : lorsqu'il se baissait, il lui semblait que le front se détachait de la tête.

Quant au traitement, sauf la diète obligée de trois jours après la blessure, il s'est borné à l'application chaque jour d'une plaque de diachylum sur la plaie.

Voici l'état du malade à son entrée à l'Hôtel-Dieu, le 19 février 1857 :

Au front, on voit un trou net et circulaire avec des dimensions proportionnelles au calibre de la balle ; il peut avoir la largeur d'une pièce d'un franc.

L'introduction d'une sonde cannelée fait connaître l'étendue du trajet et l'existence d'un corps étranger qui en occupe le fond.

En promenant le doigt sur la circonférence de l'ouverture, on sent des granulations osseuses, des ossifications partielles et l'on reconnaît à l'aide de la sonde portée au fond de la plaie, une surface résistante, dure, métallique.

A l'extérieur, la peau est amincie et couverte de tissu inodulaire.

Considérant que les accidents éprouvés par le malade et que la suppuration abondante qui existe dépendent du séjour du projectile, je propose au jeune blessé d'en faire l'extraction. Il y souscrit volontiers, et le 23 février 1857 l'opération est pratiquée de la manière suivante :

1° Une incision cruciale est pratiquée et disposée de telle sorte qu'elle dépasse l'ouverture accidentelle dans tous les sens.

2° Les quatre lambeaux qui résultent de cette double incision sont disséqués et renversés de manière à mettre à nu les surfaces et à pouvoir terminer l'opération sans rencontrer d'obstacle.

3° L'ouverture est ruginée et les productions osseuses sont enlevées avec une espèce de couteau boutonné ; mais comme le corps étranger ne pouvait être saisi, la perte de substance n'étant pas assez considérable pour pouvoir l'extraire, j'appliquai une couronne de trépan qui produisit une perte de substance suffisante, et c'est alors que je m'occupai de retirer la balle. C'est, certainement, un des temps les plus délicats de l'opération. Voici comment je m'y pris :

J'explorai le corps étranger, je découvris la balle et bientôt je saisis le projectile dans deux points opposés avec une sorte de davier à l'aide duquel je l'enlevai en le tournant sur lui-même afin d'éviter de le presser sur le cerveau.

Après son extraction, on voyait au fond de la plaie une substance noirâtre qui a été éliminée progressivement. C'était du sang durci qui n'avait pas subi le contact de l'air, pareil à celui qu'on a quelquefois rencontré dans la cavité abdominale longtemps après un accident.

Un phénomène remarquable se présenta aussi à notre observation : il s'agit de mouvements de soulèvement et d'affaissement isochrones aux battements du pouls.

Je terminai l'opération en renversant les lambeaux dans la plaie.

Un linge fin, troué, et une mince compresse trempée dans l'eau froide ont complété le pansement à plat.

A l'aide d'une compression régulière et douce, les surfaces saignantes des os et des parties molles furent maintenues exactement en contact et leur agglutination se fit d'une manière parfaite, de telle sorte que cette large ouverture du crâne fut en partie comblée par ces quatre lambeaux, et le fond seul représenté par la dure-mère se trouvait en contact avec l'air.

Le projectile examiné a fourni les particularités suivantes :

La balle est de plomb, pèse 25 grammes et a 5 centimètres 5 millimètres de circonférence. Sa couleur est noire, excepté sur les points où l'instrument l'a saisie. Là, en effet, la coloration bleuâtre est brillante. La surface n'est lisse, arrondie et régulièrement sphérique que sur une faible étendue. Elle présente partout ailleurs de nombreuses aspérités et est comme écrasée sur ces différents points.

Le jour de l'opération, il n'y eut pas de travail inflammatoire local sérieux ni de trouble nerveux grave. (Diète, repos.)

Le 24 février, pas de traumatisme; état général bon. (On panse à plat.)

Le 27, grand mal de tête, fièvre. (Sinapismes, diète.)

Le 28, constipation et mal de tête. (Un verre d'eau de Sedlitz par demi-heure et un lavement de lin. Le soir, un bain de pieds au savon noir.)

Le 1er mars, état local bon, mal de tête. (Deux bains de pieds au savon noir; bouillon de poulet; gomme coupée avec du lait.)

Le 15 mars, il survient un érysipèle qui commence par la paupière supérieure de l'œil droit, gagne le nez et toute la joue gauche. Une seule application de pommade au nitrate d'argent a suffi pour combattre la manifestation. Cet érysipèle a été précédé des prodromes de toutes les fièvres éruptives ; deux jours après, il n'y en avait plus de trace.

Jusqu'au 30 mars on n'a eu qu'à constater une amélioration croissante.

Le 16 avril voici quel est l'état de la blessure :

1° Il existe un suintement purulent ;

2° Une cavité, sorte d'infundibulum au fond duquel on observe des mouvements alternatifs d'affaissement et de soulèvement.

3° On ne retrouve plus de trace de l'ouverture osseuse qui est comblée en grande partie par les lambeaux des parties molles renversées et dont les téguments se trouvent adossés.

4° Le blessé a recouvré entièrement ses facultés intellectuelles et il n'éprouve plus aucune des douleurs dont il se plaignait.

Ce fait se recommande à l'attention par la durée du séjour du projectile et par le mode de guérison qui a suivi son extraction. N'est-il pas remarquable de voir la balle séjourner pendant vingt-deux mois à la place qu'elle occupait et reposer sur la dure-mère sans déterminer d'inflammation du cerveau et de ses membranes?

Cela ne veut pas dire que le corps étranger ait été innocent par sa présence, puisque le malade éprouvait la sensation d'un corps lourd, qu'il ressentait habituellement des douleurs très-fortes qui s'irradiaient dans le crâne, et que par moments il semblait qu'on lui arrachait la tête.

Ce qui démontre que le corps étranger n'a par sa présence sur la dure-mère déterminé aucune inflammation, c'est que le sang qui se trouvait répandu à la surface était noir, comme charbonné, sans offrir de trace de ramollissement ni de suppuration.

En de semblables circonstances, on peut établir en principe qu'il est convenable d'agrandir toujours l'ouverture faite au crâne par l'application du trépan, afin de manœuvrer sans difficulté et d'éviter d'enfoncer le corps étranger dans le cerveau pendant les efforts d'extraction. D'ailleurs, il ne suffit pas de faire une perte de substance plus grande, mais il faut encore saisir le projectile avec de fortes pinces, afin de le retirer sûrement en le tournant dans sa cavité et en l'attirant à l'extérieur en même temps.

Ordinairement, après la trépanation, il y a exfoliation superficielle et même nécrose plus ou moins profonde.

C'est ainsi que les choses se passent lorsque le trépan a été appliqué et que la plaie a été exposée au contact de l'air; mais ici, l'expérience nous a appris qu'il en est autrement, lorsque les lambeaux sont introduits dans l'ouverture accidentelle. En effet, chez ce blessé il n'y a eu aucun point de l'os nécrosé, il n'y a point eu d'exfoliation et la suppuration s'est établie seulement au fond de la plaie et sur la dure-mère qui a bourgeonné.

C'est donc à l'adhérence immédiate des lambeaux à la surface parcourue par le trépan qu'il faut attribuer l'absence de nécrose et d'exfoliation osseuse. La surface saignante des lambeaux s'est évidemment réunie immédiatement à la surface osseuse également saignante, et rien ne prouve mieux que la section des os n'est en aucune manière un obstacle à la réunion par première intention.

Depuis la sortie de ce malade de l'hôpital, je l'ai revu plusieurs fois et je me suis assuré qu'il n'avait éprouvé aucun trouble local et fonctionnel. Les battements isochrones à ceux du pouls, si visibles lors de sa sortie, étaient devenus obscurs, et je crois en trouver la raison dans l'augmentation d'épaisseur des tissus.

Le 14 octobre 1860 j'ai revu notre intéressant malade dont la blessure, parfaitement guérie, n'offrait plus de trace de battements.

Le fait qui précède prouve donc jusqu'à l'évidence que les os se confondent parfaitement et se fusionnent avec les parties molles saignantes, sans qu'il y ait exfoliation ni nécrose.

Il en est certainement de même des muscles, des tendons, des nerfs, des vaisseaux qui ne font aucune exception à cette règle.

Ce n'est pas qu'en considérant chaque tissu isolément, on ne puisse trouver des arguments contre la réunion immédiate ; mais en voyant les choses de plus haut et en les considérant dans leur ensemble, on s'aperçoit bientôt que la structure des membres dans leur continuité même est merveilleusement disposée pour la réunion immédiate. C'est qu'en effet on rencontre une membrane d'enveloppe, un canevas, une atmosphère cellulaire qui, de toute part, entoure les organes si différents par leur structure, et pénètre dans leur épaisseur en leur fournissant des gaînes, des éléments de nutrition, etc. Les surfaces articulaires dans la contiguïté du membre sont aussi recouvertes par des membranes riches en vaisseaux, lesquels exhalent un liquide ; ce sont les membranes synoviales dont l'organisation est très-favorable à la réunion immédiate.

Partout où l'on trouve l'élément cellulaire et ses dérivés, partout où l'on observe des synoviales, on doit croire à la cicatrisation sans suppuration et par conséquent à la possibilité d'obtenir la réunion immédiate.

En conséquence, là où se trouvent le tissu cellulaire et les membranes synoviales, on peut être sûr qu'un produit organique sera versé et qu'il sera susceptible de se métamorphoser, de devenir solide en peu de temps et de réunir les tissus divisés. C'est ce liquide qui agglutine les lèvres d'une plaie et qui les colle entre elles jusqu'à organisation parfaite.

Ces données anatomiques permettent donc de repousser les objections que l'on a faites à la réunion immédiate des plaies des membres.

Deux éléments permettent de compter sur la réunion immédiate après les ablations des membres : ce sont le tissu cellulaire et les synoviales qui exhalent un liquide plastique, plus ou moins abondant, lequel s'organise rapidement.

Au moyen de ces deux membranes mises en contact, on obtient à merveille une réunion des tendons, des nerfs, des muscles, par un liquide plastique qui les recouvre et les retient en subissant, avec le temps, une organisation complète.

La réunion a-t-elle de l'influence sur les résultats des amputations des membres ?

Des chirurgiens habiles, des pathologistes et des thérapeutistes distingués attachent peu d'importance encore à la réunion immédiate dans les amputations, et il en est même qui la regardent comme dangereuse. Cette discordance d'opinion peut être regardée non comme une vérité démontrée, mais comme tenant sans doute à des observations faites sur des malades opérés à des époques différentes, et occupant au moment de l'opération des localités qui n'offraient pas une hygiène semblable et qui par conséquent présentaient tantôt une disposition plus ou moins favorable à la réunion et tantôt une constitution médicale défavorable à l'agglutination des plaies. Il faut bien compter aussi sur le peu de persévérance que les chirurgiens mettent dans des tentatives de la réunion à laquelle ils croient peu ou pas du tout. Ceux qui sont sous une pareille influence ne font pas tout ce qu'ils peuvent et tout ce qu'ils doivent minutieusement pour obtenir une réunion immédiate qu'ils regardent comme impossible. C'est assez dire qu'ils ne mettent pas en usage les principes qui doivent être rigoureusement observés et qui doivent présider à son emploi.

Autrefois je croyais peu à la réunion immédiate et à son succès parce que j'avais été à même de voir des insuccès presque constants dans les mains de chirurgiens habiles.

L'expérience m'a appris qu'ils avaient négligé des soins en apparence futiles et qui cependant entrent pour leur grande part dans le résultat. Aussi n'étaient-ils pas plus heureux dans les désarticulations que dans les ablations des membres faites dans leur continuité.

Pour obtenir la réunion immédiate dans les amputations, il faut que le chirurgien soit minutieux, méthodique dans tous les temps de l'opération et de manière à éviter les accidents qui en compromettent le résultat.

Dans les observations que je vais rapporter, on verra que les insuccès sont dus souvent à la manière d'opérer, à l'état de l'atmosphère, à des changements de température, à des épidémies régnantes, à l'état moral du blessé, à un mauvais régime, à une nourriture insuffisante, à des inflammations inattendues produites par des courants d'air, et non à la réunion immédiate qui prévient une foule d'accidents dont il sera question plus loin.

Je vais donc exposer les observations telles qu'elles ont été rassemblées et sans faire un choix parmi elles, un très-grand nombre ayant été déjà publiées, et un plus grand nombre encore n'ayant pas été prises ou conservées, ou devant faire partie d'un autre ouvrage, si Dieu me donne le temps de le publier.

Obs. I. — *Tumeur blanche du poignet gauche. — Amputation de l'avant-bras à double lambeau. — Réunion par première intention. — Suture entortillée. — Guérison.* — La nommée Laudomir, demeurant rue Saint-Anasthase, n° 7, âgée de vingt et un ans, d'un tempérament lymphatique, a eu, à l'âge de sept ans, des fistules scrofuleuses dans différents points du corps, et entre autres, à la main et au pied droits. Pendant cinq ans, elles se fermèrent et se rouvrirent alternativement, puis il survint à l'épaule gauche un abcès froid qui fut ouvert.

A onze ans, un doigt de la main gauche devint malade, et à dix-sept, le poignet fut le siége d'une tumeur blanche que l'on incisa en différents endroits pour donner issue à de la matière purulente. Les plaies devinrent bientôt blafardes, et le 29 août 1831, je fus obligé de pratiquer l'amputation de l'avant-bras. Elle fut pratiquée à double lambeau. La suture entortillée servit à maintenir en contact les lèvres de la plaie. Le cinquième jour après l'amputation la réunion était complète.

Les fils à ligature tombèrent le troisième jour. Il survint quelques abcès dans le creux de l'aisselle, et lorsque cette malade sortit de l'hôpital Saint-Louis, le 24 décembre, ces abcès fournissaient encore du pus.

Le 29 novembre 1834 je revis cette malade; elle était complétement guérie, ne ressentait aucune douleur et offrait beaucoup d'embonpoint.

La cicatrice du moignon est radio-cubitale; le moignon offre deux lèvres épaisses sur lesquelles s'attachent les muscles qui les meuvent.

Obs. II. — *Ligature de l'artère fémorale avant l'amputation. — Consolidation vicieuse d'une fracture du fémur. — Foyers purulents dans la cuisse et la jambe. — Ampu-*

tation de la cuisse. — Suture entortillée. — Décollement des lèvres du moignon pour arrêter l'hémorrhagie.—Etat adynamique. — Mort. — Lebon, âgé de cinquante trois ans, journalier, fit une chute dans les premiers jours de janvier 1833 et se fractura la cuisse vers la partie moyenne. Un appareil fut appliqué à Dammartin, lieu de l'accident, où il demeura un mois. Au bout de ce temps, il se trouva dans la nécessité d'entrer à l'hôpital Saint-Louis, après avoir fait dix lieues dans une mauvaise voiture.

La fracture n'a pu être réduite lors de l'accident, les fragments ayant traversé les chairs sans pouvoir être dégagés.

Le chevauchement était considérable et le fragment inférieur faisait en arrière une saillie qu'on pouvait facilement sentir; la jambe était raccourcie de 5 centimètres. Le membre était atrophié et incapable d'aucun mouvement, le moindre contact y faisait naître une vive douleur; la santé générale était altérée. La jambe droite se gonfla, s'enflamma, devint douloureuse, une ulcération apparut sur le dos du pied et fut bientôt suivie d'autres sur différents points de la jambe et de la cuisse; ces ulcérations, d'abord très-bornées, ne tardèrent pas à s'étendre et à fournir une assez grande quantité de pus; la peau se décolla, le pus fusa dans les interstices musculaires de la cuisse et le membre devint le siége de vastes clapiers; des incisions, des contre-ouvertures furent d'abord pratiquées, mais le pus devint séreux, extrêmement fétide; le malade perdit l'appétit, le pouls devint faible, la langue rouge et sèche; chaque jour, on voyait les forces s'épuiser.

La cuisse, jusqu'au tiers supérieur, était remplie de foyers purulents communiquant les uns avec les autres. Le malade fut soumis à des préparations de quinquina, les plaies furent pansées avec de la décoction aromatique, des injections de même nature furent poussées dans le clapier sans changer la nature de la suppuration.

Voyant cet homme épuisé par l'abondance de la suppuration, je tentai l'amputation qui ne fut pas suivie de succès. Elle fut pratiquée le 31 juillet 1833. Le malade était extrêmement faible, une perte de sang même légère était dangereuse, il était donc bien important de l'éviter ; c'est pour prévenir cet accident redoutable que je fis la ligature de l'artère fémorale au-dessus de l'anneau du troisième adducteur. Immédiatement après l'interruption du cours du sang, l'amputation fut faite. Aucun accident ne vint la compliquer, le malade perdit à peine une cuillerée de sang ; les ligatures étant faites la réunion immédiate fut tentée. (Tilleul, potions calmantes.)

Outre les nombreux foyers purulents, le membre amputé nous offrit un exemple curieux de difformité ; les deux fragments de la fracture, le supérieur porté en avant, l'inférieur en arrière, avaient leurs extrémités réunies par un cal osseux solide, situé transversalement à la manière d'un pont.

1er août. — Pendant la nuit, le malade a dormi ; le lendemain, le pouls est petit et fréquent, la langue est sèche.

Le 2, il n'y a pas de changement et la langue demeure sèche.

L'appareil est levé le 3 août ; la plaie est réunie, excepté l'angle inférieur qui a fourni un peu de pus. Le moignon n'est pas douloureux.

Le 4, la langue devient humide au milieu et prend un aspect blanchâtre au lieu de la teinte rouge qu'elle présentait auparavant. L'angle inférieur de la plaie suppure seul. Le malade prend plusieurs tasses de bouillon gras avec plaisir.

Le 5, même état.

Le 6, lorsqu'on se disposait à faire le pansement, on s'aperçoit que l'appareil est teint de sang, et l'écoulement ayant augmenté, le décollement des lèvres de la plaie fut pratiqué, pour tamponner le point qui fournissait l'hémorrhagie.

Je reconnus que la section des artères avait été prématurée à cause de leur ossification; l'hémorrhagie fut promptement arrêtée par tamponnement. On fut deux jours sans lever l'appareil ; le malade semblait reprendre un peu de forces.

Le 9, on enlève l'agaric qui avait servi à tamponner la plaie ; l'hémorrhagie n'a pas reparu, la suppuration est peu abondante et de bonne nature ; la langue est humide, mais le pouls toujours petit et assez fréquent.

Le 11, même état de la plaie ; le malade mange un œuf. Jusque-là nous étions en droit d'espérer un succès, et cependant le malade était toujours dans la prostration, toute vitalité paraissait éteinte en lui. Pendant quelques jours son état fut tout à fait stationnaire ; mais bientôt les symptômes d'adynamie se prononcèrent d'une manière plus tranchée, la langue devint sèche, le pouls petit, irrégulier, la face grippée et terreuse.

Le 21, les symptômes alarmants ne firent que s'accroître, la faiblesse augmentait tous les jours et il s'éteignit graduellement le 23 août.

Le cadavre était dans l'état de marasme le plus complet. La surface de la plaie ne présentait rien de remarquable, il n'y avait pas de décollement autour de l'os. L'artère crurale étant découverte depuis son origine jusqu'à la plaie, nous vîmes une variété anatomique rare qui nous expliqua la cause de l'hémorrhagie. Au niveau du pubis, l'artère crurale se divisait en deux branches qui se continuaient jusqu'au moignon.

Les tuniques de l'artère étaient ramollies et l'extrémité adhérait au tissu cellulaire environnant. Au niveau de la ligature, l'artère avait été coupée par le fil ; du côté gauche, il n'existait pas d'anomalie artérielle.

Les veines du moignon étaient saines.

Les organes contenus dans les cavités splanchniques étaient sains.

Le blessé a donc succombé à l'épuisement.

Obs. III. — *Extirpation de la main par la méthode circulaire dans l'articulation radio-carpienne. — Guérison.* — La nommée Haudoin (Héloïse), âgée de quatre ans, demeurant quai de Jemmapes, est entrée à l'hôpital Saint-Louis le 5 juin 1843, pour y être traitée d'un écrasement de la main. La gangrène s'empara des tissus et ne laissa aucune autre ressource que l'extirpation, qui fut pratiquée d'après la méthode circulaire, dans l'articulation radio-carpienne.

Après un traitement de sept semaines environ, cette petite fille est sortie guérie, le 1er août 1843.

Obs. IV. — *Tumeur blanche du genou droit. — Amputation circulaire. — Réunion par des bandelettes agglutinatives. — Pourriture d'hôpital. — Guérison.* — Natan Polack, âgé de vingt-deux ans, marchand ambulant, entra à l'hôpital Saint-Louis pour se faire traiter d'une tumeur blanche du genou droit. On essaya, sans succès, la cautérisation transcurrente.

L'articulation était le siége d'un gonflement assez considérable ; les mouvements étaient impossibles sans de violentes douleurs. Je lui proposai l'amputation, elle fut pratiquée le 13 août 1834. Elle ne présenta rien de remarquable; le moignon donnant beaucoup de sang, on fit de nombreuses ligatures, on lia même la veine crurale et la réunion immédiate fut tentée par des bandelettes agglutinatives.

L'articulation malade, examinée après l'opération, offrit les caractères suivants : la face postérieure de la rotule était rugueuse, inégale ; la membrane synoviale et le cartilage ulcérés dans plusieurs points. A l'intérieur de l'articulation, la synoviale était ramollie, fongueuse ; les os participaient à l'altération, ils étaient ramollis et se laissaient facilement traverser par un instrument tranchant. Sur la partie supérieure du tibia, dans son extrémité articulaire, il existait une cavité longue de 5 centimètres, creusée dans l'épaisseur de l'os et remplie d'un pus séreux, grumeleux, semblable au pus scrofuleux ; les parois de cette cavité étaient formées par du tissu osseux ramolli.

Les 14, 15 et 16 août, le malade passa tranquillement les quatre jours qui suivirent l'amputation ; il eut à peine de la fièvre.

Le 18, on enleva l'appareil, la plaie n'était pas réunie ; on en rapprocha les lèvres avec des bandelettes de diachylum ; on appliqua par-dessus un gâteau de charpie maintenu par un bandage convenable. Le malade fut maintenu aux soupes et aux bouillons.

Le 19, il a souffert dans le moignon pendant la nuit ; on aperçoit au milieu une sorte de fausse membrane grisâtre, pultacée, adhérente aux chairs vers le milieu de la plaie, et qui fait craindre l'invasion de la pourriture d'hôpital.

Le 20, le moignon est presque entièrement couvert par des flocons blanchâtres, semblables à ceux de la veille ; le malade se plaint toujours d'élancements. La température est très-élevée ; il existe dans la salle, près de l'opéré, un malade présentant une large plaie qui fournit une abondante suppuration. Ces causes ont influé sur la production de la pourriture d'hôpital.

Le 21, la fausse membrane est moins étendue ; on continue le jus de citron et l'eau-de-vie camphrée.

Le 22, les chairs reprennent une bonne couleur.

Le 25, l'enfoncement qui existait au centre de la plaie est rempli par des bourgeons charnus ; il ne reste plus que quelques traces de fausses membranes ; on continue le même pansement et le traitement, et bientôt la plaie prend l'aspect le plus satisfaisant, et marche rapidement vers une prompte cicatrisation.

Obs. V. — *Phlegmon du bras droit. — Inflammation des articulations radio-carpienne et huméro-cubitale. — Amputation du bras droit. — Mort.* — La nommée Resnard, blanchisseuse, est entrée le 24 novembre 1834 à l'hôpital Saint-Louis, pour y être traitée d'un panaris de la main droite, déterminé par une piqûre d'épine. Elle y fit peu attention et bientôt le mal gagna l'avant-bras.

A son entrée, nous reconnûmes une inflammation phlegmoneuse diffuse qui s'était étendue du doigt à la main, à l'avant-bras et au bras.

Les membranes synoviales du poignet et du coude s'enflammèrent et des fusées de pus s'établirent sur différents points du membre. La peau de l'avant-bras du coude et du poignet se décolla, des incisions furent faites pour donner issue au pus et l'empêcher de séjourner dans les clapiers. Il s'établit de larges communications avec les articulations du poignet et du coude.

L'abondance de la suppuration épuisa tellement la malade, que ses forces diminuaient de jour en jour. Les moyens employés n'ayant pas réussi à supprimer la suppuration, je voulus tenter quelque chose pour la malade, et je lui proposai l'amputation. Elle fut acceptée et exécutée le 2 mars 1835, par la méthode circulaire.

Les premiers jours qui suivirent l'amputation furent accompagnés de calme et d'absence de souffrance. Les facultés intellectuelles étaient intactes.

Le 11 mars, l'opérée s'affaissa, il survint un trouble cérébral, la plaie fournit seulement de la sérosité au lieu de pus louable, la langue devint sèche et la malade succomba le 12, à cinq heures du soir, sans avoir éprouvé de frisson.

A l'autopsie faite le 14 mars, trente heures après la mort, on aperçut plusieurs petits abcès disséminés à la surface du poumon gauche. Vers son sommet, nous trouvâmes une petite masse de la grosseur d'une noisette qui nous parut être formée par de la matière tuberculeuse.

Le poumon droit nous présenta aussi plusieurs petits abcès superficiels, mais à la partie supérieure et postérieure de cet organe, nous trouvâmes une masse de matière tuberculeuse qui pouvait égaler le volume d'un œuf environ, elle était fournie par des tubercules à différents degrés de développement, nous pûmes même reconnaître une petite caverne pleine de pus. La plèvre présentait d'anciennes adhérences et une légère quantité de sérosité sanguinolente. Le cœur, de volume ordinaire, contenait du sang noir liquide.

Les organes abdominaux parurent sains, excepté la rate qui était ramollie et se déchirait avec la plus grande facilité.

En ouvrant l'articulation scapulo-humérale droite, il s'écoule du pus; les autres articulations n'en contiennent point. Le moignon n'était pas réuni.

Tout nous prouve que la mort est arrivée par l'épuisement, la tuberculisation et l'infection purulente.

Obs. VI. — *Tumeur blanche du genou droit. — Amputation à lambeaux. — Suture entortillée. — Hémorrhagie consécutive. — Ligature de l'artère crurale au-dessus du moignon. — Guérison.* — Le nommé Fleury, demeurant rue des Prêcheurs, 29, entra à l'hôpital Saint-Louis au mois de janvier 1835.

Je ne m'occuperai pas inutilement ici du développement et de la marche de la maladie, et je dirai seulement que la lésion avait débuté par la membrane synoviale, et que lorsque le malade est entré dans mon service, les parties molles étaient aussi bien désorganisées que les os et les cartilages. L'amputation de la cuisse fut pratiquée le 20 janvier 1835, à la sollicitation du malade. Elle fut faite à doubles lambeaux, lesquels furent maintenus en contact par la suture entortillée. La réunion adhésive était à peu près achevée lorsque, neuf jours après l'opération, une hémorrhagie se déclara. Dans le but d'éviter la déchirure de la cicatrice et au lieu de chercher l'artère qui fournissait du sang à l'extrémité du moignon, je portai une ligature sur l'artère fémorale dans la continuité du membre : l'hémorrhagie ne reparut pas. La cicatrice du moignon s'acheva rapidement et le malade put sortir de l'hôpital parfaitement guéri.

Obs. VII. — *Deux tumeurs blanches occupant les genoux droit et gauche. — Amputation des deux cuisses, l'une le 5 mai 1835 et la seconde le 9 avril 1836. — Réunion immédiate par des bandelettes agglutinatives. — Guérison par suppuration en cinq et six semaines.* — Le nommé Gérardin, âgé de vingt-trois ans, entra à l'hôpital Saint-Louis le 1er mai 1835, pour y être traité d'une tumeur blanche du genou gauche. Elle avait débuté dix-huit mois avant son entrée dans mon service. Il nous raconta que le genou s'était tuméfié, était devenu douloureux, qu'il avait pris des dimensions considérables et que des abcès s'étaient formés, malgré l'emploi des frictions, des onctions, des ventouses, etc.

Des douleurs violentes se déclarèrent, la suppuration devint abondante, il survint de l'agitation, de la fièvre, de la piarrhée, et enfin un affaiblissement général tel, que le malade accepta l'amputation que je lui proposai. C'est le 5 mai 1835 que je pratiquai l'amputation circulaire de la cuisse et que je réunis les lèvres de la plaie au moyen de bandelettes agglutinatives. Cette opération fut suivie de calme ; la suppuration eut lieu et la guérison était complète à la septième semaine.

Le malade se levait depuis un certain nombre de jours, lorsque le genou droit devint à son tour malade. Ce fut en vain qu'il garda de nouveau le repos et que je mis en usage une médication suivie et rationnelle, car l'altération suivit exactement la même marche et se comporta comme la première tumeur blanche ; c'est ainsi que des abcès se formèrent, que des douleurs atroces jetèrent le malade dans le désespoir, que la suppuration commença à l'épuiser et que l'amputation devint une seconde fois nécessaire.

Fort peu rassuré sur l'avenir, j'hésitais à recourir à l'amputation, lorsque je cédai au désir du malade et la pratiquai le 9 avril 1836. Elle fut faite par la méthode circulaire et les lèvres de la plaie furent réunies et mises en contact par des bandelettes agglutinatives.

Un double appareil prothétique, construit ingénieusement par M. Charrière, lui a servi pendant vingt-six ans, car il a succombé à une affection abdominale en 1862.

Obs. VIII. — *Fracture comminutive de la cuisse droite. —Amputation circulaire. — Réunion immédiate par des bandelettes agglutinatives. — Non-réunion par première intention. — Delirium tremens. — Mort.* — Fauchon (Pierre-César), âgé de vingt-huit ans, maçon, né à Beuvreune (Somme), est entré le 7 mars 1837 à l'hôpital Saint-Louis; d'un tempérament sanguin, d'une très-forte constitution, d'une stature élevée, il dit avoir toujours joui d'une excellente santé.

Le 7 mars, étant occupé à des travaux de terrassement aux buttes Chaumont, un éboulement de terre assez considérable eut lieu et l'atteignit. Il ne peut bien se rendre compte de la manière dont les choses se sont passées; toujours est-il que, au moment où il cherchait à fuir, il fut renversé en avant. Lorsqu'on le retira de dessous les terres il était étendu sur le ventre. Le fémur droit, qui avait déchiré les parties molles et les vêtements, faisait saillie au dehors; il y avait un écoulement de sang fort abondant.

Au premier aspect, le raccourcissement et la rotation en dehors indiquent une fracture de cuisse. Un examen plus attentif confirme le diagnostic et laisse voir les plus graves désordres. A la face interne, à 5 centimètres environ au-dessus du condyle interne, existe une plaie comprenant l'épaisseur de la cuisse, longue de 7 à 8 centimètres, et de laquelle s'écoule du sang en abondance, il s'en accumule dans la région poplitée d'où la pression le fait sortir. Les téguments qui entourent l'articulation sont distendus, et quand on comprime dans ce point, on éprouve une sensation analogue à celle qui résulte de la pression d'une poche incomplétement remplie par un liquide.

L'état de faiblesse dans lequel se trouvait le malade à son entrée à l'hôpital était tel, que le pouls était insensible ainsi que les battements du cœur. Quelques cuillerées d'une potion opiacée furent administrées.

Les moyens ordinaires ne pouvant rien contre un pareil désordre, on exposa au blessé la nécessité pour lui de tenter un moyen extrême, l'amputation de la cuisse. Il y consentit et elle fut pratiquée par la méthode circulaire.

L'amputation n'offrit rien de particulier. Je me servis de bandelettes agglutinatives pour maintenir les lèvres de la plaie en un contact direct et immédiat. Le malade a bien snpporté l'opération.

Le 9, il a éprouvé un tremblement dans le moignon et dans différentes parties du corps; la respiration devient difficile; il survient un délire qui roule sur ses habitudes et sa profession, et vers une heure du matin, un violent trouble nerveux se manifeste et le malade succombe aux effets du *delirium tremens*.

L'autopsie, faite avec soin, n'a pu découvrir aucune lésion dans les viscères contenus dans les cavités splanchniques.

C'est donc au *delirium tremens* qu'il faut attribuer la mort de Fauchon.

Les lésions locales de la cuisse consistaient dans les effets d'une violente contusion, ou, si l'on aime mieux, d'un véritable écrasement; ainsi la peau était décollée, les muscles séparés les uns des autres et déchirés, le fémur brisé en plusieurs endroits, ses condyles séparés.

La réunion par première intention n'a pas été obtenue.

Obs. IX. — *Carie de l'articulation métatarso-phalangienne du gros orteil gauche. — Résection des parties osseuses cariées. — Suture entortillée : trois épingles. — Réunion partielle par première intention.* — Desayes (Auguste-Frédéric), âgé de vingt-trois ans, né à Bellem (Orne), ville saine où il a demeuré jusqu'à l'âge de dix-huit ans, habite Paris depuis cinq ans. Sa constitution est forte, mais l'expression de sa physionomie indique la souffrance.

Il a exercé pendant les deux ans qui suivirent son arrivée à Paris, l'état de chandellier ; il travaillait rue Saint-Martin, dans une cave située à six pieds au-dessous du sol, dans laquelle un feu continuel empêchait l'humidité. Le travail commençait à six heures du matin, pour finir à neuf heures du soir. Pendant seize mois, il a été employé ; le malade assure n'avoir jamais eu froid dans la cave ; la nourriture était saine et abondante : il n'a jamais été malade pendant ces deux ans.

Il abandonna le métier de chandellier pour devenir lithographe.

Il y a six mois à peu près, une chaussure trop étroite lui fit venir un durillon au niveau de la face supérieure de la première phalange. Deux mois après, il se donna une violente entorse en marchant sur le coin d'un pavé, et la secousse porta surtout sur le gros orteil. Le gonflement dès lors ne cessa plus ; il traita ce gonflement par le repos, les cataplasmes, les sangsues, les lotions d'eau blanche, sans aucun résultat.

Le malade est entré à l'hôpital Saint-Louis le 17 septembre 1837, avec une tuméfaction considérable du gros orteil droit, prononcée surtout au niveau de l'articulation métatarso-phalangienne ; il est surtout considérable dans la moitié antérieure du métatarsien. Les téguments de la face supérieure de cet orteil sont rouges, violacés, amincis et présentent cinq ouvertures fistuleuses autour de l'articulation. Le contour de ces ouvertures est arrondi ; il varie depuis le volume d'un pois jusqu'à celui d'un demi-franc, il est bouché par des fongosités saignant au moindre contact, fournissant une sanie purulente, fétide. Quand on y introduit un stylet boutonné vers l'articulation métatarso-phalangienne, on obtient la sensation de petites lamelles qui se brisent par le contact de l'instrument. Du reste, les fonctions s'exécutent normalement, l'appétit est conservé. Je procède à la résection des parties cariées au moyen de deux incisions longitudinales qui partent des parties latérales de l'articulation métatarso-phalangienne, à 2 centimètres et demi en arrière, et viennent se réunir au niveau du tiers inférieur de la première phalange ; elles circonscrivent un lambeau triangulaire à sommet mousse, lambeau que l'on dissèque et rabat en arrière, en laissant la face plantaire complétement intacte. Le lambeau étant maintenu dans cette position, on met à nu toutes les portions osseuses cariées ; on passe au-dessous d'elles une scie à chaînon au moyen de laquelle on les resèque. Le lambeau est abaissé sur les tissus saignants et maintenu à l'aide de trois points de suture dont deux latéraux et le troisième à son sommet. La plaie est recouverte d'un linge enduit de cérat que l'on recouvre de charpie trempée dans de l'eau froide. On fixe la face plantaire du pied sur une palette disposée de manière à exercer une compression sur la partie de la plante du pied qui correspond au gros orteil, afin d'appliquer les deux portions de la plaie l'une contre l'autre.

A l'examen des parties cariées, nous trouvons pour la portion de la phalange enlevée qu'elle a une épaisseur de 6 millimètres à la partie inférieure, de 9, au contraire, à son bord supérieur. Sa surface articulaire ne présente plus de traces de cartilages ; elle est inégale, rugueuse, ramollie, présente une foule de petites cellules remplies par une matière sanieuse, fétide, et le moindre effort suffit pour la briser.

La substance compacte a presque entièrement disparu ; il n'en existe qu'une très-faible portion à son bord supérieur. La substance aréolaire est plus friable ; elle se brise en une foule de lamelles osseuses très-minces. Pour l'extrémité tarsienne enlevée, elle a 1 centimètre d'épaisseur ; elle présente les mêmes caractères que la portion phalangienne ; la substance compacte est conservée dans tout son pourtour à sa moitié postérieure. Aucune artère n'a été liée pendant l'opération.

Le malade accuse quelques douleurs peu vives dans la plaie les jours suivants ; il se manifeste le soir un peu de mouvement fébrile, de chaleur à la peau, qui disparaît complétement le lendemain.

Un suintement séro-purulent tache les pièces de l'appareil. Le quatrième jour, on l'enlève : les bords de la plaie ne sont ni rouges, ni tendus ; ils ne sont douloureux qu'à la pression.

La suppuration devient de bonne nature, homogène, les lèvres de la plaie sont en contact ; le huitième jour, on enlève les épingles.

Aujourd'hui, 5 novembre, la plaie est presque entièrement cicatrisée ; il ne reste que deux points sur la partie moyenne par lesquels s'écoule le pus.

On donne issue, le 23 novembre, à un petit foyer formé à la plante du pied ; du reste, la plaie est vermeille.

Le lambeau a adhéré dans une partie de sa surface mise à nu, et le reste a suppuré ; il y a donc eu adhérence partielle par première intention.

A la suite de la suppuration qui a continué pendant un mois et demi, il s'est formé un tissu fibreux, résistant, qui rétablit la continuité du gros orteil ; il existait une certaine mobilité qui semblait représenter l'articulation métatarso-phalangienne. Il est évident que la portion enflammée, ramollie, sur laquelle la scie a porté, devait suppurer : les parties molles n'ont pas pu y adhérer à cause de son état morbide ; il n'en a pas été ainsi du premier métatarsien qui a été scié dans les parties saines.

Obs. X. — *Tumeur blanche de l'articulation tibio-tarsienne gauche. — Amputation sus-malléolaire par la méthode circulaire. — Guérison.* — Le nommé Richard (Claudius) entra à l'hôpital Saint-Louis le 22 avril 1839. Cet homme, âgé de trente ans, chirurgien de marine, revint à Paris après un voyage de long cours et entra en qualité d'élève à l'hospice des vieillards. Il y fut traité d'abord, puis vint à l'hôpital Saint-Louis.

La lésion dont ce malade était affecté était survenue sous l'influence d'un froid intense et de privations de toute espèce. D'une constitution faible et déjà épuisé par des travaux anatomiques, Richard était dans des dispositions très-favorables au développement de cette maladie, qui débuta par la membrane synoviale tibio-tarsienne.

Lorsqu'il entra dans mon service, il était épuisé physiquement et moralement. L'abondance de la suppuration et l'altération des os ne permirent pas de conserver le membre ; mais je me trouvai obligé de suspendre toute opération, parce qu'il fut pris de délire et des symptômes de la fièvre typhoïde.

Le délire ayant disparu et la fièvre typhoïde ayant perdu son intensité, je dus recourir à l'amputation afin de porter remède au dépérissement. L'amputation fut faite au-dessus des malléoles par la méthode circulaire, et les lèvres de la plaie furent réunies par la suture entortillée ; la réunion par première intention ne fut pas obtenue. Les chairs, après s'être désunies, se rétractèrent ; le tibia et le péroné se nécrosèrent dans une certaine partie de leur étendue.

Lorsque les parties nécrosées furent tombées, la plaie se couvrit de bourgeons de bonne nature et la cicatrice fut complète six mois après l'opération. L'opération fut pratiquée sans que le malade en eût conscience, et ce ne fut que trois jours après l'amputation que ses facultés intellectuelles étant rétablies, il s'aperçut qu'on l'avait opéré.

Depuis cette époque, Richard marche avec une bottine mécanique qui cache parfaitement la difformité et qui empêche presque complétement la claudication. La marche est assez facile; *en sortant de l'hôpital, le malade alla à pied à Versailles.*

Aujourd'hui, 27 mars 1847, il fait de très-longues courses.

Obs. XI. — *Cancer développé dans le tissu cicatriciel de la paume de la main gauche. — Amputation circulaire dans l'articulation radio-carpienne gauche. — Guérison.* —Le nommé Quartier, journalier, âgé de quarante-neuf ans, est entré à l'hôpital Saint-Louis, salle Saint-Augustin, n° 47, le 7 mai 1841. Il est d'une grande maigreur et a la peau jaunâtre. La paume de la main gauche est largement ulcérée. Le doigt annulaire et le petit doigt ont été détruits par l'ulcère, et les métacarpiens qui les supportaient sont isolés l'un de l'autre et forment comme deux tubercules allongés et recouverts de chairs grisâtres. Le doigt médius est atteint à sa base ; les tissus qui répondent à l'extrémité inférieure de la première phalange ne sont pas ulcérés, mais ils sont gonflés et durs, de telle sorte que le doigt forme un cône dont le sommet est à son extrémité libre. Les limites en haut de cette ulcération sont à 2 centimètres environ de l'articulation radio-carpienne ; sur la face dorsale elles s'étendent jusqu'au troisième métacarpien en dehors, et jusqu'au deuxième à la face palmaire. La paume de la main est presque entièrement envahie. Cet ulcère est profond et inégal, il offre des saillies et des cavités. Toutefois, partout ce fond est recouvert de chaires grisâtres, imprégnées d'un liquide ichoreux, fétide. Les bords en sont renversés en dehors, à la face dorsale surtout, durs et inégaux. Le malade ressent des élancements à la face palmaire.

Vers le 20 avril, survient une hémorrhagie par jet; elle fut arrêtée par du sulfate de fer en poudre et de l'agaric. On ne sent pas de ganglions engorgés au pli du coude ni dans le creux de l'aisselle.

Le cancer date de vingt-sept mois et il a commencé par la base du doigt annulaire ; le malade porte des traces d'une brûlure aux deux mains et qui a laissé à sa suite des brides et des indurations inodulaires qui ont été fréquemment le siége de gerçures et d'ulcérations qui disparaissaient au printemps. C'est là la véritable origine du cancer de la main et des doigts.

Le 11 mai, la main a été extirpée dans l'articulation radio-carpienne. La peau n'offrait pas assez d'étendue pour recouvrir les surfaces articulaires, aussi la réunion immédiate est-elle devenue impossible à tenter.

Le pansement consiste dans l'application d'un linge troué et cératé, de charpie, de compresses et d'une bande pour maintenir le tout. Le malade, qui n'a pas dormi depuis quatre mois, dort deux heures après l'opération et continue à goûter le sommeil pendant la nuit.

Le 15, il a commencé à souffrir par suite d'un bandage mal appliqué.

Du reste, les pansements ont été faits tous les jours, et l'on voit les bords de la plaie, qui étaient violacés, perdre peu à peu cette couleur, au point qu'aujourd'hui, 16 mai, ils sont rosés. Remarquons aussi qu'il n'y a pas de fièvre, que le malade va à la selle naturellement, et que le 15 il a été mis au quart de la portion.

Tous les jours, on voit naître des bourgeons charnus qui recouvrent la plaie et qui fournissent un pus blanc, lié et crémeux.

L'opéré, réduit au marasme le plus complet, reprit de l'embonpoint après la cessation des douleurs.

Le 27, il éprouve dans l'extrémité du moignon des battements qui l'empêchèrent de dormir. Le jour suivant, le membre est lourd, la nuit est mauvaise, et le 29, la fluctuation est évidente, à l'extrémité inférieure de l'avant-bras où une incision donne issue à du pus. On panse la plaie avec des cataplasmes arrosés de laudanum pendant deux jours.

Le 1er juin, on panse avec du linge cératé et de la charpie sèche ; on continue ainsi jusqu'au 14 du même mois. Pendant ce temps, la cicatrice se fait de la circonférence au centre. Quartier est sorti de l'hôpital le 4 juillet 1841, avec une cicatrice adhérente à l'extrémité articulaire du radius. Un crochet servant de prothèse est appliqué à l'extrémité du moignon.

Obs. XII. — *Tumeur blanche du genou droit. — Amputation circulaire. — Phlébite osseuse. — Infection purulente. — Suture entortillée. — Mort. — Autopsie.* — Le nommé Martin (Alfred), âgé de vingt ans, chaudronnier, d'une constitution faible, portait depuis un an une tumeur volumineuse du genou droit, qui s'était de plus en plus aggravée, malgré l'emploi des antiphlogistiques, des résolutifs de toute nature.

Le 5 juillet, jour de son entrée, le genou était volumineux, demi-fléchi, présentant une fluctuation élastique.

L'articulation semblait contenir une tumeur molle qui en distendait les parois en produisant la sensation d'une fausse fluctuation.

Il s'agissait ici d'une tumeur fongueuse de la synoviale qu'aucun traitement ne pouvait combattre avantageusement et l'on ne pouvait espérer que dans l'ablation du membre.

Le 25 juillet, l'amputation circulaire fut pratiquée au tiers inférieur de la cuisse. Il n'y eut rien de particulier dans cette opération. La suture entortillée rapprocha les lèvres de la plaie et les maintint en contact.

Le soir de l'opération, le malade avait de l'agitation, de la fièvre. Ces accidents se sont accrus de jour en jour, et enfin, le 5 août, ce jeune homme succomba à une infection purulente sans avoir ressenti des frissons.

La réunion par première intention n'avait point eu lieu, les chairs s'étaient rétractées, et le fémur faisait saillie dans la plaie.

Autopsie faite le 6 août. — La plaie est grise, sèche, noirâtre ; les chairs du lambeau circulaire sont rétractées ; le fémur saillant dans la plaie est noir ; le périoste ne le recouvre pas en cet endroit. Il n'y a aucune trace de caillot dans l'artère et la veine fémorales. On rencontre du pus dans le canal médullaire et dans les interstices de son tissu.

Les intestins sont sains, le foie et la rate sont ramollis, mais sans traces de pus, les plèvres sont normales. Dans les deux poumons, à leur partie postérieure et externe et surtout au sommet du poumon droit, existent plusieurs abcès métastatiques, à des degrés divers de ramollissement. Le péricarde est sain, le cœur peu volumineux contient dans les parois externe et antérieure du ventricule gauche, une induration qui, incisée, laisse voir plusieurs tubercules blancs, qu'on pourrait prendre pour de la matière tuberculeuse, mais qui sont des abcès métastatiques. Le crâne n'a pas été ouvert.

Obs. XIII. — *Tumeur blanche du genou droit. — Amputation circulaire de la cuisse droite. — Réunion par des bandelettes. — Guérison.* — Le nommé Pierron, journalier, âgé de vingt-huit ans, entra à l'hôpital Saint-Louis le 1er avril 1842. D'une faible constitution, né de parents sains, il n'a jamais été atteint de maladie scrofuleuse. A l'âge de dix-huit ans, il ressentit des picotements dans le genou droit, il appliqua quelques sangsues, garda le lit pendant quelques jours, puis reprit son travail de charretier, souffrant toujours un peu de cette articulation : elle se gonfla, les douleurs augmentèrent et depuis deux ans, le malade a cessé tout travail. A cette époque, il se décida à quitter son village pour venir à Paris ; il entra dans différents hôpitaux, où il fut traité par des frictions mercurielles, des vésicatoires, des cautères, la compression avec un appareil dextriné. Enfin, il vint à l'hôpital Saint-Louis au mois d'avril 1842, et il y passa trois mois pendant lesquels il fut soumis à des onctions avec la pommade au nitrate d'argent. L'état du malade ne subit aucune amélioration, je lui parlai de l'amputation de la cuisse, il quitta l'hôpital, puis revint de lui-même au mois de septembre suivant, réclamer cette opération.

Le membre abdominal droit est atrophié, la jambe légèrement fléchie sur la cuisse ; les extrémités inférieure du fémur et supérieure du tibia sont hypertrophiées ; la rotule est déformée, l'articulation présente au toucher une résistance élastique simulant la fluctuation. Le genou est arrondi, les saillies osseuses sont effacées ; douleurs vives, revenant par intervalles, interrompant le sommeil ; la marche est impossible.

L'amputation fut faite, le 13 septembre, par la méthode circulaire. Les artères liées, le sang continue à couler, il est fourni par la veine crurale, elle est entourée par une ligature ; tout écoulement sanguin ayant cessé, la plaie est réunie avec des bandelettes de diachylon, de manière à avoir une cicatrice antéro-postérieure.

Le soir même de l'opération le traumatisme est caractérisé par la chaleur à la peau, l'accélération du pouls, la soif, le sommeil agité. (Limonade, pilules d'opium.)

Le 15, on lève le premier appareil : le moignon est tuméfié, les lèvres de la plaie sont en contact. Je retire quelques-unes des bandelettes, les fils à ligature sont agités par les battements de l'artère crurale. (Bouillon.) Pansement avec la charpie trempée dans l'eau de guimauve froide.

Le 16, le traumatisme continue avec accès le soir; la nuit pas de sommeil.

Le 17, le malade dort pendant quatre heures. Depuis ce moment, son état s'est amélioré chaque jour et il est sorti de l'hôpital guéri.

Le moignon était matelassé, mais les lèvres de la plaie laissaient entre elles un centimètre et les chairs se portaient sur les côtés du moignon et en haut, parce que la cicatrisation s'était faite isolément de la peau, des muscles, au lieu de s'être réunie sur le même point. C'est encore là un inconvénient de la réunion par les bandelettes agglutinatives.

OBS. XIV. — *Cancer de la main droite. — Désarticulation du poignet. — Hémorrhagie consécutive. — Ligature de la radiale, de la cubitale et de l'interosseuse. — Amputation à un seul lambeau palmaire. — Trois points de suture. — Réunion par première intention.* — Royer

(Pierre), ouvrier des ports, entré à l'hôpital Saint-Louis le 12 janvier 1843.

Il y a huit ans environ qu'il vit se développer sur la face dorsale de la main une verrue qui lui causait de vives démangeaisons et qu'il écorchait fréquemment. Il produisit ainsi une petite plaie à bords inégaux qui ne se cicatrisait jamais complétement et fournissait quelquefois une assez grande quantité de sang. L'exposition des mains à l'air, la continuation de travaux pénibles augmentèrent peu à peu le mal; des douleurs vives traversaient la main de temps en temps. La plaie était humide, recouverte de croûtes en plusieurs endroits, mais ne fournissait pas de suppuration.

Lors de l'entrée du malade, la main présentait l'état suivant : toute la face dorsale est occupée par un cancer ulcéré s'étendant de quelques millimètres au-dessous du poignet jusqu'à la ligne articulaire métacarpo-phalangienne. Au niveau du quatrième métacarpien s'élève un champignon fongueux de la grosseur d'un petit œuf, saignant facilement et faisant saillie au-dessus de la surface malade. La peau dans les environs est tendue, bleuâtre et luisante.

La gravité du mal et la rapidité de sa marche exigèrent de prompts secours et Royer fut préparé à subir l'extirpation de la main qui fut pratiquée le 20 janvier, en taillant d'abord un lambeau palmaire : il est maintenu en place au moyen de trois épingles. On obtient la réunion par première intention, et la cicatrisation marchait rapidement, lorsque le 26, une hémorrhagie assez abondante survient pendant la nuit. Elle se renouvela le lendemain à la même heure. Le sang sortait par l'angle externe de la plaie : on parvient à l'arrêter par la compression exercée sur le trajet des artères. Le malade est fort épuisé par les pertes de sang et, dans la crainte qu'elles ne se renouvellent, je lie d'abord la radiale, en divisant des tissus enflammés, épaissis ; l'artère est très-volumineuse, l'incision pratiquée pour la mettre à découvert se réunit par première intention, excepté dans le point qui donne passage aux fils, qui tombent le quatorzième jour.

Le 13 février, une nouvelle hémorrhagie survient, le sang est très-liquide et peu coloré, il suinte à travers les bourgeons charnus qui existent au milieu des lèvres de la plaie. On comprime sur le trajet de la cubitale et l'écoulement du sang ne se reproduit que le lendemain matin. Alors, on pratique la ligature de l'artère cubitale pour couper court à ces hémorrhagies qui affaiblissent le malade et qui se reproduisent d'autant plus facilement que le sang perd tous les jours de sa plasticité.

Le 18, nouvelle hémorrhagie, le sang sort d'un petit mamelon formé par la réunion de quelques bourgeons charnus. Il est agité par des pulsations assez fortes, la compression suffit pour l'arrêter. Mais le 19, elle se reproduit plus abondante que la veille. Le malade est pâle et très-affaibli, on sent sur la partie moyenne de l'avant-bras une artère dont les pulsations sont énergiques, et la compression arrête l'hémorrhagie. Elle est mise à découvert par une incision et une ligature est passée sous elle.

Depuis ce jour, les hémorrhagies ont cessé : les plaies sont cicatrisées, le malade reprend ses forces ; et bien que la guérison soit achevée le 7 mars, il ne quitte l'hôpital que le 22 avril 1843.

L'examen de la main après l'amputation montre la peau et le tissu cellulaire sous-cutané envahis par la matière encéphaloïde qui s'étend en profondeur aux muscles, au niveau du champignon qui existe au-dessus du quatrième métacarpien.

Obs. XV. — *Tumeur blanche aiguë du genou droit. — Amputation circulaire de la cuisse droite. — Hémorrhagie secondaire. — Ligature de l'artère crurale. — Réunion par première intention excepté à la superficie des lèvres de la plaie. — Suture entortillée. — Guérison.* — Le nommé Fleury, âgé de trente ans, sellier, d'une constitution lymphatique, était affecté depuis trois mois d'une tumeur blanche au genou droit, plusieurs abcès étaient déjà survenus et avaient donné lieu à une suppuration abondante. Les ganglions de l'aine étaient engorgés; la suppuration et l'épuisement du sujet m'engagèrent à pratiquer l'opération qu'il réclamait avec instance.

L'amputation circulaire de la cuisse fut pratiquée le 19 janvier 1843 et des points de suture entortillée ont maintenu les lèvres rapprochées.

L'opération fut faite sans accident ; seulement on put remarquer que les muscles présentaient une coloration blanchâtre, qu'ils se rétractaient peu après la section. La peau était décollée au-dessus du lieu de l'amputation. Les artères furent liées facilement, et le malade ne perdit que peu de sang.

Dans l'examen anatomique du membre nous trouvâmes autour de l'articulation, les parties molles ramollies et infiltrées de pus ; dans plusieurs endroits, des foyers qui communiquaient avec l'intérieur de l'articulation. Il ne restait à la place de la membrane synoviale que des végétations fongueuses; les cartilages avaient disparu en partie et laissaient à découvert le tissu osseux ramolli.

Le 20 janvier, le pouls est régulier, la langue humide, la soif modérée ; il n'existe pas de douleur dans le moignon.

Le 23, à la levée de l'appareil, la plus grande partie de la plaie est réunie par première intention ; les extrémités seules sont un peu écartées et suppurent.

Le 28, lorsque tout semble annoncer une guérison prompte, à sept heures du matin, sans aucune cause apparente, il se déclare à la surface du moignon une hémorrhagie qui inonde l'appareil et le lit du malade. L'état dans lequel on a trouvé les parties molles, lors de l'opération, fait penser que les artères participaient à l'état pathologique. Voilà pourquoi la ligature a fait la section prématurée des tissus ramollis.

Il fallait arrêter promptement l'hémorrhagie qui avait jeté le malade dans un grand affaiblissement. La ligature de l'artère crurale au tiers supérieur de la cuisse est préférée au tamponnement, qui, outre l'inconvénient de ne pouvoir être que provisoire, doit irriter la plaie et causer de fortes douleurs. L'artère crurale fut liée au-dessus de la naissance de l'artère fémorale profonde. Une circonstance digne de remarque a lieu au moment où le fil, passé sous l'artère, fait effort pour la serrer : le fil, trop faible, se casse au niveau du nœud, et nous voyons alors, à l'endroit où la constriction a été opérée, le sang venir faire irruption sous la tunique externe de l'artère et constituer un anévrysme, les tuniques internes et moyenne ayant été coupées par le fil. Une nouvelle ligature est passée sous l'artère et serrée comme à l'ordinaire. Le malade supporte bien cette nouvelle opération ; le soir, le pouls avait repris de la force.

Le 29, le pouls est fréquent, la peau sèche, la langue humide, l'hémorrhagie n'a pas reparu.

Le 30, le pouls, quoique toujours fréquent, a repris un peu plus de force ; il y a de la chaleur à la peau ; la langue est humide, la nuit a été bonne. Le mieux se continue.

Le 5 février, les ligatures à la surface de la plaie résultant de l'amputation tombent d'elles-mêmes.

Le 8, le malade a été très-agité pendant la nuit, il a été pris de nausées, de vomissements. (Limonade, eau de Seltz.)

Le 9, les vomissements n'ont pas reparu.

Le 11, chute de la ligature de l'artère fémorale.

Le 20, le moignon est presque entièrement cicatrisé.

Le 2 mars, au matin, lorsque le malade en très-bon état semble ne plus donner aucune inquiétude, il survient une hémorrhagie par la plaie qui a nécessité la ligature de l'artère crurale. Le sang vient probablement du bout supérieur de l'artère dont les tuniques sont malades, on tamponne la plaie et l'hémorrhagie ne reparaît pas.

Cette hémorrhagie est le dernier incident qui vient entraver la guérison de notre amputé; toutefois il faut attendre jusqu'à la fin du mois de mars pour voir la plaie de la ligature cicatrisée. Lorsqu'elle est fermée, il survient dans les environs plusieurs petits abcès qu'on est obligé d'ouvrir et qui tourmentent le malade jusque dans le courant du mois d'avril. C'est à cette époque qu'il quitte l'hôpital Saint-Louis, son moignon parfaitement guéri et sa santé générale aussi bonne qu'il peut le désirer.

Obs. XVI. — *Tumeur blanche du genou droit. — Amputation de la cuisse droite. — Suture entortillée. — Guérison.* — La nommée Poche, âgée de vingt-quatre ans, d'un tempérament lymphatique, fut admise à l'hôpital Saint-Louis pour une tumeur blanche du genou existant depuis dix mois environ, et survenue à la suite d'une chute. Entrée à l'Hôtel-Dieu pour cet accident, le membre fut placé dans le repos et dans la position horizontale; divers topiques résolutifs et émollients furent employés. Puis, on eut recours aux vésicatoires volants, mis en grand nombre sur le genou.

Néanmoins, la tumeur augmenta et les douleurs devinrent excessives.

La malade n'ayant pas voulu se soumettre à l'amputation, devenue nécessaire, quitta l'Hôtel-Dieu et se fit immédiatement transporter à l'hôpital Saint-Louis. Les moyens locaux et généraux qui furent mis en usage pendant plusieurs mois n'eurent pas de succès. Le mal s'aggrava, un abcès se forma au côté interne de l'articulation ; il survint de la fièvre, du dévoiement. C'est alors que l'amputation fut de nouveau proposée et acceptée.

Elle fut pratiquée par la méthode circulaire, à quatre travers de doigt au-dessus du genou droit. Les résultats de cette opération furent des plus heureux. Dans l'espace d'une dizaine de jours, la réunion se fit par première intention; il ne resta qu'une petite ouverture vers l'un des angles de la plaie, laquelle, au bout d'un mois, livra passage à quelques esquilles dont la sortie fut presque immédiatement suivie d'une cicatrice solide et régulière de toute la surface du moignon. Les forces et la santé générale ne tardèrent pas à renaître : deux mois après l'opération, cette femme quitta l'hôpital guérie; depuis lors, elle n'a pas cessé de jouir d'une excellente santé.

Rentrée à l'hôpital, en 1845, pour un abcès de la grande lèvre, nous pouvons constater que le moignon présente une cicatrice blanche et rayonnée; que son extrémité est abondamment pourvue de parties molles ; qu'elle est arrondie, souple, élastique, et n'est le siége d'aucune douleur à la pression. Cette femme marche avec facilité à l'aide d'un cuissard.

L'extrémité de l'os, parfaitement arrondie, est cependant

plus saillante que le reste du moignon, soit à cause de la rétraction des muscles, soit par l'action incessante du tissu inodulaire, et probablement aussi par la pression et le refoulement que détermine le cuissard.

OBS. XVII. — *Arrachement du bras droit. — Conservation d'un lambeau externe. — Perte de substance en dedans du bras. — Application du lambeau sur la surface du moignon et suture en dedans du bras. — Réunion immédiate du lambeau. — Suppuration et gangrène des autres points de la surface du moignon. — Guérison.* — La nommée Poignant, âgée de quarante-trois ans, entrée le 3 juin 1844, sortie le 12 novembre, avait eu le bras droit saisi entre deux pièces engrenées, destinées à carder de la laine, et entraîné par le mouvement de rotation, il fut enroulé autour d'un tambour couvert de dents. La rotation et la traction imprimées au bras produisirent des fractures nombreuses et l'arrachement du membre à la partie moyenne. L'humérus était brisé et les parties molles arrachées; la partie inférieure du bras ne tenait plus que par la peau. L'écoulement de sang fut abondant d'après les rapports de la malade, mais il avait cessé au moment où elle fut conduite à l'hôpital.

Appelé immédiatement, je fis la section de la peau qui retenait encore les deux parties du membre, et, conservant un lambeau considérable, j'en recouvris l'extrémité du moignon et le fixai en dedans du membre par des points de suture. Le résultat était, sauf la régularité, celui que présenterait une amputation à un seul lambeau externe, les parties molles situées au côté interne ayant été détruites par l'accident.

L'artère humérale, bien qu'oblitérée, fut liée dans la crainte d'une hémorrhagie consécutive.

Voici quelques détails sur les lésions dont le bras amputé avait été le siége : la peau est dans toute son étendue couverte de contusions et d'ecchymoses ; de distance en distance de petites plaies régulièrement disposées indiquent les traces des dents de peigne qui ont pénétré très-profondément. Dans le tissu cellulaire sous-cutané une grande quantité de sang est épanchée sous forme de foyers distincts. Les muscles sont contus, surtout à l'avant-bras, quelques-uns sont déchirés en travers, et dans les interstices musculaires il existe de vastes épanchements de sang. Une plaie à la partie inférieure et antérieure de l'avant-bras permet de reconnaître une fracture comminutive de l'extrémité inférieure du radius ; par cette plaie sortent plusieurs tendons fléchisseurs arrachés et rompus, ainsi que le nerf médian et l'artère radiale. Cette dernière a sans doute été fortement tiraillée avant de se rompre, car elle est allongée et étirée comme un tube de verre effilé à la lampe d'émailleur. Sa membrane extérieure se prolonge au delà des autres tuniques, de la longueur de 3 ou 4 centimètres environ, sous la forme d'un filament assez grêle, non canaliculé et formant par conséquent un obstacle complet à l'écoulement du sang. Dans le point où l'humérus est fracturé, au tiers inférieur, la peau et les mucles ont été complétement divisés. L'artère humérale l'était également et ses extrémités étaient contuses et comme mâchées ; l'extrémité cardiaque était fortement retirée au milieu des tissus, tandis que le bout correspondant du nerf médian, arraché aussi, faisait une forte saillie à la surface du moignon : il dut être arraché.

Le soir de son entrée, la malade est dans une sorte de stupeur et se plaint vivement de souffrir dans le bras. La réaction n'est point encore prononcée ; l'appareil n'est pas imbibé de beaucoup de sang.

Le 4 juin, fièvre traumatique : chaleur, pouls fréquent, douleur vive jusqu'au devant de la poitrine, le moignon est tuméfié, douloureux ; la suppuration s'établit dès le 7 juin : plusieurs lambeaux de tissu mortifié tombent ; il en résulte une plaie de 5 à 6 centimètres de diamètre à la partie interne et inférieure du moignon.

Le 25, la réunion se fait entre le lambeau et les parties environnantes, car un grand lambeau de tissu gangrené est enlevé.

Le 13 juillet, l'extrémité de l'humérus fait une saillie sous la peau du côté externe du moignon, les tissus sous-jacents s'amincissent.

Le 17, les téguments rougissent un peu ; cette coloration persiste pendant plusieurs jours et la malade se plaint d'y éprouver de la douleur.

Le 24, vers la même époque, elle souffre à la base du moignon, au-dessous de l'insertion du grand pectoral.

Le 25, il existe une tuméfaction dans ce point, on commence à y percevoir de la fluctuation. Je pratique une incision verticale qui donne écoulement à du pus de bonne nature.

Dans les premiers jours d'août, la petite incision faite au niveau de l'extrémité de l'humérus, n'est pas encore cicatrisée ; j'en attribue la cause à la présence d'un séquestre. Introduisant une pince à pansements par cette ouverture, je parvins, en effet, à une partie nécrosée ; la sentant mobile, je la saisis et en fis l'extraction. Le séquestre avait la forme d'un anneau incomplet, représentant l'extrémité inférieure de l'humérus. Dès ce moment, l'ouverture se ferma.

Aujourd'hui 12 septembre, jour de sa sortie, nous constatons : 1° une cicatrice peu marquée ; 2° l'extrémité du moignon est formée par le lambeau cutané fourni par la partie externe du bras; 3° l'humérus est séparé de ce lambeau par des parties molles d'une épaisseur considérable. Une garniture de cuir est destinée à protéger le moignon.

Obs. XVIII. — *Amputation de la cuisse droite à lambeaux. — Suture. — Réunion par première intention. — Guérison.* — La nommée Torchy (Claudine), âgée de dix ans, est entrée à l'hôpital Saint-Louis le 8 juillet 1844, pour y être traitée d'une tumeur blanche du genou droit.

L'amputation de la cuisse fut pratiquée quelque temps après. Deux lambeaux, l'un interne, l'autre externe, ont été taillés méthodiquement avec un couteau à un seul tranchant et ont été adaptés l'un à l'autre et réunis par la suture après la section de l'os et des chairs; la réunion a été obtenue par première intention, dans toute l'étendue de la plaie, excepté pourtant à la superficie qui a suppuré. Il n'est survenu aucun accident, et aujourd'hui, 23 août, le moignon est dans l'état suivant. Sur la ligne médiane, on voit une cicatrice rosée, sensible, dirigée dans le sens antéro-postérieur. Il n'y a plus traces de suppuration; la cicatrice est complète.

Obs. XIX. — *Ecrasement de l'avant-bras et du coude droits. — Amputation à lambeaux du bras droit. — Inspiration de vapeurs éthérées. — Suture entortillée. — Pneumonie latente.* — Le nommé Blondé (Antoine), âgé de soixante-huit ans, cartonnier, demeurant rue du Faubourg-du-Temple, 82, entré le 4 février, eut la veille de son entrée les parties molles et osseuses de l'avant-bras et du coude droits écrasées par les lames d'un moulin à vapeur. D'une bonne constitution, cet homme n'a jamais eu de maladie sérieuse. Vivement frappé par cet accident, il s'est néanmoins résigné à subir l'amputation, qui fut faite le lendemain de son entrée à l'hôpital. Soumis à l'influence des vapeurs éthérées pendant vingt minutes, son pouls faiblit au bout de dix minutes, et augmenta de fréquence ; les pupilles se dilatèrent ; des paroles incohérentes sortirent de sa bouche ; la physionomie exprimait une certaine satisfaction, les paupières étaient clignotantes.

Le sommeil et l'insensibilité furent complets à la dix-huitième minute et se maintinrent pendant tout le temps que dura l'opération.

L'anesthésie étant complète, l'amputation du bras fut pratiquée par la méthode circulaire. La réunion immédiate fut faite et les lèvres de la plaie furent maintenues par des points de suture. L'agglutination ne se fit pas entre elles.

Examen du membre amputé. — Les parties molles de l'avant-bras sont broyées ; elles baignent dans un sang noir épanché ; presque tous les muscles de la région antérieure de l'avant-bras ont été arrachés à la réunion de leurs tendons avec la portion charnue. Le nerf cubital, dans toute la longueur de l'avant-bras, avait été enlevé, et les os fracturés en plusieurs endroits, à leur partie moyenne et à leurs extrémités. L'articulation du coude était ouverte.

Le malade a un peu dormi pendant la journée ; le pouls est calme.

La plaie ne se réunit pas par première intention et la suppuration est abondante.

Le 16 février, la muqueuse buccale est rouge, il n'y a pas de toux et les fonctions digestives sont en bon état ; la plaie du moignon ne présente rien de particulier.

Le 21, le malade a été pris de frisson, de dévoiement ; le pouls est petit, à 90 ; le facies est altéré ; il exprime la douleur, l'anxiété ; la suppuration a cessé, la plaie est sèche.

Le 22, nouvel et violent frisson, plusieurs selles diarrhéiques dans la journée, pouls à 100 ; la peau du moignon est violacée ; pas de toux ni d'expectoration.

Le même jour, le malade a eu un troisième frisson à six heures du soir ; il est dans un état de prostration extrême, la respiration est stertoreuse, il n'a pas la force d'expectorer les mucosités qui obstruent les voies aériennes; le pouls est très-faible, très-précipité à 140 ; le moignon est sec, violacé. Mort à huit heures du soir.

Autopsie faite le 25 janvier à huit heures du matin. — Les membranes de la moelle épinière et celles du cerveau sont fortement injectées; le tissu de la moelle participe peu à cette injection; on trouve de la sérosité sanguinolente dans les ventricules cérébraux : la substance du cerveau, piquetée de rouge, semble imbibée de sang. Les poumons sont entièrement hépatisés, ramollis en certains points et, lorsqu'on les coupe, il en sort une quantité considérable d'une matière noirâtre, semblable à du jus de pruneaux; la même matière se trouve en abondance dans les bronches et même dans l'œsophage. Les valvules sigmoïdes de l'artère pulmonaire sont très-rouges, celles de l'aorte sont moins colorées, mais la surface externe de ce vaisseau est parsemée d'ecchymoses.

Le moignon n'est pas réuni, la surface de l'os amputé ne présente aucun bourgeon charnu, ni l'apparence d'aucun travail; l'artère brachiale et les veines ne présentent rien de particulier; les nerfs, à leurs extrémités, sont couverts d'une couche plastique adhérente aux filets divisés qu'elle protége.

L'humérus, scié suivant sa longueur, ne présente aucun travail inflammatoire dans le canal médullaire; on trouve seulement quelques points de ramollissement vers l'extrémité.

Notre pauvre malade a contracté pendant l'éthérisation une inflammation latente des deux poumons qui ont été trouvés entièrement hépatisés à l'autopsie. D'ailleurs, l'éther sulfurique n'avait pas seulement porté son influence sur ces organes, mais bien sur toutes les voies qu'il avait parcourues. Ainsi, la moelle, le cerveau étaient fortement injectés, et les valvules de l'artère pulmonaire étaient rouges, etc. Constamment nous avons trouvé ces caractères anatomiques sur des individus qui avaient subi l'éthérisation et qui avaient succombé à la suite de l'opération.

Obs. XX. — *Tumeur blanche du genou gauche. — Amputation de la cuisse.* — Louise Roir, âgée de quinze ans, d'une constitution lymphatique et nerveuse, non réglée, incomplétement développée, peau décolorée, membres grêles, voies digestives en bon état, pas de toux, entrée à l'hôpital Saint-Louis, salle Saint-Augustin, n° 20, le 17 février 1845, est affectée d'une tumeur blanche du genou gauche survenue à une époque qu'elle ne peut préciser. Le genou lui a toujours semblé plus volumineux que l'autre, et parfois il était douloureux.

Avant son entrée à l'hôpital, la marche était difficile et la faiblesse telle qu'elle faisait sans cesse des chutes.

Lorsqu'elle vint à l'hôpital, le 17 février, le genou était volumineux, arrondi et la jambe fléchie à angle droit sur la cuisse; le creux du jarret était effacé; l'articulation avait 37 centimètres de circonférence, celle du côté opposé en présentait 28 seulement.

Par la palpation, on reconnaît une fluctuation élastique ou fongoïde; la rotule est difficilement retrouvée au milieu de la tuméfaction des parties molles.

Les mouvements communiqués au genou sont peu étendus, non douloureux.

On ne sent point de craquements articulaires.

Les téguments n'offrent ni rougeur ni engorgement.

Quelques ganglions sont engorgés dans l'aine du côté correspondant à la partie malade ; onctions sur le genou avec la pommade au nitrate d'argent.

Le 2 mars, application d'une machine à extension dans le but d'opérer le redressement du membre.

Par l'action de cet appareil, le membre se redresse peu à peu ; le 18 mars, l'extension est complète. Le membre est maintenu dans l'extension ; les onctions avec la pommade au nitrate d'argent sont renouvelées de temps en temps.

Cette position rectiligne est plus douloureuse que la direction angulaire ; la malade a parfois de la fièvre, refroidissement, accélération du pouls, élévation de la température du corps ; les nuits sont souvent sans sommeil, et les douleurs assez vives pour arracher des cris à la malade. Néanmoins, l'appétit est conservé, les fonctions s'exécutent comme à l'état normal ; il n'y a point d'amaigrissement.

Le 28 mars, l'appareil à extension est enlevé.

La tumeur n'a pas changé de volume, elle a toujours sa même élasticité fongueuse, en un mot, il n'y a pas d'amélioration ; on découvre dans l'articulation une mobilité insolite, indiquant le ramollissement des ligaments ; le membre abandonné à lui-même ne tarde pas à se fléchir à angle obtus ; la malade se tient couchée sur le côté gauche ; en dehors du genou, la peau est soulevée par une collection purulente ; douleurs articulaires ; fièvre ; ganglions inguinaux engorgés. L'amputation proposée et acceptée, est pratiquée le 15 avril 1845.

Elle est faite par la méthode circulaire ; les artères sont liées et la plaie est réunie au moyen de trois points de suture entortillée.

La dissection du membre fait voir que l'abcès sous-cutané communiquait avec l'articulation du genou ; que les ligaments croisés, ramollis et détruits, sont perdus au milieu des fausses membranes qui remplissent l'articulation ; que les extrémités osseuses sont ramollies, et se laissent couper par le scalpel. Les tissus extra-articulaires sont épaissis, lardacés.

Le lendemain de l'opération, la malade put manger. Il n'y eut que peu de réaction fébrile. (Pilules d'opium le soir.) Les lèvres de la plaie restent rapprochées, la suppuration est peu abondante : les épingles sont retirées le 19, la plaie s'entr'ouvre légèrement ; les fils tombent du 20 au 28 avril. Vers les derniers jours de ce mois, la plaie se couvrant d'une couche albumineuse et devenant douloureuse, est touchée avec le nitrate acide de mercure, et le pansement est fait avec la décoction aromatique et l'eau-de-vie camphrée.

Cette complication ayant disparu au bout de quelques jours sous l'influence des cautérisations, la plaie marche régulièrement vers la guérison.

Le 27 mai, la petite malade se lève pour la première fois.

La cicatrice est complète, le moignon bien fourni de parties molles.

Obs. XXI. — *Tumeur blanche du genou droit. — Amputation circulaire de la cuisse droite. — Suture entortillée par quatre points. — Réunion immédiate. — Pourriture d'hôpital rebelle. — Désunion partielle des lèvres de la plaie.* — Marguerite Hugon, domestique, âgée de dix-neuf ans, d'une faible constitution, demeurant rue des Fossés-Saint-Victor, n° 41, affectée depuis l'âge de sept ans d'une tumeur blanche du genou droit, entre à l'hôpital le

30 octobre 1845. Le genou, volumineux, percé de fistules, présente tous les symptômes d'une altération profonde des surfaces articulaires qui sont mobiles et crépitantes.

L'amputation est pratiquée par la méthode circulaire le 8 novembre de la même année ; on réunit les lèvres de la plaie au moyen de quatre points de suture entortillée. La malade est pansée avec de la charpie trempée dans de l'eau de guimauve ; des aliments lui sont accordés aucun accident immédiat ne se déclare après l'opération.

Jusqu'au neuvième jour, la fièvre est modérée ; la malade ne souffre pas ; le moignon présente le meilleur aspect ; on laisse les épingles couper une des lèvres de la plaie avant de les extraire ; elles sont réunies par première intention dans la plus grande partie de leur étendue ; les parties superficielles sont seules écartées. Il n'y a de suppuration qu'à la surface ; mais le neuvième jour, époque à laquelle les fils commencent à tomber, la malade est prise de douleur dans le moignon, la fièvre augmente et bientôt on voit apparaître les signes de la pourriture d'hôpital albumineuse. En vain essaye-t-on de l'arrêter par des cautérisations réitérées avec le nitrate acide de mercure, par des pansements fréquents avec de la charpie trempée tantôt dans de l'eau aromatique simple, tantôt dans de l'eau-de-vie camphrée ou dans un mélange de l'une et de l'autre, ou bien par l'application de cataplasmes laudanisés. Le mal persiste, désunit en grande partie les bords de la plaie ; au commencement de décembre, un érysipèle vint s'y joindre et envahir la partie externe et supérieure de la cuisse.

A partir du 15 décembre, la pourriture d'hôpital, à laquelle était encore venu se joindre un dévoiement assez rebelle survenu sous une influence épidémique, ralentit sa marche et, sans disparaître complétement, permet à la partie antérieure de la plaie de se cicatriser, pendant qu'elle persiste dans la partie postérieure qu'elle creuse. Enfin, le 26 du même mois, un gonflement douloureux, dur, sans changement notable de couleur à la peau, se manifeste sur les parties antérieure et interne de la racine du membre amputé. Une onction avec la pommade au nitrate d'argent ne peut en triompher.

Le 28, la fluctuation commence à se manifester ; la pourriture persistant au bout du moignon, vers la partie postérieure de la plaie, celle-ci est pansée avec de la charpie trempée dans du jus de citron. L'acide citrique modifie rapidement la surface de la plaie qui devient vermeille. Elle bourgeonne et fournit une suppuration de bonne nature. Dès lors la cicatrisation marche rapidement, et la malade sort guérie le 15 février 1846.

Obs. XXII. — *Plaie par arrachement du bras gauche. — Extirpation du membre dans l'articulation scapulo-humérale. — Guérison.* — Le 21 janvier 1846, la nommée Emilie Berson, âgée de quatorze ans, d'une constitution faible et délicate, entrait en apprentissage dans une filature de soie (rue Saint-Ambroise, n° 9), en qualité de *soigneuse de loup*. Le *loup*, dans ces filatures, est un gros cylindre ayant plusieurs pieds de diamètre, hérissé d'une multitude de dents qui s'engrènent avec les dents d'une autre pièce creusée en auge pour recevoir la convexité du cylindre. Cet appareil, destiné à faire subir à la soie brute sa première préparation, est mû par la vapeur avec une rapidité telle, qu'il tourne sur son axe environ 600 fois par minute. C'est en desservant cette dangereuse machine que la malheureuse Berson, au bout de quelques heures de travail seulement, eut le bras pris et enroulé comme une corde autour du cylindre et mutilé d'une manière horrible. Il eut été infailliblement séparé du tronc, si un des ouvriers qui était présent, n'eût trouvé moyen d'arrêter presque instantanément les mouvements du loup. Au moment de l'accident, Berson perdit connaissance et fut transportée immédiatement à l'hôpital Saint-Louis. Lorsqu'elle reçut les premiers secours, elle n'avait pas encore complétement repris l'usage de ses sens; elle proférait quelques paroles et n'accusait des douleurs que dans le moignon de l'épaule. La sensibilité était complétement éteinte dans le bras mutilé; elle semblait très-affaiblie dans toutes les autres parties du corps. La face était pâle, le pouls petit, la quantité de sang perdue ne semblait pas être en rapport avec le nombre et la gravité de ses blessures.

Depuis la main jusqu'à l'épaule, le membre était le siége de plaies et de dilacérations de toute espèce. A la main, on voyait au niveau des articulations métacarpo-phalangiennes, une solution de continuité avec perte de substance considérable; les parties molles et les os étaient complétement désorganisés. Les doigts ne tenaient plus au métacarpe que par un lambeau de peau, l'avant-bras était sillonné par une multitude de petites plaies disposées suivant certaines lignes régulières et uniformément espacées. Ces plaies avaient été manifestement produites par la pénétration des dents du cylindre dans l'épaisseur des chairs. Cependant aucun des os n'apparaissait à l'extérieur, mais on sentait qu'ils étaient fracturés dans divers points. La portion restante des téguments avait un aspect noirâtre, le membre était froid dans toute son étendue. Du coude à l'épaule, le bras proprement dit ne formait qu'une plaie; les parties molles, muscles, nerfs et vaisseaux, étaient désorganisées. Çà et là, on voyait le corps de l'humérus mis à nu, fracturé, et les chairs traversées par des esquilles.

L'articulation huméro-cubitale était largement ouverte et l'humérus luxé en avant sur les os de l'avant-bras. L'épicondyle ainsi qu'une portion de la poulie humérale avaient été arrachés ; le muscle deltoïde avait complétement disparu, et l'articulation de l'épaule était ouverte dans toute sa partie antérieure, de telle sorte que le bras ne tenait plus au tronc que par les chairs de la partie postérieure. La tête de l'humérus, divisée en deux parties, sortait à volonté de la cavité glénoïde. La peau de la partie supérieure de la poitrine, depuis la racine du sein jusqu'au niveau du tiers interne de la clavicule, avait été enlevée circulairement dans une grande étendue et la clavicule fracturée transversalement vers son tiers externe.

L'état de stupeur, de commotion où se trouvait la malade, à son arrivée à l'hôpital, ne permit pas de lui pratiquer immédiatement la désarticulation du bras. Le membre fut placé sur un coussin-gouttière et enveloppé de compresses froides : on prescrivit une infusion de tilleul édulcorée et une potion calmante. La nuit se passa sans accident.

Le lendemain, le calme avait succédé à l'état d'angoisse et de surexcitation qui existait la veille. L'extirpation du membre se trouvait alors impérieusement indiquée, et la malade, d'ailleurs, la réclamait à cause des douleurs atroces qu'elle accusait du côté de l'épaule. Comme il y avait destruction ou désorganisation complète de toutes les parties molles situées au-devant de l'épaule et qu'il ne restait en arrière qu'un lambeau suffisant pour recouvrir la surface articulaire, il n'y avait pas lieu de choisir entre plusieurs procédés opératoires. La désarticulation fut donc pratiquée en introduisant d'avant en arrière le couteau entre la tête de l'humérus et la cavité glénoïde, et en le faisant cheminer de haut en bas jusqu'à l'extrémité du lambeau.

En quelques secondes, le membre fut ainsi séparé de l'épaule et la malade ne perdit qu'une très-petite quantité de sang; l'artère humérale, rompue et rétractée au fond de la plaie, n'en fournit pas une seule goutte. Après la ligature de ce vaisseau et de tous ceux qui donnaient du sang, on pansa la plaie à plat.

Examen et dissection du membre. — Outre les diverses altérations déjà signalées, le bras présente encore quelques particularités à l'autopsie. Ainsi, en procédant de haut en bas, on voit que l'humérus est fracturé longitudinalement et divisé en deux parties égales depuis sa tête jusqu'au niveau de l'insertion deltoïdienne. Le canal médullaire est ouvert et rempli d'un sang noirâtre, coagulé et adhérent au tissu aréolaire. Au-dessous de l'insertion du muscle deltoïde existe une fracture comminutive dans laquelle on voit plusieurs esquilles disséminées dans l'épaisseur des muscles. Le fragment inférieur est taillé en bec de flûte très-allongé, et le tissu aréolaire semble avoir été enlevé comme avec une curette. La poulie humérale, au voisinage de l'épicondyle, se trouve entièrement détachée du reste de l'os, et entraînée par les muscles qui s'insèrent à cette tubérosité.

L'artère humérale, assez nettement divisée vers le quart supérieur de l'humérus, est remplie d'un caillot de sang, et les veines qui l'accompagnent sont rompues et déchirées à des hauteurs inégales.

Les nerfs médian et radial sont déchirés vers leur partie moyenne au niveau de la fracture comminutive; le cubital est rompu et déchiré vers la partie inférieure du bras; l'extrémité supérieure est rouge et imprégnée de sang.

A l'avant-bras, le radius est fracturé dans deux points de sa longueur : 1° à la réunion de son tiers supérieur avec ses deux tiers inférieurs existe une fracture transversale, sans déplacement, entre les fragments de laquelle on trouve une assez grande quantité de sang épanché ; 2° au niveau du tiers inférieur on voit une autre fracture transversale, sans déplacement de fragments.

Le fragment inférieur est fendu longitudinalement jusqu'à l'articulation du poignet ; le tissu aréolaire est infiltré d'une assez grande quantité de sang. Sur le cubitus, on constate une fracture oblique et complète de l'olécrâne et une autre fracture transversale de la partie moyenne de l'os. Ici encore le fragment inférieur est le siége d'une triple fracture longitudinale. Les trois esquilles, bien séparées, arrivent jusque dans l'articulation, une petite quantité de sang existe dans le canal médullaire. L'extrémité inférieure des quatre derniers métacarpiens ainsi que le bout supérieur des phalanges correspondantes, ont entièrement disparu ; dans ce point, les os ont été enlevés comme avec un emporte-pièce ; il y a là une large gouttière et une perte de substance considérable.

Le jour de l'opération, la malade fut assez calme et tranquille ; le soir, elle avait la peau chaude, le pouls accéléré et un peu d'agitation. La nuit se passa sans trop de souffrances, et la malade put goûter quelques moments de repos.

Le 23, la fièvre est assez intense ; le pouls à 120, petit et concentré. La plaie offre un aspect grisâtre ; sa circonférence présente quelques lambeaux de peau mortifiés ; on les excise avec des ciseaux. (Pansement à plat, infusion de tilleul édulcorée, potion calmante.)

Le 24, l'état de la malade est satisfaisant, la fièvre est moins intense, la nuit s'est passée dans l'assoupissement. La plaie commence à suppurer abondamment.

Les jours suivants, la suppuration continue.

Dans la nuit du 27 au 28, il y a de l'agitation et du délire. La surface de la plaie est recouverte de quelques plaques gangréneuses; elle est pansée avec un linge enduit de cérat et de la charpie sèche.

Le 29, moins d'agitation, pas de délire ; quelques heures de sommeil malgré une bronchite, légère du reste.

Le 30, la toux est moins fatigante, la fièvre diminue, la plaie offre un bon aspect. On panse à plat.

Le 31, la plaie offre çà et là quelques plaques grisâtres ; on les touche avec un pinceau trempé dans le nitrate acide de mercure.

Le 1er février, la plaie s'est détergée, mais il reste encore quelques traces de pourriture d'hôpital. On cautérise de nouveau; l'appétit commence à renaître. (Bouillons, potages.)

Le 2, il reste encore plusieurs points blafards et la malade ressent de temps en temps des élancements dans la plaie. Nouvelle cautérisation ; pansement avec la charpie sèche.

Le 4, la pourriture d'hôpital a disparu, mais la malade a du dévoiement et tousse encore.

Les jours suivants, ces accidents disparaissent.

Le 14, les forces de la malade se relèvent.

Du 20 au 26, quelques plaques de pourriture d'hôpital se forment sur la plaie; on les cautérise chaque matin avec le nitrate acide de mercure, et l'on panse deux fois par jour.

Le 30, la pourriture d'hôpital reparaît encore ; c'est toujours la même forme (ramollissement et ulcération). On la combat par la cautérisation. La plaie cependant continue à diminuer rapidement d'étendue. Quelques portions de la clavicule s'exfolient et sont enlevées à mesure qu'elles se détachent. Depuis une huitaine de jours, la malade mange une portion d'aliments solides.

Le 10 mars, un clapier s'étant formé à l'angle inférieur de la plaie, on fait une incision pour empêcher le pus de séjourner dans sa cavité. En quelques jours, ce foyer disparaît complétement et se cicatrise. Durant quinze jours, la malade continue d'aller parfaitement ; les progrès de la cicatrisation sont assez rapides.

Le 28, la malade commence à se lever ; et, à partir de ce moment, la plaie qui n'offre plus guère que 5 à 6 centimètres de diamètre, n'a plus besoin que d'un pansement simple. Enfin, au bout de deux mois de traitement, la plaie s'est trouvée complétement cicatrisée, et le moignon de l'épaule matelassé par une assez grande épaisseur de parties molles. Durant ce temps la santé générale s'est rétablie. Berson a repris de la fraîcheur, de l'embonpoint et des forces, et quitte l'hôpital le 7 juin.

Obs. XXIII. — *Tumeur blanche du genou droit* (*cancer*). — *Amputation circulaire.* — *Suture entortillée.* — *Réunion par première intention.* — *Guérison.* — Friquet (François), âgé de vingt-six ans, plâtrier, entra à l'hôpital Saint-Louis le 19 février 1846. D'une constitution faible et d'un tempérament lymphatique, il n'a cependant jamais fait de maladie.

Il y a treize mois environ, il se donna un coup avec le manche d'un merlin. Ce coup, qui avait porté sur le bord interne de la rotule droite, occasionna des douleurs qui se calmèrent promptement. Trois mois après, il ressentit dans le point contusionné des douleurs qui n'étaient pas très-vives, de sorte qu'il put continuer de frotter (il était alors domestique).

Les douleurs ne tardèrent pas à devenir plus vives et mirent le malade dans l'impossibilité de continuer son état de frotteur : il alla alors consulter un médecin ; le genou à cette époque n'était pas tuméfié, mais il était le siége d'une douleur qui s'irradiait le long de la cuisse ; le médecin prescrivit l'application de cataplasmes et de taffetas ciré entre deux flanelles. Ce traitement ne produisit aucune amélioration. On recourut alors aux emplâtres de ciguë et aux sangsues ; c'est à la suite de l'application de ces sangsues que le malade vit pour la première fois, au niveau du condyle interne du fémur, une petite tumeur non douloureuse à la pression sans changement de couleur à la peau. De nouvelles sangsues furent mises, après quoi une seconde tumeur parut sur la tubérosité interne du tibia.

Les douleurs à cette époque existaient dans toute l'articulation sans se fixer sur un point plutôt que sur un autre. On fit sur la tumeur des frictions avec la pommade iodurée qui n'eurent pas de résultat plus satisfaisant ; le genou continua toujours d'augmenter de volume, surtout à la partie interne. On prescrivit des vésicatoires volants sans plus de succès. Les douleurs devinrent telles, que le malade dut se servir d'une canne pour marcher. On conseilla des bains qui ne firent qu'exaspérer le mal. Ce fut alors que le médecin se décida à pratiquer une ponction exploratrice qui donna issue à du sang et à du pus.

Huit jours après, nouvelle application de dix-neuf sangsues sans résultat satisfaisant ; dès ce moment, la tumeur prit un accroissement rapide dans le creux du jarret.

La peau qui recouvrait la tumeur devint chaude, rouge, et nécessita pendant six semaines l'application de cataplasmes émollients. Après de nouvelles et inutiles frictions faites avec l'hydriodate de potasse, on en vint aux moxas.

Tous ces moyens n'empêchèrent pas le genou d'augmenter de volume.

L'état général est bon ; il n'y a eu ni toux, ni crachement de sang; les fonctions digestives s'exécutent régulièrement. La tumeur offre le volume de la tête d'un adulte; la peau est lisse, tendue et amincie ; quelques veines dilatées rampent au-dessous. A la partie interne et antérieure, il existe une petite tumeur fongueuse autour de laquelle la peau présente une rougeur qui diminue à mesure qu'on s'en éloigne ; la jambe et la cuisse paraissent étranglées au-dessus et au-dessous d'elle ; à la pression, cette dernière est le siége de douleurs très-fortes que le malade compare à des tiraillements ; il se plaint, en outre, de douleurs dans la hanche et dans l'articulation tibio-tarsienne du même côté, mais sans retentissement dans la cuisse ni dans la jambe. Le genou mesure 55 centimètres de circonférence ; la jambe à demi fléchie sur la cuisse ne peut être allongée ; les ganglions inguinaux sont tuméfiés, mais non douloureux à la pression. En présence d'une désorganisation aussi profonde, je n'hésitai pas à proposer l'amputation que le malade accepta.

Le 3 mars 1846, l'opération fut pratiquée suivant la méthode circulaire ; elle ne présenta rien de particulier, si ce n'est le grand nombre de vaisseaux que l'on fut obligé de lier. Après l'amputation, je réunis les deux lèvres de la plaie au moyen de plusieurs points de suture entortillée.

Dissection de la tumeur. — Le tissu cellulaire est infiltré d'une substance gélatiniforme. Au-dessous de lui, on aperçoit, aussi bien en avant, en arrière, que sur les côtés, les différents muscles ramollis, décolorés ; à la partie interne du genou, le tissu cellulaire qui les entoure est induré ; les vaisseaux et les nerfs du creux poplité ont été refoulés vers la partie externe, et sont tiraillés.

En enlevant avec précaution ces différentes parties on arriva sur la tumeur qui est entourée de toutes parts d'une membrane dense, composée de matières colloïde et encéphaloïde ramollies, et présentant en différents endroits des épanchements de sang assez considérables, rassemblés en petits foyers dans certains points.

Mais le siége principal de l'altération existe à la partie inférieure du fémur dont la continuité se trouve complétement interrompue à trois travers de doigt environ au-dessus de l'articulation. Les condyles de cet os sont réduits à une coque cartilagineuse. L'altération est plus avancée dans le condyle interne qui se trouve réduit à sa portion cartilagineuse. De ce côté, il n'existe plus de traces du tissu osseux qui est entièrement dégénéré ; le cartilage n'a plus rien de sa forme normale.

Le condyle externe contient une matière blanche, comme tuberculeuse.

Le lendemain de l'opération, le malade se plaint de douleurs très-vives dans la hanche ; elles l'avaient privé de tout sommeil. Le moignon a laissé suinter de la sérosité sanguinolente.

Dès le lendemain, je lève l'appareil : il n'y a ni rougeur, ni tension autour des points de suture. (Infusion de tilleul, 16 grammes de sirop de pavot blanc.)

Le 5 mars, le malade se plaint d'élancements dans le moignon ; on constate vers l'angle interne un point blafard qui fait craindre l'apparition de la pourriture d'hôpital. Le moignon est pansé avec une compresse trempée dans de l'eau-de-vie camphrée.

Le 6, il a encore ressenti quelques élancements ; des

épingles sont retirées et les lèvres du moignon paraissent réunies ; l'état général est bon. (Une portion.)

Le 7, rien de particulier : on retire l'épingle du milieu.

Le 8, la dernière épingle est retirée. On constate alors que la réunion est complète dans tous les points, excepté dans ceux par où sortent les fils.

Le 9, un léger dévoiement est survenu, qui cède rapidement à l'administration de deux pilules d'opium d'un centigramme chacun. (Vin de Collioure.)

Le 11, un premier fil tombe, les autres tombent successivement les 12, 17, 18 et 25 du même mois.

Le 9 avril, il survient à la partie antérieure de la cuisse une petite tumeur dure, sensible à la pression ; peu à peu cette tumeur se ramollit et se transforme en unab cès qui se vide par une petite plaie qui persiste après la chute du fil. Il s'écoule du pus et la tumeur s'affaisse.

La cicatrice se forme, et, le 10 mai 1846, Friquet sort de l'hôpital parfaitement guéri.

Il n'y a donc eu, chez notre malade, de suppuration que dans les points où étaient implantés les fils, et par conséquent la réunion s'est opérée aussi bien dans la profondeur du moignon qu'à la superficie.

Obs. XXIV. — *Tumeur blanche de l'articulation tibiotarsienne gauche. — Amputation sus-malléolaire à double lambeau. — Suture entortillée. — Réunion par première intention excepté à la superficie.* — Rossignol (Julien), âgé de vingt-sept ans, marchand de vin, d'une constitution lymphatique, vit sa maladie commencer au mois de février 1839, par une entorse qui n'a jamais été guérie complétement. Malgré le traitement mis en usage, il resta du gonflement, de la douleur, et l'impossibilité de s'appuyer sur le pied gauche. Après deux mois et demi, un abcès se forma autour de la malléole externe. On l'ouvrit par une large incision ; la suppuration dura longtemps, et, après huit mois, la cicatrisation étant obtenue, il restait encore une ouverture fistuleuse.

Le gonflement devint uniforme autour de l'articulation ; la pression sur la partie malade et les changements de température augmentaient les douleurs. En décembre 1840, il entra à l'hôpital Saint-Louis, salle Saint-Augustin, où il resta quatre mois. Un nouvel abcès se forma à la partie interne du pied gauche, au-dessous de la malléole ; il fut ouvert et un pus séreux s'en écoula; après six mois, il s'établit, dans ce point, une fistule qui fournissait une suppuration assez abondante. Le malade alla prendre les bains et les douches de Bagnols (Orne). La tuméfaction augmenta, la douleur devint plus vive, la suppuration plus abondante, le malade perdait l'appétit, maigrissait; les nuits se passaient sans sommeil.

A son entrée à l'hôpital, la peau qui environne l'articulation tibio-tarsienne est luisante et violacée; plusieurs fistules, aux côtés interne et externe de l'articulation, donnent une suppuration abondante; l'introduction d'un stylet permet de constater l'altération des os; la tuméfaction circonférentielle indique l'engorgement des parties molles, et le toucher en constate la grande sensibilité.

Dans la région inguinale gauche, on trouve une tumeur à base large, peu mobile, dure, formée par l'engorgement des ganglions lymphatiques, et dont l'existence remonte à deux ans.

L'amputation devenue nécessaire, est pratiquée le 21 mars 1843, à la partie inférieure de la jambe, par mon procédé à deux lambeaux. Ils sont maintenus en contact par trois points de suture entortillée.

A l'*examen du membre*, on trouve les parties molles engorgées, infiltrées par de la sérosité, présentant l'aspect d'un tissu lardacé. La synoviale de l'articulation tibio-tarsienne et celle des articulations des os du tarse sont fongueuses ; les cartilages sont détruits, les os injectés et ramollis ; la scie ne découvre pas de pus dans le tibia et le péroné.

La réunion par première intention s'est opérée sans entraves, et il n'y a eu de suppuration qu'à la superficie des lambeaux. Le treizième jour, les fils sont tombés, et le vingtième, la réunion est complète.

Le malade reprend de l'embonpoint, des forces, et sort parfaitement guéri le 24 juin 1843.

Obs. XXV. — *Tumeur blanche des articulations tibio-tarsienne et tarsienne. — Amputation sus-malléolaire. — Suture. — Pourriture d'hôpital. — Guérison.* — Thomassin (Georges), âgé de vingt-trois ans, menuisier, d'un tempérament lymphatique, est né de parents d'une faible constitution. Il a toujours habité des lieux secs, s'est constamment bien nourri et n'a jamais eu de rhumatismes ou d'autres maladies.

Il y a quinze mois, pour peu qu'il se fatiguât en marchant, il éprouvait des douleurs dans le pied droit ; le repos de la nuit suffisait pour les faire disparaître, mais un exercice un peu forcé les ramenait, et elles acquirent peu à peu une intensité telle, que le malade ne marchait qu'en boitant. Elles durèrent ainsi quatre mois sans qu'il cessât de marcher. On lui conseilla alors les bains de pieds froids qui augmentèrent le mal. Un gonflement qui n'avait pas encore existé se développa au-dessous des malléoles ; et des douleurs assez vives, exaspérées par la pression, se firent sentir d'une manière presque continue. La peau était rouge autour de l'articulation tibio-tarsienne ; le malade dès cette époque garda le repos : il fit dans son pays un traitement de quatre mois (de juin à décembre 1842), puis il vint à Paris.

On lui fit une saignée du pied malade et des frictions qui déterminèrent une éruption vésiculo-pustuleuse. (Vésicatoires, douches d'eau ferrugineuse sur le pied ; limaille de fer à l'intérieur.) Le gonflement devint considérable ; il ne pouvait s'appuyer dessus sans ressentir de vives douleurs.

En septembre 1842, il entra dans un service de médecine à l'Hôtel-Dieu. (Houblon, pommade iodurée). Il y resta jusqu'en février 1843. L'amélioration obtenue pendant ce temps ne consistait que dans une diminution de la douleur à la pression. Mais la marche était toujours impossible. Une incision pratiquée sur le dos du pied dans un point en apparence fluctuant ne donna issue qu'à du sang. De l'inflammation se développa autour de l'incision ; le gonflement augmenta, les douleurs devinrent plus vives, et le malade quitta l'Hôtel-Dieu le 25 février pour venir à Saint-Louis, dans le service de M. Lugol. L'iode fut administré sous toutes les formes, mais en vain ; les parties molles et les os prirent plus de volume et s'ulcérèrent.

Admis dans mon service le 2 juin 1843, je trouvai les parties malades dans l'état suivant : Depuis les malléoles jusqu'à la base des orteils, gonflement uniforme œdémateux avec teinte violacée de la peau ; carie des os du tarse, des parties interne et externe ; à la face antérieure du pied, plusieurs ulcérations comblées par des bourgeons fongueux, d'où s'écoule un pus mal lié ; l'état général est bon ; la malade ne tousse pas, le sommeil est conservé, maigreur générale.

Cet homme ayant été bien préparé, je pratique l'amputation à lambeaux le 6 juin 1843. L'examen anatomique du pied permet de constater le ramollissement de tous les os du tarse qui se laissent facilement couper par le scalpel; les cellules du tissu spongieux agrandies et remplies d'un liquide sanieux; les synoviales détruites en partie, présentant dans les portions restantes un aspect tomenteux; les cartilages de l'articulation tibio-tarsienne détruits; une grande quantité de pus la remplit. En avant et en arrière de l'articulation, le pus a fusé dans le tissu cellulaire et a formé plusieurs collections communiquant les unes avec les autres par des trajets fistuleux plus ou moins étendus.

Le 9 juin, les épingles sont enlevées; le 15 et le 16, on touche avec le nitrate d'argent quelques points blafards; la suppuration est bornée aux lèvres de la plaie, la réunion immédiate s'est opérée dans les parties profondes. La cicatrisation qui avait marché avec une grande rapidité, n'avait éprouvé aucune entrave, lorsque le 29 juin, la surface qui était recouverte de bourgeons charnus prit un mauvais aspect et devint le siége d'élancements très-douloureux. La cautérisation avec le nitrate acide de mercure ne put la modifier; les lèvres de la plaie se boursouflèrent et la pourriture d'hôpital fit de tels progrès, en un jour, qu'on fut obligé d'arrêter sa marche envahissante à l'aide du fer rouge. L'eschare se détacha quelques jours après et la cicatrice se reforma rapidement. Le 15 août, le malade était complétement guéri.

Obs. XXVI. — *Tumeur blanche du pied droit et du coude du même côté, traitée inutilement par l'iode. — Amputation sus-malléolaire à lambeaux. — Amputation du bras également à lambeaux. — Suture entortillée. — Guérison.* — Dans le courant du mois de mars 1841, le nommé Debins, âgé de trente-huit ans, d'un tempérament lymphatique, eût, sans cause connue, une première tumeur blanche qui envahit successivement les orteils, les métatarsiens et les os du tarse du pied droit; malgré l'emploi de médications émolliente, fondante et révulsive, il n'y eut pas d'amélioration. Au mois d'octobre de l'année suivante, une nouvelle tumeur blanche survint au coude droit et fut traitée de la même manière sans plus de succès.

Reçu au mois de janvier 1843 dans le service des scrofuleux de l'hôpital Saint-Louis, il y fut traité pendant cinq mois par les préparations iodées. Cette médication n'empêcha pas la maladie de faire des progrès.

Debins entra salle Saint-Augustin, le 6 juin 1853, dans l'état suivant :

Constitution scrofuleuse ; peau jaune, pâle, œdématiée ; fièvre continuelle ; digestions pénibles ; peu de sommeil et point d'appétit. Le pied droit était énorme, couvert de fistules fournissant beaucoup de pus ; les os étaient ramollis et se laissaient pénétrer par le stylet explorateur. Les tissus malades ne pouvaient servir à la confection d'un lambeau, il n'y avait donc que l'amputation sus-malléolaire qui pût être appliquée à ce cas. Le coude du même côté était rouge fongueux, parsemé de fistules donnant du pus. Un stylet porté dans leur trajet trouvait les os dénudés, ramollis, friables.

Ne voyant pour cet homme d'autres chances de salut que l'amputation, je la pratique le 12 juin 1843, en employant mon procédé à lambeaux. Je fais d'abord un petit lambeau antérieur, puis un long et épais lambeau postérieur, de manière que les os soient bien matelassés à leurs extrémités et que la cicatrice des deux lambeaux soit en avant du point d'appui du moignon.

L'opération rapidement faite, donne un bon résultat. J'ai recours, cette fois encore, à la suture entortillée, pour obtenir la réunion immédiate. Le malade est pansé, puis reporté dans son lit où sa jambe repose sur un plan solide légèrement incliné.

L'examen du pied montre la peau sillonnée de nombreux trajets fistuleux d'où s'écoule du pus, le tissu cellulaire sous-cutané jaune, résistant; plusieurs clapiers purulents se prolongeant entre les os et le long des tendons; les ligaments en grande partie détruits; les os nécrosés et cariés et dépouillés de leur périoste.

Dès le deuxième jour, comme il y a un peu d'étranglement causé par les points de suture, deux épingles sont enlevées; le lendemain, on enlève les autres et l'on constate que la réunion est obtenue dans la profondeur des lambeaux et qu'il n'y a de suppuration qu'à la superficie. Tous les jours, le moignon qui est soutenu par des bandelettes de diachylon, est pansé à plat. Il survient des traces légères de pourriture d'hôpital, qui disparaissent par des cautérisations légères au nitrate acide de mercure.

Le 15 juillet, la réunion est parfaite, la cicatrice solide et complète. La santé du malade s'améliore d'une manière très-sensible.

Amputation du bras. — Le 15 août 1843, l'amputation du bras fut pratiquée au-dessous de l'insertion deltoïdienne par la méthode à deux lambeaux latéraux.

Comme pour l'amputation de la jambe, les chairs furent réunies par la suture entortillée. Un pansement simple fut fait et le malade reporté dans son lit où le bras fut maintenu immobile sur une alèze pliée en quatre.

État du coude. — Il était doublé de volume; plusieurs fistules, bordées de chairs rougeâtres, communiquaient avec les articulations huméro et radio-cubitales. La synoviale, épaissie, couverte de productions charnues, blafardes, était perforée en quelques endroits. Les cartilages articulaires étaient en grande partie détachés des os devenus friables.

La réunion par première intention s'est faite dans toute l'étendue de la plaie ; c'est à peine s'il y a eu de la suppuration. Une petite fistule a persisté assez longtemps à l'angle inférieur de la cicatrice. Faut-il l'attribuer à la présence d'un fil ? Cela est probable. Elle avait cessé de donner du pus le 1er novembre 1843. La santé du malade était alors excellente et sa constitution entièrement refaite.

Obs. XXVII. — *Tumeur blanche du coude gauche. — Amputation à lambeaux. — Suture. — Guérison.* — Frané (Pierre), âgé de trente-neuf ans, tanneur, d'une faible constitution, n'a point eu dans son enfance de maladie scrofuleuse ; aucun de ses parents n'en a été atteint ; il n'a pas habité des lieux humides et n'a jamais souffert de rhumatisme.

En janvier 1840, il fit une chute sur le coude, et, bien qu'il ne se fût développé autour de l'articulation ni gonflement ni rougeur, il conserva une douleur sourde qui apportait de la gêne dans les mouvements. Cet état dura jusqu'au mois de mars 1842 ; aucun traitement n'avait été employé et le malade avait continué ses travaux ; mais il survint au côté externe de l'articulation un empâtement assez considérable des téguments, accompagné de rougeur et de chaleur. Un abcès, qui survint spontanément, laissa s'écouler du pus. La suppuration diminua, mais la peau s'ulcéra dans une étendue de 3 centimètres environ, et il persista une fistule.

Les douleurs disparurent et les mouvements s'exécutaient

avec plus de facilité ; la santé générale du malade n'était nullement altérée, mais le centre de l'ulcération ne se cicatrisait pas ; l'ouverture était remplie par des végétations fongueuses, saignant facilement et du milieu desquelles suintait une matière séro-purulente. Le pansement avec l'onguent napolitain a été continué pendant quelque temps avec assez de succès, puisque la cicatrisation avait été obtenue en grande partie. Mais au mois de novembre 1842, à la suite de travaux plus pénibles qu'à l'ordinaire, le coude se tuméfia, devint rouge et douloureux ; un nouvel abcès se forma ; les mouvements devinrent de plus en plus difficiles, et le 20 avril 1843, la peau s'ulcéra de nouveau dans le même point que la première fois.

Quand le malade entre une seconde fois dans le service, tout mouvement de l'articulation huméro-cubitale gauche était impossible ; il existe autour du coude un empâtement œdémateux limité au voisinage de l'articulation. Au niveau du condyle externe, on trouve une ulcération de la peau, de la largeur d'une pièce de 5 francs, à travers laquelle sort une masse fongueuse, divisée en plusieurs lobules par des scissures peu profondes.

Elle fournit une suppuration mal liée et abondante. On constate la crépitation, en imprimant des mouvements à l'articulation : le mauvais état des cartilages et de la synoviale rendant l'opération indispensable, elle est proposée au malade qui l'accepte.

Deux lambeaux sont taillés et réunis au moyen de la suture entortillée. Depuis le 14 juillet, jour de l'opération, il ne s'est rien passé qui mérite une description particulière. Les épingles ont été enlevées le troisième jour, les ligatures des vaisseaux sont tombées, les unes le 17 juillet, et les autres le 22.

Le malade a eu, pendant les premiers jours, du dévoiement, facilement arrêté par les moyens appropriés. Des accès de fièvre intermittente, assez mal caractérisés, ont disparu sous l'influence du sulfate de quinine ; la cicatrisation s'est faite d'une manière progressive, et au milieu d'un travail de suppuration limité aux lèvres de la plaie, elle était complétement achevée le 15 août 1843.

Examen du membre. — Les parties molles sont infiltrées de pus et présentent l'aspect lardacé ; on retrouve au milieu d'elles les orifices fistuleux qui conduisent dans l'articulation ; la synoviale est complétement détruite ; les cartilages sont érodés vers le milieu de la poulie de l'humérus et laissent à nu le tissu osseux qui est ramolli et infiltré de pus ; ils sont amincis, et à travers leur peu d'épaisseur on voit que l'os qu'ils recouvrent est injecté. Le cartilage du cubitus est en grande partie détruit ; celui du radius est moins altéré ; une grande quantité de pus remplit l'articulation.

Obs. XXVIII. — *Tumeur blanche du genou gauche. — Amputation circulaire de la cuisse. — Suture entortillée. — Guérison.* — Margueron (Auguste), âgé de dix-neuf ans et demi, sans profession, porte au genou gauche, depuis huit années, une tumeur blanche pour laquelle il entre à l'hôpital le 18 mars 1844.

Il rapporte le début de cette affection à une chute qu'il fit, il y a dix ans, en sautant d'un endroit assez élevé dans un jardin. A partir de cette époque, il s'est manifesté autour des malléoles du côté gauche, de la douleur, puis du gonflement qui peu à peu se sont dissipés et sont venus, sans cause appréciable, se manifester au genou du même côté. Rappelons, en passant, que ce malade est d'une constitution faible. Le gonflement du genou n'a pourtant pas empêché ce malade de se livrer à ses exercices habituels; il n'a ressenti de douleurs un peu vives que quelques semaines avant son entrée à l'hòpital. Mais aujourd'hui, 20 mars, elles sont assez intenses pour empêcher le sommeil jour et nuit.

Il y a à peu près trois ans, un gonflement était apparu vers la partie supérieure de la tumeur blanche en avant; ce gonflement était dû à un abcès qu'un chirurgien consulté par le malade se hâta d'ouvrir; cet abcès, vidé et fermé au bout de quelques jours, se rouvrit un mois avant l'entrée du malade à l'hôpital. Cette dernière circonstance nous explique l'existence à la partie supérieure de la tumeur, sur le trajet même du tendon du muscle droit antérieur, d'une fistule qui donne actuellement issue à du pus.

La tumeur est douloureuse au toucher; les surfaces articulaires ne sont pas mobiles les unes sur les autres, quoiqu'il y ait désorganisation de leurs moyens d'union ligamenteux et de la séreuse articulaire. La peau a la coloration normale, des onctions avec la pommade au nitrate d'argent sont prescrites. Trois semaines après, un nouvel abcès apparaît au côté externe de l'articulation.

Le malade, affaibli et épuisé par la suppuration, le dévoiement et les sueurs nocturnes, se décida à se laisser amputer le 16 avril 1844.

L'opération fut faite par la méthode circulaire. Les artères étaient si nombreuses, qu'il fallut appliquer au moins dix ligatures, le sang que les vaisseaux fournissaient était pâle et non fibrineux. Le malade ramené à son lit, le moignon fut maintenu sur une alèze pliée en quatre par une compresse longuette, épinglée à ses deux extrémités.

Examen du membre amputé.—La peau est saine partout, excepté au niveau des deux ouvertures fistuleuses dans lesquelles un stylet pénètre avec facilité et aboutit aux surfaces osseuses. Au-dessous de la peau, on trouve un vaste décollement communiquant avec l'articulation et les deux ouvertures tégumentaires, mais pour comprendre l'innocuité même de cette communication, il faut bien se rendre compte de l'état des surfaces articulaires. Elles ne sont pas libres, ni érodées, au milieu d'un liquide plus ou moins purulent, comme dans la plupart des tumeurs blanches, excepté dans un point limité de la trochlée et de la face correspondante de la rotule. Dans tous les autres points, des adhérences anciennes, difficiles à rompre, établissent la réunion complète des surfaces osseuses et les tiennent en contact, en les immobilisant ; du côté interne même, les adhérences sont si fortes, qu'ayant voulu en forcer la séparation par un mouvement brusque on détermine la rupture des parties osseuses. Il existe de la raréfaction du tissu aréolaire, principalement dans les couches superficielles des surfaces articulaires, raréfaction reconnaissable tant à la dilatation générale de chacune des aréoles du tissu spongieux qu'à l'épaississement des lames interarticulaires persistantes; çà et là on perçoit dans l'os des infiltrations purulentes. Le tissu aréolaire des surfaces articulaires montre une infiltration sanguine très-prononcée. La couleur de ce tissu est d'un rouge livide à peu près général; et nulle part, excepté dans deux points que nous allons signaler, il n'y a traces de pus.

Ces deux points sont situés l'un au fond du cul-de-sac formé par le canal médullaire, l'autre sur la limite de l'os dans sa portion épiphysaire. Le pus provient d'abcès osseux parfaitement organisés.

Après l'amputation, les chairs furent réunies par la suture entortillée.

Les épingles furent enlevées le quatrième jour. Le premier fil tomba le cinquième jour, et le dernier le douzième après l'opération. Dans la première semaine, les chairs du moignon deviennent grisâtres, molles, ecchymotiques dans certains points, recouvertes dans d'autres de pseudo-membranes assez épaisses et molles. Des élancements extrêmement vifs à l'extrémité du moignon avaient précédé leur apparition : on touche ces chairs avec un pinceau imbibé de nitrate acide de mercure. Pendant six jours consécutifs, même traitement ; les chairs deviennent peu à peu rosées, vivaces ; la cicatrisation marche même avec rapidité.

Le 5 juin elle est complète.

Le 9, prodromes d'une fièvre éruptive ; le 11, apparition de papules, de varioloïde sur le visage, sur la peau du bras, des jambes et de l'abdomen ; l'éruption se fait régulièrement et le malade sort guéri de l'hôpital.

Obs. XXIX. — *Tumeur blanche du coude droit. — Amputation du bras à deux lambeaux vers la partie moyenne. — Infection purulente. — Abcès métastatique. — Mort.* — Le nommé Pérard, âgé de quarante-deux ans, est entré à l'hôpital Saint-Louis le 24 mars 1846, pour une tumeur blanche du coude droit. Il est pâle, maigre, d'une constitution faible, épuisé par les privations et la maladie. Il est amputé du bras le 14 avril de la même année. L'amputation ne présente rien de particulier. Les lambeaux sont réunis et maintenus en contact par des points de suture entortillée. Rien de particulier jusqu'au 7 mai, époque à laquelle il se manifeste alors un trouble fonctionnel.

Le moignon est réuni, excepté aux angles où existent deux points fistuleux qui livrent passage à du pus peu abondant et de bonne nature ; on panse soir et matin avec de la charpie sèche.

Le 9 mai, la plaie du moignon revêt un aspect blafard et la suppuration augmente.

Le 10, le malade est triste, inquiet de l'avenir ; le moral est compromis. Du reste, il n'a ni céphalalgie, ni frisson, ni fièvre.

Le 11, même état général et local. Il survient tout d'un coup des selles fréquentes, fétides ; une faiblesse extrême s'empare du malade qui le soir, à cinq heures, est pris d'un frisson, de fièvre et d'un délire tranquille. A onze heures du soir, six heures après le début de ces graves accidents, il succombe.

L'autopsie, faite le 13 mai 1846, trente-six heures après la mort, n'offre rien de particulier pour la poitrine, quant au côté droit, mais il existe des adhérences du côté gauche, entre la plèvre costale et la plèvre viscérale. Le poumon gauche est farci de tubercules à l'état de crudité et de ramollissement. On trouve çà et là des cavernes, et le tissu de l'organe est induré tout autour.

Le foie est volumineux et adhérent à la face inférieure du diaphragme. Les adhérences étant détruites, il s'écoule dans ce point une grande quantité de pus fétide et verdâtre. Sur différents points de cet organe on trouve des abcès métastatiques dont les uns sont gros comme de petites noisettes, et les autres comme un œuf de pigeon.

Les intestins et le péritoine sont sains.

On voit à la surface du moignon une cicatrice ferme, solide, complète, sauf une ouverture fistuleuse dont le trajet vient aboutir à une cavité purulente formée par le décollement des parties molles qui entourent le bout supérieur de l'humérus. Ce décollement n'existe que sur la face interne de l'os; les parties molles qui constituent la cicatrice et qui matelassent l'extrémité de l'os, ont une épaisseur de 4 à 5 centimètres et lui forment un coussin régulièrement arrondi et très-résistant. Ces tissus sont rouge vermeil et jouissent d'une grande vascularité. Ils ont déjà contracté des adhérences avec la surface de l'humérus.

La dissection des artères n'offre rien de particulier; les nerfs présentent, à leur extrémité, une augmentation de volume assez notable; leur névrilème est rougeâtre, fortement injecté; le nerf médian descend jusque dans les couches les plus superficielles de la cicatrice. Le nerf cubital, coupé à la même hauteur que l'humérale profonde, se termine en cône.

Le nerf radial ne dépasse pas la surface de section de l'humérus; il se termine, comme le précédent, sous forme de cône allongé que semble encore prolonger le névrilème. Une autre petite branche nerveuse qui semble être une émanation du radial traverse le foyer purulent et va se rendre dans les couches superficielles de la cicatrice.

L'humérus est dénudé à la face interne, dans l'étendue d'un pouce environ, et offre un cercle éliminatoire; sur les limites de l'altération quelques parcelles osseuses commencent à se détacher et montrent que le travail d'exfoliation est déjà commencé. Au-dessus du cercle éliminatoire, l'humérus ne présente pas d'altération. Le périoste qui le recouvre n'est pas enflammé. La surface de section de l'humérus est rouge et très-vasculaire; elle est adhérente aux parties molles par des filaments nombreux qui s'allongent et se rompent par la traction. Le bout de l'os, ainsi mis à nu, n'offre qu'un état de vascularité très-grande et pas de traces de suppuration.

Lorsque, après l'avoir scié suivant sa longueur, on passe

à l'examen du canal médullaire, on constate que la substance qu'il renferme est entrée en suppuration dans une étendue de trois travers de doigt, et plus loin la substance médullaire est rougeâtre et injectée. Les extrémités des nerfs se fixent à des hauteurs différentes sur les lambeaux, dans les points où ils ont été coupés ; leur rétraction est par conséquent peu considérable, mais comme les chairs se tiennent après l'amputation à lambeaux, la dissection ayant été nulle, il en résulte que les cordons nerveux et les vaisseaux se rétractent à peine ; les extrémités nerveuses et vasculaires se terminent par une partie membraneuse et fibrineuse sur les différents points du moignon.

La forme arrondie, mamelonnée des nerfs, est due d'une part à cette portion fibrineuse qui les recouvre, de l'autre au retrait de chaque filet nerveux dans leur gaîne propre. C'est ainsi que dans le nerf médian, on voit des filets remontés plus dans un sens que dans un autre. C'est ce que la dissection a fait voir.

Obs. XXX. — *Fracture directe et comminutive des deux os de la jambe droite, compliquée de plaie. — Diphthérite. — Pourriture d'hôpital. — Amputation à deux lambeaux de la cuisse droite. — Abcès métatastique. — Suture entortillée. — Guérison.* — Le nommé Pauchet (Henri), âgé de vingt et un ans, mécanicien, entre à l'hôpital Saint-Louis le 7 mai 1846 ; il est couché au n° 58 de la salle Saint-Augustin. D'une taille élevée, il était occupé avec ses compagnons à coucher à terre un cylindre de fonte de la pesanteur de 10 000 kilos et destiné à faire mouvoir une machine à vapeur de la force de 35 chevaux. Le cylindre tomba sur l'extrémité d'une pièce de bois qui fit bascule et vint frapper cet homme sur la partie antérieure de la jambe droite.

Le 7 mai, à midi, on constatait à la réunion du tiers supérieur avec les deux tiers inférieurs de la jambe droite une plaie de la longueur de 10 centimètres environ ; ses bords sont écartés et livrent passage à l'extrémité supérieure du fragment inférieur du tibia dénudé. La fracture est oblique de haut en bas et d'avant en arrière ; une certaine quantité de sang s'est écoulée au moment de l'accident.

On tente la réduction, mais on ne peut faire disparaître le déplacement.

Plusieurs muscles qui avaient été violemment contus font saillie dans la plaie.

J'applique immédiatement mon appareil à extension horizontale, et je panse la plaie avec un linge cératé trempé dans l'eau de guimauve froide.

Le 8 mai, il n'y a aucun traumatisme sérieux et le malade a dormi.

Le 15 mai, la plaie suppure, se déterge.

Le 19, elle offre un bon aspect.

Le 20 au soir, il survient du frisson, qui se renouvelle sans être accompagné de tremblement ; le soir, la peau est chaude, sèche, et le pouls est à 96.

Les 24 et 25, la suppuration est sanieuse et la surface de la plaie est blafarde. (Cautérisation avec le nitrate acide de mercure.) La prescription consiste dans l'administration d'eau vineuse, de potion tonique, de lavement avec 4 décigrammes de sulfate de quinine.

Le 27, le malade est pris d'un frisson dans la nuit ; même état de la plaie, même pansement.

Le 28, le frisson reparaît dans l'après-midi, la langue devient sèche et les dents sont couvertes d'une matière noirâtre.

Le 29, j'ouvre un abcès qui s'était prononcé depuis quelques jours au côté interne du ligament rotulien ; une grande quantité de pus s'écoule par l'incision, le malade repose pendant la nuit.

Le 30, une cautérisation est faite avec le nitrate acide de mercure. Les jours suivants, aucun frisson ne reparaît, la plaie revêt un meilleur aspect, le pus redevient louable et l'état général s'améliore.

Le 1er juin, le malade se plaint d'une difficulté dans la déglutition, les mâchoires ne s'écartent qu'avec peine, et le menton présente de la tuméfaction et de la douleur à la pression. La peau en cet endroit est rouge.

Le 4 juin, un débridement devient nécessaire pour livrer passage au pus qui s'est accumulé dans un foyer.

Le 5, des mèches sont introduites dans les plaies pour faciliter l'écoulement du pus.

Le 6 juin, l'état général est meilleur et le trouble fonctionnel est moins grave.

Le 8, la suppuration est abondante et le pus s'écoule par plusieurs voies à la fois.

Désespérant de guérir ce malade à cause des désordres de l'articulation, et considérant que la suspension du dévoiement, de la fièvre, de la sécheresse de la bouche n'est que momentanée, je proposai l'opération qui fut acceptée.

Le 9 juin, je pratiquai l'ablation du membre par la méthode à deux lambeaux, avec la modification que j'ai conseillée ; la plaie fut réunie par la suture entortillée. La journée se passe bien.

Le 10, l'état local et général est satisfaisant ; les pièces les plus superficielles de l'appareil sont enlevées.

Le 11, le malade reprend courage, la physionomie est

meilleure, la langue n'est plus chargée, l'appétit renaît. (Bouillon, potage, eau rougie.) La plaie est réunie partout, excepté vers l'angle inférieur d'où suinte du pus. Je retire une épingle.

Le 16, l'angle inférieur de la plaie fournit seul un peu de pus ; l'épingle supérieure est enlevée.

Depuis quelques jours, le malade se plaint de douleurs vagues dans les régions lombaires et fessières du côté droit. Par l'examen, je constate l'existence d'un abcès dans la fosse iliaque droite externe. La peau est rouge, violacée, amincie, fluctuante, et une incision donne issue au pus.

Le 20 juin, on découvre un autre abcès dans la région lombo-sacrée ; la peau est rouge, violacée, amincie, comme dans le cas précédent. Une incision est pratiquée, et il s'écoule par là du pus fétide et sanieux.

Le 23, les fils à ligature tombent, la cicatrice du moignon est presque complète, il ne reste qu'une petite surface suppurante à l'angle inférieur de la plaie.

Le 30, les abcès de la fosse iliaque sont à peu près fermés.

Le 15 juillet, le malade désirant achever sa convalescence dans sa famille, sort de l'hôpital dans l'état suivant :

Le moignon est régulier et cicatrisé; il reste seulement à la partie inférieure un orifice fistuleux qui donne issue à quelques gouttes d'un pus séreux et très-liquide. Les incisions pratiquées aux régions sacro-lombaire droite et fessière droite, sont recouvertes dans toute leur étendue d'une croûte.

Après l'amputation de la cuisse, l'examen du genou a fait voir des altérations de la membrane synoviale des os, des ligaments et des parties molles.

Les cartilages ont été détruits, la membrane synoviale

est désorganisée, les os sont profondément altérés, et enfin l'articulation est pleine de pus et des trajets fistuleux s'ouvrent à la surface de la peau.

Obs. XXXI. — *Tumeur blanche du genou droit. — Amputation de la cuisse à deux lambeaux. — Suture entortillée. — Cinq épingles. — Réunion par première intention. — Pourriture d'hôpital limitée.* — Au n° 54 de la salle Saint-Augustin est couché le nommé Ravagé (Auguste), lithographe, âgé de vingt-deux ans. Cet homme, à la suite d'excès de travail, ressentit pour la première fois, en 1843, quelques douleurs vagues dans l'articulation fémoro-tibiale droite. Ces douleurs survenaient et disparaissaient sans cause appréciable ; il les compare à une sensation de pression sur la partie malade. Ces symptômes persistèrent pendant les deux premières années, mais à un degré assez peu intense pour lui permettre de se livrer à sa profession. Après plusieurs excès qu'il fit pendant les jours gras de 1845, la tuméfaction du genou et les douleurs augmentèrent tellement, qu'il fut obligé de cesser son travail et d'entrer à l'hôpital Necker. On appliqua autour de l'articulation malade des vésicatoires, puis un bandage roulé. Après un séjour de quinze jours, il sortit pour aller à Enghien.

La lésion ayant acquis une nouvelle intensité, il revint à Paris et entra à l'hôpital Saint-Antoine. On fit alors la compression avec des bandelettes agglutinatives. Il y demeura plusieurs semaines pendant lesquelles il survint un abcès au côté interne de l'articulation du genou. Il quitta alors l'hôpital Saint-Antoine pour entrer à l'Hôtel-Dieu.

Ravagé resta trois mois à l'hôpital et retourna ensuite dans sa famille. Il se développa à la partie externe de la même articulation un abcès qui s'ouvrit spontanément.

Jusqu'au mois de février 1846, cet homme avait pu

quitter le lit, mais à cette époque, la maladie prenant plus de gravité, il entra à l'hôpital Saint-Louis, le 9 mars 1846. Pendant la nuit, il est souvent réveillé en sursaut par des douleurs très-aiguës intermittentes dans l'articulation du genou droit. Cette articulation est plus volumineuse que la gauche et présente une peau amincie et de la fluctuation sur les côtés.

J'essayai d'abord les onctions avec la pommade au nitrate d'argent, et ne pratiquai l'opération que le 23 juin 1846. Elle fut faite à deux lambeaux et le fémur fut scié vers la réunion des deux tiers supérieurs avec le tiers inférieur. Les vaisseaux étaient fort nombreux; les ligatures furent placées sur tous, quel que fût leur calibre. La réunion fut faite par la suture entortillée (cinq épingles).

Le 24 juin, un simple suintement sanguinolent s'est opéré vers la partie déclive du moignon; le malade a dormi.

Le 25, je renouvelle le pansement et retire deux épingles. Un peu de pus sanguinolent s'écoule entre les lèvres de la plaie, à la partie inférieure du moignon.

Le 27, j'enlève les trois dernières épingles; la plaie fournit, vers son angle inférieur, un peu de pus sanguinolent. Les deux lambeaux adhèrent entre eux et recouvrent parfaitement l'extrémité du fémur. La partie inférieure du moignon est blafarde : on panse avec de la charpie trempée dans un mélange de décoction aromatique et d'eau-de-vie camphrée; on renouvelle le pansement trois fois par jour.

Le 30, la plaie se déterge et prend un bon aspect, l'état général est très-satisfaisant.

Le 6 juillet, j'enlève les derniers fils à ligature.

Le 14, le moignon est cicatrisé dans sa partie supérieure,

il ne reste vers la partie inférieure, qu'une petite plaie qu'on cautérise avec le nitrate d'argent.

Le 29, le moignon est cicatrisé complétement et le malade sort enfin le 7 août 1846.

Nous avons trouvé à l'examen du genou, après l'ablation du membre, la membrane synoviale désorganisée, les cartilages détruits et un commencement de subluxation avec altération des condyles du fémur et du tibia.

Obs. XXXII. — *Tumeur blanche du poignet droit. — Amputation à deux lambeaux de l'avant-bras. — Suture entortillée* (cinq épingles). — *Réunion par première intention. — Guérison.* — La nommée Brossier, femme Rolande, âgée de trente ans, d'un tempérament lymphatique, entre à l'hôpital Saint-Louis le 20 juillet 1846. Née de parents sains et bien portants, elle a joui longtemps d'une bonne santé, et a eu une menstruation très-régulière. Elle s'est mariée à vingt-deux ans, et a eu trois enfants. Elle a fait une fausse couche il y a six ans environ.

Ayant éprouvé d'abord une aménorrhée pendant dix-huit mois, elle eut en même temps une ascite qui disparut sous l'influence d'un traitement tonique et ferrugineux qu'elle suivit à la campagne. De retour à Paris, peu de temps après sa guérison, elle se fit une entorse au pied droit. Cet accident fut suivi d'une tumeur au pied.

Lorsque la santé de la malade semblait rétablie, des accidents inflammatoires, survenus sans cause connue, se déclarèrent dans le poignet droit, qui devint le siége d'une tuméfaction et de douleurs vives et continues.

Des cataplasmes émollients, des pommades et divers onguents furent appliqués successivement sur les parties malades et ne produisirent que peu de soulagement.

Un ulcère se forma bientôt et s'ouvrit à la face dorsale

du poignet en laissant à sa place une ouverture fistuleuse.

En janvier 1846, la malade se fit admettre à l'hôpital Beaujon dans le service de M. Robert. Une compression méthodique, exercée autour du poignet à l'aide de bandelettes de diachylon, n'eut pas de succès. On ne put, du reste, la continuer que quelques jours, à cause de l'œdème qui s'empara du membre, et de la formation de nouveaux abcès survenus à la face dorsale du poignet. Ces accidents furent d'abord combattus par les topiques émollients; on eut recours ensuite à l'emploi de pommades et de l'iode à l'intérieur. On n'obtint aucun résultat favorable. Enfin, comme dernière ressource, on proposa l'amputation, mais la malade, n'yant pas voulu s'y soumettre, quitta Beaujon et vint à Saint-Louis, où elle fut admise.

On constata plusieurs fistules autour du poignet, pour la plupart situées à la face dorsale, et par lesquelles s'écoule une certaine quantité de matière séro-purulente. Le stylet, plongé dans les trajets fistuleux, rencontre les os, dont les surfaces sont rugueuses et dénudées. La peau, amincie, est rouge et luisante; les parties molles, fortement tuméfiées, sont le siége de douleurs vives augmentant par la pression et par le moindre ébranlement du membre. Les divers mouvements de l'articulation du poignet sont abolis; les doigts même ne se meuvent qu'avec une grande difficulté.

Des soupçons sur une ancienne affection syphilitique engagent à soumettre la malade à l'usage d'un traitement antisyphilitique (tisane sudorifique, pilules de protoiodure de mercure de 0gr,05; pansement des plaies avec l'onguent mercuriel). Ce traitement, administré pendant plusieurs mois, produit d'abord un peu d'amélioration dans l'état du poignet et lui fait recouvrer l'usage de certains mouvements. Mais cette amélioration ne continue pas; une sorte de recrudescence inflammatoire a lieu et les douleurs deviennent intolérables ; on se trouve enfin forcé d'en venir à l'amputation, qui est pratiquée le 27 octobre 1846.

La malade étant assise sur une chaise, le bras écarté du tronc et maintenu par des aides, deux incisions verticales de 4 centimètres de longueur et commençant à quatre travers de doigt au-dessus du poignet, sont faites préalablement de haut en bas sur les bords radial et cubital.

La pointe du couteau plongée ensuite en rasant les os, à la base de ces incisions, traverse de part en part toute l'épaisseur des parties molles de la région palmaire. On taille un lambeau d'une longueur de 3 centimètres environ, en ayant soin de donner à son extrémité inférieure une forme arrondie. Le lambeau dorsal est taillé de la même manière ; les chairs sont protégées, les os sont sciés, les artères sont liées. Les deux lambeaux sont rapprochés et s'adaptent l'un à l'autre de la façon la plus régulière. On les fixe dans cette position à l'aide de cinq points de suture entortillée. — Un linge cératé, de la charpie, quelques compresses longuettes et carrées sont les seules pièces d'appareil dont on recouvre le moignon.

Le poignet, disséqué après l'opération, n'offre que peu d'altérations profondes dans les parties molles, sauf les ouvertures et les trajets fistuleux qui ont déjà été signalés. Les tendons des muscles, les nerfs et les vaisseaux présentent généralement leur aspect et leurs propriétés normales.

De graves altérations existent, au contraire, dans les parties dures. Les os de la première rangée du carpe sont soudés incomplétement avec ceux de l'avant-bras ; la synoviale est détruite et les adhérences sont établies au moyen de tissu fibreux. Tous les os du métacarpe présentent aussi entre eux des adhérences vicieuses ; leurs membranes synoviales sont complétement détruites et remplacées par un tissu jaunâtre d'un aspect fongueux. Les os de la première rangée, dépouillés de leur périoste, sont noirâtres, rugueux, ramollis et profondément cariés. Leur surface est baignée de pus et communique avec l'air extérieur. Les extrémités du radius et du cubitus sont ramollies, couvertes de végétations et d'aspérités.

Pendant les vingt-quatre heures qui suivent l'opération, la malade demeure assez calme et tranquille, elle n'éprouve que quelques douleurs sourdes dans le moignon. Le lendemain, on lève le premier appareil, et l'on trouve les deux lambeaux dans de bonnes conditions de réunion : les lèvres de la plaie sont rouges et un peu tuméfiées ; la fièvre est modérée, le pouls à 96 pulsations. (Pansement à plat avec de la charpie trempée dans de l'eau de guimauve froide ; infusion de tilleul édulcorée ; potion avec le sirop diacode.)

Le 29, le moignon est sensible, il y a de la tuméfaction, de la rougeur et une tension assez marquée des bords de la plaie. On enlève trois épingles et l'on renouvelle le pansement.

Le 30, les lèvres de la plaie restent en contact; on enlève les deux dernières épingles, à cause d'une rougeur érysipélateuse développée autour du moignon; cependant il y a moins de fièvre et moins de douleur que la veille. (On panse avec un linge cératé, de la charpie imbibée d'eau-de-vie camphrée et l'on en répand une certaine quantité sur l'avant-bras; eau de Sedlitz.)

Le 31, les lèvres de la plaie semblent tout à fait réunies ; il y a peu de fièvre. (Pansement et lotions avec l'eau-de-vie camphrée ; une portion d'aliments.)

Les jours suivants, la réunion par première intention est obtenue, la fièvre tombe et l'appétit renaît. (On continue l'emploi de l'eau-de-vie camphrée pour le pansement.)

Le huitième jour après l'opération, on retire les fils ; la réunion reste complète, sauf une petite ouverture à la partie interne du moignon. On la cautérise avec le nitrate d'argent. (Deux portions.)

Dans la dernière quinzaine de novembre on fait chaque jour un pansement simple.

La petite ouverture se ferme et enfin, le 2 décembre, la cicatrisation se trouve entièrement achevée. Le moignon est très-régulièrement arrondi et abondamment pourvu de parties molles ; la cicatrice est linéaire.

La santé générale est bonne : la malade se lève et s'exerce journellement avec le crochet que l'on a adapté au bout du moignon.

Sans l'état de misère et de dénûment où elle se trouve, elle eût quitté l'hôpital dans la première huitaine de décembre.

Obs. XXXIII. — *Contusions et gangrène du membre pelvien droit. — Amputation de la cuisse. — Guérison.* — Le 10 novembre 1846, Louise-Eugénie Henri, âgée de sept ans, sortait de l'école, lorsque, pour éviter l'atteinte d'une voiture lourdement chargée, elle se réfugia contre une borne. Le charretier, afin que les chevaux pussent gravir la montée de la rue, leur fit raser la muraille contre laquelle se tenait l'enfant ; le fer de la roue, en s'avançant et en reculant ensuite, contusionna violemment les parties molles de la jambe droite. L'attrition fut si violente, que les tissus furent frappés de mort. Une plaie qui découvrit les muscles de la jambe fut le résultat de cet accident. Le pied gauche fut également atteint par la roue, mais sans lésion des os.

Cette plaie irrégulière avait environ 7 centimètres de

diamètre de haut en bas. D'après le rapport de M. le docteur Sauve, qui donna les premiers soins à la malade, il y eut au moment de l'accident une hémorrhagie abondante. On se contenta d'envelopper les membres avec des compresses arrosées d'eau végéto-minérale. Ultérieurement on chercha à rétablir la chaleur dans le membre.

Le 13, à neuf heures du soir, je fus appelé auprès de la malade, je constatai les altérations ci-dessus énoncées ; de plus, la jambe gauche, gonflée, douloureuse, était infiltrée de sang dans toute son étendue. Une plaie longitudinale d'environ 8 à 9 centimètres de longueur existait au bord interne du pied. La jambe droite et le pied du même côté étaient marbrés de taches bleuâtres ; il y avait en différents points de larges phlyctènes remplies de sérosité roussâtre. L'insensibilité du membre, l'absence de toute circulation, de toute chaleur, et l'odeur propre à la gangrène indiquaient la mortification de la jambe et du pied. Quant à la gravité de l'accident, elle était telle, que l'amputation seule pouvait offrir des chances de sauver la malade. L'enfant avait le pouls vite, serré, petit ; la face et les muqueuses étaient pâles, l'appétit cependant s'était conservé.

Le 14 novembre, l'odeur de la gangrène et la mortification des tissus sont très-caractérisées, la cuisse droite est tellement tuméfiée qu'elle présente 40 centimètres de circonférence à sa naissance, 36 à sa partie moyenne et 30 au-dessus des condyles ; tandis que la cuisse gauche mesurée aux mêmes lieux n'a que 28, 27 et 23 centimètres. La jambe gauche et très-tuméfiée et la sensibilité y est fort vive, à en juger par les cris que jette l'enfant lorsqu'on y touche ou qu'on lui imprime le moindre mouvement. Des incisions sont faites pour dégorger le membre et on l'arrose avec de la décoction de quinquina et des alcoolats. Les plaies sont ensuite couvertes de poudres de charbon et de quinquina.

La gangrène s'étend au-dessus des condyles fémoraux ; une eschare gangréneuse se montre à la partie interne de la cuisse sur le trajet du muscle couturier. L'odeur exhalée par les parties gangrenées est telle, malgré l'emploi des absorbants et du chlorure de sodium, que les personnes les plus dévouées ne peuvent séjourner longtemps dans la chambre de la malade sans se trouver incommodées.

L'amputation fut retardée pour attendre que la gangrène fût limitée et pour laisser le temps à la malade de reprendre des forces, et lorsqu'elles parurent relevées par l'administration de bon bouillon, de cordiaux, du quinquina, je me décidai à pratiquer l'amputation qui fut faite le 22 novembre, par la méthode à lambeaux. A ce moment, il existe un travail d'élimination marqué ; car la peau offre, en effet, une large fissure irrégulièrement circulaire qui sépare les parties mortes des parties vivantes.

Les ligatures nombreuses sont faites avec soin ; les lambeaux latéraux parfaitement taillés sont mis et maintenus en contact par cinq points de suture entortillée; des rondelles d'agaric, de la charpie, des bandes servent à compléter le pansement. L'enfant est reportée dans son lit où le moignon repose sur le même plan que la cuisse et la jambe gauches.

L'opération a été bien supportée.

A l'examen du membre, on trouve les gros troncs artériels oblitérés.

Trois jours après, la petite Henri, dont on soutient les forces par des boissons toniques, est pansée avec des plumasseaux de charpie trempée dans du vin aromatique et des compresses fenêtrées enduites de cérat. Les jours suivants, la suppuration d'abord séreuse, devient de meilleure nature ; des bandelettes de cérat et de la charpie sèche sont substituées au vin aromatique, puis des plumasseaux enduits de cérat remplacent la charpie sèche ; les épingles, retirées du troisième au cinquième jour, se sont en quelques endroits dégagées d'elles-mêmes.

Du onzième au quinzième jour, la plus grande partie des ligatures est tombée ; celle de la fémorale n'a pu être enlevée que plus d'un mois après l'opération.

Un point gangréneux se montre au centre du moignon, et bientôt une suppuration abondante, s'échappant comme d'un infundibulum, baigne le centre de la plaie ; l'écartement des lambeaux a lieu et l'extrémité du fémur se montre a nu. Au fur et à mesure que les muscles se retirent, l'extrémité du fémur fait plus de saillie à l'extérieur ; du pus s'échappe de la cavité de l'os qui se nécrose à son extrémité ; dès que cette dernière portion osseuse dépasse suffisamment la plaie pour être saisie avec des pinces à pansement, on ménage des tractions graduées et l'on retire, le 6 février seulement, la portion de l'os qui a subi la nécrose.

Il s'écoule alors une petite quantité de sang et de sanie rougeâtre. La portion d'os extraite est conique ; sa base comprend toute l'épaisseur du fémur et son pourtour a une hauteur qui varie de 1 à 9 millimètres du sommet, terminé en pointe, à la base ; elle a 4 centimètres de longueur.

A l'exception d'une bronchite assez grave, de quelques accidents diarrhéiques, de quelques accès de fièvre, qui ont nécessité l'emploi du vin de quinquina, du sulfate de quinine, l'enfant marche d'un pas assez égal, quoique lent, vers la guérison ; il ne reste aujourd'hui, 15 mars, qu'une petite plaie superficielle au centre du moignon.

OBS. XXXIV. — *Tumeur blanche du pied gauche. — Amputation par le procédé de Syme. — Gangrène de la partie antérieure du lambeau. — Formation consécutive d'un tissu inodulaire. — Suture entortillée. — Guérison.* — La nommée Debrée, âgée de vingt et un ans, dévideuse, entre à l'hôpital Saint-Louis le 13 novembre 1846. D'une constitution faible et d'un tempérament lymphatique, elle a presque toujours été privée des choses les plus nécessaires à la vie et n'a littéralement vécu depuis sa naissance qu'avec du pain d'orge, des fruits et des légumes. Sous l'influence de ce régime débilitant sa santé s'est altérée de bonne heure; elle eu a un grand nombre de maladies et entre autres des engorgements et des abcès nombreux dans les ganglions cervicaux. C'est après la guérison de ces abcès que le pied gauche est devenu malade. Il y a eu d'abord du gonflement et des douleurs assez vives qui ont nécessité pendant longtemps un repos absolu. Après deux années de souffrances, plusieurs abcès se sont formés et ouverts du côté de la face dorsale du pied ; ils ont été suivis de fistules, de suppuration. Aucun traitement, du reste, n'a été mis en usage, et ce n'est que cinq ans après l'invasion des premiers accidents que la malade s'est décidée à venir à Paris pour se faire admettre à l'hôpital.

On constate alors un gonflement considérable au niveau des articulations tarso-métatarsiennes ; le pied est déformé. La peau de la face dorsale est rouge, amincie, et est le siége de plusieurs ouvertures fistuleuses qui livrent passage à un pus séreux d'une odeur fétide. On aperçoit le premier cunéiforme dans l'une de ces ouvertures ; la sonde cannelée, introduite dans les autres, pénètre à une profondeur variable et rencontre partout les surfaces osseuses dénudées inégales et ramollies. Dans l'état de repos, du reste, les parties malades sont peu douloureuses. Les mouvements sont altérés ou détruits dans la plupart des articulations du tarse et du métatarse; ils sont conservés dans l'articulation tibio-tarsienne. La malade est faible et dans un état d'amaigrissement très-prononcé; on la soumet à l'usage d'un régime tonique et fortifiant, et, sous l'influence de ce traitement, les forces ne tardent pas à renaître, et la constitution à se modifier.

Enfin, le 24 novembre, on pratique l'opération. On fait d'abord deux incisions latérales commençant au niveau du bord antérieur de chacune des malléoles. Ces deux incisions se prolongent d'arrière en avant sur les côtés du pied de manière à venir se réunir et se confondre vers le milieu de la face plantaire, sous forme de demi-lune à convexité antérieure. Le lambeau ainsi taillé aux dépens de la plante du pied et de la peau du talon est ensuite disséqué d'avant en arrière jusqu'au niveau de l'articulation tibio-tarsienne. On fait alors une incision transversale sur le cou-de-pied et l'on entre avec le couteau à plein tranchant dans l'articulation. Le pied se trouvant ainsi rapidement séparé de la jambe, on fait aussitôt avec la scie la section des deux malléoles et, après avoir lié avec soin tous les vaisseaux qui fournissent du sang, on ramène le lambeau d'arrière en avant sur les surfaces osseuses. Celui-ci les recouvre d'une manière exacte et sa circonférence s'adapte régulièrement avec la peau de la partie inférieure de la jambe ; on le fixe alors dans cette position à l'aide de quatre points de suture entortillée, et l'on panse avec un linge cératé recouvert de charpie et de compresses longuettes. (Infusion de tilleul, sirop de pavot blanc.)

La dissection du pied montre que les os du tarse sont malades; les altérations portent principalement sur les cunéiformes, le scaphoïde, le cuboïde, l'astragale et le calcanéum ; tous sont ramollis et contiennent du pus.

Toutes les articulations du pied sont détruites ou altérées. Après l'opération, la malade reste calme et tranquille, elle n'éprouve que peu de douleur, elle a quelques heures de repos dans la nuit.

Le lendemain, le moignon se trouve dans de bonnes conditions, mais il s'écoule par l'un des angles de la plaie une certaine quantité de sérosité sanguinolente. (Pansement avec un linge cératé et de la charpie trempée dans de l'eau de guimauve tiède. Le soir on renouvelle le même pansement.) L'état local n'est pas changé, mais le moignon est très-sensible et douloureux au moindre attouchement ; le pouls est à 92 pulsations, fort et développé ; la face est rouge, la peau chaude, la soif vive; insomnie pendant la nuit.

Le 26, la moitié antérieure du lambeau présente une teinte violacée ; il y a de la tuméfaction, et un suintement de liquide noirâtre se fait par un des angles de la plaie. On ôte deux épingles et l'on imbibe les pièces d'appareil avec de l'eau-de-vie camphrée.

Les jours suivants, les parties frappées de mort ne tardent pas à s'isoler des parties saines ; on enlève les eschares à mesure qu'elles se détachent, et l'on continue les lotions et les pansements avec l'eau-de-vie camphrée.

Le 30, un érysipèle se déclare autour du moignon ; on le combat par des onctions faites avec la pommade au nitrate d'argent.

Le 5 décembre, il n'existe plus ni fièvre, ni érysipèle ; la plaie est entièrement détergée et la portion restante du lambeau, débarrassée des eschares, suffit encore pour en recouvrir la moitié.

On fait chaque jour un pansement méthodique à l'aide

de bandelettes de linge enduites de cérat, disposées circulairement autour du moignon, de manière à maintenir le lambeau relevé sur la plaie. L'état général est du reste satisfaisant ; la malade mange deux portions.

Le 10, la plaie se recouvre de bourgeons charnus et le lambeau est réuni. (On continue le même pansement.)

Les bourgeons superficiels qui ne sont pas couverts d'une cicatrice sont touchés avec le nitrate d'argent. Le lambeau attiré par le tissu cicatriciel s'avance de plus en plus d'arrière en avant sur la plaie. Vers la fin de décembre, celle-ci n'offre plus que les dimensions d'une pièce de 2 francs, et les pansements méthodiques avec des bandelettes de linge cératé et de légères cautérisations avec le nitrate l'argent amènent dans le courant de janvier une cicatrisation complète. De cette manière, on est parvenu avec la partie du lambeau qui a résisté à la gangrène, à obtenir un coussinet élastique d'une épaisseur de près de 2 centimètres recouvrant la plus grande partie des surfaces osseuses, et qui semble propre à fournir au membre une base de sustentation suffisante. Le tissu inodulaire qui comble l'espace compris entre le lambeau et la peau de la jambe, acquiert journellement une épaisseur et une consistance de plus en plus grandes.

Obs. XXXV. — *Tumeur blanche du genou droit. — Amputation de la cuisse à lambeaux. — Inspirations de vapeurs éthérées. — Réunion par première intention. — Guérison.* — M. Engereau (Félix), âgé de vingt-six ans, arriva le 17 novembre 1846 à Paris, pour être soigné d'une tumeur blanche du genou droit. D'une assez bonne constitution, quoique d'un tempérament lymphatique, ce jeune homme n'a jamais eu d'autre maladie grave qu'une rougeole à l'âge de huit ans.

Il y a un an, il fit un faux pas et ressentit au-dessus de la rotule une douleur qui augmentait par la marche ; le malade n'y fit point attention et continua ses occupations. Peu de temps après, le genou se gonfla et devint douloureux, un épanchement se forma ; des sangsues, des vésicatoires, le repos au lit furent mis en usage, et cependant cette médication n'empêcha pas un abcès de se former sur le côté externe de la rotule.

A partir de cette époque (juillet 1846), le malade demeura au lit, et fut forcé de le garder jusqu'au moment de l'amputation.

Lorsqu'il vint à Paris, il était dans l'état suivant : Le genou droit est beaucoup plus volumineux que celui du côté opposé ; vers la région externe, il existe une ouverture fistuleuse résultant de l'incision pratiquée dans ce point pour ouvrir l'abcès mentionné plus haut. La jambe est fléchie à angle droit sur la cuisse, tout mouvement provoque des douleurs vives.

Les souffrances décidèrent le malade à se laisser amputer le 19 janvier 1847, après avoir été soumis aux vapeurs éthérées.

A cet effet, on met en usage l'appareil composé d'un flacon bitubulé, rempli d'éponges imbibées d'éther ; les inspirations sont continuées pendant vingt-cinq minutes ; mais déjà au bout de vingt minutes il se manifeste une exaltation assez grande du système nerveux, et une loquacité semblable à celle qu'on observe dans l'ivresse ; au bout de vingt-cinq minutes le malade a entièrement perdu connaissance et l'insensibilité est complète : c'est alors que je pratique l'amputation par la méthode à lambeaux. On cesse les inspirations d'éther et la cuisse est coupée sans que le malade ait ressenti la moindre douleur;

pendant l'amputation il avait poussé un cri sourd, et cependant, à son réveil, il nous dit n'avoir pas eu conscience de ce qui s'est passé ; il se rappelle cependant avoir éprouvé une violente commotion intérieure, un violent coup qui lui avait fait croire qu'on le tuait ; les douleurs se firent sentir pendant les ligatures d'artères et le pansement.

Les deux lambeaux furent réunis suivant le diamètre antéro-postérieur du membre et maintenus en contact par cinq points de suture entortillée.

La première journée qui suivit l'opération fut assez bonne, mais la nuit fut agitée. Du reste, pas de céphalalgie.

La réunion par première intention se fit en quelques jours. Il n'y a eu de suppuration que dans les points qui donnaient issue aux fils des ligatures.

Aujourd'hui, 24 février 1847, la cicatrisation est complète, la santé générale parfaite, et l'opéré demande à sortir de l'hôpital.

Pendant la durée du traitement il y a eu à peine de la réaction.

La dissection du membre permet de constater :

1° Des trajets fistuleux autour du genou, communiquant avec l'intérieur de l'articulation fémoro-tibiale ;

2° La membrane synoviale détruite ainsi que les cartilages ;

3° Du pus et une grande quantité de fausses membranes remplissant l'intervalle qui existait entre les surfaces articulaires altérées.

Le moignon est bien matelassé, la cicatrice est linéaire et dirigée dans le sens antéro-postérieur.

Un résultat aussi complet est dû, si je ne me trompe, à l'affrontement exact des lèvres de la plaie, à la suture entortillée, et à la modification que j'ai introduite dans la science, dans la méthode à lambeaux de Vermale.

OBS. XXXVI. — *Tumeur blanche. — Cancer encéphaloïde du coude. — Amputation du bras à lambeaux. — Réunion par cinq points de suture. — Abcès consécutif. — Mort. — Autopsie.* — Le 15 janvier 1847, est entrée à l'hôpital Saint-Louis, salle Saint-Augustin, n° 9, une fille âgée de vingt-trois ans, nommée Victorine Saulnier, couturière; douée d'une mauvaise constitution, elle a toujours été mal réglée. La tumeur a débuté par des douleurs dans le coude, lesquelles ont persisté pendant près de six mois sans qu'il y ait eu jusque-là de lésion visible à l'extérieur.

Au bout de six mois apparaît au-dessous de l'épitrochlée une petite tumeur qui acquiert bientôt un volume considérable ; des élancements s'y montrent. Malgré la gêne dans les mouvements, la malade peut encore se livrer à ses occupations habituelles.

Lorsque la malade entre à l'hôpital, cette tumeur présente les caractères suivants : son volume est égal à celui d'une tête d'adulte, la peau qui la recouvre est violacée, luisante et fortement tendue; elle est détruite en divers points et livre passage à des végétations fongueuses, volumineuses, à bords renversés et saignants ; elle occupe plus de la moitié de la circonférence du membre, offre une forme arrondie, ramassée sur elle-même, et ne s'étend pas au delà de trois travers de doigt au-dessus et au-dessous de l'articulation; elle est bosselée, molle, et cette mollesse indique que la matière qui la constitue est en voie de ramollissement. Du reste, elle est indolente.

Le bras et l'avant-bras, au-dessus et au-dessous, sont parfaitement sains, et l'articulation jouit encore de quelques légers mouvements. Il existe de l'amaigrissement, de l'inappétence, de la faiblesse et de l'insomnie.

Dans cet état, le diagnostic de la tumeur établi, et l'amputation du membre jugée indispensable, on fait suivre à la malade un traitement préparatoire, et le 30 janvier elle était opérée comme il suit : Après avoir respiré pendant huit minutes la vapeur d'éther, elle éprouve un peu d'agitation et quelques secousses convulsives dans les membres; elle fait entendre ensuite un espèce de marmottement inintelligible, bientôt suivi d'un état de silence, d'immobilité et d'insensibilité absolues; on procède alors à l'amputation du bras par la méthode à lambeaux.

Pendant le second temps de l'opération, la malade s'est dressée debout par un mouvement tétanique involontaire, sans qu'elle se soit éveillée. On cesse de lui faire respirer l'éther, et l'on procède à la ligature des vaisseaux qui fournissent du sang. La malade reprend connaissance et demande ce qu'on lui a fait; elle affirme n'avoir rien senti. Après la ligature des vaisseaux, on réunit les deux lambeaux à l'aide de cinq points de suture entortillée et l'on obtient un moignon parfaitement régulier. (Pansement avec un linge cératé, potion calmante.)

La tumeur, soumise à l'action du scalpel, se laisse diviser sans résistance comme un organe parenchymateux. La surface incisée présente deux aspects différents : l'un grisâtre, analogue à la substance grise de l'encéphale; l'autre brun noirâtre, formé par des infiltrations sanguines et par des épanchements de ce liquide au sein de la matière encéphaloïde. Au-dessus et au-dessous de la tumeur, on voit à la région externe plusieurs muscles s'étaler entre la peau et le produit morbide. A la région interne, au contraire toutes les parties molles se trouvent intactes. L'articulation même a été respectée, bien que le produit morbide ait attaqué les ligaments. En débarrassant l'humérus de la matière encéphaloïde qui l'enveloppe et qui le pénètre, on trouve que l'altération a débuté par la membrane médullaire. La partie inférieure de cet os se trouve creusée en une espèce de coque multiloculaire, à parois amincies. Cette coque, ainsi que les diverses loges qui la constituent, sont remplies de matière encéphaloïde molle que l'on enlève sans difficulté. Entre le périoste et l'os il existe des plaques osseuses de nouvelle formation.

Le lendemain de l'opération, la malade éprouve un peu de fièvre et d'agitation avec des douleurs dans le moignon ; la plaie se trouve dans de bonnes conditions de réunion. (Pansement simple.)

Le 1er février, la malade est pâle ; elle tousse et se plaint de douleurs de gorge ; elle ne peut avaler que difficilement. Il n'y a pas de chaleur à la peau, le moignon est froid, la fièvre est modérée.

Le 2, il n'y a pas de fièvre ; les bords de la plaie sont en contact immédiat, mais ils ont un aspect grisâtre. (On imbibe l'appareil d'eau-de-vie camphrée). La malade tousse et dort très-peu. (Deux pilules d'opium de 1 centigramme.)

Du 3 au 6 la malade éprouve une toux fréquente.

Le 7, la plaie est réunie par première intention dans toute son étendue, on enlève les épingles et les bords restent en contact ; la plupart des fils appliqués sur les vaisseaux sont tombés.

Le 10, la réunion se maintient, mais la plaie est recouverte de membranes grisâtres albumineuses. L'appétit et les forces commencent à renaître. (Une portion d'aliments.)

Le 16, des frissons suivis de sueurs se manifestent. (Pansement avec du jus de citron.)

Le 17, nouvel accès de fièvre comme la veille. (Lavement : infusion de camomille, 128 grammes ; sulfate de quinine, 4 centigrammes.)

Le 18, la couche albumineuse grisâtre qui recouvre la plaie est très-épaisse, et n'a pas de tendance à se détacher. Nouvel accès incomplet de fièvre ; il y a un gonflement douloureux et de la rougeur à la peau. (Cinq pilules de sulfate de quinine, de 10 centigrammes chacune.)

Le 19, nouvel accès : on continue les pilules.

Le 20, l'accès reparaît encore. (Lavement avec sulfate de quinine, 4 décigrammes.)

Les jours suivants l'accès ne revient pas ; mais la malade se plaint de douleurs dans la région deltoïdienne (frictions avec la pommade au nitrate d'argent) ; diarrhée.

Le 28, on découvre un abcès à la partie supérieure du bras, au-dessous du deltoïde ; l'ouverture de l'abcès donne issue à du pus, et une hémorrhagie nécessite le tamponnement.

Le 1er mars on enlève le tampon d'agaric introduit dans la plaie ; l'écoulement de sang reparaît, ce qui oblige à pratiquer de nouveau le tamponnement. La plaie du moignon est desséchée, la soif vive, la langue rouge, dépouillée, le dévoiement abondant ; surviennent encore quelques frissons de temps en temps ; insomnie, agitation.

Le 2, la malade offre de l'anxiété et une altération notable des traits de la face ; elle se plaint d'un violent mal de gorge et de difficultés dans la déglutition ; l'examen de l'arrière-bouche y fait découvrir des fausses membranes. Dans le courant du jour elle accuse de vives douleurs dans la gorge, dans les membres, etc. A ces plaintes succèdent de l'agitation, du délire ; elle cherche à quitter son lit. Plus tard elle tombe dans un abattement profond, la respiration s'embarrasse et elle succombe à sept heures du soir.

L'autopsie, faite trente-six heures après la mort, permet de constater les altérations suivantes : Les centres nerveux sont injectés ; les ventricules cérébraux renferment de la sérosité sanguinolente ; la substance cérébrale est injectée elle-même. L'arrière-bouche, les parois du pharynx, de l'œsophage et des fosses nasales, ainsi que l'orifice supérieur du larynx, sont partout revêtus d'une couche de fausses membranes grisâtres et de matières purulentes. Au-dessous de ces fausses membranes la muqueuse est rouge, enflammée. Cette rougeur et ces traces d'inflammation se continuent, mais en l'absence de fausses membranes, sur la muqueuse laryngienne, trachéale et bronchique. Les tuyaux aériens sont remplis de crachats visqueux et purulents.

Le poumon est crépitant, mais rouge et gorgé de sang. Il est le siége d'un engouement manifeste.

Le cœur renferme quelques caillots fibrineux ; les valvules sigmoïdes de l'aorte et de l'artère pulmonaire sont rouges ; le péricarde contient environ trois cuillerées de sérosité citrine. Il n'existe rien de particulier dans le reste des gros vaisseaux.

La plupart des viscères abdominaux sont à l'état sain.

Le foie seul présente une augmentation de volume, sans altération de tissu.

Les deux lambeaux du moignon sont réunis ; la cicatrice est transversale ; la position seule du membre a pu la diriger ainsi, car au moment de la réunion, elle était antéro-postérieure. La cicatrice s'étend de la surface du moignon jusqu'à l'os. De la membrane médullaire part, en effet, de la lymphe qui se confond avec les parties molles ; l'union de ces diverses parties est intime. Au-dessus de la cicatrice on rencontre l'extrémité du foyer dont il a été parlé plus haut. L'humérus, dans ce point, est circulairement nécrosé. Le canal médullaire contient du pus dans de certains endroits.

L'artère humérale est oblitérée et renferme un petit caillot fibrineux, qui se continue avec la tunique externe de l'artère effilée.

Obs. XXXVII. — *Tumeur blanche du genou gauche. — Ankylose angulaire. — Amputation à lambeaux et points de suture entortillée. — Inspirations éthérées. — Mort.* — La nommée Friant (Marie), âgée de quarante-sept ans, journalière, d'une constitution faible, d'un tempérament lymphatique, a toujours joui d'une assez bonne santé; elle porte cependant dans le creux du jarret, du côté gauche, des cicatrices provenant de ganglions lymphatiques suppurés.

C'est à la suite d'une chute que cette lésion s'est déclarée, il y a environ neuf mois. Après cet accident il survint de la tuméfaction et de la fièvre; des cataplasmes, des sangsues, des vésicatoires furent appliqués, sans grande amélioration; de l'engorgement, de la gêne dans les mouvements persistèrent.

Plus tard, on en vint aux cautères, aux moxas, etc., qui ne produisirent aucun effet. Le membre est dans la demi-flexion, le genou est douloureux, il a 3 centimètres de plus que du côté sain. Le genou offre une véritable désorganisation qui réclame l'ablation du membre.

La malade est préparée pour subir l'opération, et le 26 janvier elle est pratiquée après l'avoir soumise aux inspirations éthérées.

Six minutes suffirent pour produire l'insensibilité complète. La division des chairs par l'instrument tranchant ne provoque aucun cri, aucun mouvement.

L'opération a été pratiquée à double lambeau, et après la ligature des vaisseaux je les ai rapprochés et maintenus en contact à l'aide de huit épingles.

L'insensibilité durait encore dix-huit minutes après l'opération.

Transportée dans son lit, elle n'a accusé de douleur dans le moignon qu'une heure après l'opération. Alors elle a commencé à se remuer dans son lit, à s'agiter, à se plaindre.

Le pouls est devenu très-fréquent pendant les inspirations d'éther (105); avant le commencement de l'opération il était d'une petitesse extrême; vingt minutes après il était revenu à l'état normal.

Le dissection du genou ne montre rien dans les premières couches des parties molles; mais les muscles sont atrophiés, décolorés; l'articulation contient plusieurs couches de fausses membranes, ou fongosités.

Dans l'intérieur de l'articulation, on voit sur la surface du tibia une couche de deux à trois lignes d'une matière blanche, jaunâtre, molle, s'écrasant facilement sous le doigt. Les cartilages articulaires sont détruits; l'os luimême présente une espèce d'érosion. La membrane synoviale était épaissie, injectée, détruite dans certains points.

Le soir, la malade se plaint de douleurs au moignon. Le pouls est calme (66).

Le 27 janvier, insomnie, mal de tête, douleurs fortes au moignon. Le pouls à 80; il est plein, développé.

Le 28, l'insomnie et le mal de tête continuent.

Le 29, il y a de l'agitation, de la toux, de la sueur. La réunion paraît s'effectuer par première intention.

Le 30, l'insomnie persiste, le pouls est à 85 ; mouvement fébrile, mal de tête.

Le 31, il y a de l'insomnie et du délire. Le moignon est réuni. Le pouls est à 90 ; des douleurs se déclarent dans la poitrine et la physionomie exprime la souffrance.

Le 1er février, le mal de tête continue ainsi que la toux; le pouls est descendu à 84 ; la suppuration est très-abondante.

Le 2, la malade a un peu dormi ; la céphalalgie est moindre, ainsi que la toux.

Le 3 et le 4, céphalalgie intense, insomnie, toux, chaleur à la peau.

Le 5, même état que la veille, beaucoup d'agitation.

Le 6, toux, délire, insomnie. Pouls à 90 ; il est concentré. Contraction convulsive des masséters (trismus).

Le 7, la malade a été agitée, elle a toussé, a eu de la céphalalgie. Le trismus est plus considérable qu'hier et ne permet pas l'examen de la langue. Les muscles sterno-mastoïdiens sont durs et tendus ; ceux des membres supérieurs sont également roides ; mais ils ne s'opposent pas tout à fait aux mouvements involontaires. On observe dans le moignon des contractions spasmodiques involontaires.

Le 8, les contractions tétaniques se sont encore accrues ; la malade est oppressée. Le soir le pouls est fréquent et donne 130 pulsations.

Le 9, les symptômes sont plus alarmants, le pouls devient insensible et elle expire vers onze heures du matin.

L'autopsie est faite le 11 février.

Le cerveau est dur, fortement injecté. On trouve de la sérosité sanguinolente dans les ventricules.

La moelle épinière offre sur sa face postérieure une belle arborisation de vaisseaux disposés en spirale. La substance de la moelle présente un ramollissement dans une étendue de 3 à 4 centimètres dans la région qui correspond aux quatrième et cinquième vertèbres dorsales.

Là, en effet, le tissu de la moelle est réduit à une pulpe molle qui ne résiste pas au dos du scalpel, tandis que toutes les autres parties sont consistantes. Les membranes d'enveloppe du cerveau et de la moelle sont injectées et fortement congestionnées par conséquent.

Les poumons sont sains et crépitants, excepté dans leur partie postérieure où ils sont engoués d'une sérosité sanguinolente.

La muqueuse des bronches est rouge, arborisée de vaisseaux; on y voit du muco-pus ainsi que dans leurs ramifications qui sont aussi vivement injectées.

La muqueuse de la trachée et du larynx est rouge également.

L'œsophage contient du pus et est très-injecté.

On voit du pus dans les ventricules du larynx.

La muqueuse du pharynx, de l'arrière-bouche, des fosses nasales, présente aussi une couleur rouge assez marquée.

Les valvules sigmoïdes de l'artère pulmonaire et de l'aorte sont uniformément rouges et n'ont pas cette transparence qui les caractérise à l'état sain.

L'œsophage, l'estomac, ainsi que tous les autres organes ont été examinés avec soin, et n'ont présenté aucune altération.

La réunion du moignon s'était déjà effectuée dans une grande partie de la plaie où l'on a pu remarquer un tissu cicatriciel très-résistant.

La partie antérieure n'était pas réunie.

L'artère fémorale était bouchée dans une longueur de

7 à 8 centimètres par un caillot résistant. La surface du fémur était couverte de bourgeons charnus.

Voilà une observation remarquable, rapportée fidèlement et jour par jour. Ce fait vient démontrer la grande influence anesthésique de l'éther et son action dangereuse sur les organes de l'homme. Ne voyons-nous pas, en effet, que toutes les voies aériennes parcourues par lui ont été le siége d'une inflammation grave, suivie de suppuration. En étudiant avec soin son mode d'action sur le système nerveux, ne trouvons-nous pas là l'origine du tétanos ?

Obs. XXXVIII. — *Tumeur blanche du genou droit.* — *Amputation circulaire.* — *Inspirations de vapeurs d'éther.* — *Phlegmon diffus.* — *Gangrène.* — *Symptômes adynamiques.* — *Mort.* — *Autopsie.* — Le nommé Pichelen (Charles), âgé de trente ans, artiste chorégraphe, entra le 21 décembre 1846 à l'hôpital Saint-Louis, où il fut admis dans la salle Saint-Augustin, n° 36.

Cet homme, d'une constitution lymphatico-nerveuse, porte sous le cou des cicatrices d'anciens abcès. Son père est mort dans un âge avancé, mais sa mère paraît, d'après les renseignements fournis par le malade, avoir succombé à la phthisie tuberculeuse. Quant à lui, il déclare n'avoir jamais habité de lieux humides et n'avoir jamais ressenti de douleurs dans aucune articulation.

A l'âge de vingt-quatre ans, il eut une blennorrhagie qui ne disparut qu'au bout de dix-huit mois.

Au mois de septembre 1846, Pichelen, arrivant de voyage, fut atteint d'une douleur dans le genou droit, qu'il ne put attribuer qu'à la fatigue. Elle persista malgré les frictions faites avec du savon camphré et l'application d'un vésicatoire volant ; durant quelque temps, le malade continua à se lever, à marcher et à vaquer à ses affaires ; mais au bout d'un mois il fut obligé de garder le lit. Le genou se tuméfia et devint douloureux, et deux tumeurs parurent à sa partie interne et externe : quinze jours après, elles furent ouvertes et il en sortit du sang et du pus.

Cinq mois après, la position du malade était améliorée. Il vint à Paris et reçut les soins de MM. Velpeau, Robert et Moissenet. L'iodure de potassium ne put être supporté par l'estomac.

M. Moissenet lui prescrivit les bains alcalins, les boissons amères, qui ne réussirent pas davantage à modifier la maladie. De nouveaux abcès se formèrent dans l'épaisseur du mollet et à la partie antérieure de la jambe.

Le 9 février, Pichelen entra dans mon service pour y recevoir mes soins.

Le genou était douloureux à la pression, bosselé.

La jambe est demi-fléchie sur la cuisse et il est impossible de l'étendre.

Le genou repose sur le côté externe, il y a des mouvements de latéralité par suite de la destruction des ligaments.

La pointe du pied est portée en dehors, et la pression sur le genou permet de découvrir deux tumeurs mollasses qui indiquent l'état fongoïde de la synoviale.

Autour de l'articulation on rencontre des ouvertures fistuleuses, qui communiquent avec de longs clapiers d'où sort un pus fétide et abondant.

L'épuisement causé par la suppuration, les violentes douleurs du membre conduisent le malade à demander l'amputation.

Elle est pratiquée le 10 février, après que le malade a été soumis à l'influence de la vapeur d'éther.

Au bout d'une minute d'inspiration, le malade paraît déjà insensible; car on le pince sans qu'il manifeste la moindre douleur. Le pouls acquiert une telle fréquence qu'il est impossible de le compter. Le malade, qui jusque-là a respiré lentement, commence alors à faire de grandes et rapides inspirations, comme s'il éprouvait un plaisir à respirer l'éther. Au bout de quatre minutes, l'insensibilité est complète, la chaleur animale a considérablement diminué, la figure est couverte d'une sueur froide. L'amputation est alors pratiquée sans que le malade manifeste la moindre douleur. Immédiatement après l'amputation, on cesse les inspirations éthérées. L'insensibilité persiste pendant quelques minutes et les ligatures sont faites sans que le malade s'en aperçoive. Ce n'est qu'au moment où la suture est appliquée qu'il se plaint d'éprouver de la douleur. Il revient alors à lui, reconnaît les personnes qui l'entourent et les appelle par leur nom. Il est gai, loquace et raconte qu'il a été sous l'impression d'un rêve charmant, pendant lequel il a voyagé aux Indes avec de jolies femmes. Lorsque l'opération est terminée, l'ébriété n'est pas encore complétement disparue, cependant le pouls a diminué de fréquence et la chaleur animale commence à revenir. Au moment où la connaissance est revenue, notre opéré dit avoir ressenti une violente céphalalgie qui, du reste, n'a duré que quelques instants.

L'amputation a été pratiquée par la méthode circulaire; un très-grand nombre de vaisseaux ont été liés. Je réunis les lèvres de la plaie au moyen de quatre points de suture entortillée, suivant une ligne transversale. Les fils des ligatures sortaient les uns par l'angle interne de la division, les autres par l'angle externe. Quelques-uns étaient situés vers le milieu de la plaie ; en un mot, les fils étaient placés dans le point de la division le plus proche de celui où ils avaient été appliqués. Cela fait, le moignon est lavé et pansé avec de l'agaric enduit de cérat, puis le malade est reporté dans son lit. Il est alors complétement revenu à lui et exprime la joie qu'il éprouve d'être débarrassé.

Au-dessous de la peau, le tissu cellulaire n'est que faiblement altéré, si ce n'est toutefois dans les points qui entourent les ouvertures fistuleuses; là, en effet, il est induré, comme lardacé; chacune de ces ouvertures communique avec des clapiers plus ou moins vastes, tapissés par une membrane pyogénique molle, fongueuse, parsemée de taches ressemblant à des ecchymoses. L'ouverture fistuleuse qui existe à la partie antérieure et supérieure de la jambe communique avec une fistule osseuse du tibia. Le clapier qui existe dans la région du mollet est situé au-dessous des muscles jumeaux.

Les ligaments latéraux sont ramollis. En ouvrant l'articulation on constate l'existence de fausses membranes fongoïdes, une altération profonde du fémur. Les cartilages ont, pour la plupart, disparu, ou se décollent facilement.

Des altérations semblables se trouvent sur la surface articulaire du tibia.

La rotule est également altérée dans sa surface articulaire.

Quant à la membrane synoviale, sans être complétement détruite, elle est dans toute son étendue injectée, rouge et recouverte de fausses membranes épaisses.

La journée qui suivit l'opération fut assez bonne, il n'y eut pas de céphalalgie, mais la nuit il survint de l'agitation et il ne put goûter un instant de sommeil.

Le 11 février, on lève l'appareil. Il s'est écoulé une assez grande quantité de sérosité sanguinolente, le moignon n'est le siége d'aucune réaction. (Tilleul; une pilule d'opium de $0^{gr},01$. Bouillon de poulet.)

Le 12, même état. (Tilleul, potion diacodée, bouillon.)

Le 13, le moignon est sensible, surtout à la partie inférieure, les lèvres de la division sont réunies par une lymphe molle, peu plastique. Plusieurs points de suture sont enlevés.

Le 14, le malade n'a pas de sommeil, et l'état général cependant se maintient. Quant au moignon, il est toujours d'une sensibilité extrême. Dans le point où l'épingle a été retirée, les lèvres de la plaie se sont écartées l'une de l'autre, évidemment là il n'y a pas de réunion.

Le 15, le moignon, ainsi que tout le reste de la cuisse, est excessivement sensible à la pression ; la cuisse est le siége d'une tuméfaction vers la partie interne et les téguments sont érysipélateux. J'enlève les derniers points de suture. (Pansement avec de la charpie trempée dans l'eau-de-vie camphrée ; potion diacodée ; potage, un œuf à la coque.)

Le 16, les lèvres de la division sont écartées l'une de l'autre, il n'y a point de réunion ; la cuisse est tuméfiée, douloureuse au toucher et est le siége d'un empâtement.

A la partie inférieure et postérieure du moignon, vers le côté interne, il s'est formé un nouveau foyer. Une incision est pratiquée dans ce point, et la suppuration étant abondante, un double pansement est fait chaque jour. Il s'est déclaré du dévoiement sans coliques. (Eau de riz, demilavement laudanisé, potion diacodée.)

Le 17, même état : le dévoiement persiste avec la même intensité ; les lèvres de la division sont complétement écartées et laissent apercevoir, au milieu, le fémur qui fait saillie au fond de la plaie. Celle-ci est blafarde, de mauvais caractère et donne lieu à une suppuration considérable. Malgré ces phénomènes diarrhéiques, je continue à soutenir les forces du malade par des aliments légers.

Le 21, un vaste foyer développé à la partie antérieure de la cuisse fut immédiatement ouvert. Le malade, pour subir cette opération, désira être éthérisé. Après une minute et demie d'inspiration, l'insensibilité est complète; une longue incision est pratiquée sans douleur.

Le 22, la peau de la partie inférieure de la cuisse est décollée dans une grande étendue, et, à la levée du pansement, on retire avec des pinces des lambeaux énormes de tissu cellulaire gangrené. A la partie supérieure de la cuisse, au-dessous du ligament de Fallope, on aperçoit de petites plaques blanches ressemblant à du tissu gangrené. Ces plaques sont très-rapprochées les unes des autres et tendent à se confondre en une seule. Dans le reste de la cuisse, la peau est considérablement amincie, et dans certains points, notamment à la partie interne et externe, il s'est formé des ouvertures qui donnent issue à du pus et à des lambeaux de tissu cellulaire gangrené. Quant au moignon, il est dans un état plus satisfaisant, la plaie se déterge. Le dévoiement continue. (Même prescription; diascordium, 4 grammes.)

Le 24, toutes les plaques blanches se sont réunies et forment une surface de l'étendue de tout le creux inguinal; une partie est enlevée avec des pinces.

Depuis le 25 jusqu'au 28 février, la gangrène n'a cessé de marcher et d'envahir la peau et le tissu cellulaire; le dévoiement s'est accru de manière à produire la fièvre hectique malgré l'emploi du diascordium, de la décoction blanche, de l'extrait aqueux d'opium, etc., donné à des doses fractionnées.

A mesure que la gangrène se sépare des parties vivantes, on enlève des eschares; la vitalité reparaît dans les tissus, des bourgeons se forment, le sommeil revient, le dévoiement diminue, les plaies bourgeonnent et tout semble annoncer une grande réaction vitale dans l'organisme.

Les fréquents pansements qui ont été faits, en empêchant le séjour du pus, n'ont pas peu contribué à la grande amélioration qui existe. Une eschare se forme dans la région sacrée. On cautérise avec le nitrate acide et l'on panse avec la décoction aromatique et l'eau-de-vie camphrée ; on supprime les aliments solides et l'on revient à la décoction blanche et aux lavements amidonnés.

Les jours suivants, la pourriture d'hôpital continue sa marche envahissante, la suppuration se supprime presque complétement; le dévoiement persiste avec la même violence.

Le 13 mars, le malade meurt épuisé.

Autopsie. — La cavité arachnoïdienne contient une assez grande quantité de sérosité transparente, il en est de même des ventricules du cerveau ; quant à ce dernier organe, il ne présente rien de particulier, si ce n'est un peu d'injection.

La moelle épinière n'a offert rien qui méritât d'être noté. Les cavités pleurales contiennent une grande quantité de sérosité transparente ; les poumons présentent à la partie postérieure de l'engouement hypostatique. Dans aucune partie de leur masse, nous n'avons trouvé d'abcès métastatiques, l'exploration attentive du sommet de ces organes ne nous a fait découvrir aucune trace de tubercules dans leur intérieur : la membrane muqueuse trachéale est rouge, injectée, il en est de même des bronches; et lorsque ces conduits sont ouverts et qu'on renverse le poumon correspondant, il s'écoule par les bronches un liquide spumeux ; le cœur est manifestement plus flasque qu'à l'état normal ; le foie ne contient pas d'abcès métastatiques.

En disséquant avec soin le moignon, on trouve qu'à la surface de la plaie, il existe une espèce de membrane qui la recouvre dans toute son étendue; elle est grisâtre, lisse, et n'offre pas trace de bourgeons charnus ; les muscles sont décolorés, la veine crurale contient un caillot nullement organisé, il n'est pas même adhérent aux parois du vaisseau; pas de phlébite.

L'artère crurale contient, au niveau du point où elle a été liée, un petit caillot fibrineux cylindrique d'un demi-centimètre de hauteur. Au-dessous du point lié, l'artère n'est pas .oblitérée et n'offre pas de trace de travail inflammatoire. Ce que j'ai dit plus haut, me dispense de décrire l'état extérieur du moignon.

Notre pauvre malade a succombé à l'épuisement, à l'abondance de la suppuration, au phlegmon diffus, à la gangrène déterminée par celui-ci, et à la diarrhée que rien n'a pu arrêter. Tout ce qui s'est passé chez ce malade explique d'une manière plausible pourquoi la réunion du moignon, quoique pratiquée dans toutes les règles, n'a pas été suivie de succès.

. Obs. XXXIX. — *Fracture des deux malléoles de la jambe droite compliquée de plaie.— Issue des fragments.— Consolidation vicieuse. — Amputation sus-malléolaire à deux lambeaux, par mon procédé. — Inspiration de la vapeur d'éther. — Suture entortillée* (quatre points de suture). — *Réunion par première intention. — Guérison.* — Le nommé Vidal (Jean-Antoine), âgé de soixante ans, charbonnier, entre à l'hôpital Saint-Louis le 21 mai 1846. D'une bonne constitution, il était allé, dans la journée du 21 mai, porter une voie de charbon ; en descendant, dans un état complet d'ivresse, sur un terrain glissant, il fit une chute violente et se fractura la jambe droite. Apporté immédiatement à l'hôpital Saint-Louis, on constate les lésions suivantes :

Au niveau de la malléole interne, il existe une plaie transversale de 2 centimètres d'étendue ; elle donne issue au fragment supérieur du tibia ; le fragment inférieur a été violemment arraché et porté en dehors ; la plaie qui existe de ce côté a donné issue à une assez grande quantité de sang et communique avec l'articulation.

Au niveau de la malléole se trouve également une plaie avec fracture oblique de l'extrémité inférieure du péroné. Les parties molles sont le siége d'un épanchement considérable de sang. Les douleurs ont été très-vives pendant la nuit.

Je retire l'appareil appliqué la veille et je le remplace par mon appareil à extension horizontale; les rapports entre la jambe et le pied sont rétablis.

Le 23 mai, l'état général est bon, le pied et l'articulation tibio-tarsienne sont tuméfiés et la peau de la malléole interne est couverte de phlyctènes renfermant une sérosité noirâtre.

Le 25, au niveau de la malléole interne, on aperçoit une eschare de 7 centimètres de diamètre, on panse avec de la charpie trempée dans la décoction aromatique.

Les jours suivants, l'eschare se détache pour faire place à une plaie qui laisse à nu une portion de la malléole.

Le 30, la plaie de la région tibio-tarsienne est en pleine suppuration, et la partie externe est le siége d'un abcès qui est ouvert.

Les jours suivants, l'état du malade s'améliore.

Le 30 juin, il demande sa sortie.

Je ne l'ai revu qu'au mois de février 1847. Lorsque je l'ai examiné alors, le membre était déformé, les plaies qui étaient presque cicatrisées, étaient devenues fongueuses et fournissaient une grande quantité de pus.

La déformation du membre, la continuation de la suppuration, l'épuisement de l'organisme, l'état fongueux des plaies, m'engagent à céder aux désirs du malade qui veut être amputé.

Le 11 février 1847, l'amputation sus-malléolaire est pratiquée.

L'éthérisation, au bout de cinq minutes, a produit de l'agitation qui va en augmentant jusqu'à la douzième minute. C'est alors que l'insensibilité devient complète, l'agitation a disparu pour faire place à la résolution des membres. Le pouls est à 120.

L'opération est alors pratiquée : le premier coup de couteau est supporté sans que le malade ait donné le moindre signe de sensibilité ; immédiatement après, il pousse un cri qui ne se renouvelle pas pendant la durée de l'opération.

Lorsqu'il revient à lui, il paraît étonné de voir l'opération terminée.

L'amputation a été faite à deux lambeaux, par mon procédé, et la plaie a été réunie par quatre points de suture entortillée.

Lorsque le malade fut porté dans son lit, il était revenu à son état normal.

Je n'ajouterai rien à ce qui a été dit plus haut de l'état antérieur du membre.

La plupart des muscles extenseurs et fléchisseurs ne présentent pas d'altération appréciable, seulement ils sont déviés en dehors, déjetés dans l'espace interosseux et sur la face antérieure du péroné ; les vaisseaux et les nerfs affectent à peu près la même direction.

Les os, le tibia, le péroné, l'astragale étaient brisés dans différents points.

Je ne crois pas devoir détailler ce qui a rapport à la

difformité du pied, déterminée par les vicieuses adhérences des os.

La journée qui suivit l'opération ne présenta rien de particulier, si ce n'est que le malade ne put dormir. Le lendemain, il se plaignit d'avoir souffert dans le moignon, cependant il n'était le siége d'aucune chaleur anormale, d'aucune réaction inflammatoire. (Tilleul, une pilule d'un centigramme d'opium.)

Le 13, la réaction inflammatoire n'existe pas plus que la veille. (Même prescription.)

Le 14, deux points de suture sont retirés, la réunion par première intention existe dans ces points, mais le peu de consistance de la lymphe plastique est remarquable, ce qui m'engage à soutenir le lambeau postérieur *à l'aide d'une bandelette de linge enduit de cérat.* La peau du lambeau antérieur qui recouvre l'extrémité saillante du tibia commence à s'excorier. (Même prescription.)

Le 15, on retire les deux dernières épingles, et l'on constate que la réunion par première intention est complète. La peau qui recouvre le tibia est ulcérée, il en résulte une petite plaie qui laisse apercevoir la surface osseuse. (Même prescription, même pansement.)

Les jours suivants l'état général se maintient, la réunion persiste, la plaie résultant de l'ulcération de la peau, fournit un pus de bonne nature et des bourgeons charnus se développent à la surface du tibia.

Le 10 mars, le malade est dans l'état suivant : état général parfaitement bon ; la réunion par première intention s'est maintenue ; la cicatrice est presque complète. La surface du tibia est recouverte de bourgeons charnus de bonne nature, et la plaie résultant de l'ulcération de la peau marche elle-même vers la cicatrisation.

Il existe encore deux points en suppuration qui marchent rapidement vers la guérison. Ils correspondent à deux points saillants du tibia qui avaient ulcéré les téguments. (20 mars 1847.)

Cet homme, quelque temps après, est sorti de l'hôpital complétement guéri.

Obs. XL. — *Tumeur blanche du genou gauche. — Amputation circulaire. — Inspiration de vapeurs éthérées. — Absence de réunion immédiate. — Guérison par suppuration.* — Le nommé Varang (Henri), âgé de quatorze ans, entra à l'hôpital Saint-Louis le 10 février 1847, pour y être traité d'une tumeur blanche du genou gauche.

Cet enfant, quoique d'une constitution délicate, s'est toujours bien porté. Il n'a sur le corps aucune cicatrice ancienne, et il ne se rappelle pas avoir, à aucune époque de la vie, été affecté de glandes engorgées sous la mâchoire inférieure. Il a depuis longtemps déjà perdu son père qui est mort dans un âge peu avancé.

Il y a deux ans environ, il habitait dans une maison humide et malsaine où on le faisait coucher par terre. Il n'en résulta d'abord aucune incommodité appréciable, mais au bout de six mois, il survint, sans cause connue, une douleur dans le genou gauche.

Cette douleur n'était pas permanente, elle revenait à des intervalles de temps variables. Au bout d'un an, la douleur devint plus intense, la hanche du même côté fut elle-même le siége d'une douleur qui rendit la marche encore plus pénible. C'est à partir de ce moment que Varang fut obligé de s'aider d'une canne. Cet état dura environ six mois, après lesquels le malade se décida à entrer à l'hôpital Saint-Louis, où nous constatons l'état suivant :

La santé générale est bonne, on ne remarque du côté

des organes intérieurs, rien qui puisse faire présumer qu'il existe là une affection chronique quelconque.

Le genou est tuméfié, volumineux, sans changement de couleur à la peau.

La tuméfaction paraît exister plus particulièrement du côté du condyle interne du fémur. La rotule est mobile et n'a contracté aucune adhérence avec les surfaces articulaires. Sur le pourtour de cet os, la pression du doigt permet de constater une mollesse fongueuse. Cette sensation est surtout remarquable à la partie externe du genou.

Les mouvements de l'articulation fémoro-tibiale, quoique douloureux, sont encore possibles dans une assez grande étendue. Cependant il est impossible d'étendre complétement la jambe sur la cuisse ; ainsi, dans sa plus grande extension, la jambe fait avec la cuisse un angle d'environ soixante degrés.

La pointe du pied est tournée en dehors, et des mouvements de latéralité existent dans une certaine étendue.

En mesurant comparativement les deux genoux, on trouve que le genou malade a 33 centimètres 1/2 de circonférence, tandis que du côté sain il n'y en a que 30.

La jambe, au contraire, est atrophiée.

Le 16 février, je pratiquai l'amputation de la cuisse par la méthode circulaire, après que le malade eut été soumis à l'influence des vapeurs d'éther.

Après deux minutes d'inspirations, le malade commence à être insensible, les pupilles se dilatent, le globe de l'œil se porte en haut, les paupières s'abaissent, les membres tombent dans une résolution complète, le pouls est fréquent, en un mot Varang est complétement étranger à ce qui se passe autour de lui.

L'amputation est alors faite à l'union du tiers inférieur

de la cuisse avec les deux tiers supérieurs. Pendant l'opération, l'insensibilité reste complète.

Immédiatement après l'amputation, on cesse les inspirations éthérées. Et cependant le malade conserve l'insensibilité la plus absolue jusqu'à la fin du pansement. Mais la sensibilité ne tarde pas à reparaître, et lorsque les points de suture entortillée sont appliqués, Varang pousse un cri et dit qu'il sent bien qu'on le pique. La parole est brève et présente quelque chose de particulier qui indique que l'influence de l'ivresse éthérée n'est pas dissipée. Il répond aux questions qu'on lui adresse, il n'a pas connaissance de ce qui s'est passé.

Comme je l'ai dit plus haut, l'amputation fut faite par la méthode circulaire et les lèvres de la division furent réunies par première intention au moyen de quatre points de suture entortillée.

La peau, le tissu cellulaire sous-cutané, ne présentent rien de particulier, il en est de même des vaisseaux et des nerfs.

L'intérieur de l'articulation montre une quantité considérable de sérosité sanguinolente, la désorganisation de la membrane synoviale, fongueuse et recouverte de fausses membranes épaisses et peu consistantes ; en les soulevant, on trouve au-dessous le cartilage rugueux, érodé.

Le fémur et le tibia ayant été sciés suivant leur longueur, on constate que le tissu osseux lui-même est le siége d'une injection sanguine manifeste ; nulle part nous n'avons aperçu de dépôt de matière tuberculeuse.

La journée qui suivit l'opération fut assez bonne, cependant le malade fut agité au point que deux heures après l'opération, on fut obligé de panser de nouveau le moignon. La nuit, l'agitation parut augmenter, et l'opéré se dépansa une seconde fois.

Le 17, l'agitation continue.

Les jours suivants, le trouble fonctionnel persiste.

Le moignon n'est le siége d'aucune réaction inflammatoire et les lèvres ne sont réunies que par une lymphe molle peu plastique ; le moignon cependant est extrêmement sensible au toucher. (Tilleul, potion diacodée, bouillon, potages, pansement avec de la charpie trempée dans l'eau-de-vie camphrée.)

Le 19, l'agitation diminue, le malade a dormi. Je retire trois épingles ; les lèvres de la plaie sont mal réunies, l'agglutination est faible. (Même prescription.)

Le 20, les lèvres de la division se sont écartées l'une de l'autre, et suppurent abondamment ; le dernier point de suture est enlevé.

Le 21, les lèvres de la plaie sont complétement désunies, et au fond on aperçoit l'extrémité inférieure du fémur. La suppuration est abondante.

Les jours suivants, la plaie se nettoie, des bourgeons charnus de bonne nature se développent à la surface de l'os. La guérison se complète par le rapprochement des chairs et une faible conicité du moignon.

Le 28, le dernier fil est retiré ; le travail de cicatrisation s'avance et l'état général est bon.

Il n'y a rien à ajouter à cette observation, si ce n'est que la cicatrice était complète le 27 mars.

Ce dernier malade a été anesthésié par les inspirations d'éther sulfurique et la réunion adhésive n'a pu être obtenue. On trouvera dans les nombreux faits rapportés un certain nombre d'observations qui attestent l'influence anesthésique de l'éther et ses propriétés nuisibles à l'organisme.

En deux, cinq, dix, quinze minutes, l'éther sulfurique a

amené l'insensibilité; il a toujours produit de l'agitation, des contractions involontaires dans les muscles, et quelquefois il a provoqué instantanément le tétanos.

Les vapeurs éthérées, comme l'ont démontré nos observations, portent leur influence à peu près sur tous les appareils d'organes et les systèmes nerveux, musculaire et sanguin, et elles donnent au sang artériel la coloration noire, tandis que le chloroforme lui conserve sa coloration vermeille.

C'est un agent essentiellement délétère, qui modifie les liquides et les solides avec lesquels il se trouve en contact. C'est ainsi que nous avons trouvé sur le cadavre des personnes qui ont succombé, après l'éthérisation, des congestions permanentes dans les membranes du cerveau, de la moelle et des voies aériennes; c'est ainsi que l'inspection des membranes muqueuses des fosses nasales, du pharynx, du larynx, de la trachée, nous a fait voir du pus à leur surface.

Il est démontré pour nous, que cet agent anesthésique a la fâcheuse propriété d'enflammer les tissus et de disposer le sang à fournir du pus au lieu de lymphe plastique. C'est sans doute là la cause pour laquelle nous n'avons rencontré, après l'usage de l'éther, qu'une seule fois une réunion par première intention, tandis que, dans tous les autres cas, il y a eu suppuration des lèvres de la plaie et même de la profondeur du moignon.

Constamment j'ai obtenu des résultats opposés après l'emploi du chloroforme, qui n'a jamais déterminé un travail inflammatoire sur les surfaces qu'il a parcourues, et qui n'a, dans aucune circonstance, paru s'opposer à la réunion immédiate.

Les propositions que je vais présenter en terminant ce qui a rapport à la réunion dans les amputations, sont, à vrai dire, l'expression de ma pratique tout entière, plutôt que les conclusions des faits peu nombreux qui viennent d'être rapportés.

J'aurais pu multiplier beaucoup ces histoires particulières, en choisissant parmi celles que je possède. J'ai cru préférable de me borner à offrir les exemples propres à faire connaître et à justifier les idées que l'expérience m'a suggérées.

Je vais d'abord analyser succinctement les résultats qui découlent des opérations relatées dans les observations précédentes.

Ces observations sont au nombre de 42, qui se rapportent à 40 malades, deux de ces derniers ayant subi chacun deux amputations.

Sur les 40 amputés, il y a eu 9 décès. Ce chiffre représente presque le quart de ces amputés. Mais, comme il n'exprime en réalité ni le résultat direct des opérations elles-mêmes, ni la moyenne générale de mes observations, je dois en donner l'explication.

Sur les 9 décès, un a eu lieu par suite de l'évolution de tubercules pulmonaires. La cicatrisation du moignon était presque terminée au moment de la mort, de sorte qu'il a été évident que l'opération était complétement étrangère à ce résultat.

Quatre autres de nos amputés ont succombé aux suites de l'éthérisation, c'est-à-dire à l'inflammation suppurative des voies respiratoires, accompagnée d'une altération évidente des vaisseaux sanguins, et à une injection de l'appareil nerveux.

Ce résultat particulier est fort grave au point de vue de la pratique de l'éthérisation, car il porte sur plus de la moitié des sujets éthérisés, qui étaient au nombre de 7 sur les 40 amputés.

Un de ces derniers a succombé à une pneumonie bien caractérisée, qui m'a semblé devoir être attribuée à la phlébite pulmonaire.

Le septième est mort à la suite de la gangrène de la peau du membre, et des deux derniers l'un a succombé à une infection purulente développée elle-même à la suite d'une phlébite osseuse, l'autre à l'abondance de la suppuration. Sur le cadavre de ce dernier, je n'ai trouvé aucune trace de phlébite ni de résorption, en sorte que la cause de la mort est difficilement explicable autrement que par l'épuisement. Cependant on pourrait se demander si elle n'a pas été la conséquence d'une absorption dont les traces auraient disparu? Ou n'aurait-elle pas été plutôt le résultat d'une sorte d'action infectieuse exercée sur le sang de cet opéré par l'air vicié de l'hôpital? La constitution épidémique qui régnait en ce moment dans les salles et l'état d'épuisement du sujet autorisent peut-être cette manière de voir.

Ainsi, par l'analyse des faits, on s'assure que le chiffre des décès que l'on peut directement ou indirectement attribuer à l'amputation elle-même, se réduit de plus de la moitié. Il se rapproche ainsi de la proportion que je crois normale, d'après l'ensemble des opérations que j'ai pratiquées, et qui tend à prouver que l'amputation, dans de bonnes conditions générales, n'a pas par elle-même la gravité et les dangers qui lui ont été attribués, d'après certaines statistiques.

Il ne m'est pas possible d'admettre, en effet, les conclusions désespérantes qui résulteraient du mémoire que notre habile et spirituel collègue le professeur Malgaigne a publié en 1842 (1).

(1) *Études statistiques sur les résultats des grandes opérations dans les hôpitaux de Paris* (*Archives générales de médecine*, 3e série, t. XIII et XIV).

Il résulte de ce mémoire que, sur 852 amputations des membres pratiquées dans les hôpitaux de Paris, du 1er janvier 1836 au 1er janvier 1841, le chiffre de la mortalité aurait été de 332, ou d'environ 2 sur 5.

Mais M. Malgaigne ne dit pas ce qu'il conviendrait de savoir avant tout pour apprécier ses chiffres, c'est-à-dire combien d'individus ont succombé à des maladies préexistantes à l'opération ou à des accidents étrangers à l'opération elle-même.

Ne faut-il pas aussi faire la part des erreurs et de l'inexactitude inévitables dans des documents tels que ceux que notre honorable collègue a mis à contribution, mais qu'il ne lui était pas possible de contrôler? Je ne citerai qu'un exemple, celui des nommés Pierron et Richard, qui comptent dans le chiffre des décès, quoique l'observation porte seulement qu'ils étaient atteints de tumeur blanche, et ne mentionne aucune opération subie par eux.

L'analyse des 9 décès consécutifs aux 42 amputations que j'ai rapportées dans ce mémoire, prouve qu'il faut se défier des statistiques, même lorsqu'elles roulent sur les chiffres les plus imposants. Les chiffres n'ont de valeur, en médecine opératoire comme dans tout ce qui concerne l'homme sain ou malade, que lorsqu'ils sont examinés un à un et expliqués.

De ce que j'ai dit que les amputations n'avaient pas, pratiquées dans des conditions convenables, la gravité qui leur a été attribuée, il ne faudrait pas conclure que je ne les crois praticables que dans de très-bonnes conditions de santé générale. Ici, comme toujours, il n'y a rien d'absolu.

Je pourrais citer des exemples d'individus qu'une amputation a sauvés d'une mort certaine, quoique faite dans un état d'affaiblissement général très-prononcé. L'un des faits de ce genre les plus remarquables que je connaisse est celui d'un jeune homme, en proie à tous les accidents d'une infection purulente, qui s'était terminée par de vastes abcès dans la région fessière, dans la région du cou, dans la bouche, etc.

La seule conclusion que je veuille tirer rigoureusement de l'expérience, c'est que l'amputation par elle-même, d'une manière générale, ne produit ni une douleur ni un travail inflammatoire mortels.

Si l'on veut juger sainement la valeur respective des diverses méthodes opératoires dans l'amputation, il ne faut pas s'écarter de ces mêmes principes.

Sur les 42 amputations que j'ai rapportées, 17 ont été pratiquées par la méthode à deux lambeaux, 5 par la méthode à un lambeau, et 20 par la méthode circulaire.

Ici encore, c'est de l'étude analytique des faits, et non des chiffres bruts, que l'on peut tirer un enseignement utile.

L'expérience me paraît avoir établi, d'une manière générale et définitive, que les amputations à lambeaux sont préférables aux amputations circulaires. Aussi, quoique cette dernière méthode semble généralement préférée par beaucoup de chirurgiens, je n'hésite pas à dire que cette préférence ne semble pas fondée.

Les accidents primitifs et consécutifs m'ont toujours paru moins graves dans les amputations à lambeaux. Les indications y sont mieux remplies ; les surfaces saignantes sont plus facilement mises en contact, la rétraction des muscles est plus difficile, ou est même impossible, sans doute parce que les parties molles n'ont subi aucune dissection.

On a reproché à l'amputation à lambeaux d'exposer à l'issue de l'os par un des angles de la plaie, et par suite à la nécrose; mais en réalité cet accident ne se rencontre pas lorsqu'on n'a pas laissé à l'os une trop grande longueur, lorsqu'il n'a pas été dénudé, et que les lèvres de la plaie ont été réunies immédiatement et avec exactitude. On doit même ajouter que l'os est bien moins exposé à la nécrose après l'amputation à lambeaux qu'après l'amputation circulaire, où la rétraction des muscles est beaucoup plus prononcée. C'est surtout ce qu'on remarque sur les enfants chez lesquels le périoste est si facile à détacher. Plusieurs fois, cependant, nous avons vu l'os faire hernie par un des angles de la plaie. Mais dans ces cas, il existait des suppurations abondantes et prolongées qui doivent être considérées comme des accidents indépendants de l'opération.

Il peut encore arriver que les lambeaux soient trop longs, et que, entraînés par leur poids, ils tendent à ne plus recouvrir l'os qu'ils abandonnent. En résumé, l'accident dont il s'agit prouve seulement qu'il est très-important de ne conserver au lambeau que la longueur nécessaire pour recouvrir l'os et former un moignon convenablement matelassé.

Quand les sujets sont disposés aux convulsions, aux contractures musculaires, il convient de tailler un ou plusieurs lambeaux dans le sens antéro-postérieur, afin de recouvrir l'os directement, et de lui former une espèce de capuchon.

La méthode à un seul lambeau suppose ou bien une nécessité absolue, quand il existe des dégâts considérables, ou bien une conformation du membre toute particulière. C'est ainsi que nous avons conservé un seul lambeau postérieur dans une désarticulation huméro-scapulaire, à la suite d'un écrasement du bras. C'est ainsi que, pour l'amputation du bras dans la continuité, un seul lambeau a été formé, aux dépens de la région externe du membre, qui seule avait été conservée.

Constamment aussi, dans l'amputation de la jambe au-dessus des malléoles, je taille un lambeau postérieur long, et un antérieur très-court.

L'amputation à lambeaux, qui me paraît supérieure à l'amputation circulaire en général, est toujours préférable pour certaines régions, comme le pied, le poignet, et même l'avant-bras, qui est conformé de telle sorte que deux lambeaux semblent mieux remplir les indications. Le parallélisme des deux os de l'avant-bras explique très-bien cette préférence.

Quant au procédé opératoire proprement dit, dans les amputations circulaires et à lambeaux, il y a quelques points, révélés par l'expérience, que je crois devoir indiquer ici.

Pour que l'amputation circulaire soit bien faite, pour que la réunion immédiate soit possible, et que le moignon soit convenablement pourvu de parties molles, protectrices de l'os, il convient de diviser la peau, les muscles et l'os à des hauteurs différentes :

1° Pour la cuisse et le bras, il suffit de diviser la peau en cercle, de la faire retirer par un aide, et de diviser avec le même couteau les brides celluleuses qui empêchent l'aide de la retirer aussi haut qu'il convient.

2° Les chairs sont attaquées dans toute leur épaisseur, jusqu'à l'os, dans un même sens.

3° Enfin, un coup de couteau, donné circulairement, divise seulement la couche musculaire profonde qui s'attache sur l'os.

4° L'os est séparé par plusieurs traits de scie, pendant que l'aide retire fortement les chairs en haut, excepté chez les enfants, où il convient de mettre beaucoup de ménagement dans les tractions que l'on exerce sur les parties molles, afin de ne pas décoller le périoste, que l'on détache à cet âge avec une grande facilité.

Il ne faut ni trop ni trop peu de chairs pour former le moignon. Au bras et à la cuisse, l'os est entouré d'une suffisante quantité de parties molles pour que l'on puisse trouver assez de chairs pour recouvrir l'os. Il n'en est pas de même pour la jambe et l'avant-bras, où certains os sont presque à nu dans plusieurs points de la circonférence du membre. Ici encore, pour ces raisons anatomiques, l'amputation circulaire me semble moins convenable que l'amputation à lambeaux.

A la jambe, la structure est très-favorable au premier abord pour l'amputation à un lambeau; j'ai prouvé cependant par de nombreux faits qu'un lambeau antérieur peut être ajouté avec avantage au lambeau postérieur.

Voici maintenant les règles pratiques auxquelles je me suis arrêté dans l'amputation à lambeaux.

Toutes les fois que je pratique l'amputation à double lambeau, j'enfonce le couteau sur le milieu de l'humérus ou du fémur, et je prolonge l'incision de manière à lui donner la longueur des lambeaux. Cela étant fait, on termine l'opération comme dans le procédé de Vermale.

Par cette première incision, on évite les angles irréguliers que fait toujours le couteau lorsqu'on pratique l'amputation par le procédé de Vermale sans l'addition dont je viens de parler. D'ailleurs, la plaie étant régulière, il est plus facile de mettre ses lèvres en contact, et par là on prévient des déchirures et un écartement qui peut permettre à l'os de sortir.

Je passe à l'examen du sujet qui nous occupe, au point

de vue de la réunion médiate ou immédiate après les amputations.

Dans les observations qui précèdent, on trouve que 28 fois les lèvres de la plaie furent rapprochées par la suture entortillée, 9 fois par la suture entrecoupée, 5 fois par des bandelettes agglutinatives.

Sur les 33 cas de guérison, 15 fois la réunion eut lieu par première intention, 5 fois elle fut immédiate dans la profondeur de la plaie, et les bords suppurèrent.

Dans les 13 autres observations il est noté que la plaie suppura par toute la surface.

Ce résultat paraît avoir été dû, tantôt au grand nombre des ligatures que l'on fut obligé d'appliquer, tantôt à la pourriture d'hôpital, 1 fois à l'indocilité du malade et au moyen de réunion des bandelettes agglutinatives ; 4 fois il y eut nécrose, 1 fois gangrène du lambeau dans la désarticulation de l'articulation tibio-tarsienne, 2 fois les lésions qui avaient nécessité l'amputation n'avaient pas permis de tailler des lambeaux suffisants.

Sur les 9 cas de mort, la réunion par première intention avait été obtenue 4 fois.

Peut-on, par l'analyse de ces observations, et de l'ensemble des faits relevés dans ma pratique, décider cette importante question des avantages ou des inconvénients de la réunion immédiate ?

Il ressort de mes observations que la réunion immédiate peut prévenir un travail inflammatoire sérieux et tous les accidents qui surviennent souvent à la suite des amputations. J'ai vu la réunion par première intention s'obtenir en trois, cinq, dix, quinze jours, sans suppuration, ou avec un léger suintement des bords des lèvres de la plaie.

En général, les résultats sont loin d'être aussi favorables

lorsqu'on abandonne le moignon à l'inflammation suppurative, et que l'on recherche la guérison par seconde intention, dont deux de nos devanciers, le plus justement célèbres, avaient presque fait une sorte de principe de chirurgie. Je ne voudrais certes pas jeter une ombre sur la gloire de Boyer et de Dupuytren, mais la vérité me force à dire que le premier subissait sans le savoir le joug des vieilles doctrines dont il ne s'écarta jamais facilement, et que le second, par suite d'autres circonstances, jugea toujours trop sévèrement la réunion immédiate. Dupuytren, il faut bien le dire encore, pratiquait la réunion immédiate avec peu d'exactitude. Les moyens qu'il employait pour l'obtenir ne pouvaient guère d'ailleurs le conduire au but. Les bandelettes agglutinatives dont il se servait étaient peu propres à mettre les surfaces saignantes en un contact suffisant pour entraîner leur adhésion. C'est seulement par la suture convenablement faite que l'on obtient sûrement un semblable résultat. On pourrait ajouter que Dupuytren conservait souvent trop peu de chairs dans les amputations pour que la réunion fût parfaite et exempte de suppuration. C'est ainsi que, découragé, il avait fini par adopter un moyen terme, qui consistait à réunir d'une manière médiate et à panser à plat les moignons.

Je suis aujourd'hui tellement convaincu que la réunion immédiate est seule capable de prévenir de nombreux accidents, que je crois pouvoir affirmer que lorsqu'il en survient, ils sont dus à des accidents ou à des conditions accessoires, à l'imperfection du procédé opératoire, au *modus faciendi*, à l'état de l'atmosphère, aux maladies régnantes, etc.

On comprend, d'après ce qui précède, que je ne pourrais accepter comme une objection sérieuse à cette manière de voir, une statistique qui ne reposerait, comme celle dont j'ai déjà parlé à propos du pronostic général des amputations, que sur des chiffres alignés sans critique et sans discussion des faits. Il me faudrait, pour me rendre à une opinion différente, des statistiques faites par les chirurgiens opérant eux-mêmes, qui seuls peuvent apprécier la cause des accidents et de la mort, et faire la juste part de ce qui appartient à l'opération et de ce qui en est indépendant.

Comment, par exemple, juger un résultat, si l'on ne sait même pas quelle est l'espèce de pansement employée? Ne sait-on pas qu'il y a des hémorrhagies indépendantes de l'opération et qui tuent? Qu'un courant d'air peut frapper le malade et déterminer une pleurésie ou une pneumonie mortelles?

Ne voit-on pas un érysipèle, la pourriture d'hôpital, la variole, ou d'autres fièvres éruptives, venir changer tout à coup la marche du travail réparateur à la suite d'une amputation? Pourrait-on, lorsque de pareils accidents surviennent, en accuser la réunion immédiate?

Dans les amputations, il faut tenir compte de tout, et c'est ce que je me suis efforcé de faire. Voilà pourquoi, au lieu de me former une opinion d'après des chiffres, j'ai cru plus sûr de ne m'en rapporter qu'à mes propres observations.

Ceci m'amène à examiner, d'après les faits qui me sont propres, quels sont les accidents qu'il faut surtout prévoir.

Sur les 42 amputations rapportées dans cet article, il y a eu quatre fois à combattre des hémorrhagies. Trois fois il fallut, pour parer aux suites de l'accident pratiquer la ligature de l'artère au-dessus du moignon, trois fois de la crurale, une fois des trois artères de l'avant-bras.

Dans un quatrième cas, une ligature avait été appliquée sur la crurale au pli de l'aine avant l'opération, pour éviter la moindre perte de sang, en raison de l'affaiblissement du malade. La réunion était déjà effectuée, lorsque, par suite d'une anomalie de la crurale profonde qui naissait fort au-dessus du point habituel, survint une hémorrhagie qu'on n'arrêta que par le tamponnement, après avoir décollé les lèvres de la plaie.

On a pu remarquer, du reste, en lisant mes observations, que les malades qui ont éprouvé ces hémorrhagies secondaires graves ont parfaitement guéri, même lorsqu'il y a eu nécessité de faire la ligature de l'artère crurale au-dessus du moignon, et dans un autre cas où la ligature des artères de l'avant-bras a été nécessaire, la compression ayant été insuffisante pour arrêter l'hémorrhagie.

Ces faits prouvent que la ligature des artères doit être faite sans hésiter au-dessus du moignon, et que l'arrêt du cours du sang n'empêche pas le moignon de se cicatriser.

La chirurgie devra bannir désormais de la pratique ces recherches pénibles qui avaient pour but de découvrir le vaisseau qui fournissait le sang, non-seulement parce qu'elles sont douloureuses, mais encore parce qu'elles provoquent une suppuration dangereuse, et qu'elles exposent à l'infection purulente et à une hémorrhagie qui peut devenir mortelle. Ne sait-on pas d'ailleurs que tous les tissus étant déjà livrés à l'inflammation au moment où se pratiquent ces recherches, deviennent sécables; et alors, au lieu de lier l'artère, on la coupe, et l'hémorrhagie recommence.

Je dois, avant de quitter cette question de l'hémorrhagie après les amputations, noter un point pratique qui a son intérêt. Si je repousse en général la séparation des lèvres du moignon et leur déchirure lorsque ces lèvres sont à peu près réunies, je n'hésite pas à conseiller leur désunion lorsque l'hémorrhagie survient après quelques heures, dans la journée ou le lendemain de l'opération, parce qu'alors la réunion peut encore être obtenue après la ligature des vaisseaux, les tissus divisés n'ayant subi aucun ramollissement, aucune altération qui puisse contre-indiquer la coaptation des lèvres du moignon. On doit se rappeler que les faits m'ont convaincu de la possibilité de la réunion mmédiate et de la fusion des surfaces saignantes sans suppuration jusqu'au septième jour et même plus tard.

Il importe de prendre toutes les précautions possibles pour modérer l'inflammation et le gonflement qui en résulte après les amputations ; car il peut survenir, de ce côté, des accidents que des soins convenables réussiront souvent à prévenir.

On remarquera qu'une de nos opérations a été suivie d'un gonflement inflammatoire assez considérable, et que nous n'en avons pas moins obtenu la guérison en favorisant la distension des tissus par le relâchement des fils. En règle générale, lorsqu'on voit survenir un travail inflammatoire sérieux, il ne faut pas s'entêter à conserver la suture telle qu'elle a été d'abord pratiquée ; on doit immédiatement relâcher les fils.

On a vu que, chez deux de nos amputés, la pourriture d'hôpital et un érysipèle sont venus désunir les lèvres de la plaie et retarder la cicatrisation.

La pourriture d'hôpital a été combattue une fois par le fer rouge, et l'autre par le nitrate acide de mercure.

Dans un cas, le malade mourut le quatorzième jour à la suite d'accidents tétaniques. La réunion était complète.

Dans un autre fait, la non-réunion à l'angle inférieur de

la plaie se maintint longtemps et donna issue à des fragments d'os nécrosé.

On a vu un de nos opérés mourir du *delirium tremens*, un autre d'infection purulente, un troisième d'érysipèle, et enfin un quatrième succomber à des accidents diphthéritiques, après avoir eu une hémorrhagie abondante par le foyer d'un abcès.

Je n'ai pas besoin d'ajouter combien il est impossible au chirurgien de prévoir de pareils accidents, et comment il peut se trouver entièrement désarmé contre leurs effets sur la marche de la cicatrisation et le résultat final de l'opération.

Il est encore des questions pratiques très-importantes, à la solution desquelles les observations qui précèdent et une longue expérience me paraissent devoir concourir très-utilement. J'ai dit les conclusions qui en résultent touchant le pronostic des amputations considérées en elles-mêmes. J'ai dit à quelles données j'ai été conduit par les faits sur la valeur respective de la méthode circulaire et de la méthode à lambeaux, sur celle de la réunion immédiate comparée à la réunion par seconde intention; enfin, sur l'importance qu'il y a de rechercher les conditions propres à prévenir les accidents et sur les moyens à prendre, dans certains cas, soit pour prévenir l'inflammation ou l'hémorrhagie, soit pour parer à leurs suites fâcheuses.

Il n'importe pas moins de demander aux faits, soigneusement analysés, quelle peut être la valeur relative de l'amputation pratiquée dans la continuité et de celle pratiquée dans la contiguïté des membres.

Aucune question de médecine opératoire n'a peut-être été étudiée d'une manière aussi constante; et cependant l'expérience ne semble pas avoir levé tous les doutes. Je crois, pour mon compte, qu'une observation plus rigoureuse des faits peut éclaircir beaucoup cette question.

On a dit que les amputations dans la contiguïté n'offrent pas la même gravité que celles que l'on pratique dans la continuité. Il ne faut cependant pas établir cette proposition d'une façon absolue, car elle est démentie par de nombreuses exceptions.

Pour les petites et les moyennes articulations, l'amputation dans la contiguïté semble manifestement préférable. Ces résultats satisfaisants sont-ils dus au lieu où l'amputation est faite, ou bien aux lambeaux conservés pour recouvrir les surfaces articulaires? Je crois que ces deux circonstances y contribuent. Aussi j'admets, sans hésiter, qu'un ou plusieurs lambeaux recouvrent bien mieux les surfaces saignantes et les mettent plus sûrement à l'abri du traumatisme. D'autre part, dans les cas dont il s'agit, la lymphe plastique épanchée par les restes de la synoviale, favorise mieux la guérison que lorsque l'amputation a été pratiquée dans la continuité.

Mais si nous passons des petites aux grandes articulations, la question change d'aspect, comme changent les conditions, et le pronostic n'est plus le même.

Toutes les fois que la désarticulation mettra de grandes surfaces à découvert, elle exposera à des inflammations intenses qui compromettront la vie des individus, parce qu'alors il est difficile de maintenir le travail inflammatoire dans de justes limites; c'est ce qu'on l'on observe, par exemple, pour les articulations du genou et de la hanche.

Les amputations dans la continuité des membres sont certainement bien moins dangereuses, quel que soit le lieu où elles se font, que ces grandes désarticulations.

Dans les désarticulations du pied, des phalanges, du poignet, du coude, et de l'épaule, on trouve, au contraire, d'incontestables avantages sur les amputations dans la continuité.

Quand les amputations dans la continuité sont pratiquées au voisinage d'une de ces articulations, il arrive souvent que l'inflammation du tissu cellulaire lâche de cette région se communique promptement et facilement à la synoviale par continuité du tissu.

On a dès lors tous les dangers inhérents à l'ouverture de la cavité articulaire, sans aucun des avantages de l'amputation dans la continuité. Cela arrive, notamment, pour l'amputation du bras dans l'épaisseur deltoïdienne, et l'expérience m'a prouvé qu'en pareil cas, la désarticulation est préférable.

Les amputations articulaires permettent une réunion plus rapide, plus complétement immédiate que celles qui sont faites dans la continuité des membres.

Les raisons indiquées plus haut, et tirées de l'anatomie et de la physiologie, suffisent pour l'expliquer.

C'est par ces causes que j'explique les résultats que j'ai obtenus de la désarticulation du bras. Sur onze extirpations de ce membre dans l'articulation scapulo-humérale, neuf ont été suivies de succès. Je dois ajouter que, des deux insuccès, l'un a été dû à un cancer encéphaloïde qui s'étendait à la région scapulaire, et l'autre à une inflammation de l'articulation scapulo-humérale, antérieure à la désarticulation.

Les opérations dans la contiguïté, c'est-à-dire les désarticulations, semblent réussir d'autant mieux, d'ailleurs, que l'on ampute dans les petites articulations à poches synoviales peu étendues. On peut dire en règle générale que, moins il demeure de synoviale attachée au membre après la désarticulation, plus le résultat doit être heureux.

Ainsi, par exemple, pour le genou, si la désarticulation est suivie d'accidents graves, ce n'est pas parce que l'opération est faite sur une grande surface, mais parce qu'elle laisse subsister un grand cul-de-sac de la synoviale. Cela est si vrai, que, sur les enfants, où ce cul-de-sac n'existe pas, ainsi que je l'ai démontré dans mes recherches sur les plaies d'armes à feu (1), la guérison est possible.

L'important, dans ces désarticulations, est de conserver assez de peau ou de chairs pour recouvrir les surfaces mises à nu. On trouvera parmi mes observations des exemples de désarticulations partielles du pied par la méthode de Lisfranc, avec une observation d'extirpation totale du pied par le procédé de Syme.

Il est nécessaire que je m'arrête à ces faits, parce qu'ils appartiennent à des questions de pratique d'un haut intérêt.

Les amputations partielles du pied ont occupé surtout les chirurgiens sous le rapport de la médecine opératoire, et la question clinique n'a pas été traitée avec le même soin.

Je poserai d'abord un principe qui se justifiera bientôt : c'est qu'il faut, lorsqu'on opère sur le pied, se tenir éloigné autant que possible de la jambe. Ce précepte n'est pas, je le sais, celui qui semble prévaloir en ce moment ; car on préfère, en général, l'amputation par la méthode de Chopart à la désarticulation tarso-métatarsienne.

Les raisons ne manquent pas à l'appui de cette manière de faire ; mais n'est-il pas à craindre que l'on ne continue à se laisser trop dominer par des préoccupations anatomiques, sans tenir un compte suffisant des perfectionnements

(1) *Des plaies d'armes à feu*. Paris, 1833, p. 268.

des moyens prothétiques en usage aujourd'hui, et qui permettent de réparer toutes les mutilations?

Plus on conserve du pied, plus on garde pour la marche et la station un appui solide. Plus au contraire on se rapprochera de la jambe, plus les difformités seront grandes et les usages du membre compromis.

Il est surtout essentiel de conserver le plus qu'on peut de parties molles et d'os, quand le sujet est voué à des occupations fatigantes. Le raisonnement suffit pour établir à priori que les effets des muscles postérieurs de la jambe peuvent à la longue luxer l'astragale et le calcanéum en arrière, sans que la section du tendon d'Achille suffise pour y remédier d'une manière satisfaisante. Les faits ont parlé encore sur ce point. Richerand et plusieurs autres chirurgiens ont fait voir que la difformité dont je parle pouvait être la conséquence d'une désarticulation tarsienne, ou astragalo-scaphoïdienne, et calcanéo-cuboïdienne. Je l'ai observé moi-même à diverses reprises : une fois entre autres, la section du tendon d'Achille n'a remédié que momentanément au déplacement, et le membre est demeuré encore plus faible dans la marche. L'amputation sus-malléolaire est devenue alors nécessaire.

En résumé, je préfère l'amputation tarso-métatarsienne à l'amputation tarsienne, parce qu'elle n'expose pas à des vices de conformation et parce qu'elle est suivie d'un résultat heureux à peu près dans tous les cas. Sur cinq amputations par le procédé de M. Lisfranc, j'ai en effet obtenu cinq guérisons. Après cette désarticulation, les malades marchent et se tiennent facilement debout.

Il est encore un procédé que j'appelle mixte, et qui me semble mériter la préférence sur la méthode de Chopart.

Un jour que je voulais pratiquer une désarticulation du

pied par la méthode de Lisfranc, je trouvai les cunéiformes en mauvais état. J'enlevai alors ceux-ci, laissant en place le cuboïde et le scaphoïde, qui donnent au pied une assez grande longueur. Le malade ainsi opéré a parfaitement guéri; il marche maintenant sans difficulté, s'appuyant sans douleur, et pendant aussi longtemps que si le pied existait dans toute sa longueur.

M. Laborie a établi par des recherches anatomiques des règles précises pour pénétrer dans l'articulation des cunéiformes.

Ces faits intéressants m'amènent à examiner si l'on ne peut pas tirer encore de mes observations quelques autres renseignements applicables aux amputations suivant leur siége, c'est-à-dire suivant le point du corps où elles doivent être pratiquées, et au choix des procédés.

Sur les 42 opérations relatées dans ce travail, il y a eu 22 amputations de cuisse, 7 amputations du bras, 5 sus-malléolaires, 2 de l'avant-bras, 3 dans l'articulation radio-carpienne, 1 dans l'articulation scapulo-humérale, 1 dans l'articulation tibio-tarsienne, et une résection de l'articulation métatarso-phalangienne du gros orteil.

Sur les 22 opérations de cuisse, il y en eut 16 à droite et 6 à gauche.

13 ont été pratiquées par la méthode circulaire, 9 par la méthode à deux lambeaux latéraux.

18 fois les chairs furent rapprochées par la suture entortillée, et 4 fois par des bandelettes.

Sur les 7 amputations du bras, il y en eut 5 à droite, 2 à gauche : 5 par la méthode à deux lambeaux latéraux, une par la méthode circulaire, une à un lambeau externe. 7 fois on employa la suture entortillée.

Une fois, réunion secondaire, abcès, nécrose, fistule.

Une fois, réunion immédiate profonde et suppuration des lèvres.

3 fois, on obtint la réunion immédiate.

Sur les 5 amputations sus-malléolaires, il y en eut 3 à gauche et 2 à droite : 4 furent pratiquées par la méthode à deux lambeaux, un antérieur court, et un postérieur plus long; la cinquième, par la méthode circulaire.

Dans les 5 cas, on employa la suture entortillée.

Une fois on obtint la réunion par première intention; mais il y eut en avant perforation de la peau par la saillie du tibia.

3 fois la réunion immédiate se fit dans la profondeur, et il y eut suppuration des lèvres : dans deux de ces cas, il y eut de la pourriture d'hôpital.

Dans le dernier cas, le seul par la méthode circulaire, il y eut suppuration et nécrose des extrémités osseuses. La guérison ne fut obtenue qu'au bout de six mois.

Les deux amputations de l'avant-bras, l'une à droite, l'autre à gauche, furent pratiquées par la méthode à deux lambeaux, l'un antérieur, l'autre postérieur. On employa la suture entortillée, et il y eut réunion par première intention dans les deux cas.

Des trois amputations pratiquées dans l'articulation radio-carpienne, deux le furent par la méthode circulaire. Dans une de ces deux observations, il y eut guérison rapide; dans l'autre, il n'y eut pas de réunion; on fit un pansement simple et la plaie se cicatrisa par bourgeonnement.

Dans le troisième cas, on tailla un lambeau palmaire avant la désarticulation, puis on fit une suture entortillée : la réunion s'effectua par première intention. Le sixième jour il y eut une hémorrhagie par l'angle externe; la compression de la radiale ayant été insuffisante, on en pratiqua la ligature au-dessus du moignon.

Le vingt-quatrième jour il y eut une hémorrhagie par l'angle interne : je pratiquai la ligature de l'artère dont la compression suspendait l'hémorrhagie. Cinq jours après cette ligature cubitale, une nouvelle hémorrhagie fut arrêtée par la ligature de l'artère interosseuse.

L'amputation dans l'articulation scapulo-humérale fut pratiquée à la suite d'un écrasement du membre et d'une partie de l'épaule, du côté gauche. Le lambeau taillé à la partie externe était insuffisant ; la réunion se fit par bourgeonnement dans le point qui n'était pas recouvert par le lambeau, après avoir été retardée par la pourriture d'hôpital, que l'on traita par des cautérisations au nitrate acide de mercure. Il y eut aussi une exfoliation de la clavicule fracturée.

L'amputation tibio-tarsienne fut pratiquée du côté gauche par le procédé de Syme. Il y eut réunion par la suture entortillée.

La moitié antérieure du lambeau se gangrena, et l'on n'obtint qu'une réunion secondaire, qui fut complète après deux mois de traitement.

Enfin la résection de l'articulation métatarso-phalangienne du gros orteil droit fut faite après qu'on eut taillé un lambeau triangulaire à sommet mousse, qui fut ensuite réuni par trois points de suture ; mais on n'obtint qu'une réunion secondaire.

La forme de l'amputation n'a rien changé au mode de la réunion, et l'on peut dire que les lèvres de la plaie ont été maintenues en contact dans tous les cas par la suture entortillée et entrecoupée.

C'est du sixième au huitième jour que les points de suture ont été enlevés.

J'ai remarqué que ce temps n'était pas suffisant pour

obtenir une réunion immédiate complète, et qu'il convenait de les maintenir plus longtemps en place, jusqu'à ce que la lymphe ait pris une consistance et une résistance plus grandes.

Dans les premiers jours qui suivent l'amputation, la lymphe est trop molle pour ne pas s'allongèr ou bien se déchirer; et l'on comprend qu'en pareille circonstance la réunion par première intention doit être incomplète ou bien que l'état des lèvres de la plaie laisse à désirer. Pour éviter de pareils accidents, j'ai soin de ne pas trop multiplier les points de suture, de ne pas exercer une constriction violente, et d'établir une suture que j'appelle continue, parce qu'elle exerce, d'une épingle à l'autre, une douce compression sur les lèvres de la plaie.

Je regarde aussi comme une modification importante de saisir une assez grande épaisseur de chairs pour maintenir les surfaces saignantes largement en contact.

Quand, en effet, l'aiguille ne saisit que la peau du moignon, la réunion est imparfaite.

Enfin, il est bon, pour éviter la déchirure des chairs et pour obtenir un rapprochement exact de la cavité du moignon, d'exercer pendant plusieurs jours une compression régulière et méthodique sur les parties molles, dans le sens du rapprochement des lèvres de la plaie.

Mais si l'on veut obtenir un résultat complet, il convient de relâcher les fils afin d'éviter l'étranglement du moignon, qui, pendant les premiers jours, se gonfle et se tuméfie.

J'ai soigneusement indiqué un procédé pour maintenir les lèvres de la plaie en contact, et pour obtenir la réunion sans excitation du moignon, sans érythème, et aussi sans la douleur que provoque une compression irrégulière. Je veux parler de l'emploi de bandelettes découpées ou non découpées, enduites de cérat, qui se croisent obliquement sur la surface de la plaie et se fixent ensuite en avant ou sur les côtés du moignon. C'est un mode de déligation bien préférable à celui qui est fait à l'aide de bandelettes agglutinatives.

Lorsqu'il s'agit de compléter la réunion, c'est ce moyen que j'emploie, et je m'en sers constamment pour les réunions secondaires à un seul ou à plusieurs lambeaux.

Je n'ai pas consigné dans ce travail un grand nombre d'amputations de jambes, de cuisses et de bras, qui ont été couronnées de succès, non plus que des extirpations de bras, qui ont, comme je l'ai dit, réussi neuf fois sur onze.

Dans les amputations dont j'ai rapporté les observations, on a vu que certaines causes de mort se rattachaient plus ou moins à l'amputation, mais que beaucoup d'autres provenaient évidemment, soit d'un état morbide préexistant, soit d'accidents étrangers à l'opération proprement dite.

Je n'ai plus qu'à examiner, d'après mes observations, quelles sont les causes et les circonstances qui ont exigé les amputations.

La plupart des lésions qui ont nécessité l'amputation provenaient tantôt de causes mécaniques, comme les fractures, les écrasements avec désorganisation des tissus, l'arrachement du bras, tantôt de tumeurs blanches, qui avaient elles-mêmes pour origine soit les entorses, les coups, soit l'humidité, les rhumatismes.

J'ai compté jusqu'à vingt et une tumeurs blanches qui ont exigé l'amputation. Elles avaient leur siége dans les articulations fémoro-tibiale, tibio-tarsienne, huméro-cubitale, radio-carpienne et les petites articulations.

FIN.

EXPLICATION DES PLANCHES

PLANCHE I.

AUTOPLASTIE DU COU ET DE LA FACE.

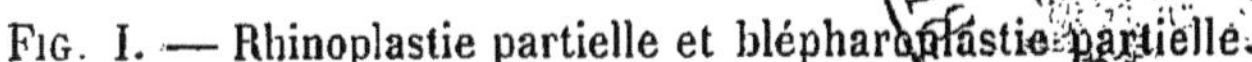

Fig. I. — Rhinoplastie partielle et blépharoplastie partielle.

a. — Cicatrice du front où a été pris le lambeau.

b. — Lambeau pris au front et qui se réunit à la peau du nez déplacée du côté gauche et attirée au côté droit.

c. — Double division du lambeau sur les deux paupières, où il a été fixé sur leur surface rendue saignante.

Fig. II. — Autoplastie d'une bride qui s'étendait de la mâchoire inférieure du côté gauche au sternum.

d. — Petit lambeau de forme arrondie, qui a été placé entre les lèvres de la division de la bride, laquelle a disparu par l'interposition du lambeau greffé.

e. — Résultat de la section du lambeau.

f. — Point où le lambeau a été pris.

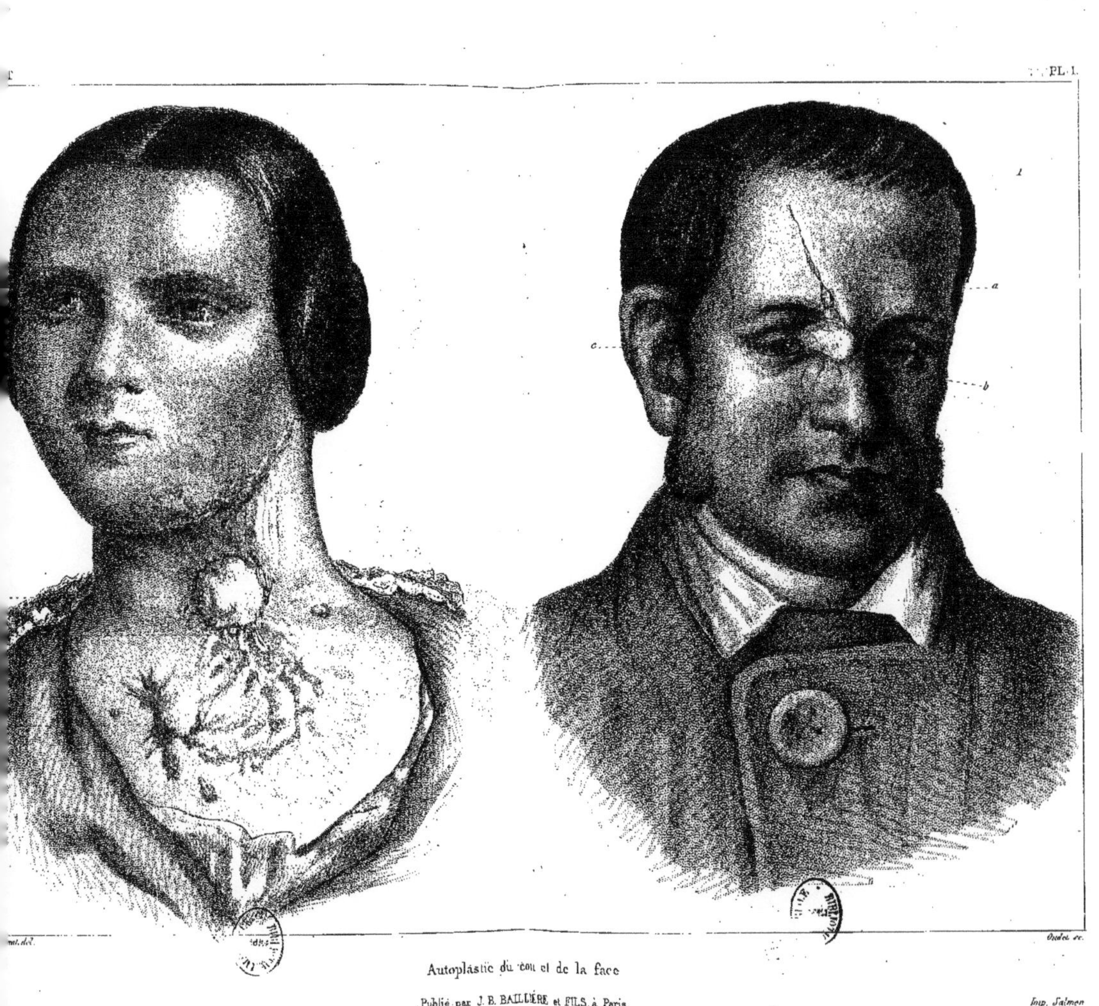

Autoplastie du cou et de la face

Publié par J. B. BAILLIÈRE et FILS, à Paris.

Imp. Salmon

PLANCHE II.

SECTIONS SOUS-CUTANÉES DU TENDON D'ACHILLE SUR DES CHEVAUX.

Fig. I. — Section sous-cutanée du tendon d'Achille.

g. — Saillie de la gaîne par le sang.

Fig. II. — Section sous-cutanée du tendon d'Achille, sur un cheval de taille moyenne abattu six heures après l'opération.

Fig. III. — Section sous-cutanée du tendon d'Achille, sur un cheval de forte taille abattu douze heures après l'opération.

Fig. IV. — Section sous-cutanée du tendon d'Achille, sur un cheval de taille ordinaire abattu dix-huit heures après l'opération.

Fig. V. — Section sous-cutanée du tendon d'Achille, sur un cheval de haute taille abattu vingt-quatre heures après l'opération.

Sur toutes ces figures, excepté sur la première où la dissection n'a pas été faite après l'expérience, on voit l'écartement des bouts du tendon, résultat de la division, et un caillot d'organisation différente suivant ses âges.

La lettre *h* indique les deux bouts du tendon.

La lettre *i* montre le caillot intermédiaire aux bouts du tendon.

PLANCHE III.

SECTIONS SOUS-CUTANÉES DU TENDON D'ACHILLE SUR DES CHEVAUX.

Sur cette planche se trouvent les pièces qui ont trait aussi à la section sous-cutanée du tendon d'Achille, l'animal ayant eu une durée de vie variable de quatre heures à quatorze jours.

FIG. I. — Section sous-cutanée du tendon d'Achille, sur un cheval abattu quatre jours après l'opération.

FIG. II. — Section sous-cutanée du tendon d'Achille, sur un cheval abattu quatorze jours après l'opération.

FIG. III. — Après deux jours de macération.

FIG. IV. — Section sous-cutanée du tendon d'Achille, sur un cheval abattu quatre heures après l'opération.

FIG. V. — Section sous-cutanée du tendon d'Achille, sur un cheval abattu vingt-quatre heures après l'opération.

FIG. VI. — Caillot.

Comme dans la planche précédente,

La lettre *h* représente les deux bouts du tendon divisé.

La lettre *i* représente le caillot intermédiaire aux bouts du tendon.

JOBERT

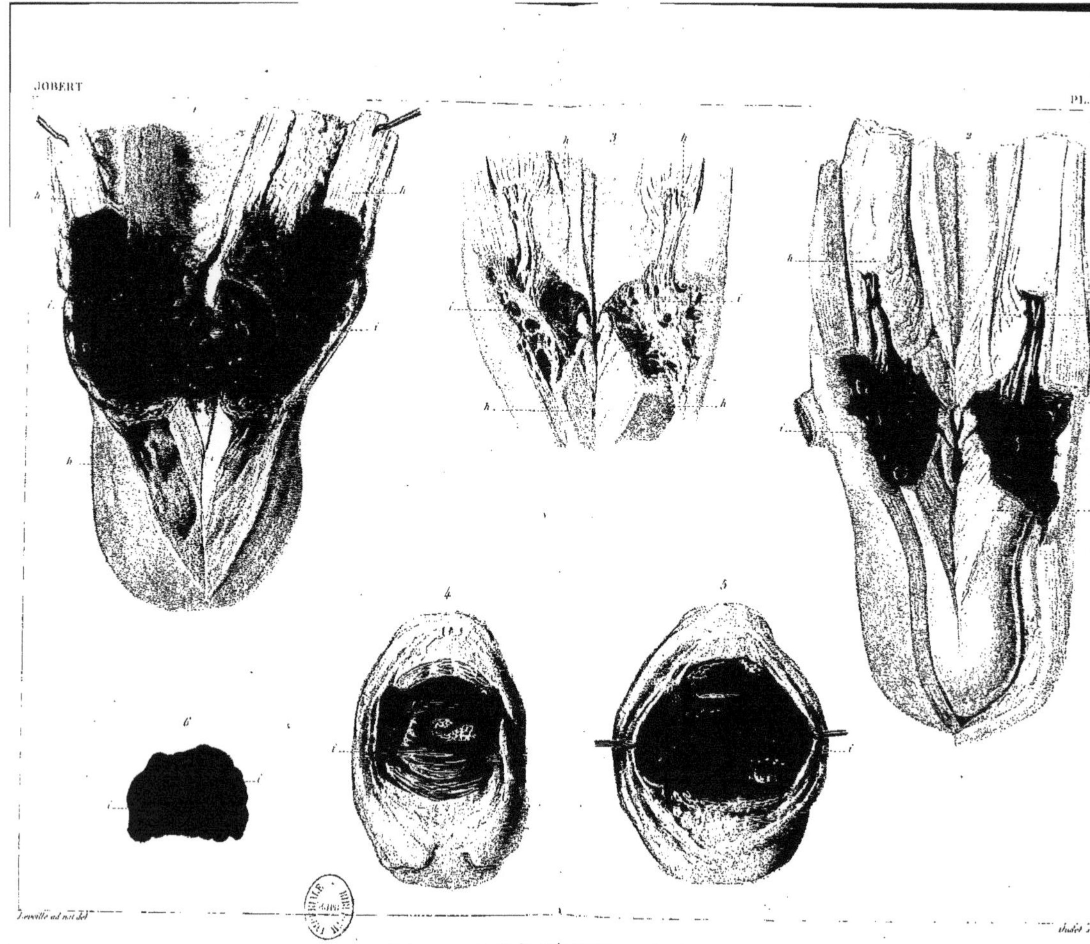

Section sous cutanée du tendon d'Achille sur les chevaux.

Publié par J. B. BAILLIÈRE et FILS, à Paris

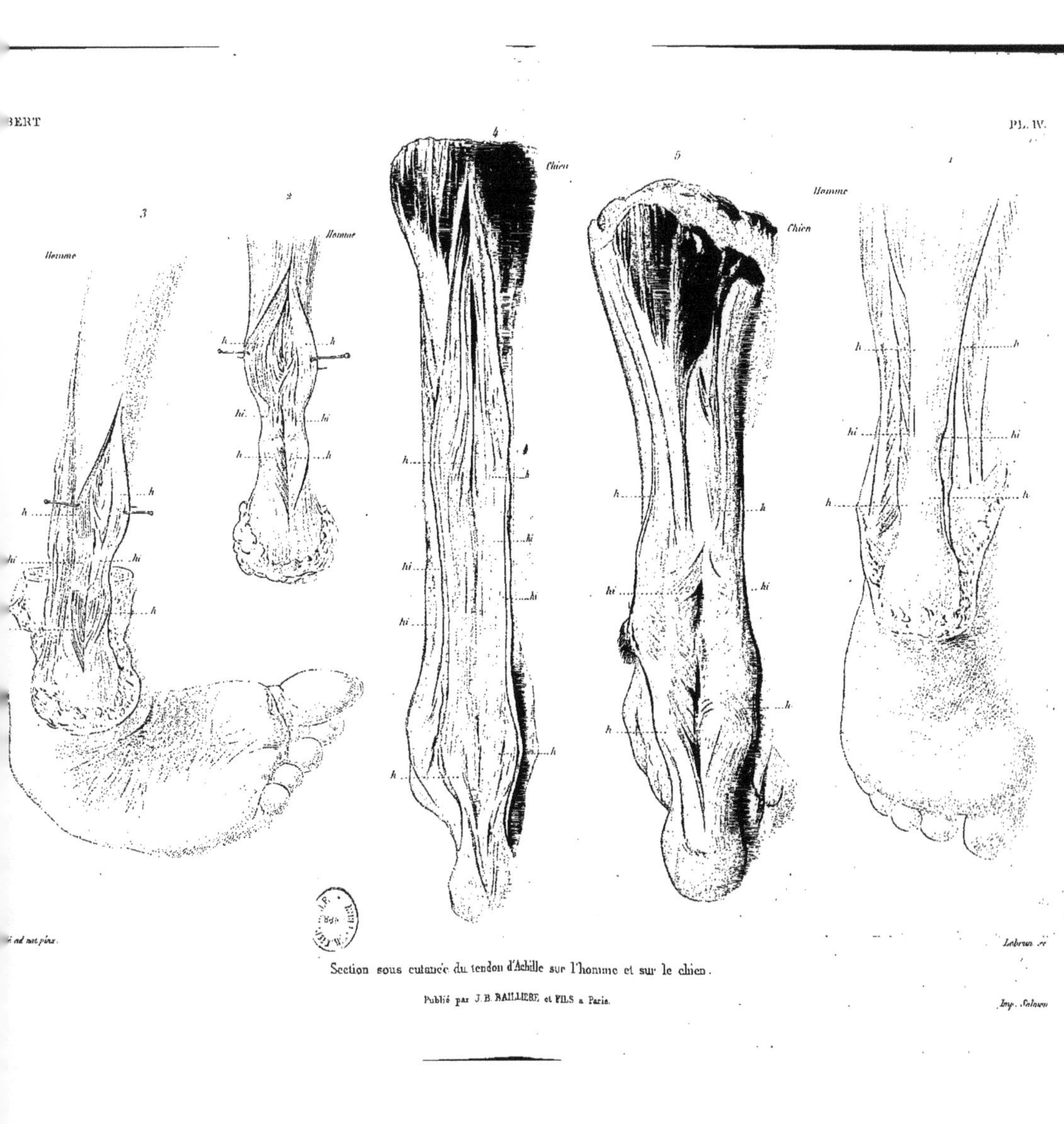

Section sous cutanée du tendon d'Achille sur l'homme et sur le chien.

Publié par J.B. BAILLIERE et FILS à Paris. Imp. Salmon

PLANCHE IV.

SECTION SOUS-CUTANÉE DU TENDON D'ACHILLE SUR L'HOMME ET SUR LE CHIEN.

Cette planche figure le tendon d'Achille sectionné, parvenu à sa perfection tendineuse. Deux pièces d'anatomie représentent le tendon de nouvelle formation chez le chien (*fig.* 4 et 5). — Sur la même planche se trouvent trois préparations indiquant la reproduction ou régénération du tendon d'Achille chez l'homme (*fig.* 1, 2 et 3).

FIG. I. — Section sous-cutanée du tendon d'Achille, régénération ou réparation du tendon au bout de trente jours.

FIG. II. — Section du tendon d'Achille faite le 21 mai; mort le 31 juillet (72 jours).

FIG. III. — Pied bot (*varus équin*). Section du tendon d'Achille pratiquée le 21 mai; examen de la pièce le 1er avril (73 jours).

FIG. IV. — Expérience datant de quatre-vingt-sept jours.

FIG. V. — Section sous-cutanée du tendon d'Achille, sur un chien abattu vingt-deux jours après l'opération.

Sur toutes ces figures,

La lettre *h* représente les extrémités du tendon ancien.

Les lettres *hi* le caillot ou le tendon de nouvelle formation.

PLANCHE V.

CASTRATION ET PÉRINÉOPLASTIE.

FIG. I. — Elle représente l'extirpation du testicule par mon procédé en coquille ou bivalve.

a. — Représente le lambeau antérieur du scrotum enlevé.

b. — Représente le lambeau postérieur.

c c. — Représentent les ligatures isolées des artères spermatiques.

FIG. II. — Elle représente les deux lambeaux, antérieur et postérieur, du scrotum réunis par la suture entrecoupée.

d. — Représente le lambeau antérieur.

e. — Représente le lambeau postérieur qui fait relief.

f. — Indique les points de suture entrecoupée.

FIG. III. — Elle représente la rupture du périnée et la réunion par la suture serpentine.

g. — Indique l'ouverture de l'anus.

h. — Indique la rupture du périnée.

i. — Indique les sutures serpentines et l'on voit, en effet, les fils qui passent, repassent, dans l'épaisseur de la déchirure, en plongeant et ressortant par différents points de son épaisseur, pour parvenir au côté opposé.

OBERT

PL. V.

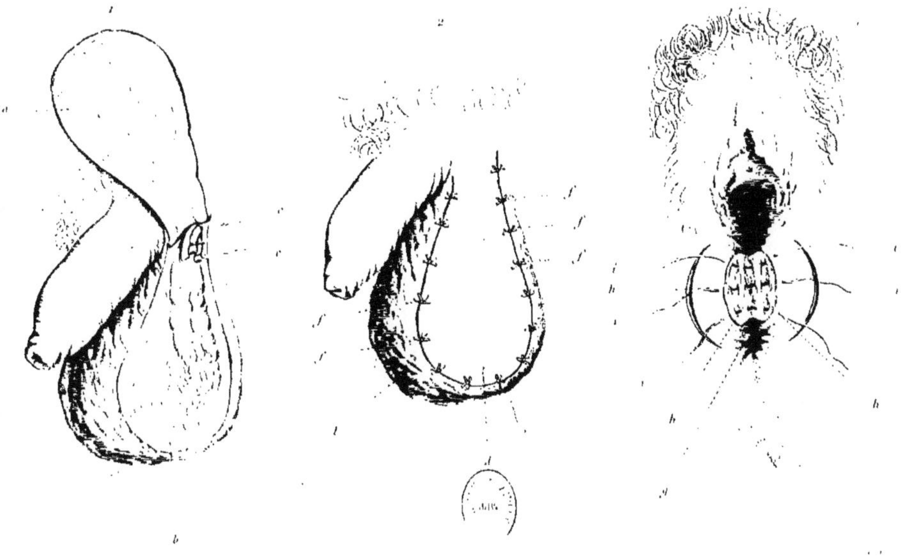

1

2

3

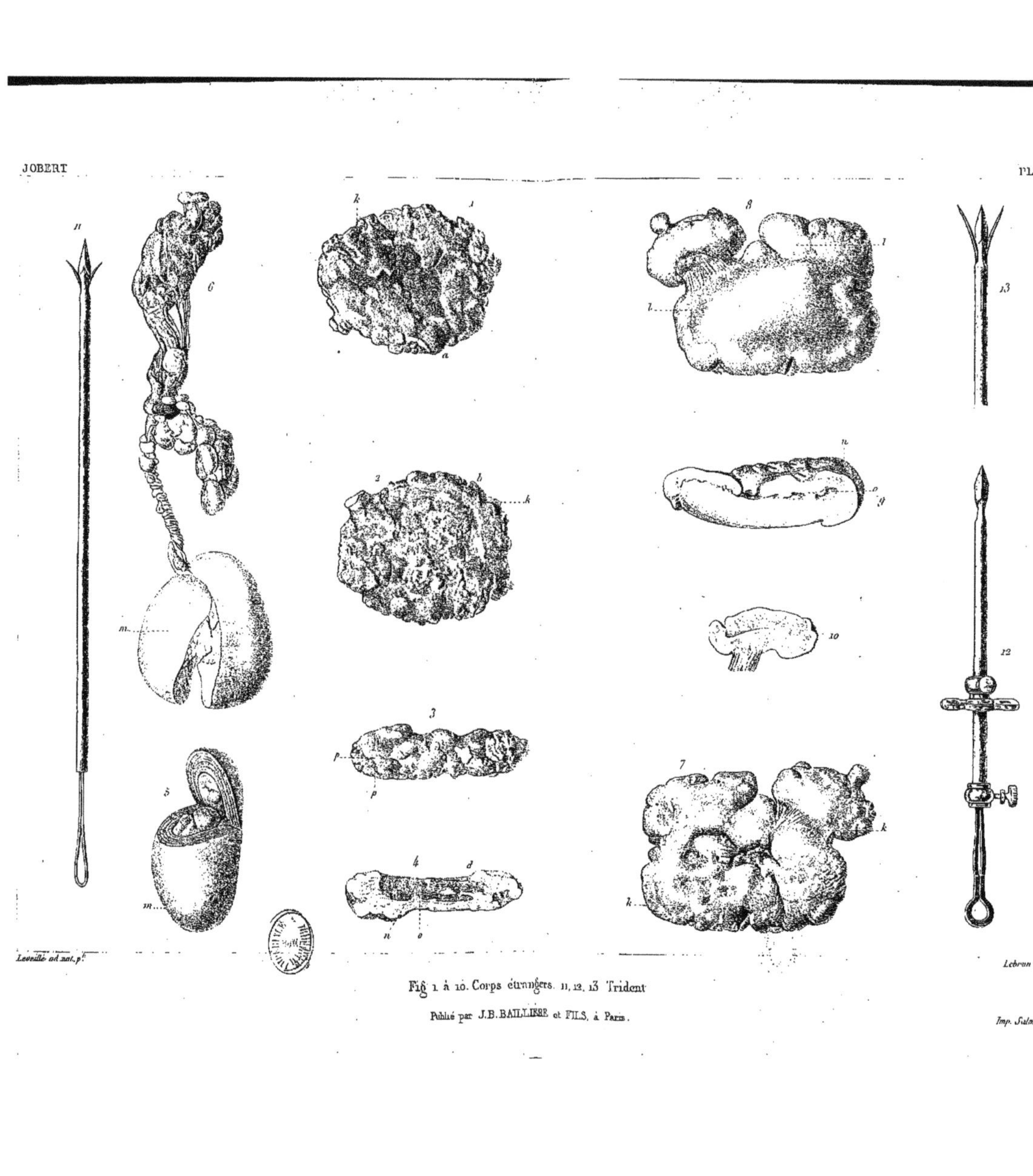

Fig 1 à 10. Corps étrangers. 11, 12, 13 Trident

Léveillé ad nat. p.t Lebrun

Publié par J.B. BAILLIÈRE et FILS, à Paris. Imp. Sulzer

PLANCHE VI.

CORPS ÉTRANGERS DES MEMBRANES SÉREUSES SYNOVIALES ET SPLANCHNIQUES.

Les préparations et les corps étrangers qui se trouvent sur cette planche, appartiennent aux membranes séreuses synoviales et aux membranes séreuses splanchniques. Il n'y a point ici de corps étrangers extra-articulaires. On verra que toutes les surfaces chagrinées et irrégulières sont en rapport avec les surfaces osseuses, et que les surfaces planes et lisses sont en rapport avec la synoviale.

FIG. I, II, III, IV. — Corps étranger osseux articulaire.

A B. — Ses deux faces ; *k*, surfaces.

C. — Son profil.

D. — Sa coupe : *n*, surface.
o, cartilage.

FIG. V. — Corps étranger pris dans une bourse séreuse accidentelle, sur un cheval : *m*, surface du corps étranger.

FIG. VI. — Corps étranger séreux : *m*, surface du corps étranger.

FIG. VII. — Le corps étranger est vu par sa face profonde ou qui correspond aux condyles : c'est la surface osseuse ; *k k*, surface profonde.

FIG. VIII. — Face superficielle ou qui correspond à la membrane synoviale et aux parties molles de l'articulation : c'est la surface cartilagineuse ; *l l*, surface superficielle.

FIG. IX. — Coupe verticale du corps étranger ; cette face représente l'épaisseur du corps étranger, offrant une surface lisse d'un gris blanchâtre : c'est le cartilage, et une surface opaline, granuleuse et irrégulière : c'est la partie osseuse.
n, partie osseuse.
o, partie cartilagineuse.

FIG. X. — Coupe verticale du petit corps étranger séparé.

FIG. XI, XII, XIII. — Trident.

PLANCHE VII.

DÉLOGEMENT DES CORPS ÉTRANGERS DE L'ARTICULATION PAR LA MÉTHODE SOUS-CUTANÉE.

Elle représente deux figures sur lesquelles on aperçoit les ouvertures de pénétration du ténotome pour ouvrir l'articulation, broyer ou extraire le corps étranger, et les ouvertures de communication entre la séreuse du genou et la cavité accidentelle qui loge le corps étranger.

FIG. I. — Les deux marques rougeâtres indiquent les points où doit pénétrer le ténotome, soit qu'il s'agisse de l'extraction, soit qu'il s'agisse du broiement.

FIG. II. — Ténotome.

FIG. III. — Cette figure représente les deux cavités creusées par le ténotome, en dehors des capsules séreuses du genou; elles communiquent toutes deux par deux ouvertures très-visibles, situées, l'une, sur un côté de la rotule où l'on aperçoit les fibres du triceps et une insertion tendineuse, et l'autre, au côté externe du tendon rotulien; un crochet en indique l'entrée. Deux épingles en crochet servent à tendre les tissus pour bien faire voir la cavité accidentelle, et l'ouverture séreuse qui établit une communication avec la première.

FIN DE L'EXPLICATION DES PLANCHES.

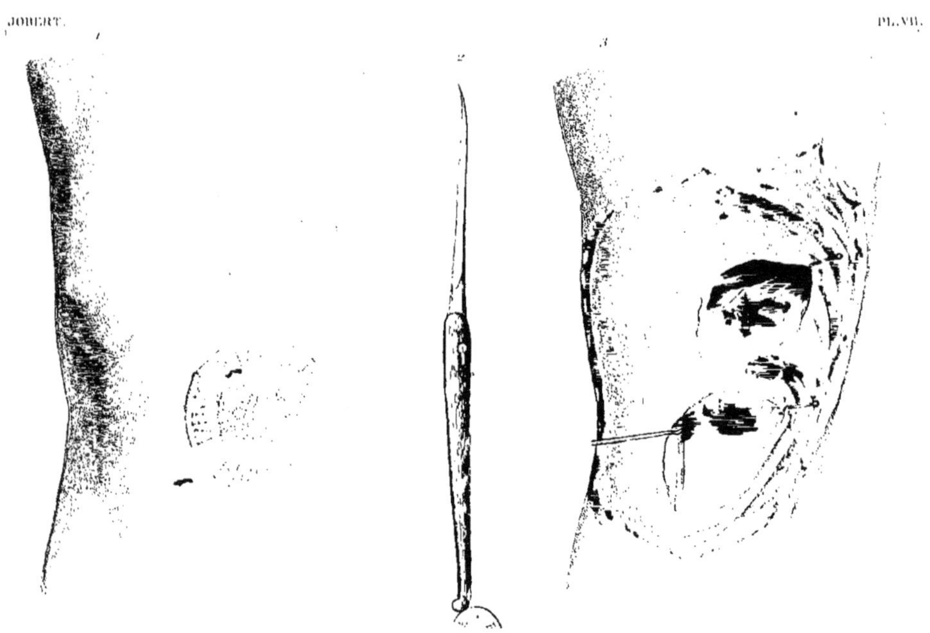
JOBERT.
PL. VII.
1
2
3

TABLE DES MATIÈRES

FIN DE LA TABLE DES MATIÈRES.

Paris. — Imprimerie de E. Martinet, rue Mignon, 2.